适用于护理、助产类及幼儿保健与管理等专业

护理健康教育与健康促进

——理论与实践

主编 王思蕴 王连艳 卢 敏

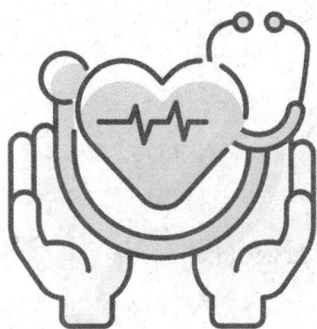

中国健康传媒集团

中国医药科技出版社

内 容 提 要

　　本教材内容广泛、涉及众多学科，分为四部分，第一部分为理论篇（方法论），第二部分为健康教育知识篇，第三部分为教学／科研方法篇，最后为理论实践篇。每个章节均配有课后练习题和思考题，章节对应的PPT、思维导图和部分健康教育内容，以及课程开设所需的课程标准与教学计划均以电子资源的形式呈现，以供师生参考使用。

图书在版编目（CIP）数据

护理健康教育与健康促进：理论与实践 / 王思蕴，王连艳，卢敏主编 . — 北京：中国医药科技出版社，2021.8

ISBN 978-7-5214-2406-5

Ⅰ . ①护…　Ⅱ . ①王…　②王…　③卢…　Ⅲ . ①护理学—健康教育学—高等职业教育—教材　Ⅳ . ① R47 ② R193

中国版本图书馆 CIP 数据核字（2021）第 074688 号

美术编辑　陈君杞

版式设计　也　在

出版　**中国健康传媒集团** | 中国医药科技出版社

地址　北京市海淀区文慧园北路甲 22 号

邮编　100082

电话　发行：010-62227427　邮购：010-62236938

网址　www.cmstp.com

规格　889×1194mm $\frac{1}{16}$

印张　25 $\frac{1}{2}$

字数　860 千字

版次　2021 年 8 月第 1 版

印次　2021 年 8 月第 1 次印刷

印刷　廊坊市海玉印刷有限公司

经销　全国各地新华书店

书号　ISBN 978-7-5214-2406-5

定价　70.00 元

获取新书信息、投稿、为图书纠错，请扫码联系我们。

版权所有　盗版必究

举报电话：010-62228771

本社图书如存在印装质量问题请与本社联系调换

编委会

主 编

王思蕴（四川中医药高等专科学校 护理学院）
王连艳（四川中医药高等专科学校 护理学院）
卢 敏（眉山药科职业学院 护理学院）

副主编

陈伟菊（暨南大学 医学部 护理学院）
袁长征（浙江大学 医学院 公共卫生学院）

编 委（以姓氏笔画为序）

代小娇（四川中医药高等专科学校 药学院）
朱钰钊（绵阳市妇幼保健院 儿童保健部）
刘雪彦（暨南大学附属第一医院 内分泌代谢科）
孙 进（眉山药科职业学院 护理学院）
李少辉（绵阳市第三人民医院 重症精神一科）
杨丽萍（成都中医药大学 护理学院）
杨京楠（四川中医药高等专科学校 护理学院）
宋 敏（西部战区总医院 神经外科）
张子朋（成都市第四人民医院 物质依赖科）
胡榆薇（成都高新区天启路幼儿园）
徐玲丽（清远职业技术学院 护理学院）
黄静思（眉山药科职业学院 护理学院）
龚 雪（深圳职业技术学院 医学技术与护理学院）
彭 淋（东莞市疾病预防控制中心 免疫规划所）

编写秘书

赵英颖（四川中医药高等专科学校 临床医学院）

前言

健康教育学是一门以健康相关行为为研究对象的学科,随着医学的发展、科技的进步,人群中的疾病谱近一个世纪以来发生了巨大变化,与行为相关的疾病谱正逐渐成为主流疾病。随着《"健康中国2030"规划纲要》的颁布与推进,健康教育的重要性和必要性逐渐被大家所关注。健康教育与健康促进是全民素质提高的重要内容,是解决目前主要公共卫生的重要手段,通过健康教育与健康促进,提高广大人民群众的健康意识和自我保健意识,减少和消除健康危险因素,对预防和控制重大疾病、减轻疾病负担起着很重要的作用。

健康教育学在我国公共卫生与预防医学领域是一个较为成熟的学科,相关的教材建设、教学资源也较多。但公共卫生与护理学是两个平行的一级学科,对健康教育的学科内涵有着截然不同的用途。在公共卫生与预防医学领域,健康教育主要用于调查我国大人群的健康情况、健康观,健康教育项目的开展也是以大人群为目标,较为宏观,采取的是"抓大放小"的策略,在制定国家政策的宏观层面给予科学的研究与指导,算得上是我国健康教育框架和蓝图的"制定人"。在护理学领域,健康教育主要应用于临床,针对一对一的健康教育、咨询或小范围特定人群的健康促进活动,体现的是"个性化"和"针对性",算是健康教育框架和蓝图的"实施人"。护理专业的学科任务是"恢复健康、维持健康、促进健康、减轻痛苦",这个任务让护理专业成为健康教育和健康促进的重要参与学科,临床护士和助产士们逐渐成为健康教育和健康促进的中坚力量。现在我国的教育体系中,蓝图的"制定人"——公卫医师或保健医师,有较为成熟的课程和人才培养体系,但蓝图的"实施者"——护士,却鲜有针对性的教材和课程。如何能把国家规划的健康蓝图实施下去,落实到造福我们的患者、我们的群众,是新时代健康领域亟待解决的问题。

由于我国护理学科在健康教育学、行为科学上的发展较晚,相关的教材较为缺乏,针对妇幼儿保工作健康教育开展的护理相关教材更是稀少,护理健康教育这门课程在近十年里才逐渐进入护理及助产专业的学历教育中,至今尚未在全国普及。全国仅有少量的护理学校在选修课或必修课中设置了健康教育的课程,所用教材基本上以公共卫生专业的健康教育教材为主,大部分学校因为缺乏护理相关教材或相关师资而未能开设。开设这个课程的学校也多由公共卫生专业的师资承担,对体现护理专业特色方面并未起到积极影响。全国在岗的护士绝大多数均未在学历教育中接受过系统、科学的健康教育的学习,更没有接触过如何把艰深晦涩的健康教育理论运用于临床实践中。

如何编写一本适用于护理专业,从方法到实践,从课程到临床的健康教育教材,是目前亟待解决的问题。我们一方面要从学历教育开始,培养学生的健康教育意识和教育能力,另一方面,也要在医院临床相关科室中开展,帮助临床的护理管理部门，培养更多、更专业的健康教育护士。本教材的编写不仅考虑了教学的需要，也考虑了临床应用和实践的需求。

　　本教材基于助产、护理学与健康教育学科的特点，结合理论与实践，将教材分为四部分，第一部分为理论篇（方法论），着重讲解健康教育的理论基础和方法；第二部分为健康教育知识篇，以护理、助产专业及妇幼儿童保健、慢性病管理的临床需求为基础，编写了母乳喂养、妊娠期哺乳期的健康教育、安全用药、儿童保健，以及代表性慢性病——高血压、糖尿病和精神心理疾病的健康教育等内容；第三部分为教学 / 科研方法篇，考虑到目前这门课程师资缺乏，为指导开课，特为授课教师编写了如何面向学生开展健康教育教学活动的方法，并补充了常见的有关开展健康教育的科研方法与设计思路，以供老师和不同层次的学生使用；最后为理论实践篇，以具体案例的形式，展现了一对一咨询、一对多健康教育及讲座等常见的护理健康教育形式，每个案例均有详细解析，阐述了第一篇理论篇中的健康教育相关理论是如何运用到实践中的；为指导开课，也为授课老师编写了课程中可以使用的实训项目，以供教师参考使用。每个章节均配有课后练习题和思考题，章节对应的 PPT、思维导图和部分健康教育内容，以及课程开设所需的课程标准与教学计划，这些内容均以电子资源的形式呈现，以供师生参考使用。此外，母乳喂养和疫苗接种的基础知识，是目前护理与助产专业现有学历教育课程中缺乏的，但其相关知识随着时代的发展，应用已越来越广泛，为使学生未来在面向这些人群或患者时能有相应的知识和正确的态度，本书特别以拓展章节、拓展知识等的形式将相关内容附在相关章节中，以供老师、学生参考使用。

　　鉴于本教材内容广泛、涉及学科较多，因此难免有疏漏和不足之处，还请广大同仁在使用中不吝赐教，反馈使用信息，以便我们修改和完善内容，提高教材质量。

编者

2021 年 5 月

第一部分　理论篇

第二部分　健康教育知识篇

第三部分　教学 / 科研方法篇

第四部分　理论实践篇

第一部分　理论篇

第一章 绪论

学习目标

识记

1. 健康教育的概念
2. 健康促进的概念
3. 健康素养的概念
4. 护理健康教育的概念
5. 护理健康促进的概念

理解

1. 健康的影响因素
2. 健康教育与卫生宣传的区别
3. 护士在健康教育中的角色
4. 健康促进的活动领域
5. 健康促进的基本策略
6. 护理健康教育的优势
7. 护士在健康教育中的角色

随着工业化、城镇化、人口老龄化进程加快，我国居民生产生活方式和疾病谱不断发生变化。心脑血管疾病、癌症、慢性呼吸系统疾病、糖尿病等慢性非传染性疾病导致的死亡人数占总死亡人数的88%，导致的疾病负担占疾病总负担的70%以上。居民健康知识知晓率偏低，吸烟、过量饮酒、缺乏锻炼、不合理膳食等不健康生活方式比较普遍，由此引起的疾病问题日益突出。肝炎、结核病、艾滋病等重大传染病防控形势仍然严峻，精神卫生、职业健康、地方病等方面问题不容忽视。为积极有效应对当前突出的健康问题，必须关口前移，采取有效干预措施。

健康教育与健康促进是动员全社会和多部门的力量，营造有益于健康的环境，传播健康相关信息，提高人们健康意识和自我保健能力，倡导有益于健康的行为和生活方式，促进全民健康素质提高的活动。世界卫生组织西太平洋办事处在《人类健康的新地平线》中指出，健康教育与健康促进是21世纪维护人们健康的主要方法。作为公共卫生体系建设的组成部分，健康教育与健康促进对贯彻我国新时期卫生与健康工作方针、解决当前健康问题、实施健康中国战略、促进健康公平，具有十分重要的意义。

第一节 健康教育与健康促进概述

一、基本概念

（一）健康及健康的影响因素

1. 健康

健康（health）是一个复杂、综合且不断变化的概念。长期以来，人们认为"无病、无伤、无残"就是健康，这是认识上的偏颇。随着社会经济和科学技术的发展，人们生活水平不断提高，对健康的认识不断深入。

1948年，世界卫生组织（WHO）在其宪章中明确提出，"健康不仅是没有疾病或不虚弱，而是身体的、心理的健康和社会适应良好的完满状态"。这是人类在总结了近代医学成就的基础上，对健康认识的一次飞跃。在这个定义中，身体健康是指人体结构完整，体格健壮，各组织、器官功能正常，没有自我察觉到的不适感；心理健康是指智力正常，内心世界丰富、充实、和谐、安宁，情绪稳定、心情愉快，自我意识良好，能够恰当地评价自己，思维与行为协调统一，有充分的安全感等；社会适应良好是指能与自然环境、社会环境保持良好接触，并对周围环境有良好的适应能力，有一定的人际交往能力，能有效应对日常生活和工作中的压力，能正常地进行工作、学习和生活。

1978年，国际初级卫生保健大会上发表的《阿拉木图宣言》进一步提出："健康是基本人权，达到尽可能的健康水平，是世界范围内的一项最重要的社会性目标。"

1990年，WHO提出的健康新概念包括躯体健康、心理健康、社会适应能力完好和具有道德四个维度。其中，道德健康是指健康者应履行对社会、对他人的义务，不会为了满足自己的需要而损害他人的利益，能够按照社会道德行为规范约束自己，促进身心健康。健康新概念从社会公德角度强调，每个社会成员不仅要为自己的健康负责，而且要对社会群体的健康承担社会义务，进一步深化了对健康的认识。

2. 健康的影响因素

人的健康受诸多因素的影响，其中，有些因素是可以控制的，有些因素是难以控制的。影响健康的因素主要有生物与遗传因素、环境因素、行为与生活方式、医疗卫生服务体系四个方面。

（1）生物与遗传因素　包括病原微生物、遗传、生长发育、衰老等。

20 世纪中期以前，由病原微生物引起的传染病、寄生虫病和感染性疾病是人类疾病和死亡的主要原因。目前，虽然已经找到了控制此类疾病的方法，如预防接种、合理使用抗生素等，但病原微生物的危害依然存在，结核、肝炎、艾滋病等传染性疾病依然威胁着人类的健康。

遗传不仅影响人的生物学特征，也影响人的健康。目前，已知的人类遗传性疾病有 3000 余种，除了表现典型的遗传病之外，一些慢性非传染性疾病如高血压、糖尿病、乳腺癌等，都被证实具有家族遗传性。发育畸形、寿命长短也不排除有遗传方面的原因。

此外，年龄、种族、性别、对某疾病的易感性等个体生物学特征，也与健康有着密切的关系。

（2）环境因素　环境是人类赖以生存和发展的物质基础。人的健康与环境息息相关。

自然环境中既有人类生存所必需的有利因素，也有对人类健康不利的因素。人类在利用和改造自然为其发展提供有利条件的过程中，如果对环境造成污染和破坏，就会对健康产生危害，引发疾病甚至造成死亡。近百年来，全世界已发生多起环境污染损害公众健康的公害事件，造成了巨大的生命财产损失。随着全球经济持续快速发展，工业化和城镇化进程不断推进，空气、水和土壤等污染问题已成为不容忽视的健康危险因素。水资源危机、海洋环境污染、森林植被破坏，以及气候变化、臭氧层破坏和损耗、生物多样性减少等全球性环境问题正在威胁着人类的生存与发展。

社会生活中，由人们居住和工作环境中社会分层的基本结构和社会条件不同所产生的影响健康的因素，统称为健康的社会决定因素。健康的社会决定因素既包括不同人群差异化的物质环境、社会支持网络、社会心理因素、行为因素、所接受的卫生服务状况等日常生活环境，也包括社会分层状况与程度、文化、社会规范与价值观、社会政策、政治制度等社会结构性因素。健康的社会决定因素作为人们的社会环境特征，反映了人们在社会结构中的阶层、权力和财富的不同地位，被认为是导致疾病的"原因的原因"。WHO 的研究发现，不同社会阶层的人，其行为生活方式和健康水平不同，较低社会阶层的人总体健康状况比社会阶层较高者差。不同社会阶层的人往往患不同的疾病，社会阶层越低的人期望寿命越短，社会地位越高的人健康状况越好，贫困和社会不平等最有害于健康。

（3）行为与生活方式　行为与生活方式是指人们长期受一定文化、民族、经济、社会、风俗，特别是家庭的影响而形成的生活习惯和生活意识的统称。研究表明，良好的行为与生活方式可使人处于良好的健康状态，而不良的行为与生活方式会给个人、群体乃至社会的健康带来直接或间接的危害。1992 年，据 WHO 估计，全球 60% 的死亡是由于不良的生活方式和行为造成的，其中发达国家占 70%~80%，发展中国家占 40%~50%。2000 年，美国因心脏病导致的死亡占总死因的 30%，癌症占 23%，卒中占 7%，意外伤害占 4%，糖尿病占 3%，其中吸烟、高脂低纤维膳食、久坐生活方式、肥胖、饮酒等不良行为生活方式构成了上述死因的主要危险因素。1992 年，国际心脏保健会议提出的《维多利亚心脏保健宣言》指出：健康的四大基石是合理膳食、适量运动、戒烟和限制饮酒、心理平衡。

行为与生活方式不仅仅是慢性非传染性疾病的危险因素，同时也与感染性疾病的预防与控制、卫生服务的利用以及疾病治疗密切相关。比如，个人卫生习惯及行为与生殖道感染、腹泻、HIV 感染相关，而及时就诊、遵从医嘱等行为又影响到疾病的早期发现、及时合理治疗。可见，行为与生活方式对健康的影响具有举足轻重的意义。

（4）医疗卫生服务体系　医疗卫生服务体系是指社会医疗卫生机构和专业人员为达到防治疾病、促进健康的目的，运用卫生资源、采用医疗技术手段向个体、群体和社会提供医疗卫生服务的有机整体。医疗卫生服务的内容、范围和质量与人的健康密切相关。医疗卫生服务系统中若存在不利于健康的因素，如医疗资源布局不合理、初级卫生保健网络不健全、城乡卫生人力资源配置悬殊、重治疗轻预防的倾向和医疗保健制度不完善等，都会直接危害人的健康。因此，深化医疗卫生体系改革，合理配置医疗卫生资源，健全医疗卫生服务体系，提升医疗卫生服务能力，是保障人们健康的根本性措施。

因此，提高人们的健康水平，必须全面地、系统、科学地分析上述因素的综合影响，认识到健康的整体性，以及人的健康与自然和社会环境统一的重要性。

（二）健康教育

1. 健康教育的概念

健康教育（health education）是通过信息传播和行为干预，帮助个人和群体掌握卫生保健知识、树立健康观念、自觉采纳有利于健康的行为和生活方式的教育活动与过程。健康教育的目的是消除或减轻影响健康的危险因素，预防疾病，促进健康和提高生活质量。其核心是促使个人或群体改变不利于健康的行为与生活方式。信息传播和行为干预等针对个体的教育方法则是健康教育的主要手段。

健康教育是一个"知－信－行"统一的过程。为了实现改变行为的目标，首先要使个体或群体掌握卫生保健知识，提高认知水平，建立起追求健康的理念和以健康为中心的价值观，在获得信息、提升认识的前提下再由个体决策是否改变行为。

随着健康相关行为理论的丰富和发展，现代健康教育越来越重视对特定个体、群体健康相关行为的分析，确定有针对性的健康教育内容与方法，并且有计划、有步骤地实施干预活动，然后评估干预活动的效果。因此，健康教育也是一个有计划、有组织、有系统、有评价的教育活动过程。

2. 卫生宣传

卫生宣传是指通过各种宣传手段普及卫生知识、倡导健康观念与行为的活动。卫生宣传与健康教育既有联系也有区别。卫生宣传活动大多基于一个国家或地区疾病流行的大背景而开展，与现代健康教育相比，更加强调卫生知识的普及和形成氛围与轰动效应，其宣传对象一般比较泛化，宣传活动为卫生知识的单向传播，不注重效果评价，难以估计其

对人们行为改变的实际影响。可见，卫生宣传实际上是健康教育干预活动的重要形式，健康教育则是卫生宣传目标、内容、实施方法的深化与系统化，是卫生宣传功能上的扩展。

3. 健康素养

健康素养（health literacy）一词最早出现在 1974 年，主要指能阅读、理解与健康相关的材料，如处方、就诊预约卡、药物说明书等，从而帮助患者更好地执行医嘱、配合治疗。

WHO 将健康素养定义为人们获取、理解、实践健康信息和服务，并利用这些信息和服务做出正确的判断和决定，促进自身健康的能力。在此基础上，健康素养被进一步细分为：①功能性健康素养（functional health literacy），主要指读写、交流、识数等与获取健康信息或服务等密切相关的基本能力，如能看懂体检预约单、顺利完成检查和看懂 24 小时制时钟。②互动性健康素养（interactive health literacy），主要指在日常生活中通过各种传播方式，积极寻求获得健康信息并应用新知识改变健康状况的能力。③评判性健康素养（critical health literacy），主要指对获取的健康信息加以分析判断，并根据自己的实际情况将健康知识运用到日常事件和生活中的能力。

可见，健康素养与人们接受教育的程度直接相关，同时又受健康教育的影响。通过健康教育的有效实施，不仅能够帮助人们有效地利用卫生服务，更能够从公共卫生的视角，帮助人们提高自身预防疾病的能力，促使对预防保健服务的合理利用，达到预防疾病、维护和增进健康的目的。健康教育是提高健康素养的重要途径，而健康素养也可以作为反映健康教育效果的指标。

（三）健康促进

1. 健康促进的涵义

健康促进（health promotion）一词早在 20 世纪 20 年代已见于公共卫生文献，近 20 年来受到广泛重视。WHO 对健康促进的定义是"健康促进是促进人们维护和提高他们自身健康的过程，是协调人类与所处环境之间的战略，规定个人与社会对健康各自所负的责任"。美国健康教育学家劳伦斯·格林（Lawrence W. Gren）指出"健康促进是指一切能促使行为和生活条件向有益于健康的方向改变的教育

与环境支持的综合体"。其中，教育是指健康教育，环境包括社会的、政治的、经济的和自然的环境，而支持是指政策、立法、财政、组织、社会开发等各个系统。1995 年，WHO 西太区办事处发表的《健康新视野》指出，"健康促进是指个人与其家庭、社区和国家一起采取措施，鼓励健康的行为，增强人们改进和处理自身健康问题的能力"。

由此可见，健康促进是一个综合的干预，是调动社会、经济和政治的广泛力量，改善人群健康的活动过程，它不仅包括一些直接增强个体和群体知识与技能的健康教育活动，更包括那些直接改变社会、经济和环境条件的活动。

2. 健康促进的活动领域

1986 年，首届国际健康促进大会通过的《渥太华宣言》对健康促进的发展具有里程碑意义。《渥太华宣言》奠定了现代健康促进的概念和理论，明确了健康促进是实现初级卫生保健目标的重要策略，确立了健康促进作为公共卫生核心功能的地位，也阐明了健康促进的 5 个主要活动领域。

（1）制定促进健康的公共政策 政策对于健康、健康行为的影响至关重要，各个部门、各级政府和组织的决策者都要把健康问题纳入议事日程，明确所作决策对健康后果的影响并承担相应责任，特别是非卫生部门（如工业、农业、教育、财政等）在决策时如能预先评估政策可能对健康产生的影响，就能使其制定的公共政策对健康产生积极的促进作用。

（2）创造支持性环境 生产、生活环境乃至生态环境与人类生存与健康息息相关，保护自然环境与资源，创造安全、舒适、愉快和健康的生活和工作环境，也是健康促进的重要活动领域，该领域的工作内容包括评估环境对健康以及健康相关行为的影响，通过政策倡导和有针对性的环境策略为行为改变提供支持性环境，合理开发利用自然资源等。

（3）加强社区的行动 加强社区行动首先要赋权（empowerment），激发社区领导、居民的主人翁意识，分析发现社区的健康问题、确定社区的健康目标，然后提出解决问题的办法，并充分发动社区力量，挖掘社区资源，积极有效地让社区群众参与卫生保健计划的制订和执行，最终解决社区健康问题，实现社区健康与发展目标。

（4）发展个人技能 个人健康技能是多方面的，包括基本的健康知识、疾病预防与自我保护技能、自我与家庭健康管理能力、保护环境与节约资源的意识，维护公共健康与安全的意识和能力等。学校、家庭、工作单位等都有责任通过提供健康信息、开展教育，来帮助人们提高健康选择的技能，支持个人和社会的发展。

（5）调整卫生服务方向 长期以来，世界各国都将临床医疗作为卫生服务的主体，疑难重症疾病的治疗占据了大量的卫生资源，而人们的卫生需求却是以预防保健、基本医疗服务为主的，这就形成了卫生投入及资源配置与人群卫生服务需求之间的不对等。调整卫生服务方向就是要体现预防为主的思想，将健康促进和疾病预防作为提供卫生服务模式的组成部分，逐步使卫生投入和资源配置与人们的卫生需求更好地统一起来，以适应广大群众日益增长的公共卫生服务需求。

3. 健康促进的基本策略

健康促进的基本策略分为倡导、赋权、协调和社会动员，其中倡导、赋权、协调是《渥太华宣言》明确指出健康促进三大基本策略，而社会动员则是联合国儿童基金会（UNICEF）在开展致力于改善妇女、儿童健康状况的过程中提出的健康促进策略。

（1）倡导（advocacy） 主要是针对政策决策者，运用倡导的策略，能促进有利于健康的公共政策的制定和出台。此外，倡导的策略也可用于说服和动员多部门关注健康，激发各部门和人群参与的积极性，共同创造促进健康的社会氛围与环境。

（2）赋权（empowerment） 开展社区及人群的能力建设，使其具备维护健康的意识、掌握科学的知识和可行的技术，激发社区和个人的潜能，最终使社区、每个家庭和个人具备承担起各自的健康责任的能力，并能付之于行动。

（3）协调（mediation） 健康促进涉及政府各部门、社会团体、非政府组织、社区、个人，要使各方面力量有效发挥作用，并能互相支持、配合，需要运用协调策略，关注到各自的利益与行动，形成促进健康的强大联盟和社会支持体系，努力实现维护和增进全社会健康的共同目标。

（4）社会动员（social mobilization） 社会动员策略主要的对象是社会各方面的力量、社区以及个人，有效的社会动员需要以远大的目标感召人们，以各方利益得到最大满足与妥协来打动人们，促使各方积极行动，产生切实的成效。

（四）健康教育与健康促进的区别和联系

健康教育作为健康促进的重要组成部分，与健康促进一样，涉及整个人群和人们社会生活的各个方面。但是，两者的工作目标、重点又有区别，既不能相互等同，也不能相互替代。健康促进包括健康教育和环境支持，它需要健康教育的推动和落实，营造健康促进的氛围；而健康教育要求人们通过自身认知、态度、价值观和技能的改变，自觉采纳有益于健康的行为和生活方式，需要有环境（如政策、组织、法规、经济、法律等）的支持，才能向健康促进发展。健康促进以健康教育为基础，侧重社会性，着重于发挥社会功能，许多主要活动都涉及倡导建立合作关系和联盟，其工作的艺术性高于科学性，不能代替专门针对行为问题的、技术性和学术性很强的健康教育科学。健康促进与健康教育的比较见表1-1。

表 1-1　健康促进与健康教育的比较

	健康教育	健康促进
概念	以传播、教育、干预为手段，目标是帮助个体或群体改变不健康行为和建立健康行为，以促进健康而进行的系列活动及过程	运用行政或组织的手段，广泛协调社会各相关部门及社区、家庭和个人，使其履行各自对健康的责任，共同维护和促进健康的一种社会行为和社会战略
内涵	知识 + 信念 + 行为改变	行为改变 + 环境支持
工作内容	传播与健康相关的信息（包括卫生保健知识和有关卫生政策法规信息）；对个体或群体目标人群进行健康观、价值观的认知教育及保健技能培训；针对不健康行为进行干预	促进制定有利于健康的公共政策，创造健康支持性环境；促进社会动员，增强社区行动；发展个人技能；调整卫生服务方向
工作目标	以行为改变为目标	以建立联盟，实现个人、家庭、社区和社会相关部门履行对健康的社会责任为目标
方法	传播与教育结合，以教育为主	健康教育 + 社会动员 + 营造支持性环境
特点	以知识传播为基础，注重双向交流和信息反馈；注重行为教育和行为干预；健康教育计划注重设计和评价；设计注重健康问题诊断和传播策略、干预方法和评价；评价注重行为目标（以行为改变为核心）；注重科学性	倡导政府主责，全社会参与、多部门合作，对影响健康的因素实施综合干预。以政策教育和卫生服务为基本支柱，将健康教育与政治、组织和经济干预相结合；注重环境改变；艺术性高于科学性
理论	以行为学、传播学、教育学、社会学、心理学、医学和社会市场学等学科理论为基础形成健康教育理论体系	无自身理论体系或运用健康教育理论
学科特性	多学科性 / 跨学科性	无明确学科性 / 跨学科性
效果	知识、信念、行为的变化，可带来个体或群体健康水平的提高，但难以持久	个体或群体健康水平的提高，创建健康环境，效果持久

二、健康教育与健康促进的发展

（一）中国健康教育与健康促进的发展

最早的健康教育专业机构可以追溯到1931年国民党政府卫生部成立的卫生实验处内设的卫生教育系。新中国成立后，全国各地兴建了卫生宣传机构（卫生宣教所/馆），培养和组建了专业的卫生宣教队伍。改革开放后，中国的健康教育事业得以恢复和发展。1984年，中国健康教育协会成立。1986年，中国健康教育研究所（现更名为中国健康教育中心）成立。迄今，全国省市自治区及新疆生产建设兵团都有健康教育专业机构，绝大部分地级市和部分县也成立了健康教育专业科室。

健康教育实践方面。20世纪30年代，河北省定县创办了第一个农村实验区，开展了大量健康教育工作并创立了一套卫生保健新模式，开创了中国农村社区健康教育的先河。20世纪50~60年代，健康教育工作依托爱国卫生运动开展。20 世纪 80 年代后期到 90 年代，一系列健康教育国际合作项目进入中国，使中国的健康教育实践得到了进步发展。

进入 21 世纪，我国健康教育理论和实践逐步和健康促进的概念与实践接轨，健康教育与健康促进已经成为我国应对重大公共卫生问题的重要策略。目前，烟草控制、艾滋病防治、结核病防治、慢性病防治、妇幼健康等诸多工作领域都已纳入健康教育与健康促进活动，并初步建立了相应的考核指标。此外，在学校、工矿企业、医院、社区等开展健康教育与健康促进活动的场所，已经开展了创建"健康促进学校""健康促进医院""健康村""健康城市"的综合项目。2009 年出台的《中共中央、国务院关于深化医药卫生体制改革的意见》和《国务院关于印发医药卫生体制改革近期重点实施方案（2009—2011 年）的通知》明确了健康教育是公共卫生服务的重要内容，国家卫生部等下发的《关于促进基本公共卫生服务逐步均等化的意见》将健康教育列为国家基本公共卫生服务项目之一，并进一步提供了公共卫生服务中健康教育的规范，从政策层面保障了健康教育与健康促进在全国范围的全面推进。

2016 年，《"健康中国 2030"规划纲要》将普及健康生活作为国家层面的战略任务，提出从健康促进的源头入手，强调个人健康责任，通过加强健康教育，提高全民健康素养，广泛开展全民健身运动，塑造自主自律的健康行为，引导群众形成健康生活方式。2019 年通过的《中华人民共和国基本医疗卫生与健康促进法》从法律层面规定了个人、国家和社会在健康教育与健康促进中的活动与要求，开启了中国健康教育与健康促进发展史的新纪元。

（二）国际健康促进的发展

20 世纪 70 年代以来，发达国家在针对行为改变进行健康教育的基础上提出了新思维。1974 年，加拿大卫生与福利部长拉朗德率先提出健康促进概念。1986 年，第一届国际健康促进大会提出《渥太华宣言》，奠定了健康促进理论基础。1991 年，第三届国际健康促进大会通过《宋斯瓦尔宣言》，提出必须把健康与环境两大主题紧密连接起来。1997 年，第四届健康促进国际大会发表了《雅加达宣言》。雅加达宣言在《渥太华宣言》的基础上进一步思考有效的健康促进经验，重新审视并明确社会、经济和环境是健康的决定因素，确定了为完成在 21 世纪促进健康这个艰巨任务所需要的策略和指导方向，指出 21 世纪健康促进的重点内容包括：①提高社会健康的责任感；②增加健康发展的投资；③巩固和扩大健康领域的伙伴关系；④增强社区的能力并赋予个人权力；⑤保证健康促进所需的基础设施；⑥行动起来。2000 年，第五届世界健康促进大会重申健康促进是实现人人健康和平等的桥梁，是各国卫生政策和规划的基本组成部分，地方、地区、国家和国际的卫生政策及项目都要把健康促进摆在首要位置。

首届国际健康促进大会之后的 20 年间，通过行为、社会、政策、环境干预，健康促进已经对改变人们的行为与生活方式，减少心脏病、道路交通意外伤害、传染病等疾病危险因素与死亡做出了积极贡献。然而，大部分证据都产生于社会经济水平较高的国家和地区，如何使弱势群体、低收入国家通过健康促进更多获益，成为全球化背景下健康促进面临的挑战。因此，2006 年，在泰国曼谷召开的第六届国际健康促进大会发表的《曼谷宣言》明确提出：要通过政策制定和伙伴行动改善健康的决定因素，与会国家共同承诺健康促进成为全球性发展中心，成为国家所有部门的共同实践和各级政府的核心职责，成为社区和社会团体的核心工作。

在健康促进理论的指导下，一些国家开展了各具特色的健康促进。如新加坡已把健康促进纳入全国卫生规划；澳大利亚用烟草税收开展健康促进活动，引起各国浓厚兴趣；其他如韩国、菲律宾、马来西亚等，在制定其国家卫生政策、增设机构、确定重点人群方面也都有一些新的举措。

跨入新世纪以来，世界各国都进一步开阔了健康促进的视野，深化了从社会、经济、环境全方位解决健康问题的理念以及全方位综合解决健康问题的策略，认识到人们的行为与生活方式决非孤立现象，它在很大程度上受社会与自然因素的制约。根据实践－认识－再实践的事物发展的规律，随着社会的进步和科学技术的发展，健康促进的内涵、功能、策略与手段乃至立法必将日臻丰富和完善，并对全世界的卫生保健事业发挥越来越重要的作用。

第二节　护理健康教育与健康促进

一、护理健康教育与健康促进的概念

1. 护理健康教育

护理健康教育（health education in nursing）是护理学与健康教育学相结合的一门综合性应用学科，它以患者、家属及社会人群为研究对象，利用护理学与健康教育学的基本理论和方法，通过对患者、家属及社会人群有目的、有计划、有评价的教育活动，帮助他们提高促进健康、恢复健康、预防疾病、减轻痛苦的能力，以达到健康行为的建立和健康水平提高的目的。

2. 护理健康促进

护理健康促进（health promotion in nursing）是促使患者及社会群体的生活方式和生活环境向有益于健康方面转变的人们主观力量和社会客观力量相结合的统一体，其根本着眼点是：①以健康教育为先导；②以个人和社会对健康责任感为动力；③以行政、经济、政策、法规等手段为保证；④以良好的自然和社会环境作后盾。它强调个人和社会对各自健康所负责任、动员卫生部门与非卫生部门以及全体社会人群的力量，干预和改变危害健康的生活方式和生活环境，促使消除危及健康的有害因素，形成有益于健康的生活方式和生活环境，不断提高人们的健康水平和生命质量。

二、护理健康教育与健康促进的意义

1. 是实现初级卫生保健的先导

《阿拉木图宣言》把健康教育列为初级卫生保健各项任务之首，指出健康教育是所有卫生问题、疾病预防方法及控制中最为重要的任务，它是实现初级卫生保健任务的关键，在实现所有健康目标、社会目标和经济目标中具有重要的地位和价值。

2. 是护理事业发展的必然趋势

现代科学的飞速发展带动了护理学科的极大进步。近年来，我国护理学领域正在实现三个重要突破：一是护理观念的创新，即由以疾病为中心的护理向以患者为中心的护理发展；二是护理模式的转变，即由传统的功能制护理模式转变为以患者为中心的整体护理模式；三是护理健康教育与健康促进的产生，即将护理工作与健康教育与健康促进紧密结合，形成完整的护理健康教育与健康促进体系，为整体护理的深化提供了基础。

3. 是一项低投入、高产出、高效益的保健措施

护理健康教育与健康促进引导患者、家属和社会人群自愿放弃不良的行为和生活方式，减少疾病发生的危险，追求健康的目标。从成本－效益的角度上看是一项投入少、产出高、收益大的健康保健措施，它所产生的成本效益，远远大于医疗费用高昂投入所产生的效益。

4. 是提高社会人群自我保健意识的重要渠道

自我保健是指人们为维护和增进健康，为预防、发现和治疗疾病，自己采取的健康行为以及做出的与健康有关的决定。只有健康教育和健康促进才能提高人们的自我保健意识和能力，增强其自觉性和主动性，达到躯体上的自我保护、心理上的自我调节、行为生活方式上的自我控制、人际关系上的自我调整，提高人口健康素质。

三、护理健康教育与健康促进的优势

1. 护士与患者及社会人群广泛接触，教育机会多

护士分布在医疗卫生系统的各个专业领域，在专业医务人员中，护士与患者及社会人群接触机会最多、接触面最广、接触时间也最长。例如，频繁接待患者入院、出院，大量的基础护理，多次反复的治疗、护理操作，面对面的监护，深入社区巡诊，开展家庭访视等，都为护士履行护理健康教育义务提供了机会。

2. 护士数量大、分布广，教育人力资源丰富

目前，我国注册护士已达480余万，随着医疗卫生保健事业的发展，护士人数还在不断增长。在医院里，护士比例约占医务人员总数的1/2，护士的分布几乎涉及医院的所有科室，丰富的人力资源为护理健康教育的实施提供了重要的保障。

3. 护士开展护理健康教育的适宜性

首先，我国绝大部分临床护士为女性，她们细致、耐心体贴和认真负责的品质使患者和健康人群

愿意接受她们的教育指导。其次，系统的专业培训、大量的临床实践使护士积累了丰富的疾病护理经验，特别是近年来护理教育制度的改革，大批高学历护士充实到临床，加之整体护理的开展，使护理专业范围不断扩大，学科专业知识进一步丰富，这些都为以护士为主导开展健康教育与健康促进活动奠定了基础。

四、护士在健康教育与健康促进中的角色

1. 代言人

护士是患者和患者需求的代表，当患者有紧急卫生健康需求时，护士应以代言人的身份帮助患者获得有价值的卫生保健服务。促进患者的健康，保持患者对健康教育与健康促进活动的兴趣是护士的责任。

2. 教育者

教育者角色是护士最重要的角色之一。教育患者纠正健康促进活动中的缺陷是解决问题的关键。护士可以在正式或非正式的场合提供教育，比如，在医院门诊或住院病房回答有关健康的提问，可以让患者获得对健康问题的解释和说明，也可以有计划地向公众提供正式的教育活动，提高公众对潜在或现实健康危险的认识。

3. 赋权代理人

作为赋权代理人，护士关心的是患者在保健各方面的积极性，护士向患者本人及其家庭、社区和相关群体赋权，这种赋权过程是提高社区健康的动力。

4. 顾问

在管理患者健康的过程中，如果患者没有能力解决自己的健康问题，护士就需要发挥顾问的作用。护士既可以是正式的顾问，也可以是非正式的。作为顾问，护士应当评估问题的形势，收集信息、识别现实问题并与患者一起决定适当的解决方法。

5. 保健协调者和帮助者

作为保健协调者，护士应恰当调整患者的保健计划和所需的保健资源，以确保保健计划顺利实施，这需要护士具备一定的领导才能。而作为帮助者，

护士对护理问题及其发展趋势、社会改变和社区资源应有清醒的认识，在指导患者满足其卫生保健需求的同时，要避免卫生服务的重复和浪费。

6. 专业领导

护士是卫生保健的倡导者、大众服务的专业领导者，必须对自己的活动负责。为此，护士必须充分了解专业领域当前的教育情况，并把日常护理中的研究发现付诸实施。必须维持保健标准，引导护理职业实践向前发展，努力把护理职业的历史成果应用到现在的职业发展趋势中，以适应社会的变化。作为领导者，护士还应该提高道德和法律标准，进行实践创新，为大众服务，从而保持护士的正面形象。

7. 积极改变的代理人

护士应当明白，患者有能力了解自身的需求，并且有能力做出改变，在将健康促进方法运用于保健活动的过程中，护士只是患者积极改变的代理人。作为代理人，护士应当对患者、家庭、社区和群体进行全方位的评估，识别出有利条件、不利条件和可利用的资源，并对有利条件和可利用资源进行巩固，以帮助患者建立支持系统，加强患者改变行为的能力。

8. 保健提供者

作为帮助患者恢复健康的保健提供者，护士必须积极地参与护理过程，提出解决问题的方法，制定恰当的保健计划，并不断的评估患者对护理干预的反应，从而帮助患者维持健康。

9. 健康促进的研究者

护士应该不断应用健康促进研究成果，增加个人知识，改善对患者的保健服务。同时，也要积极参与健康促进研究，在实践中检验健康促进模式的有效性，从而增加健康促进在卫生保健中的预测价值。

10. 模范

公众期望的卫生保健最佳实践标准是有经验的护士提供的安全、负责的专业实践，每一个护士都应该认识到这一点，并把其作为自己工作和学习的内生动力。同时，提供高水平的护理保健实践标准也是护士赢得卫生保健人员和保健服务对象赞誉、信任和尊重的前提，是护理学习者的榜样和模范。

第三节　妇幼健康教育与健康促进

长期以来，妇幼健康一直是国际组织和各国政府普遍关注的社会问题。"母亲安全、儿童优先"已经成为国际公认的人类健康发展准则。在全球健康理念的指引下，妇幼健康的改进已经突破了地域的局限，上升为全球战略，成为落实 WHO 关于"全民健康覆盖"倡导和实现可持续发展目标的关键环节。

一、全球妇幼健康

（一）概念

全球妇幼健康（global women and children health）是指全球范围内，所有的妇女和儿童在其生命发展的各个阶段都可以公平地获得其所需的、并且免受经济阻碍的卫生保健服务，从而使其在身体、心理和社会适应能力上始终能够享有可能实现的最佳状态。

（二）现状与原因

WHO 的资料显示，近几十年，虽然全球妇幼健康取得了广泛进展，但效果仍远远不能满足妇女儿童的健康需求，新生儿和 5 岁以下儿童可预防死亡率仍然高、健康福祉状况较差。

据估计，全球 2.25 亿妇女的计划生育需求没有得到满足。2013 年，28.9 万名妇女在妊娠和分娩中死亡（每 2 分钟死亡 1 人以上），其中 52% 可归因于出血、脓毒症和高血压疾病 3 个主要可预防原因，28% 源于疟疾、艾滋病毒、糖尿病、心血管疾病和肥胖症等非产科原因，8% 归因于不安全流产。每年 27 万妇女死于宫颈癌。每 3 位 15~49 岁妇女就有 1 位在家庭内部或家庭以外经历身体和 / 或性暴力。

2014 年，由可预防原因所致的 5 岁以下儿童死亡 590 万，包括 270 万新生儿（60%~80% 以上为孕龄不足和 / 或过小），其中 43% 由肺炎、腹泻、败血症和疟疾等传染病引起，接近一半死于营养不良。此外，还有 260 万婴儿死于妊娠最后 3 个月或分娩过程中（死产）。全球 25% 儿童发育迟缓，6.5% 超重或肥胖；只有不到 40% 的婴儿接受最多 6 个月纯母乳喂养；由于贫困、健康和营养状况差、养育和刺激不足以及其他幼儿期发育危险因素，每 3 个儿童中就有 1 个（全球总计 2 亿儿童）无法实现其全部身体、认知、心理和 / 或社会情感潜能。

妇女、儿童可预防死亡和不健康的原因包括传染病和非传染性疾病、精神疾病、伤害和暴力、营养不良、妊娠和分娩并发症、意外怀孕以及无法获得或使用质量良好的卫生保健服务和挽救生命的产品。根本的结构性原因包括贫困、性别不平等（体现为法律、政策和实践中的歧视）以及属于侵犯人权的（基于年龄、民族、种族、国别起源、移民状态、残疾、性取向和其他理由的）边缘化。其他严重影响妇女、儿童健康和福祉的因素包括遗传、家庭、社群和机构、家庭内部潜在的不平等性别规范、收入和教育水平、社会和政治环境、工作场所以及环境。

（三）目标与措施

2015 年，WHO 发布《妇女、儿童和青少年健康全球战略（2016–2030）》，提出了与可持续发展目标框架一致的目标和一揽子措施。

1. 目标

全球妇幼健康战略的总目标是终结可预防的死亡，并使妇女、儿童和青少年能够享有良好健康并在促进变革和可持续发展方面充分发挥作用。具体目标如下。

（1）生存　终结可预防的死亡。具体目标：使全球孕产妇死亡率降到每 10 万例活产不到 70 例；使每个国家的新生儿死亡率至少下降到每千例活产 12 例；使每个国家的五岁以下儿童死亡率至少下降到每千名儿童 25 例；终结艾滋病毒、结核病、疟疾和被忽视的热带病及其他传染病的流行；将非传染性疾病造成的过早死亡减少 1/3 并促进精神健康和福祉。

（2）繁荣　确保健康和福祉。具体目标：终结各种形式的营养不良并处理儿童、少女、孕妇和哺乳妇女的营养需求；确保普遍获得性和生殖卫生保健服务（包括计划生育）和权利；确保所有女童和男童都能够获得质量良好的幼儿期发育；大幅度减少污染相关死亡和疾病；实现全民健康覆盖，包括针对财政风险的保障以及获得高质量的基本服务、药物和疫苗。

（3）变革　扩展促进性环境。具体目标：消灭极端贫困；确保所有女童和男童完成免费、公平、高质量的初等和中等教育；消除所有针对妇女和女童的有害做法以及一切歧视和暴力；实现普遍、公平地获得安全、可负担的饮用水以及充分、公平的环境卫生和个人卫生设施；加强科学研究，提升技术能力，鼓励创新；为所有人提供合法身份，包括出生登记；加强促进可持续发展的全球伙伴关系。

2. 措施

（1）妇女健康措施　提供性和生殖保健信息与服务；营养指导；管理传染病和非传染性疾病；筛查并管理宫颈癌和乳腺癌；预防和应对基于性别的暴力；孕前风险检查和管理。

（2）妊娠、分娩和产后护理措施　提供产前保健、分娩护理；安全流产和流产后护理；预防艾滋病病毒的母婴传播；管理孕产妇和新生儿并发症；母亲和婴儿的产后护理；小婴儿和患病婴儿的额外护理。

（3）儿童健康和发展措施　提供母乳喂养、婴幼儿喂养、反应灵敏的养育和刺激指导；提供免疫服务；预防和管理儿童期疾病和营养不良；开展先天性畸形和残疾的治疗和康复。

（4）卫生系统促进措施　制定全民健康覆盖政策；提供充足且可持续的供资；任何地点支持卫生人力提供高质量服务；保证产品供应；卫生机构基础设施；动员社区参与；采取以人权、公平和性别平等为本的方法等。

二、中国妇幼健康教育与健康促进

（一）原则

1. 科学性原则

妇幼健康教育是为目标人群提供科学的健康知识，以劝导说服人们转变健康观念，产生健康行动。因此，选择的教育内容要正确、先进、有效、可行，对教育内容要正确地宣传，不能有意夸大，既要具有趣味性，更要注重科学性，要严肃认真，避免庸俗化。

2. 针对性原则

妇女和儿童在不同阶段或时期有其特殊的生理、心理、社会特点和健康问题。只有根据他们的不同特点和卫生需求开展健康教育与健康促进活动，才能获得较好的健康教育效果。

3. 指导性原则

健康教育的目的是使目标人群改变不利于健康

的行为或生活方式，采纳健康的行为，但目标人群从接受知识到转变态度，再到改变行为是一个渐进的过程。因此，在开展妇幼健康教育时，既要讲解需要改变行为的原因，也要提供如何才能使行为发生改变的知识，以指导妇女和儿童实践。

4. 重复性原则

人的知识常以经验或理论的形式存在于头脑中，容易随时间推移而逐渐淡忘。因此，在开展妇幼健康教育与健康促进活动中，应采用多种形式反复向目标人群传授妇幼保健知识和技能。同时，目标人群也要对已接受的保健知识、技能和健康行为习惯进行反复不断的练习。

（二）实践领域

1. 根据目标人群和场所

分为不同时期妇女和儿童健康教育、职业人群健康教育、保健需求者健康教育、患者健康教育等，以及社区（城市或农村）健康教育、学校健康教育、卫生服务机构（医疗、保健、预防、康复）健康教育等。

2. 根据教育目的和内容

分为营养健康教育、心理卫生健康教育、疾病防治健康教育、预防意外伤害健康教育、环境保护健康教育、妇女不同时期（如婚前、孕前、孕期、产褥期、哺乳期、围绝经期和老年期等）健康教育、生殖健康教育（如性传播疾病艾滋病、安全性行为等）、儿童不同时期（新生儿期、婴幼儿期、学龄前期、学龄期和青春期等）健康教育、儿童预防接种健康教育、儿童早期发展健康教育等。

3. 根据专业技术和责任

分为妇幼健康教育的行政管理和组织实施、妇幼健康教育的计划设计和评价、妇幼健康教育材料的制作与媒介开发、健康教育与健康促进人才的培训和社区开发的组织等。

（三）服务流程

《国家基本公共卫生服务规范》中的健康教育服务规范可以供妇幼人群借鉴，同时其服务流程（图1-1）也可供妇幼健康教育与健康促进工作参考。

（四）发展

中华人民共和国成立之初，针对当时人们的愚

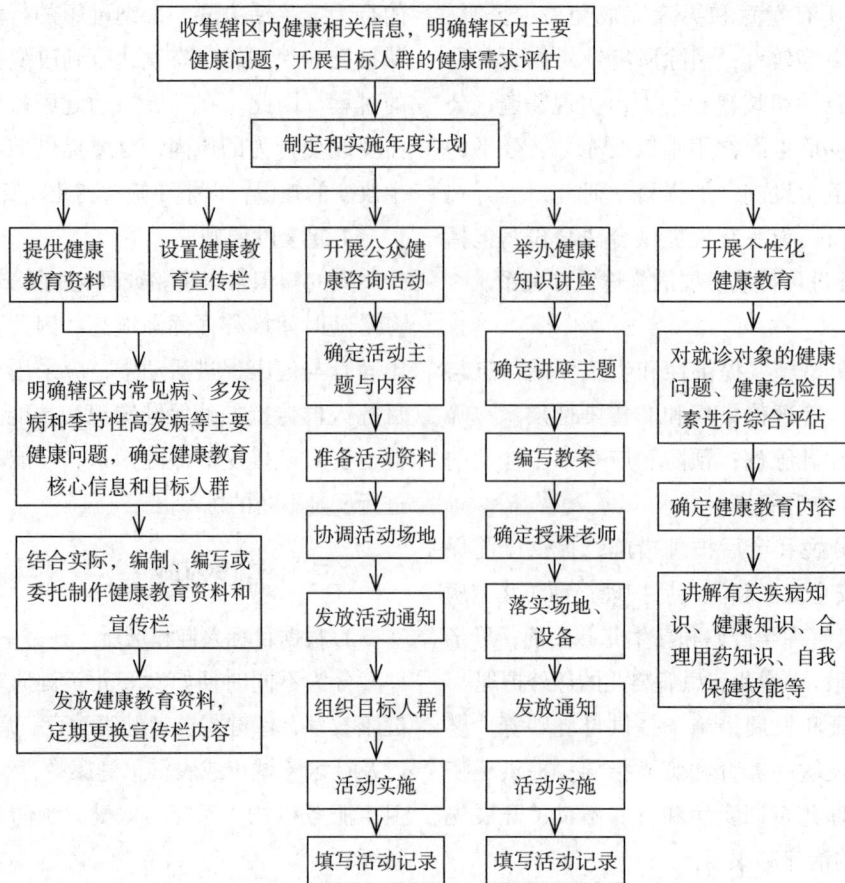

图 1-1　健康教育与健康促进的服务流程

昧落后和封建迷信思想、不科学或不卫生的风俗习惯进行的新法接生和新法育儿宣传，妇幼保健知识普及，使新生儿破伤风发病率大幅度下降，儿童传染病得到明显的控制，促进了全民健康。

20 世纪 60 年代，妇幼卫生宣传工作更加深入细致，知识普及面不断扩大，重点宣传妊娠期高血压疾病对母婴健康的危害性，鼓励和指导孕产妇定期产前检查，做好孕期保健。并在工厂开展女工四期卫生。

"文化大革命"中，妇幼保健的宣传教育工作被迫中断。

20 世纪 80 年代，妇幼健康教育内容主要围绕少生、优生、优育等方面开展。随着妇幼保健事业的发展，中国妇幼卫生及健康教育在机构建设、队伍建设、技术装备、工作量和法律保护等方面均出现了快速发展的势头。

进入 20 世纪 90 年代，中国的妇幼保健与妇幼健康教育事业空前发展，各级政府部门对健康教育工作重要性的认识明显提高。1991 年，国家卫生健康委员会（原卫生部）召开"中国促进母乳喂养研讨会"，强调了母乳喂养健康教育的重要性。1995 年，《中华人民共和国母婴保健法》颁布，明确提出妇幼卫生机构的职责包括咨询和健康教育等工作。1998 年，组织编写了中国第一本《妇幼健康教育学》教材。

进入 21 世纪以来，妇幼健康教育与健康促进工作有了长足发展。2000 年，由国家卫生健康委员会、财政部和国务院妇女儿童工作委员会共同组织实施了"降消项目"（降低孕产妇死亡率和消除新生破伤风项目）；2004 年，国家卫生健康委员会妇幼保健与社区卫生司实施了孕期健康教育项目，制订了《孕期健康教育实施指南（试用）》。2007 年，《全国妇幼保健机构健康教育工作管理规范（试行）》出台。2009 年，《国家基本公共卫生服务规范》明确了社区基本妇幼保健服务内容、程序和方法。2012 年，《妇幼保健健康教育基本信息》发布，规范了妇幼健康教育工作中的信息内容，统一了目前需要传播的基本信息。2016 年，《"健康中国 2030"规划纲要》确定了到 2030 年婴儿死亡率、5 岁以下儿童死亡率、孕产妇死亡率等主要健康指标进入高收入国家行列的战略目标。随后,《母婴安全行动计划（2018—2020 年）》和《健康儿童行动计划（2018—2020 年）》出台,为妇幼健康教育与健康促进提供了新的遵循。

三、妇幼健康教育工作者的能力要求

健康教育是一门实践性很强的专业,作为妇幼健康教育工作者,必须具有正确的健康观、坚定的健康信念和较为广泛的针对妇幼健康的卫生保健知识与技能,具备开展与健康教育和健康促进活动相应的专业能力,主要包括以下几方面。

1. 具备多学科的知识和技能

妇幼健康教育工作者要具备多学科的知识结构,包括妇产科学、儿科学、儿童青少年卫生学、妇幼保健学、行为学、心理学、传播学、社会学和教育学等。扎实的医学专业知识和健康教育学科相关理论与技能,是做好妇幼健康教育工作的基础。

2. 具备评估妇幼健康需求的能力

通过系统的提问、观察、必要的躯体检查、实验室检测等,对妇女、儿童个体和群体存在的行为问题、健康问题以及主要影响因素,做出较为客观的诊断与评价,为制订妇幼健康教育的干预计划和干预措施提供科学依据。

3. 具备将专业知识通俗化、可操作化的能力

妇幼健康教育与健康促进的实践对象主要是妇女和儿童,专业的疾病预防保健知识对于他们而言显得晦涩难懂,难以在日常生活中应用。为此,健康教育与健康促进人员应发挥桥梁纽带作用,将专业理论、知识转变为通俗易懂的语言、文字,以及可以操作的日常活动,以帮助妇女儿童理解和运用预防保健知识。

4. 具备组织与协调能力

在健康教育与健康促进活动中,妇幼健康教育工作者既是组织者又是参与者;既充当行政管理人员又扮演协调者角色;既改变他人或社会本身的行为,也改变自身的行为;既要与各级决策人员沟通,争取得到政策、经济和舆论等方面的支持,也要在健康教育与健康促进活动全过程中与他人密切合作。因此,必须具有较强的组织和协调能力。

（王连艳）

第二章 健康相关行为

学习目标

识记

1. 行为的定义

2. 健康相关行为的定义

3. 促进健康行为与危害健康行为的定义、分类

4. 影响健康行为的三大因素

5. 不良生活方式影响健康的特点

6. 健康相关行为转变的步骤

理解

1. 行为与健康的关系

2. 行为发展的影响因素

3. 行为发展的阶段

4. 强化因素的种类与作用

运用

1. 分析促进或危害健康的行为

2. 分析健康相关行为形成的阶段

3. 应用健康教育相关模式开展健康教育

第一节 人类行为概述

健康教育的核心是行为改变。因此，研究行为发生、发展和变化的规律，有效开展传播、教育、干预活动，帮助人们消除危害健康的行为，是健康教育与健康促进的核心任务。

一、行为的概念

行为是有机体在内外环境刺激下所引起的生理、心理变化的反应，也是有机体为维持个体生存和种族延续，在适应不断变化的环境中所做出的的反应。人类行为具有认知、思维能力并有情感、意志等心理活动，是人对内环境因素刺激所做出的能动反应。美国心理学家伍德沃斯提出了著名的 S-O-R 模式。

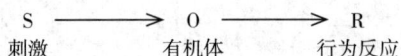

$$S \longrightarrow O \longrightarrow R$$
刺激　　　　有机体　　　　行为反应

人的行为可以分为外显行为和内隐行为。外显行为是可以被他人直接观察到的行为，如言谈举止。内隐行为尚不能被他人直接观察到的行为，如意识、思想等心理活动。一般通过观察外显行为来推测和了解人的内隐行为。

人的行为主要由五个基本要素构成，健康教育者应对人类的行为的五个基本要素进行考察和研究，了解人类行为自身的规律，为健康教育实践活动服务。

行为主体——人。

行为客体——人的行为指向目标，可以是人或物。

行为环境——行为主体和行为客体发生联系的客观环境。

行为手段——行为主体作用于行为客体时的方式方法和所应用的工具。

行为结果——行为主体和行为客体发生联系的产物，也可以理解为行为主体对行为客体所产生的影响。

二、人类行为的分类和特点

人类行为与其他动物行为的主要区别是既有生物性又有社会性，人类行为具有生物性、目的性和适应性的特点。根据人类行为的双重属性，可将人类行为分为本能行为和社会行为。

1. 本能行为

（1）与人的基本生存有关的行为，如摄食行为和睡眠行为。

（2）与人的种族保存有关的行为，如性行为。

（3）攻击与防御行为，表现为对外来威胁的反抗、妥协和逃避。另外，人类也具有好奇和追求刺激的行为，人类天生具有好奇心并有追求刺激的本能。

人类行为受文化、心理、社会等诸多因素的制约和影响，与动物的本能行为有本质区别。人的本能行为会受到个人主体意识的支配，对本能行为具有自我调控能力。如人在疲惫状态会产生睡眠行为，但如果受到时间、地点、环境甚至纪律的限制，人会主动抑制这种行为，以适应环境。再如性行为会受到法律法规、道德与舆论的约束。

2. 社会行为

人类的社会性是人与动物的本质区别。人类不仅能适应环境，更能通过劳动改造和维护环境，包括自然环境和社会环境。人类的社会性决定人类的社会性行为。

（1）科技行为　人类会发明创造，在这个过程中，对健康会产生影响。人类的一些科技行为，可能造成环境污染，引起恶性肿瘤，如能源开采与工业垃圾的产生；随着科技的发展，一些健康问题也会不断产生，如交通工具的发达，加强了世界各地的联系，可能造成传染病更易扩散以及造成交通事故等。但是科技行为，也有很多对健康有利的方面，人类在科技的发明创造中，研发了很多新型药品、疫苗、医疗器械等，挽救了很多人的生命，科技推动下信息技术的发展，也让全世界各个地方的医务人员更容易获得先进的诊疗手段等，例如远程会诊等。

（2）经贸行为　人类在商业社会中经贸行为，随着货物的流动，可能造成一些病原微生物的播散，给传染病等的预防控制带来了难度；一些经贸行为也可能造成生态环境的破坏，致使一些寄生在动物身上的病原微生物感染人类。另一方面，经贸行为也加速了一些对人类诊疗有利的药品、器械等的传播，有利于推广更有利的医疗技术。

（3）职业安全行为　职业安全是与职业行为本身息息相关的。例如粉尘作业的工人必须按照要求戴口罩、驾驶员应该系安全带、工地的工人应该戴安全帽等，很多职业都有其固有的职业规范要求，不遵守职业规范、违规操作或未制定相关的职业安全的规范，将会导致一系列职业病或职业相关性很高的疾病。职业安全行为与个人安全卫生知识及安全意识高度相关。

（4）业余活动行为　业余时间是吃饭、工作、学习、睡眠以外的时间，如何利用业余时间，对健康有着重大影响。有的人业余时间合理娱乐与消遣，消除心理压力与身体疲劳，有益于健康；有的人在业余时间成瘾般地长时间花在一个娱乐项目上，如通宵打麻将等，可能导致脑卒中、颈椎腰椎关节等退行性病变。教育水平和文化素质决定了人们业余活动行为对健康的影响。

人类的社会行为具有获得性和可塑性的特点，个体行为的社会化行为是后天获得的，人的一生都伴随着行为的不断变化和发展，一般而言，年龄越小，行为的可塑性越高。

人类社会及社会文化的多样性决定了人类行为的多样性，生活中人类的个体行为表现得千差万别、丰富多彩，有较大的差异性。人类个体不同的成长历程、个性特征与价值观，个体所处社会的不同风俗习惯、文化背景、意识形态等社会环境会塑造出不同特征的个体行为。

个体行为的社会化并不是完全被动的，个体常常会选择性地模仿学习某些行为，这种选择与沟通的兴趣爱好、思想观念、价值观和态度等相关，社会环境只能影响行为不能发动行为。

人的社会性行为应符合个体所处的社会文化中的赞许和行为规范，与多数人的行为相似，符合多数人的要求和愿望。当个体行为的发展在符合个体生理与心理发展的基础上，同时又与社会的发展和适应是良好及平衡状态时被称为正常行为，反之被称为偏差行为。

三、人类行为的发展

行为的发展是指个体在其生命周围中行为形成与发展的过程，即个体出生以后，随着生理的发育、心理的成熟以及社会交往范围的不断扩大，个体行为不断变化和发展的过程。

在人的生命周期中，其行为发展可分为以下四个发展阶段。

1. 被动发展阶段（0~3岁）

主要通过遗传和本能的力量驱使，以及无意识的模仿来发展行为，多种动作、简单语言、基本情绪及部分社会行为初步形成。此阶段的行为大多数都是被动发展的，是人的社会化最基本的准备，这个阶段很容易被训练及培养一些基本行为。

2. 主动发展阶段（3~12岁）

行为发展带有明显的主动性。主动模仿、爱探究、好攻击、喜欢自我表现。喜欢问"为什么"等问题。在主动行为大量出现的同时，人对各种本能冲动的克制能力也在迅速提高，但受环境的影响很大，个体之间克制能力的差异巨大。

3. 自主发展阶段（12岁~成年）

开始对自己、对别人、对环境、对社会综合认识，并调整自己的行为。本阶段有两大关键特征：一是这种自我行为的调控主要是通过个体的社会化进程和不断地适应来逐步实现；二是在自己的成长过程中发展起来的行为大都已经定型。

4. 巩固发展阶段（成年以后）

人的行为定式已经形成，行为发展主要体现在人们根据不断变化的环境对自己的行为进行适时的调整、完善、巩固和提高等方面。对过去建立的不良行为要改正，对过去没有过的行为（如新的人际关系）则要新建。通过对行为的不断调整实现与周围环境的最佳适应。

四、影响行为发展的因素

1. 遗传因素

人的行为具有遗传基础。基因不仅是人行为的影响因素，也是行为的决定因素之一。基因的可传递性和稳定性，是人类在长期的进化中将获得的优点得以保存和延续，代代相传。人的行为受基因调控，在同等的自然环境与社会环境下，个体携带这种基因的，行为表现得更容易培养和显现。在实际中，可能发生有血缘关系的一家人，即使日常并不是一起生活，但仍然有高度相似的行为特征。

2. 环境因素

环境是人类赖以生存和发展的社会物质条件的总和。人的一切行为均诱发某种程度的环境刺激，这些行为产生后也会对环境造成影响。

人类行为的环境因素包括内部环境因素和外部环境因素。内部环境包括个体的需要、认知、态度、情感、意志等。外部环境包括自然环境和社会环境：自然环境包括个体生存空间的生态环境等，对人类行为的影响是直接的，人类对自然环境的影响程度也很大；社会环境包括人文地理、风俗习惯、医疗卫生资源、宗教信仰、教育环境、法律制度、经济基础等，这些因素对人类行为的影响是间接的，有潜在性，这些因素受到人类行为的影响也相对不明显。

3. 学习与教育因素

人类的行为大多都是后天习得的，学习是行为发展的促进条件。学习的方式一般有两个阶段：第一阶段以模仿为主，分为无意模仿、有意模仿和强迫模仿。无意模仿大多是日常生活行为，大多发生在行为发展的第一阶段，如饭前洗手、学会观察父母的动作打开柜子等，此时环境中有任何对健康有利或不利的行为都可能被婴幼儿模仿，因此家长应重视自己行为，"身教重于言教"。有意模仿带有主动性，大多发生在行为发展的第二和第三阶段，被模仿的大多是自己崇拜和钦佩的人，如自己的父母、玩伴、喜爱的偶像明星等，此时应该重视这些被模仿者带来的有利和不利影响。强迫模仿是指按照规定的行为模式学习，例如军训的队列训练、整理内务等，通过这些强迫模仿帮助形成有利健康的行为。在行为发生的自主阶段，进入高级行为发展阶段时，必须通过系列教育和强化教育来实现，从而让被教育者全面认识和理解目标行为，在理性上感受到重要性。这也是在学校教育中，为了形成良好的学习习惯，强制早读或晚自习的理论基础。

由于青少年时期是个体社会化的重要阶段，在这一阶段培养及形成健康行为是事半功倍的，对未来发展有深远影响。学校作为重点场所，学校教育工作者应该重视健康教育的开展。学校教育至少从三个方面影响健康行为：①通过传授科学知识和技能，提高教育对象接受、理解和应用健康信息及保健设施的能力；②通过传授科学知识直接为教育对象提供健康信息；③通过传播社会规范，使其了解和掌握与健康行为有关的法律法规、道德规范等。

五、行为的可改变性

健康教育与健康促进的目的是改善人们的行为与生活方式，根据行为的改变性，可以分为高可变行为和低可变行为。

1. 高可变行为

与人的本能、风俗习惯等关系不大，刚刚形成、环境不支持的行为。如青少年吸烟、婚外性行为等。

2.低可变行为

与人的本能有关，已深深根植于文化传统或生活方式中，持续时间较长，且没有成功改变的先例的行为。酒精依赖、吸毒等成瘾性行为均属于低可变性为。

高与低是相对而言的，只要干预方法适当，干预技术适宜，持续时间够长，干预频率够多，所有后天习得的行为都是可以改变的。

六、行为与健康的关系

行为对健康能产生巨大的影响，良好的行为可以增进健康、预防疾病；不良的行为则严重危害健康。

随着人类社会的发展，医疗卫生条件的改善和生活水平的提高，人类的疾病谱和死亡谱已经发生了巨大变化，从过去人类主要死因为营养不良和传染病已经被恶性肿瘤、心脑血管疾病等慢性非传染性疾病所替代，这些慢性病的健康史更为复杂，与行为习惯的相关性更大，可以说，这些慢性病更多的是行为习惯病，见表 2-1，由此可见，改变人们的健康行为对这些慢性疾病的控制至关重要。

表 2-1 中国主要死因与健康影响因素的关系

死因	行为生活方式	环境因素	保健因素	生物学因素
心脏疾病	47.6	18.1	5.7	28.6
脑血管疾病	43.2	14.8	6.0	36.1
恶性肿瘤	45.2	7.0	2.6	45.2
意外死亡	18.8	67.6	10.3	3.5
呼吸系统疾病	39.1	17.2	13.3	30.5
传染性疾病	15.9	18.9	50.5	8.8

第二节 健康相关行为概述

一、健康相关行为的概念

健康行为是行为科学的分支学科之一，是研究健康相关行为发生、发展规律的科学。它应用行为科学的理论和方法，研究人类个体和群体与健康和疾病有关的行为，探讨其动因、影响因素及其内在机制，为健康教育与健康促进策略和方法提供科学依据，从而服务于维护和促进人类健康。

健康行为的概念广义上是指人体在身体、心理、社会各方面都处于良好健康状态下的行为模式。

健康相关行为指的是人类个体和群体与健康和疾病有关的行为。按照对行为者自身和他人健康状况的影响，分为促进健康的行为和危害健康的行为。

二、促进健康的行为

1.特征

促进健康的行为指个体或群体表现出的、客观上有利于自身和他人健康的一组行为。主要有以下五项基本特征：

（1）有利性 行为表现有益于自己、他人和社会，如不吸烟。

（2）规律性 行为表现有恒长的规律，如起居定时。

（3）和谐性 个体的行为表现出自己的鲜明个性，又能根据整体环境随时调节自身行为，使个体或团体行为有益于自身、他人的健康。

（4）一致性 行为本身具有外显型，但其与内在的心理情绪是协调一致的，没有"冲突"或"表里不一"的表现。

（5）适宜性 行为强度受理性控制，个体行为能表现出忍耐和适应，无明显冲动表现，且强度对健康是有利的。

2.分类

根据以上特点，我们可将促进健康的行为分为五大类：

（1）日常健康行为 指日常生活中有益于健康的基本行为，如合理营养、平衡膳食等。

（2）避开环境危害行为 指避免暴露于自然环境和社会环境中有害健康的危险因素。如离开污染的环境、积极采取措施减轻环境污染、不接触疫水、积极应对引起心理应激的紧张生活事件等。

（3）戒除不良嗜好 戒除日常生活中对健康有害的个人偏好，如吸烟、酗酒、药物滥用等。

（4）预警行为　指对可能发生的危害健康事件的预防性行为，并在事故发生后正确处置的行为，如驾车时使用安全带，火灾、车祸等的预防以及意外事故发生后的自救与他救行为。

（5）合理利用卫生服务　指有效、合理地利用现有卫生保健服务，以实现三级预防，维护自身健康的行为，包括定期体检、预防接种等的保健行为；患病后及时寻求可靠、科学的医疗帮助的求医行为；遵医嘱、积极配合治疗等的病人角色行为。

三、危害健康的行为

1. 特征

危害健康的行为是指不利于自身和他人健康的一组行为。具有以下三个特征：

（1）危害性　行为对人、对己、对社会健康有直接或间接的、明显或潜在的危害作用，如吸烟行为。

（2）明显性和稳定性　行为非偶然发生，有一定的作用强度和持续时间。

（3）习得性　危害健康的行为都是个体在后天的生活经历中学会的，又被称为"自我创造的危险因素"。

2. 分类

危害健康的行为一般可分为四大类：

（1）不良生活方式　生活方式是人为生存和发展而进行的系列日常活动行为，一旦形成就有其动力定型，即行为者不必消耗很多的心智和体力就能自然而然完成的日常活动。不良生活方式是一组习以为常的、对健康有害的行为习惯，如吸烟、酗酒、不良饮食习惯（挑食、进食过快过热等）、缺乏体育锻炼等。不良生活方式与肥胖、心脑血管疾病、早衰、癌症等的发生有密切联系。

（2）致病行为模式　是导致特异性疾病发生的行为模式，国外研究较多的是 A 型行为和 C 型行为。

①A 型行为模式：是一种与冠心病的发生密切相关的行为模式。A 型行为又叫"冠心病易发性行为"，其核心表现为不耐烦和敌意。行为表现为做事动作快，想在尽可能短的时间内完成尽可能多的工作，具有时间紧迫感，常常大声和爆发性的讲话，喜欢竞争，对人怀有潜在的敌意和戒心。A 型行为者的冠心病发病率、复发率和病死率均比非 A 型行为者高 2~4 倍。

②C 型行为模式：是一种与肿瘤发生有关的行为模式。研究表明 C 型行为可促进癌前病变恶化、易发

肿瘤，故 C 型行为又称为"肿瘤易发行为"，其核心表现是情绪压抑、自我克制，表面上处处依顺、谦和忍让、回避矛盾，内心却是强压怒火，生闷气。C 型行为者胃癌、食管癌、结肠癌和恶性黑色素瘤的发生率比非 C 型行为者高 3 倍左右，并易发生癌的转移。

（3）不良疾病行为　指在个体从感知到自身患病到疾病康复过程中表现出来的不利于健康的行为。如疑病、瞒病、恐病、讳疾忌医、不及时就诊、不遵从医嘱、求神拜佛、自暴自弃等。

（4）违规行为　指违反法律法规、道德规范并危害健康的行为，违规行为既直接危害行为人个体健康，又严重影响社会健康。如吸毒、乱性等。

四、不良生活方式影响健康的特点

1. 潜伏期长

行为方式形成以后，一般要经过相当长的时间才能对健康产生影响，出现明显的致病作用。

2. 特异性差

表现为一种危害健康行为方式与多种疾病和健康问题有关，而一种疾病或健康问题又与危害健康行为中的多种因素有关。

3. 协同作用强

多种危害健康行为方式共存时，各因素之间能协同作用、互相加强，最终产生的危害将大于每一因素单独作用之和。

4. 变异性大

危害健康行为方式对健康危害的大小、发生时间的早晚存在明显的个体差异。

5. 广泛存在

危害健康行为广泛存在于人们的日常生活中，且具有这样或那样的危害健康行为的人数较多，对健康的危害是广泛的。

五、影响健康行为的因素

健康教育与健康促进计划制定的基础是找出影响目标人体健康行为的因素，找出引发行为改变的动机，以及使新行为得以持续的因素。

1. 倾向因素（前置因素）

是指个人从事某项行为之前，已经存在的影响因素或前置因素，通常先于行为，是产生某种行为的动

机或愿望，或是诱发产生某行为的因素，即发生某种行为的理由。主要包括知识、态度、信念和价值观。

（1）知识　知识是产生行为改变的条件，特别是患者在医院接收健康教育时，掌握正确的知识是行为改变的基础。

（2）信念　是指自己对某一现象或某一物体的存在是确信无疑的，也就是自己认为可确信的看法。健康信念如"我确信酗酒对我的身体是有害的"，这种信念会促使患者采取一系列有利于健康的行为。

（3）态度　是指个体对人对事所采取的一种具有持久性又有一致性的行为倾向，代表信念的集合。

（4）价值观　是指人们认为最重要的信念和标准。个人的价值观与行为选择是紧密相连的，价值观指引行为的产生和发展。然而实际中行为与价值观冲突的现象依然很普遍。如糖尿病患者希望能消除症状，控制好血糖，却不愿意更改自己的饮食习惯以适应病情等。因此，帮助人们解决价值观的冲突是健康教育的一项重点。

倾向因素是产生行为的引子和推动力，直接影响行为的产生和发展。健康教育的重要任务之一就是要促进个体或群体形成动机，自愿地改变不良健康行为。

2. 促成因素

是指行为动机或愿望得以实现的因素，即促使个人某种行为得以实现的必须技术和必要资源。可理解为实现某个行为的客观条件。促成因素包括保健设施、医务人员、诊所及任何类似的资源、医疗费用、诊所距离、交通工具、个人保健技术、政府的重视、相关的法律法规、医疗政策的支持等。在健康教育过程中应考虑促成因素，以帮助行为目标的达成。人群的健康行为与当地医疗服务资源的可及性、便利性有很大关系，在制定健康教育计划时，应充分考虑目标人群可及的卫生服务资源，并创造有利于行为改变的必需条件。

3. 强化因素

是指存在于行为后的强化（或减弱）某种行为的因素，如奖励或惩罚某种行为以巩固、增强、淡化或消除此种行为。能够增加今后行为发生频率的因素为奖励，能够使今后行为发生频率减少的因素为惩罚。惩罚分为Ⅰ型惩罚和Ⅱ型惩罚，Ⅰ型惩罚是指当一个人有了某种不良行为之后，给予的一种不愉快的刺激，如严厉的批评、罚款等；Ⅱ型惩罚

是指只当一个人有了某种不良行为之后，去掉他喜欢的刺激，如孩子不完成作业，就不给他玩游戏、看电视等。强化因素多指与个体和行为有直接影响的人，如教师、长辈、同伴等。强化因素的积极与否取决于重要人物的态度和行为。如青少年的吸烟行为，受其同伴密友和父母的态度影响最明显。

强化分为外部强化和内部强化。外部强化一般通过他人的反应或其他环境因素来实现。人们通过观察，了解到周围对某些行为的正面或负面反应，为自己的行为受到（正/负）强化。这些行为既可能是自己的行为，也可能是他人的行为。如儿童可以观察其父母的饮食习惯是否得到周围人的赞赏与批评，体会到周围人对该行为价值的判断。内部强化来自于个人的经验和自身的价值观。

六、健康相关行为转变的步骤

健康教育工作中行为的成功转变，取决于教育者和受教育者两方面。行为转变成功的主要因素有：认知、知识、动机、技能和管理技术、社会支持、评估与监测、责任感。

个体行为转变的步骤包括：

1. 明确行为是促进健康的行为还是危害健康的行为

教育者和受教育者对促进健康的行为和危害健康的行为有明确的认识，即确认哪些行为有益于健康，哪些行为对健康有害。

2. 确定促进健康行为的益处和危害健康行为的害处

教育者和受教育者了解健康行为对健康有哪些好处，益处有多大；危害健康行为对健康有哪些害处，危害程度如何。

3. 教育者鼓励行为转变和受教育者愿意转变

教育者提倡、鼓励人们采纳促进健康的行为、改变危险行为；受教育者有采纳健康行为、改变危险行为的愿望，并决心采取行动。

4. 教育者向受教育者传授行为转变的方法

教育者向受教育者传授行为转变的方向和技能；受教育者明确目标，按照行为转变的方法去做，教育者指导其行为改变。

5. 教育者督促强化行为改变和受教育者巩固行为

教育者加强对健康行为的强化和督促；受教育者巩固和发展有益于健康的行为。

（王思蕴）

第三章 健康相关行为理论

学习目标

识记

1. 健康信念模式的相关概念
2. 理性行为理论的相关概念
3. 行为阶段变化理论的阶段
4. 社会认知理论的相关概念

理解

1. 健康信念模式的理论框架
2. 理性行为理论的理论框架
3. 行为阶段变化理论的内容

运用

1. 应用健康信念模式分析行为改变的动机
2. 应用理性行为理论分析健康教育的受众
3. 应用行为阶段变化理论干预成瘾行为
4. 应用社会认知理论干预自我效能

健康教育的活动核心是改善健康相关行为，包括终止危害健康的行为、采取有利于健康的行为以及强化已有的健康行为等。

近年来随着行为科学的发展，涉及健康相关行为发生发展的动力和过程以及内外部影响因素的作用机制等方面的理论，对解释和预测健康相关行为并指导健康教育计划实施与评价起着重要作用。

在健康教育理论模式中，大体可分为三个层次：①应用于个体水平的理论，例如健康信念模式、理性行为理论、行为变化阶段模式、计划行为理论、保护动机理论等。②应用于人际水平的理论，例如社会认知理论、社会网络与社会支持、紧张和应对互动模式等。③应用于社区和群体水平的理论，例如创新扩散理论、社区组织和社区建设等。这些理论在使用时并不一定是单独的，也可以是两个或多个模式混合使用。

第一节 健康信念模式

健康信念模式是 20 世纪 50 年代由社会心理学家罗森斯托克等研究发展起来的，是以人们健康和疾病有关的信念为研究核心，运用社会心理学方法解释健康相关行为的重要理论模式。它以心理学为基础，由刺激理论和认知理论综合而成，常用来解释人们的预防保健行为，尤其适用于分析依从

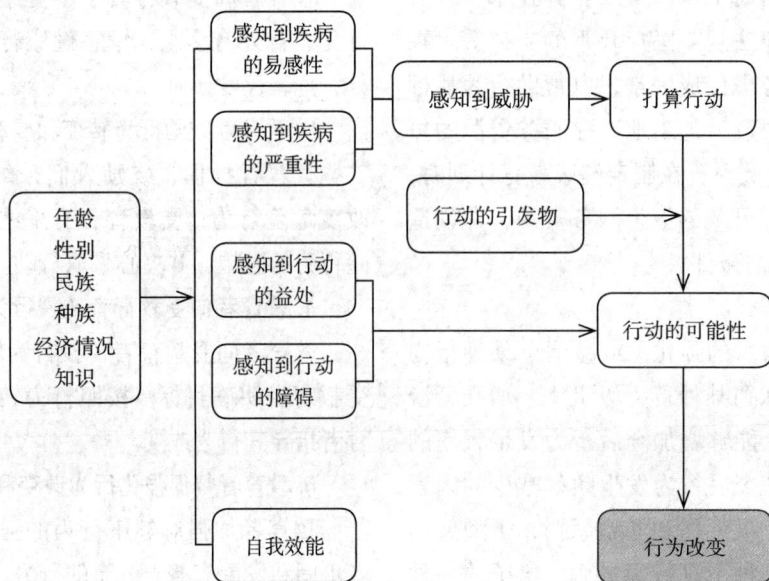

图 3-1 健康信念模式框架图

性行为的影响因素。健康信念模式强调期望、信念对行为的主导作用，认为主观心理过程是人们采纳有利于健康的行为的基础，因此，如果人们有正确的健康信念，就会接受劝导从而改变不良行为，采纳正确的健康行为。模式的理论框架见前图 3-1。

一、健康信念模式的相关概念和理论框架

健康信念模式的基本内容有：

1. 感知到威胁

对疾病威胁的感知，包括知觉到易感性和知觉到严重性。

（1）感知到易感性　指行为者在对疾病的发病、流行情况有一定了解之后，对自己罹患某种疾病或陷入某种疾病状态可能性的判断，其尺度取决于个人对健康和疾病的主观知觉。人们往往对遥远的、可能性不大的危害不予关注。所以如何使患者结合实际对疾病或危险因素的易感性做出判断，形成易感性的信念是健康教育成败的关键之一。

（2）感知到严重性　指行为者对自己罹患某种疾病、暴露于某种健康危险因素或对已患疾病不进行控制与治疗可导致后果的感知。比如疾病导致死亡、伤残、疼痛等，以及疾病会导致的社会后果，比如经济负担、失业、家庭破裂、社会舆论等严重性感知，从而对目前的行为方式感到害怕和恐惧。如果个体认识到某种疾病后果严重，就会采取积极的行动，改变不健康的行为和生活方式，建立健康行为的模式，预防和控制疾病的发生、发展与转归。

人们仅仅知道疾病的易感性和严重性可能不会采取行动，除非意识到这种行动所带来的潜在好处。

2. 行动的可能性（行为评价）

行为评价是指采纳某种健康行为益处和障碍的感知，也就是对采纳或放弃某种行为能带来的益处和障碍的主观判断，对采纳健康行为利弊的比较与权衡。

（1）感知到行动的益处　也称有效性，是指行为者对采纳某种健康行为或放弃某种危险行为后，能否有效降低罹患某种疾病的危险性或减轻疾病后果的判断，包括能否有效预防该疾病或减轻病痛及减少疾病产生的社会影响等。只有当人们认识到自己所决定采纳的行为有利于健康时，才会自觉采纳并坚持行动的努力和目标。

（2）感知到行动的障碍　指行为者在采纳医务人员建议的行为过程中，对困难和阻力的感知，包括克服这些困难与阻力的有形成本和心理成本。这是一种价值的判断，如花费大、痛苦多、个人爱好难以割舍、与日常生活习惯有冲突等，对这些障碍都应该有清晰的认识。心理准备与应对方式的思考对行为改变有益处。研究表明，对行为改变过程中存在的困难有足够的认识，才能在思想上和应对策略上做好准备，这样成功才有把握。

3. 提示因素（行动诱因）

上述四个主要因素，只能说明人们"准备采取行动"的状态，不能说明实际行动。但只有在建立适当的健康信念下才会触发健康行为。感知到威胁具有相当强度，以至于引发个人的动机，即行动诱因。行动诱因或提示因素是指激发或唤起行为者采取行动的"导火线"，是健康行为发生的决定因素。它既可以是内在诱因，也可以是外在诱因。内在诱因，如身体疼痛、生理性的不适等。外在诱因，如大众传媒的健康宣传教育、医生的建议、家庭成员和团体的帮助和鼓励等。行动诱因越多，权威性越大，个体采纳健康行为的可能性越大。

4. 自我效能

这是一个健康相关行为研究领域最常用的概念之一，由班杜拉最早提出并做出了系统的研究。是一个用来描述个人相信自己在某种行为问题上执行能力的术语。自我效能是对自我的能力有正确的评价和判断，相信自己有能力控制内外因素执行一个导致期望结果的健康行为。自我效能高即自信心强，采纳健康行为的可能性就大。自我效能会影响个体的感觉、动机与思考，进而会影响其行为的选择、付出多少努力、面临阻碍与失败时是否坚持下去等方面。决定自我效能的因素，不仅来自于行为者本人的内在自信心和意志力的判断，还受其他诸多客观因素的影响，如经济地位和社会支持的。一般来说，可以通过以下四个方面来提高自我效能。

（1）调整身心状态　当个体面对某一情景时的情绪反应，可以反映其面对该情景的压力状态，情绪激发的程度越大，越不稳定，其相应的自我效能

也越低。如去牙科就诊，让人产生焦虑、恐惧等情绪，出现血压升高、脉搏加速出汗等生理症状。如果能够采取适当的措施来克服这些负面情绪，减少可能出现的生理功能紊乱，个体就会提高信心程度，即提高了采纳了某个健康行为的自我效能。所以调整情绪及生理功能等身心状态是最基本的干预措施，可以采用冥想、压力放松技术、心理咨询等方法，减少个体的情绪起伏，维持正常的生理功能。

（2）说服 主要通过劝说的方式，让人们认识到他们有能力去执行某项行为。说服的方法对那些容易被说服的人才更有效，容易被说服的人相信行动会提高能力。

（3）替代性经验 替代性经验是指通过观察他人执行某项行为而学习以及改变自身行为的过程。如果观察到他人成功地完成了该项行为，个体对自己执行该行为的自我效能会受到一定影响。若个体遇到与他背景相似的他人，替代性经验的效果会达到最大化。替代性经验是同伴教育的前提，因此提供行为的示范或榜样（父母、教师、公众人物等）是替代性经验的常用方法。在有同伴的氛围里，替代性经验的效果会更明显。

（4）获得行为规则 提高自我效能最有效的方法是使个体获得行为规则，这是通过直接指导个体执行某项行为，使其在行为过程中获得行为规则（包括知识和技能），以此提高自我效能。例如，在指导人们如何正确使用安全套时，一边讲解一边在模型上演练，同时指出什么是正确的操作，什么是错误的做法。

二、健康信念模式的实践与应用

1. 应用范围与局限

健康信念模式被广泛应用于控烟、营养、艾滋病防控，高血压筛查、安全带使用、乳腺自检、运动锻炼等众多健康教育与健康促进项目。健康信念模式的也有一些局限，主要有：①即使人们认识到了威胁、严重性和易感性也未必会改变行为；②作为一个心理学的行为改变模型，未考虑到其他因素对人们行为的影响，比如环境、经济因素等；③未考虑社会规范同伴压力对人们行为的影响。

2. 应用实例

神经管畸形是我国常见的先天畸形之一，也是最严重的先天畸形。目前研究认为在怀孕前3个月到怀孕后期3个月，每日补充叶酸0.4~0.6mg，可以有效降低胎儿神经管畸形的发生率。应用健康信念模式，干预孕妇采纳每日补充叶酸的行为，预防神经管畸形。

对神经管畸形威胁的认知，包括对神经管畸形易感性和严重性的认知：孕妇相信自己对神经管畸形有易感性、神经管畸形有严重后果，才可能采取健康行为。

对口服叶酸行为的益处和障碍的认知：孕妇相信在孕期口服叶酸可以预防神经管畸形。对服用叶酸这个行为会带来的障碍有认知，如购买叶酸需要花钱、每天服用不能遗忘比较麻烦等。

选取提高自我效能的方法，有针对性地提高孕妇的自我效能，让孕妇坚持服用叶酸。

大众媒体对叶酸的宣传、医生的建议等，都是口服叶酸的行动诱因。

第二节 理性行为理论

理性行为理论是由美国学者菲斯比恩于1967年首先提出来的，该理论能更好地理解信念、态度、意向和行为之间的关系。该理论把人们对与健康行为有关的态度，分为对最终目标的态度和对行为本身的态度。

一、理性行为理论的相关概念和理论框架

理性行为理论认为（图3-2）：行为发生与否的最重要影响因素是人们的行为意向，即是否有意图或打算采取行动，而行为意向则由两个基本因素决定：个体对行为的态度和主观行为规范。

1. 行为态度

表示个体对所要采取的行为是持积极的态度，还是消极的态度。是指行为主体对某种行为的一般而稳定的倾向或立场，即对于某个特定的行为，从自己的观点衡量时，给予正面（赞成或支持）或负面（反对或不支持）的评价。行为信念和行为结果评价共同决定行为态度。

（1）行为信念 是指行为主体对行为的结果或

特性所持的信念及个体在主观上认为采取某项行为可能造成某种结果的可能性，即个体是否相信某行为能导致对健康的危害。

（2）行为结果评价 指行为主体对行为所产生结果或特性的评价，是个体赋予行为结果一个主观上的价值判断。如对戒酒产生效果的重要性评价。

2. 主观行为规范

是指个体对促使其采纳某行为的社会压力的主观感受，包括规范信念和遵从动机。

（1）规范信念 是指对行为主体有重要影响的人或团体，对其是否应采纳某项行为的信念，是对行

为者有重要影响的个体或群体的态度判断，如自己是否认为应该戒烟。这里对个体具有影响力的重要人物，一般多为配偶、父母长辈、兄弟姐妹、好朋友、老师、同事、领导和医生等。

（2）遵从动机 是指行为主体服从重要人物或团体对其所抱期望的动机，即个体是否愿意遵从准则信念里的意愿。

主观行为规范反映的是重要人物或团体对个体行为决策的影响。简单来说，主观行为规范是指一个人在所处的社会中，对于能不能从事某项行为，感受到社会对其的约束。

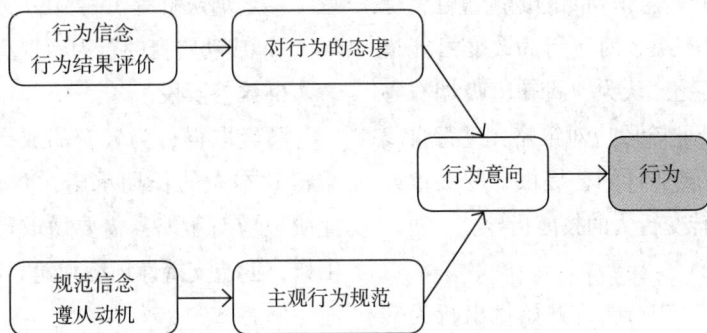

图 3-2 理性行为理论框架图

二、理性行为理论的实践与应用

1. 应用范围与局限

理性行为理论被广泛用于饮食行为、成瘾行为、体力活动、性传播疾病的防控、卫生服务的利用等健康问题。主要局限性是没有充分考虑环境因素对人们行为的影响。

2. 应用实例

孕产妇死亡率是反映一个国家或地区医疗保健水平和妇女保健工作的重要指标，2008 年我国住院分娩率为 95%，但四川民族地区住院分娩率仅 52%，如何利用理性行为模式，提高少数民族贫困地区孕

产妇保健行为，保障母婴安全。

行为态度：研究发现，妇女对母子平安重要性的认识、产前检查对母子孕期健康的信念以及产后检查对妇女健康的信念等是影响妇女孕产期保健行为的主要行为态度，因此提高妇女对孕产期保健的知晓率，帮助她们树立孕产期保健的信念与态度，将有助于改善其孕产期保健行为。

主观行为规范：研究发现丈夫、婆婆、同伴等周围人对孕产妇保健行为有直接影响，这些因素的影响比妇女自身的态度影响更大，提示我们除了对孕产妇本身进行健康教育以外，也要重视对其丈夫、婆婆、同伴等的健康教育。

第三节 行为阶段变化理论

行为阶段变化理论是由普罗查斯卡在 20 世纪 80 年代提出来的。该理论最突出的特点是强调根据个人或群体的需求来确定行为干预的策略，根据不同阶段的行为特点采用不同的转化策略。该理论多用于成瘾行为的干预。

一、行为阶段变化理论的相关概念和理论框架

行为的改变是一个漫长而复杂的过程，普罗查斯卡教授提出行为阶段变化理论，该理论的核心概

念包括：变化阶段、变化过程、决策平衡、自我效能，见表3-1。

行为的转变分为5个阶段，见图3-3。

1. 无意向期

在未来6个月以上，对行为转变毫无思想准备。通常是因为没有意识到自己的行为结果对健康的危害性，对于行为转变没有兴趣，认为"我不可能有问题"。此阶段应对策略：提高认识，推荐有关读物，提供建议，消除负面情绪只有对象认为有需要时再提供具体帮助。

2. 意向期

在未来6个月内，开始意识到问题的严重性，考虑转变行为但是仍犹豫不决，对于行为改变可能遭遇的困难，仍有强烈感受，认为"我知道吸烟有害健康，以后我再戒烟"。此阶段应对策略：进行自我再评价，帮助拟定行为转变计划，提供专题文章或参加专题报告会，提供转变行为的技能指导。

3. 准备期

在未来1个月内会改变行为，开始做出行为转变的承诺并有所行动，如向他人咨询有关行为转变的事宜，购买自我帮助的书籍，制订行为转变时间表等。此阶段应对策略：提供规范性行为转变指南，确定切实可行的目标，采取逐步转变行为的步骤，寻求社会支持，确定倾向因素、促成因素，克服可能出现的困难。

4. 行动阶段

开始采取行动，如"已经开始戒烟"，但行为改变持续期不足6个月。此阶段多数人没有计划、没有具体目标、没有他人帮助的安排，往往最后导致行动失败。此阶段应对策略：争取社会支持和环境支持（移走烟灰缸等），替代方法（饭后散步替代吸烟等），请成功转变的行为者现身说法

5. 维持阶段

已经取得行为转变的成果并加以巩固，此阶段需得到本人的长期承诺，并密切监测，以防复发。此阶段应对策略：需要做取得行为转变成功的一切工作，创造支持性环境和建立互助组等。

表3-1 行为阶段变化理论核心概念

结构		解释
变化阶段	无意向期	在接下来的6个月里，没有采取行动的打算
	意向期	在接下来的6个月里，有采取行动的打算
	准备期	打算在接下来的30天里改变行为，并在以往已经有所行动
	行动期	在少于6个月的时间里，做出了外在的行为改变
	维持期	在多于6个月的时间里，做出了外在的行为改变
变化过程	提高认识	发现和了解支持健康行为变化的新的事实、观念及提示
	情感唤起	经历危害健康行为可能引发的负面情绪（如焦虑、恐惧）并学习和释放
	自我再评价	意识到行为改变是一个个体身份认同的重要组成部分
	环境再评价	意识到不健康行为对周围环境的负面影响
	自我解放	坚定地做出改变行为的承诺
	求助关系	为健康行为改变寻求和使用社会支持
	反思习惯	增强对不健康行为的认知，选择更健康的行为来替代
	强化管理	增加对健康行为的奖赏，对不健康行为的惩处
	刺激控制	消除诱发危害健康行为的提示或增强有利健康行为的提醒
	社会解放	意识到一个有健康行为的社会环境的到来
决策平衡	正面益处	行为改变获得的益处
	负面弊端	行为改变的负面影响
自我效能	自信	对自己能够在不同的情境中采取健康行为的信心
	诱因	在不同的情境中采取不健康行为的诱惑

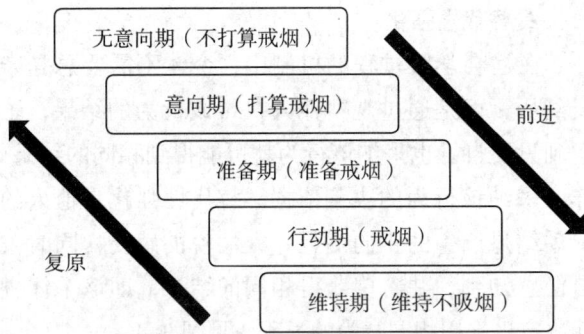

图 3-3　行为改变阶段模式图

决策平衡反映一个人对于行为改变后的利弊考量，一个人针对行为改变做出抉择时，需要对行为的好处及坏处同时考虑并比较分析，好处是指行为改变能够带来的利益，坏处是指行为改变需要付出的代价。决策平衡是反映一个人对于行为改变的好处和坏处分别给予的权重，大致有 4 个类型：①对自己和他人可得到的工具性利益的衡量（如赚钱）；②对自己和他人可得到的情感性利益的评价（如被赞赏）；③对自己和他人需付出的工具性成本进行评

估（如需购置装备）；④对自己和他人需付出的情感进行评估（如被批评或刁难）。

二、行为阶段变化理论的实践与应用

1. 应用范围与缺陷

行为阶段变化理论与诸多健康领域，如体重控制、戒烟、酗酒、吸毒、药物滥用、口腔健康、艾滋病筛查等。它的主要局限有：①对环境的影响作用考虑较少；②对行为变化是描述性解释，而不是原因性解释；③各阶段的划分和相互关系不易明确。

2. 应用实例

超重和肥胖是多种慢性病共同的危险因素，导致超重或肥胖的危险因素，主要有膳食运动饮酒等行为因素。行为改变，对于预防和治疗超重和肥胖至关重要。阶段变化理论可以帮助我们更好地了解不良行为产生的原因，影响因素及关键控制点，从而采取措施帮助我们达到减重的目的，见表 3-2。

表 3-2　行为阶段变化理论在超重干预中的应用

行为变化阶段	干预策略
无改变打算（无意向期）	评估目标人群对肥胖或肥胖相关疾病严重性的看法，如肥胖引起的疾病或健康问题、在工作或晋升中受到的歧视、引起的自卑感、对家庭和生活质量影响等
打算改变（意向期）	利用虚拟社区（微信群）中与肥胖或超重者的交流来了解妨碍每个个体减重的原因，针对不同个体不同的理由，以及相同个体不同的阶段来设计相应的劝服信息，刺激人们尽快行动，让他们充分认识肥胖的危害及改变行为的必要性
准备改变（准备期）	要求群成员做出承诺，使他们的行动得到监督
行动阶段（行动期）	进行饮食运动和心理方面的监督和管理，通过即时的互动信息来鼓励个体所作出的积极努力，制止消极行为；减重者们可以通过虚拟社区（微信群）的人际互动来交流有效的减重经验和失败的教训
维持阶段（维持期）	不断增强干预对象的信心，依靠集体的力量相互激励、相互监督、相互促进

第四节　社会学习与社会认知理论

社会认知理论是健康教育与健康促进实践的常用理论之一，在分类上属于应用于人际水平的健康相关行为理论，它不局限于个体的心理活动和行为改变，也不仅仅解释大众、团体社区等群体行为改变及其环境因素，而是更关注人和环境的关系，强调人类行为是个体行为和环境影响等相互作用的产物，社会认知理论起源与发展的核心人物是美国加拿大裔心理学家班杜拉。班杜拉以儿童群体为观察对象，研究儿童学习行为及儿童的成长与发展过程，从研究儿童的学习行为拓展到更为广泛的人类认知行为范畴，从社会学习理论发展到社会认知理论。

一、社会学习理论的相关概念

社会学习理论的起源与发展，可追溯到巴普洛夫实验和桑代克、斯基纳的学习理论。社会学习理论的主要特征是研究人类社会背景下的操作性学习原理，以班杜拉为主要代表的社会学习理论，更强调人类认知因素在学习中的作用，更重视人类通过经验观察和模仿的学习过程。

社会学习理论对个体了解和体验周围的社会环境，通过观察来学习进而形成行为的过程做了系统说明。其中观察学习和替代性强化作为社会学习理论的核心概念，解释了人类学习和模仿行为的机制，是后来社会认知理论的基础原理。

1. 观察学习

观察学习是指个体经由观察而注意到他人的行为模式，并且看到执行该行为之后的结果，进而决定模仿或学习该行为的过程。简单地说就是通过模仿他人可形成自己的行为。模仿学习可以在没有示范也没有奖励的情况下发生，个体仅仅通过观察其他人的行为反应，就可以达到模仿学习的目的。

班杜拉认为，凡是能够成为学习者观察学习的对象均可称之为榜样或示范者。榜样可以是生活中的人物，也可以是影视戏剧中的人物，还可以是语言文字及其他抽象符号存在的人物。因此，周围的人、公众人物以及小说故事中的人物，都有可能成为人们学习的榜样。

观察学习需要有几个条件：①必须引起学习者的注意，才能使其接受有关的外界刺激并加以学习；②学习者要将观察的行为保持在记忆中，以便在一定的情景中加以模仿；③学习者需要具有语言和动作能力，才能模仿该行为；④学习者要有适当的动机才能提高学习的效率；⑤应在实施正确行为之后加以强化来维持该行为。

一般来说，通过他人成功的经验进行学习的方式，可以节省自己错误尝试的学习时间，也可以避免犯错误的后果。班杜拉认为儿童期是人类模仿及学习能力较强的阶段，儿童的父母、教师、长辈等都会成为他们学习的榜样，需要格外注意"言传身教"。除了榜样的影响之外，观察学习是否成功与学习者本身的观察力、智力、模仿力、结果期望等密不可分。

2. 替代性强化

在社会学习过程的机制中，个体不需要总是亲身经历，而是通过观察他人执行该行为的结果，了解到只要自己也采纳该行为就可能得到相同的结果，作为采纳该行为的决策依据。替代性强化是他人的行动结果产生的正向的且令人愉悦的感受，同时被自己感知到，并希望获得相同的结果，即该个体进而决定也采用相同行为的过程，见图3-4。

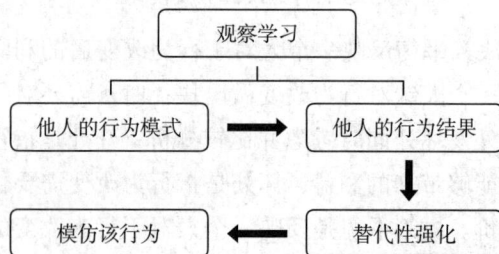

图3-4 观察性学习和替代性强化的关系

二、社会认知理论的相关概念

社会认知理论又称交互决定论，是一种学习理论，它的基础是我们通过观察他人的行为来学习，是在社会学系理论的基础上发展而来，认为人类的思维过程是理解人格的核心。社会认知理论将重点放在个体信念方面，主要包括行为者对自己能力的信心以及在成就情境中对背景因素知觉的信心。这一理论与加拿大心理学家阿尔伯特·班杜拉（Albert Bandura）的著作联系最广泛，他认为观察他人行为的人以某种方式采取这种行为作为自己的行为，促进期望的行为最好是通过将这些行为建模给需要采纳这些行为的个人，并通过向这些人表明他们或像他们这样的个人能够掌握新行为来鼓励对成功的期望。社会认知理论认为，个体在特定的社会情境中，并不是简单的接受刺激，而是把外界刺激组织成简要的、有意义的形式，并把已有的经验运用于要加以解释的对象，在此基础上才决定行为方式。

社会认知理论的核心思想主要体现在它的交互决定论。班杜拉强调一个人的行为表现，并非仅由个人特质或外在环境之单一因素来决定，这个过程包括了行为表现、个人因素、环境因素三者之间的交互影响作用，故又称之为"交互决定论"。见下图3-5。

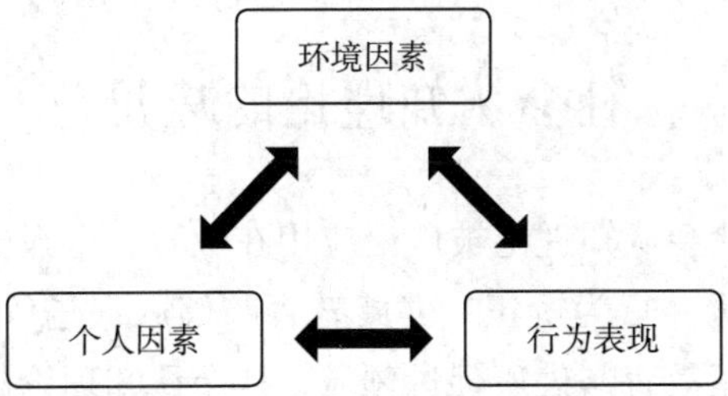

图 3-5 三元交互决定论示意图

1. 知识

班杜拉认为知识是行为改变的前提条件，但是人们是否最终采取行动却是另一回事，即知识或信息只是行为改变的起点，人们还需要信念、动机与技能才能完成行为改变的过程。获得知识是行为改变的重要基础，但知识对行为改变是不够的。社会认知理论指导下的健康教育与健康促进实践，把传播健康知识作为最基本的干预措施，这也是所有健康教育项目的首要任务。

社会认知理论对知识做了进一步的分类：内容型知识是指关于某项健康相关行为有哪些好处或者不利之处等知识，这主要提高对该健康相关行为的意识，属于较低层面的知识改变；程序性知识是指如何去建立并形成某种健康行为的知识，对行为改变而言，这是更高层面的知识类型，如指导人们如何识别健康食物与非健康食物，教会人们如何做美味又低脂的健康食品等。知识分类有利于明确人们到底需要什么样的健康知识，从而使干预措施更为明确和有效。健康相关行为的常识和付诸行动的知识是不同的，程序性知识对行为改变更为关键，需要在健康教育干预中得到足够重视。

2. 自我效能

自我效能感是社会认知理论中的一个关键概念。班杜拉将自我效能定义为"相信一个人有能力组织和执行管理预期情况所需的行动方针"。自我效能信念是人类动机、影响和行动的重要决定因素。认为自己能够执行某种行为的人更倾向于这样做。每个人对能力的感知可能与实际能力不同。在实践中运用这一理论的一个目标是采取行动，提高人们的自我效能。在不同类型创伤经历中——包括自然灾害、技术灾难、恐怖袭击、军事战斗、性攻击和犯罪攻击——感知到自我效能成为创伤后恢复的关键因素，被证明有助于创伤后的康复。在大量的创伤研究中认为相信一个人有能力对创伤逆境进行某种程度的控制，是创伤愈合的一个重要因素。

自我效能感可以通过多种方法发展。关于过去的表现、成就、替代经验、社会和语言说服、身体或情感唤醒，甚至图像的信息都可以提供，见本章第一节。

3. 结果期望

根据社会认知理论，自我效能只是影响个体行为的一个认知因素，另一个认知因素是结果期望。也就是说，只有较高水平的自我效能还无法改变行为，个体必须同时具有一定的结果期望才会有改变行为的意愿和努力。

结果期望是个体对执行某项行为之后，对可能产生的结果所形成的一种感知。具体来说，它是人们对于执行某项行为可能产生的所有后果予以评估，并推测执行该项行为之后"可能得到的利益"或"必须付出的代价"各有多少，以此作为决定是否要采纳该行为的依据。结果期望有正向和负向，个体对特定行为的结果期望越正向，也就是评估执行该行为之后，"可能得到的利益"远高于"必须付出的代价"，则想要采纳该行为的动机越强烈，反之则为负向。负向的结果期望会减少个体采纳该行为的愿望。结果期望是个人的感知，有一定的主观性，也会因人而异。如果个体对执行某行为的结果期望与其兴趣相近，或者符合其希望得到的结果，则采取行动的可能性也会增加。

4. 目标形成与自我调控

社会认知理论揭示人类具有忍受短暂负向结果，以换来长期正向结果的能力。也就是说当人们考虑到执行某项行为，虽然需要立即付出但却可以带来长远利益或更高目标时，他们也会愿意执行和维持该能力，这是人类的意志力。但一个人的意志力并不能代表它可以达到所设定的目标。从个人意志到目标完成需要多种因素参与，除了知识与技能以及自我效能、结果期望因素之外，还需要合理有效的行为目标形成和自我调控等过程。

（1）目标形成 社会认知理论认为，行为改变最好的方法是通过把目标分解成阶段性目标，逐步去实现，这个过程就是目标形成。这提示我们在健康教育计划中必须设定具体的、明确的、描述清晰的、可行的阶段性目标，才能达到更高一层健康相关行为改变的目标。在干预过程中应将最终目标（理想目标）与阶段性目标加以区别。在目标形成与实现的过程中，个人所感知的自我效能会不断提高，同时个人也在不断体验正向的行为结果（获得结果预期），这会让患者努力继续执行该健康行为直至实现最终目标。

（2）自我调控　自我调控是指个体将自己的现有行为与预期目标行为相比较，要对自己行为进行调节的过程。目标形成是关于外在的行为干预过程，自我调控主要解释关于个体自身行为改变的规律和过程。通过以下6个途径，个体健康相关行为可以不断地进行矫正和改变，直到达到行为目标。

①自我监测：个体有目标，有计划的定期检视自己的行为。

②目标设定：个体为自己确立希望达成的目标。

③反馈：执行目标行为的过程中，将监测到的信息作为修正自己行为的依据。

④自我奖励：当自己达成预期的成效时，给予实质的奖励。

⑤自我教育：在执行某项行为过程中，随时与自己对话、反省及自学。

⑥寻求社会支持：在行为改变的过程中，争取家人及朋友对自己的支持。

5. 社会结构性因素

当个体具备足够的自我效能和正向结果预期就可以努力达到行为目标，但这只涉及该个体的个人因素而已，人们所生活的环境也会促使或者限制他们有效执行该行为，这涉及社会结构性因素。

社会结构性因素是指在个人能力控制之外，能够影响行动或行为的多个因素的集合，可分为物质因素和智能因素。物质因素可包括居住地、设施、经济等因素；智能因素可包括知识、政策、教育、文化、社会习俗等。

社会认知理论结构分散，概念之间联系不紧密，比较缺乏统一的理论框架，因而给学习者带来很大挑战。班杜拉的社会学习理论更适合应用在儿童学习和儿童发展的问题，而社会学习理论更适合研究人类社会行为包括健康相关行为的研究。社会认知理论在行为主义和认知理论之间建立了联系，更有认知心理学的视角，更强调人本主义，对后来的学习、教育、行为理论的发展有很大贡献，也为健康教育与健康促进实践提供了很好的理论框架和干预工具。

三、社会认知理论的应用

社会认知理论被广泛应用在教育、个人发展与社会化、行为矫正、健康教育与健康促进等领域。在健康教育与健康促进领域，社会认知理论的应用有两种常见方式：提高自我效能来改变健康相关行为；以交互决定论来设计与指导健康促进项目。

1. 应用社会认知理论时需注意的原则

（1）在健康教育与健康促进实践中，需要同时考虑到前面所提到的5个核心内容。

（2）虽然常识不被人关注甚至忽略，但是知识尤其是程序性知识是基本的干预措施。

（3）在设计健康教育与健康促进项目时，应该考虑到社会认知理论对行为的特异性，因而需要具体明确到哪一项健康相关行为。

（4）在进行健康教育与健康促进干预时，要注意帮助处于中层级或低层级心理准备程度的人们，建立及提高自我效能和结果期望。

（5）注意目标形成的一些原则，避免盲目的制定目标。

（6）在社会认知理论中，社会结构性因素是影响健康相关行为的重要因素，所以它应该是健康教育与健康促进项目的重要组成部分。

（7）注意到行为的环境因素也是一个伦理问题，只关注提升知识和技能，提高自我效能和增强结果期望等个人方面是不够的，这会将健康行为责任过度加诸于个体，需要注意到任何健康相关行为背后都有社会、经济、文化、政治等原因。

2. 应用举例

儿童的早期发展深刻地影响着大脑结构与功能的发展，儿童早期的认知发育涉及人终身的健康（体格上和精神上）、学习和行为发展，幼年脑的发育发展，会影响以后的读写和认知，从儿童出生时就开始实施，早期儿童发展和教养干预可以大大降低早期儿童不良发展而导致的个人和社会的巨大耗费。运用社会认知理论对照顾者的科学养育行为进行分析和干预，提升照顾者对养育行为的理解，营造良好的养育氛围，促进良好行为习惯的养成，见表3-3。

表 3-3 社会认知理论在儿童认知促进项目中的应用

概念	干预活动
交互决定论	向家长和所有照顾者宣传科学养育和儿童认知健康发展的重要性和好处，开展相关养育知识和儿童早期认知发展评价的知识介绍以及培训，赠送儿童认知发展及科学养育的海报和光盘，鼓励照顾者学习、沟通以及分享，纠正不正确的养育观念，促进照顾者科学养育行为的养成
观察学习	❖ 针对缺乏良好养育知识的照顾者组成各种分享小组，小组内自我学习以及相互讨论彼此育儿知识方式和技巧，设定良好行为目标并相互帮助、彼此监督 ❖ 邀请有良好育儿知识和经验的照顾者，讲述自身做法与体会，强化照顾者良好养育行为
提供行为条件	❖ 在合适的公共场所设置宣讲台，定期组织相关主题的活动或者家庭运动会，提升健康儿童认知发展的知识掌握 ❖ 开展合理的育儿知识竞赛或者宝宝比赛等活动，告知照顾者儿童认知发展规律，并推荐相关绘本、读本等与儿童认知发展相关的阅读材料 ❖ 邀请全家共同参与智力活动，营造相互支持、彼此学习的家庭支持环境，增强照顾者的自信
行为能力	对照顾者开展针对行为改变和习惯养成等方面的知识和技能培训，帮助其科学养育行为的养成，促进良好的养育行为习惯
自我控制	开展定期评价和健康评估调查，帮助照顾者动态了解儿童认知能力发展变化状况，以调整健康促进行为

第五节 其他健康相关行为理论

一、知－信－行理论

"知"即知识和学习，是行为改变的基础；"行"即正确的信念和积极的态度，是行为改变的动力；"行"即行动，是目标。知－信－行理论将人们行为的改变分为：获取知识、产生信念及形成行为三个连续的过程。知识是行为改变的必要条件，通过学习来获取健康有关的知识和技能。信念和态度是人们对自己生活的信仰和应遵循的原则，它与人们的感情和意志一起支配人的行为。信念和态度，是在对知识进行积极思考的基础上逐渐形成的，当知识上升为信念和态度时，人们就可以将已经掌握并且相信的知识付诸行动。

知－信－行理论直观明了，但不足之处也一目了然，从具备知识到行为形成或转变之间存在难以逾越的鸿沟，知识、信念和行为之间并不存在简单的线性逻辑关系。日常生活中常出现"知而不行"的情况，仅进行简单的知识或信息传播很难改变人们的行为。这个理论仅用于：①产生行动的内外部障碍比较少的情况；②想针对新知识的健康问题采取新对策的情况；③想首先把握未采取建设性行动的情况和其背景。现实中绝大多数健康问题都不具备这么简单的情况，因此知－信－行理论目前已较少单独使用，其基本思路往往被并入其他理论模型，作为整体考虑的一部分内容。

二、计划行为理论

计划行为理论是在理性行为理论的基础上，加上一个"知觉行为控制"因素。知觉行为控制因素是指个人对于完成某行为的困难或容易程度的信念，包括对洞察力的和控制力的信念。该信念来自过去的经验和预期的障碍。当一个人认为他拥有的资源与社会机遇越多，预期的障碍越小，知觉行为控制因素就越强。

理性行为理论和计划行为理论，已成功应用于预测和解释一系列的健康相关行为和意向，包括吸烟、酗酒、体育锻炼、母乳喂养、药物滥用、性传播疾病的预防、安全套的使用等，其结果已经被用于制定有效的行为改变干预措施。

三、保护动机理论

保护动机理论是20世纪70年代中期提出的一种"恐惧－驱动"模式，该理论在健康信念模式基础上增加了两个因素，主张在健康教育实践中应充分评估两个基本因素：内部回报（是实施有害健康行为所带来的主观愉悦感受，如吸烟所致快感）和外部回报（实施有害健康行为所带来的某种客观"好处"，如吸烟所带来的社交便利）。恐惧是保护动机理论中的重要变量，是指感知到威胁严重而又不明情况，不知如何应对而产生的逃离情绪反应。威胁评估则是建立在充分掌握信息基础上的理性思考。如当人们感知到艾滋病的严重性后，却没有掌握其传播途径知识，以致不知如何正确预防时，可能产生恐惧，这种恐惧可能使艾滋病患者得不到适当的治疗服务和关照，并可能造成某些患者产生厌世或报复情绪，对社会整体带来十分不利的后果。

保护动机理论认为健康危险意识可以激发人们思考危险事件的严重性、发生的可能性及处理机制。保护动机是由危险意识和处理危险事件的能力或自我效能产生的。该理论包括健康信念模式（严重性的感知），也包括社会学习理论（自我效能）。保护动机理论主要应用于饮酒、加强健康生活方式，促进健康行为诊断和疾病预防等领域。

四、社会规范理论

社会规范是指在一个群体中大家都必须遵守的成文或不成文的规矩或规则。大家共同遵守这些规矩或规则，违反这个共同规则，就得不到大家的认同，会受到群体成员的排斥，甚至会被清除出该群体。社会规范是一个社会学和社会心理学领域的概念，在很多时候，社会规范主要是通过社会暗示、"潜规则"、心照不宣等形式，影响人们的行为，实际上是一个群体的共同价值取向。

社会规范包括：

（1）强制性规范 对实施某些行为必须经过群体的允许和认识，比如参加重要的大会或会谈，需要穿正装等。

（2）期望规范 对群体中的其他人如何行事的规则，比如认为春节聚会期间人们可以饮酒。

（3）公开性规范 文字性或口头性的行为准则，比如一个国家的法律法规、一个机构的规章制度等。

（4）暗示性规范 没有明确的文字或口头的表述，但当一个人违反时会得到群体反对的信息，比如在公共场所无遮掩地打喷嚏或咳嗽，虽然没有明文规定不允许，但会遭到他人的厌恶和反感。

（5）主观规范 对群体中的重要成员如何看待某个行为的主观心理预期，如自认为在公众场合大声喧哗是不被人们接受的。

（6）个人规范 个人的行为准则及自认为应怎么做的观念。

社会规范不是一成不变的，随着时间的推移、群体之间的交流、社会的融合都会使社会规范发生改变。社会规范理论在健康教育与健康促进领域的应用，就是要在不同的群体中维护已有的、有益于健康的社会规范，消除或改变那些不利于健康的社会规范，创建有益于健康的、新的社会规范，这是健康教育工作者的重要任务之一。

五、创新扩散理论

创新扩散是指一项新事物（新理论、新方法、新技术等），通过一定的传播渠道，在社区或某个人群内扩散，逐渐被社区成员或该人群成员所了解与采纳的过程。创新扩散理论是 1962 年埃弗瑞特·罗杰斯在此基础上创建的。罗杰斯认为，根据对新的发明或理念的接受情况，可把人们分为先驱者、早期少数、早期多数、晚期多数和滞后者 5 种。先驱者，接受过良好的教育，有探索精神，信息来源广泛，勇于冒险，对新生事物非常敏感，他们最早注意到并很快接受这些新的发明和理念，这些人约占人群的 2.5%；早期少数，一般是受过良好教育的领导者或公众人物，他们也能较快的接受新的发明或理念，这些人占全人群的 13.5%；早期多数，占全人群的 34%，在面对新生事物的时候会表现得谨慎小心、深思熟虑，但他们会有很多非常规的社会交往活动，会接触到创新；晚期多数，占人群的 34%，是人群中的怀疑派，他们乐于保守传统，一般来说他们的社会经济状况较低；滞后者，主要信息来源是邻居或朋友，对新生事物和改变现状有着恐惧心理，见图 3-6。

罗杰斯认为创新的社会传播速率符合 S 形曲线的变化规律，早期的接受者，首先选择新的观念理论，被多数人追随，最后被公众普遍接受新的信息和技术的采纳，决定于接纳开始时的速度和晚期采纳的速度。

创新扩散理论提示我们在创新扩散过程中，最初应尽量发挥大众传播媒介，当人们对新事物普遍了解，充分把握以后，尽量调动人际渠道的积极性，借助人际网络传播劝服性信息，以产生预期效果。罗杰斯的创新扩散理论试图揭示传播活动的规律，在健康教育领域得到了广泛的应用，是开展健康传播活动的重要理论模式，同时对一些健康行为的干预也起着积极的作用，如新型疫苗的宣传与接种。

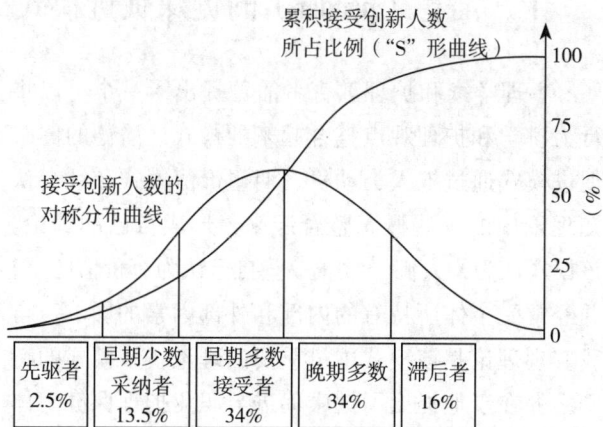

图 3-6　创新扩散理论示意图

六、社会营销理论

社会营销是应用市场营销的原理与技术来影响目标受众，使他们为了个人、群体或整体社会的利益而接受、拒绝、调整或放弃某种行为。社会营销以消费者为导向，以交换为基础，对目标人群进行细分和分析，形成研究，从而产生正确的干预策略。

社会营销理论认为产品的设计、生产、销售过程，是一个不断激发和满足人们社会心理需求的过程。社会营销人员要研究人们的社会文化背景、价值取向、生活需要等，形成了以营销者为中心的"4P"核心理论：①产品（product）：社会营销的产品，可以是传统的有形产品或者服务；可以是一个无形的理念或态度；也可以是一个由行动和行为组成的实践。②价格（price）：社会营销的价格是指目标受众为了得到产品付出的成本与代价，这种成本有两种，一种是有形成本，比如金钱，一种是无形成本，例如时间、精力、习惯、情感等；社会营销的价格还包括"不购买"的危险。社会营销的价格衡量很困难，因为人的态度和观念是难以用金钱来衡量的。③地点（place）：是产品、服务或理念传达的地点。④促销（promotion）：是指通过各种传播手段和渠道，促使产品的理念更容易被消费者接受。

正面促销手段有预防意外伤害的宣传栏；反面促销手段有在公益宣传栏中传达吸烟的各种危害，从而督促人们戒烟等。这些手段要选择更易被受众接受的。

随着社会营销理论的发展，又逐渐形成了以顾客为中心"4C"理论：①顾客（consumer），顾客的欲望和需求；②成本（cost），顾客欲望和需求的满足成本；③购买的便利性（convenience to buy），消费者更注重考虑购买的便利性；④沟通和交流（communication）。

社会营销的实施步骤包括：分析社会营销的环境、选择及分析目标对象、确立营销计划预定达成的目标、设计"4P"的营销组合、确立预算并寻找资金来源、研究与评价。

社会营销理论提示健康教育者应对人们的健康需求进行调查了解和分析，根据调查结果，确定适合目标人群实际需求的内容，方式方法和措施。现已广泛应用于健康教育与健康促进领域中性传播疾病、吸烟、酗酒、孕期饮酒、青少年怀孕、肥胖症、母乳喂养、乳腺癌、前列腺癌、结肠癌、服用叶酸预防婴儿先天缺陷、口腔健康、糖尿病、高血压等健康问题。

七、生物-心理-社会-精神模式

生物-心理-社会-精神模式被认为是最全面的健康促进模式。该模式表明，所有疾病都有一个身心成分。也就是说，患者的精神状态、态度、智力能力和信念系统都对疾病过程有影响。该模型强调，必须将人类精神作为一种主要的治疗力量，以逆转、稳定和缓解疾病和疾病。这一模式的精神方面包括个人价值观、意义和生活目的。

有研究者使用生物-心理-社会-精神模式来监测中年妇女在更年期过渡期间常见的潮热和盗汗。这些症状影响了大约70%的妇女，但被认为是特别有问题的15%~20%，主要是由于身体不适、痛苦、社会尴尬和睡眠障碍。研究人员描述了一种更年期潮热的认知模型，它可以解释症状感知、认知评价和对症状的行为反应。作为第二阶段干预发展的一部分，他们描述了一种认知行为治疗，将模型中指定的生物-心理-社会-精神过程与干预的组成部分联系起来。

八、克拉克（Clark）的安适护理模式

克拉克的安适护理模式强调患者在护理干预中扮演护理人员角色，从而有效避免因自身存在的疾病而引发的不良心理情绪，最终提高自我护理能力，改善生活质量。该理论从健康角度说明了护士与患者的互动。它结合了系统理论中的元素。在这个模型中，护士和患者都是完整的系统，它们在自己内部进行交互，并在系统间相互交互，共同规划和实现目标和幸福感。自己的健康是这一理论的一个重要方面，护士是健康的榜样，供患者效仿。例如，一个超重的护士要求一个患关节炎的并且也超重患者减肥，以缓解骨关节炎症状，患者就不会认真对待这个建议，毕竟患者可能会认为"她（他）怎么能指望我做一些她（他）自己不做的事情呢？"但如果护士让自己成为榜样，她（他）可能会取得成功。

九、健康教育模型

克拉克的安适护理模式重点是患者和护士之间的互动，而在健康教育模型中，患者必须有意识、知识、技能、积极态度、适当或支持性的文化规范、必要的机会和（或）动机来改变健康的行为。

根据这个模型，在一个人能够采取负责任的行动之前，动机是必要的。如果对健康行为的动机不存在或薄弱，则必然会影响人们的健康信念和态度，影响人朝着更好的健康方向改变行为。如果个体被告知相关的知识和技能，有机会在态度上做出必要的改变，并参与相关的健康服务，那么很可能对健康行为的动机在需求基础上得以推动。动机也被认为是一个涉及变化阶段的过程，可以用特定的教育方法来确定目标。没有动机，健康教育的其他要素将无法有效地改变健康行为。所有这些因素都是相互关联的，例如，如果态度和文化规范支持减肥，那么意识到饮食对体重的影响可以激发好奇心，增加改变饮食以减肥的知识或动机。

十、潘德（pender）的健康促进模式

心理学家和护理教育者潘德提出了一个可以将行为科学和护理观点整合起来的模式。潘德的健康促进模式通过把人类动机、期望价值模式和社会认知理论中的一些概念整合起来，形成自己的理论。该模式认为，人们经常做一些自己认为有价值的事，并经常受个体所特有的内部和外部因素的影响。自我实现理论是该模式中最重要的理论，该模式的特别之处在于他提出了健康促进与职业护理保健一体化的整体观。

健康促进模式包括三大要素：个人性格和经历、特殊行为意识及其影响、行为结果。通过这些要素，该模式描述了个体特征，包括之前的相关行为、个人因素以及生物、心理、社会因素如何直接影响期望的健康促进行为。人们之间相同的性格可能会对特殊行为意识及其影响因素有间接的影响。也就是说，个体的观点和情绪可能会对健康促进活动自我效能以及对其他欲望和需求的敏感性产生积极或消极的影响。所有这些因素都会直接影响个体健康促进活动计划的实施，并最终影响健康促进行为。

潘德的健康促进模式已经被广泛应用，为大量的健康促进活动提供框架和指导，其中包括为个人制定健康促进计划、为工作场所和社区制定健康促进规划等。

（王思蕴）

第四章 健康信息传播的方法与技术

学习目标

识记
1. 传播与健康传播的基本概念
2. 列出常用的信息传播方法与种类
3. 简述常用信息传播方法的注意事项
4. 列出拉斯韦尔五因素传播模式的传播要素
5. 常见传播媒介的优缺点
6. 健康传播材料的种类与制作要求

理解
1. 健康传播的作用和意义

2. 健康传播效果的层次
3. 健康传播效果的影响因素与对策
4. 学习形式对学习效果的影响

运用
1. 利用健康传播材料评价标准制作一个健康传播材料
2. 开展一次健康信息传播活动，并分析健康传播的效果

健康是 21 世纪人类最重要的主题之一，信息是现代化社会的一个重要现象，信息传播是人类生存与发展的一种基本方式。如何利用信息及信息传播技术来促进健康，把科学的健康理念传播出去，给公众提供所需的健康信息是十分重要的。健康传播是将健康知识通过有效的传播途径进行传播，使公众对各类健康知识能够知晓和理解，从而采取有利于健康行为和生活方式的过程。健康传播作为公共卫生、疾病治疗、健康促进的基本策略和手段，发挥着越来越重要的作用。

第一节 概述

一、传播的基本概念

1. 传播的定义

传播一词源于拉丁语 communis 和 communicatio，字面意思为"公用的""公共的"，中文可译为"共同分享"。传播是一种社会性传递信息的行为，是个人之间、集体之间以及个人与集体之间交换、传递新闻、事实和意见的信息过程。人类信息传播活动具有社会性、双向性、共享性、符号性和目的性等基本特征。

（1）社会性 传播是在一定社会关系中进行的社会行为。传播反映着一定的社会关系，无论是个人与个人之间，还是群体或组织之间，传受双方所表述的内容和采取的形式，无不反映着各自的社会角色和地位。

（2）双向性 传播是一种双向性的互动行为，即信息的传递总是在传播者和传播对象之间进行，尽管传播者在信息交流过程中常占主动地位，但信息的接受者也不是单纯的被动角色。有效的沟通必须建立在相互信任、相互了解和产生共鸣的基础之上。

（3）共享性 传播是一种信息共享行为，也就是说，信息交流的目的是使人们共同分享某种知识、观点、事实或情感，是将一个人或少数人所独有的信息化为两个人或更多人共有的过程。

（4）符号性 传播成立的重要前提之一是传受双方具有共通的意义空间。信息的传播必须借助一定的符号来进行，符号是信息的载体，即人们在进行传播时，需将自己的意思通过语言、文字、图画、表情、动作或其他形式的符号表达出来。传受双方必须对符号含义有共同理解，否则，就会传而不通，甚至导致误解。

（5）目的性 传播过程充满着人的主观能动性。任何社会信息的传播都伴随着人的精神和心理活动，伴随着人的态度、感情、价值和意识形态表达出来，都有一定的目的。

2. 传播的分类与传播模式

人类的传播活动纷繁复杂，形式多样，可以从多个角度进行分类。按照传播模式和传受双方关系，人类的传播活动分为 5 个类型。

（1）自我传播 又称人内传播，是指个人接受外界信息并在人体内部进行信息处理的活动。如自言自语、独立思考、批评与自我批评等。自我传播是人最基本的传播活动，是一切社会传播活动的前提和生物性基础。

（2）人际传播 又称亲身传播，是指个人与个人之间直接进行信息沟通交流。这是社会生活中最直接、最常见的传播现象。两人之间面对面谈话、网上聊天、打电话等均属于人际传播。这类交流主要是通过语言来完成，也有非语言的方式，例如动作、手势、表情等。这是人类产生最早、最原始的传播方式。人际传播是人际关系得以建立的基础，也是人与人之间社会关系的直接体现。人际传播反映了社会生活的多样性。

（3）大众传播 是指职业性传播机构通过大众传播媒体和人员，通过广播、电视、电影、报纸、杂志、书籍等大众媒介和特定传播技术手段，向范围广泛、为数众多的社会人群传递信息的过程。大众传播现在已成为很普遍的社会现象，也是现代社会最重要的传播方式。在信息社会中，社会的核心资源是信息，通过大众传播向人们迅速、大量地提供信息，倡导健康的生活观念，促使人们形成健康的行为和生活方式。

（4）群体传播 又称小组传播。群体是指具有特定共同目标和共同归属感、存在着互动关系的复数个人的集合体。每一个人都生活在一定的群体中，群体是将个人与社会相连接的纽带和桥梁，群体构成了社会的基础。群体传播是指一小群人面对面或以互联网为基础的参与交流互动的过程，他们有着共同的目标和观念，并通过信息交流以相互作用的形式达到他们的目标。群体传播有两个形式，一种是固定式群体传播，一种是临时性群体传播。

（5）组织传播 是指组织之间或组织成员之间的信息交流行为。组织传播包括组织内传播和组织外传播。组织是按照一定的宗旨和目标建立起来的集体，如工厂、机关、学校、医院、各级政府部门、各个层次的经济实体、各个党派和政治团体等，这些都是组织。组织是人类活动的一种重要手段和形式，是人类社会协作的群体形态之一。组织传播是以组织为主体的信息传播活动。在现代社会中，组织传播已发展成为一个独立的研究领域，即公共关系。

3. 传播发展的几个重要阶段

人类的传播活动自人类诞生之初就已出现，人类信息传播的进化实质是其使用的符号和传播方式的演变和进步。人类信息传播活动随着传播媒介的发展，经历了几个重要的阶段。第一个阶段是口语传播时代，大约在 330 万年前，人类出现了语言，人类的信息传播由非语言传播转变为语言传播，信息传播活动发生了明显改变。第二阶段是文字传播时代，随着文字的出现，加速了人类信息传播的发展进程，是人类信息传播史上重要的里程碑之一。造纸和印刷术的发明，带来了人类信息传播的第一次革命，传播进入了纸媒时代，从文字传播时代进入了印刷传播时代，这个时期信息传播突破了语言传播的局限性，信息传播的空间和效率大大增加。第三阶段是电子传播时代，广播电视等电子传播方式实现了对遥远的新闻事实进行直播的可能，大大压缩了信息传播的时间和空间。第四阶段是网络传播时代，互联网得益于人类历史的第三次科技革命信息革命，进一步拓宽了信息获取的渠道，为社会的发展注入强劲动力。第五阶段是媒体，新媒体也就是移动互联网，它得益于移动通信技术的不断演进，使信息获取不再局限于地点，增加了信息获取的便利性。

4. 传播的要素与基本过程（拉斯韦尔五因素传播模式）

传播是一个有结构的连续的过程，这一过程由各个相互作用、相互联系的构成要素组成，人类社会的信息传播具有明显的过程性和系统性，这个系统的运行不仅受到其内部各个要素的制约，而且受到外部环境因素的影响，与环境保持着互动的关系。为了研究传播现象，学者们采用简化而具体的图来解释模式，对复杂的传播现象进行描述和总结，以解释和揭示传播的本质，从而形成了不同的传播过程模式。传播模式发展至今已有数十个，有以线性模式、控制论模式、系统论模式为分类，也有以大众传播对微观个体影响的模式、大众传播对宏观社会影响的模式、以受众为中心的模式来分类。这其中最重要的、对传播学影响深远的是拉斯韦尔五因素传播模式。

拉斯韦尔五因素传播模式是1948年由美国著名的政治学家、社会学家哈罗德·拉斯韦尔提出的，被誉为"传播学研究的经典传播过程"，属于线性模式的一种。该模式在传播史上第一次把复杂的传播现象用五个问题高度概括（见图4-1）。该模式的提出为传播学的研究奠定了理论基础，并形成了传播学研究的五大领域。

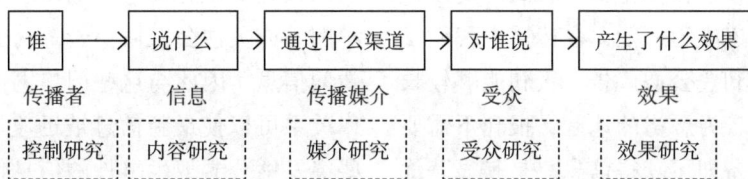

图 4-1　拉斯韦尔五因素传播模式

根据拉斯韦尔五因素传播模式，一个基本的传播活动主要由以下五个要素构成。

（1）传播者　又称可传者，是传播行为的发起者，即在传播过程中信息的主动发出者。在传播过程中，传播者可以是个人，也可以是群体、组织或传播机构。在生活中，我们每个人都扮演着传播者的角色。

（2）信息　包括信息、讯息、符号。信息是人类社会传播的一切内容。讯息是由一组相关联的信息符号所构成的一则具体的信息，如一篇文章、一段录像等。符号是信息的载体，具有形式和意义两方面的属性。信息总是经过编码（符号化）以后，才能经由媒介传播，而受传者接收到信息后总是经过译码（读解符号）才能获取其意。人们进行信息交流的过程，实质上传受双方通过符号的发出和接收，感知和理解符号所携带的意愿，达到交流的目的。

（3）传播媒介　又称传播渠道，即信息传递的方式和渠道，是信息的载体。通俗来讲，传播媒体就是传送信息的快递员，它是连接传播者和受传者的纽带。

（4）受传者　是信息的接受者和反应者，传播者的作用对象。受传者可以是个人、群体或组织。大量的受传者又可称为受众。在传播过程中，传受双方的角色不是固定不变的，一个人在发出信息时是传播者，在接受讯息时又扮演受传者的角色。不同的人对同样的信息会有不同的理解，原因之一是信息本身的意义会随着时代的发展而变化，二是受传者有着不同的社会背景。

（5）传播效果　是指传播活动对受传者产生的一切影响和作用。具体来说是受传者在接收信息后，在知识、情感、态度、行为等方面发生的变化，通常体现传播活动在多大程度上实现了传播者的意图或目的。

5. 传播效果的四个基本层次

任何有意图的传播都希望产生效果，如何产生效果取决于两个重要方面，第一是信息是否能够通过相关渠道到达目标人群（信息如何覆盖）；第二是信息如果到达目标人群，是否被目标人群所接受（信息是否产生影响）。

传播活动是否成功，效果如何，主要体现在受传者知识、行为的改变。因此，按照改变的难易程度，传播效果由低到高可分为四个层次。

（1）知晓健康信息　这一层次传播效果的取得主要取决于信息传播的强度、对比度、重复率和新鲜度等信息的结构性因素。

（2）健康信念认同　受传者接受所传播的健康信息，并对信息中倡导的健康信念认同一致，有利于受传者的态度、行为的转变以及健康环境的追求与选择。

（3）态度转变　态度一旦形成就具有固定性，成为一种心理定式，一般不会轻易改变。先有态度，才会有行为的改变，态度是受传者行为改变的先导。

（4）采纳健康的行为　传播效果的最高层次。只有实现这一层的传播效果，才能彻底改变人类的健康状况，实现全民健康的目标。

6. 常见的传播媒介特点

媒介的不同类别意味着不同的传播特点和传播方式，媒介的形态甚至决定了它所传递的信息以什么方式被接受。一方面在主动选择媒介进行传播时，我们需要根据时间发生的情况和受众认知情况来选择恰当的媒体。另一方面，在面对受众时我们也要清楚他们需要什么样的信息，或者这样的信息将以什么方式传播。

（1）报刊媒介　报刊媒介由于需要一个印刷、发行的周期，所以在时效性上逊色于广播、电视、互联网等媒介，而且也难以做到声情并茂，没有现场感。但是报刊的信息容量和文化水平较高的受众较为接受，使得深度报道成为可能，在传播中我们常利用报刊发布公告或刊登公益广告。报刊能够较长时间保存，对于条件较为恶劣的地区，报刊不需要搭建或购买额外的设备即可获得信息，是其显著优势。此外报刊一般用于书面语言的传播，其读者更多是受过良好文化教育、经济能力相对较好的阶层，它的传播范围和舆论影响力，特别是普及科学知识的能力严重受限于文化程度的高低。

（2）广播媒介　作为依靠电波传递信息的大众媒介，广播的优点是迅速及时，最适合用在传播中新消息不断出现并且需要迅速向公众通报的情况下。广播收音机价格便宜，接收方便，覆盖范围较广。但是广播的信息转瞬即逝，不能如报纸杂志一样任由受众反复阅读，也不能像电视媒介一样有让人印象深刻的图像，加上广播受众大多只是伴随收听的形式，听众并不会一直集中注意力，因此对于重要的信息应反复强调，以免听众疏忽或过耳即忘。

（3）电视媒介　电视图文并茂、声像兼备，有强烈的现场感，使得信息传播的符号丰富多样，也让人们产生更多的形式化和通俗化的期待。在传播中，要充分利用电视媒介的通俗化，善于传递情感塑造良好形象来增加公众的信任感和好感。同时应对记者的采访范围和媒介的评论保持高度警惕，可以采用新闻发布会等形式将主导权掌握在自己手中。

（4）互联网媒介　互联网传播在近十几年迅猛发展，尤其是近十年随着智能手机和4G网的逐渐普及，中国的网民数量已经达到了一个很高的比例。伴随着互联网发展而产生了数量众多、极有影响力、人群覆盖面广的新媒体、自媒体，互联网在传播上有更多的双向互动形式，信息可以在极短的时间里大量广泛的传播，且信息共享的形式多样，微信、QQ、微博以及各种社交论坛的兴盛，都使得民众能够更充分的参与到传播的过程中。随着互联网媒介的发展，逐渐诞生了"新媒体"这种传媒形式。"两微一端"（微博、微信、移动客户端）是新媒体的典型代表。新媒体具有传播主体的多元化、传播渠道互动化、传播内容多元化、传播受众精准化和传播效果高效化的特点。在传播中如果利用好互联网媒介这种强反馈的特点，可以使一些网上的讨论和谈话以更方便快捷的方式代替面对面交流，目前也产生了很多在线问诊、在线健康咨询等服务。越来越多的人开始抛弃传统的电视新闻而采用手机访问门户网站或关注公众微信号等社交新媒体方式来了解新闻信息，因此与这些门户网站、自媒体等建立合作关系可以使最新信息被迅速地通报给公众，在一些突发性公共卫生事件的信息传递中起着非常积极的作用。

二、健康传播的概念

健康传播作为专业术语诞生在20世纪70年代左右，最初被称为"治疗性传播"。目前健康传播的定义有多种，最为著名的是美国传播学家埃弗利特·罗杰斯提出的定义：健康传播是一种将医学研究成果转化为大众的健康知识，并通过态度和行为的改变，以减少疾病的患病率和死亡率，有效提高一个社区或国家生活质量和健康水准为目的的行为。广义地讲，凡是人类传播的类型，涉及健康的内容就是健康传播；从操作意义讲，健康传播是指通过各种渠道，运用各种传播媒介和方法，为维护和促进人类健康而收集、制作、传播、分享健康信息的过程。

1. 健康传播的特点

健康传播是一项复杂的活动，是一般传播行为在医疗服务领域的具体和深化，具有一切传播行为共同的基本特征，同时也有着其独特的内在规律。

（1）健康传播具有公共性和公益性　主要表现在：①健康传播活动是现代社会不可缺少的健康信息的提供渠道，在满足公众和社会的健康信息需求方面起着公共服务的作用；②健康传播是健康教育与健康促进的基本策略和方法，而健康教育与健康促进作为公共卫生与医疗服务的重要内容，有着明确的社会公益性。

（2）健康传播对传播者有突出的素质要求　在传播活动中，人人都具有传播的本能，人人都可以做传播者。但在健康传播活动中，具有健康传播技能的组织机构和专业人员是健康传播的主体，对其有着特定的素质和职能要求。

（3）健康传播传递的是健康信息　健康信息是指通过一定的载体主要用于告知、宣传、传播的涉及公共卫生与医学的知识或消息。

（4）健康传播具有明确的目的性　健康传播是以健康为中心，通过改变个人和群体的知识、信念、态度和行为，以达到向有利于健康方向转化的目的。以青少年吸烟行为干预为例，健康传播的过程为：通过健康传播活动，知晓"吸烟有害健康"的知识（知晓信息），相信吸烟是有害健康的行为（信念形成），不喜欢他人吸烟（态度转变），学会拒绝吸第一支烟（行为形成），最终养成不吸烟的良好生活习惯。

（5）健康传播过程中具有复合性　复合性传播的特点为：①多级传播；②多种传播媒体；③多层反馈。在健康传播活动中，健康信息传播往往需要经历数次乃至数十次的中间环节，才能最终到达目标人群。

2.健康传播的作用和意义

健康传播对人类健康有着巨大影响，这主要体现在以下三个方面：

（1）人际传播和群体传播是影响个人健康的社会心理因素　首先，人际传播和群体传播是形成良好人际关系的手段。人际关系存在于各种社会角色的网络之中，比如朋友关系、夫妻关系、医患关系等，这种关系是通过人与人之间相互传递信息、沟通思想和交流情感而建立起来的。每个人都有合群的需要、情感交流的需要、爱与被爱的需要、理解与被理解的需要，这一切社会性需要只有通过良好的人际关系才能得到满足。信息交流则起到调节人们相互之间关系，保持心理平衡，促进身心健康的作用。其次，良好的人际交流和群体交流可通过榜样示范、社会支持和群体舆论等作用促进传播双方的态度、行为上的改变。例如，儿童早期行为习惯的养成，大多来自家长言行的影响；青少年健康相关行为的形成，在很大程度上会受到同伴的影响。因此，开展青少年健康教育的一个有效方法是同伴教育。

（2）媒介环境是作用于人类健康的重要社会环境因素　媒介环境是指在现代社会中，大众传播媒介大量地进入人们的日常生活，由媒介带来的信息充填着生活空间，形成的一种由媒介和信息所构成的生活环境。大众传播媒介在向人们公开、迅速、大量地提供信息的同时，也为人们提供着不同的思想观念和行为模式，通过舆论导向、公众人物示范、社会教育、发布广告等形式改变人们的健康观念，传递健康知识，引导健康行为和健康消费。对大众传媒的拥有和使用习惯，还直接影响着人们的日常起居和生活方式。近年来，网络新媒体的普及，使健康信息又多了一条传播途径，但如果迷恋于上网聊天、交友、玩游戏等，也会严重影响身心健康。

（3）信息对人的健康具有双面效应　健康信息是一种宝贵的资源。不断发展的医学科学理念、知识和技术方面的信息在防治疾病、保护与促进健康方面发挥着积极的作用。但是信息也有负面作用。信息污染和信息过剩是现代信息社会对人类健康造成负面影响的两个主要因素。信息污染是指媒介信息中混入有害、欺骗、误导性信息，有损社会稳定和身心健康；信息过剩是指信息量超过了人的处理能力或有效应用的情况，使人承受更大的心理压力。通过加强媒介管理来控制信息污染，需要通过健康传播来增强人们正确识别、有效利用信息的能力，而这也正是健康传播工作者的重要任务。

除了健康传播对人类健康的作用以外，健康传播也对公众健康有重要的意义。健康传播是健康教育与健康促进的基本策略和方法，贯穿于健康教育与健康促进的各个环节，包括信息的收集与利用，社会动员以及开展健康干预。同时健康传播也是促进公众健康的一种社会干预手段，被广泛应用于疾病预防、治疗、保健、康复和健康促进各项工作中。

第二节　传播方法与技巧

一、传播的类型与方法

1.传播的类型

（1）语言教育法　又称口头教育法，即通过语言的交流与沟通，讲解及宣传护理健康教育知识的方法，如讲授法、座谈法、谈话法、咨询法等。这种教育方法的优点是简便易行，一般不受客观条件限制，不需要特殊的设备，随时随地都可以进行，具有较大的灵活性。

（2）文字教育法　是通过一定的文字传播媒介和

学习者的阅读能力来达到健康教育目标的方法，如读书指导法、墙报法、标语法等。它的特点是不受时间和空间的条件限制，既可以针对大众进行广泛宣传，又可以针对个体进行个别教育，而且学习者可以对宣传内容反复阅读学习，花费上也较经济。

（3）形象教育法　是利用形象艺术创作健康教育宣传材料，并通过人的视觉的至关志勇进行健康教育的方法。这种教育方法要求制作者有较高的绘画、摄影、制作等技能，否则，粗制滥造的形象反而会影响健康教育的效果。

（4）实践教育法　是通过指导学习者的时间操作，使其掌握一定的健康护理技能，并用于自我或家庭护理的一种教育方法，如指导糖尿病患者掌握血糖自测法，指导高血压患者掌握自测血压法等。

（5）电化教育法　是利用现代的声光设备，向学习者传达教育信息的教育方法，如广播录音、幻灯投影、电影电视等。这种方法的特点是将形象、文字、语言、艺术、音乐等有机地结合在一起，形式新颖，形象逼真，为学习者所喜闻乐见。但是运用这种方法需要具备一定的设备与专业技术人员条件。

（6）综合教育法　是将上述方法适当配合，综合应用的一种健康教育方法，多用于举办健康教育展览或知识竞赛等。综合教育法具有广泛的宣传特定，适合大型的宣传活动。

2. 传播的方法

（1）语言与文字传播

①讲授法　是广泛应用于各种教育的主要教学方法，通过护士的语言系统把知识传授给学习者。主要是针对患者或健康人群，通过集中讲授某一专题的健康内容，达到向学习者传递相关知识的目的，讲授法的基本要求是：

A. 了解学习者。讲授的目的是感染，说服学习者接受教育内容要做到这一点，护士首先必须了解学习者，包括：他们是谁？背景如何？为什么来听？他们对主题了解多少？学习者有何需求等等。对学习者了解得越多，讲授越有针对性，成效就越好。

B. 充分准备教案。教案是讲授的依据，要准备一份好的教案，首先要熟悉讲授的内容，拥有大量翔实的信息，经验不多的护士往往要将教案的全部内容详细写出来，为提高讲授效果，有时要采用幻灯投影图片表格等。

C. 运用讲授技巧。讲授主要通过语言和体语的表达来实现。语言表达可用速度、语调、音量、吐字、停顿5个要点加以控制效果；体语是用身体的动作表示某种意义，具有替代、辅助、表露、调试的功能，可增强语言效果，包括姿势、手势、活动、眼神与表情、着装5个方面。

D. 留有解答时间。讲授阶段一般是单向交流，讲授后要留出时间给学习者答疑，答疑可采用课堂即时提问的方式，也可让学习者把问题写在纸条上，交给护士收纳总结后一并回答。

护理健康教育知识的讲授，必须特别注意语言的通俗性，因为学习者医学知识缺乏，讲授中应尽量避免使用医学术语，更不可大段背诵或照抄课本上的概念、护理方法等。

②座谈法　是通过召开座谈会的方式，大家畅所欲言，各抒己见，就一个或多个问题展开讨论并取得共识的一种教育方法。应用座谈法开展护理健康教育，有助于及时了解多数学习者的健康状况，针对共性问题给予解答，促进学习者之间以及护患之间的认识和了解。座谈法的基本要求是：

A. 座谈要有计划和主题。召开座谈会之前要拟定好计划，明确时间、地点，参加人员、座谈内容、主持人等，并将以上内容通知给每一位参加座谈的人员。座谈主题应是参加人员共同关心或感兴趣的问题。座谈会主持人在宣布座谈会开始阐明主题后，要鼓励大家积极发言，每人发言后要做简要总结，肯定发言内容，引导其他人积极发言。发言的过程中，主持人可以就有关问题进行讲解或演示，但暂时不宜过多避免喧宾夺主。

B. 座谈过程中要加以引导。当座谈偏离主题时，护士要及时给予纠正，在座谈时学习者可能会谈及一些不利健康的话题而产生负面影响，护士要及时纠正，调整话题。

C. 座谈结束要做出总结。座谈会的总结要简要明确，肯定座谈的效果，指出尚未解决的问题，座谈结束前还要注意征求与会者对护理工作及座谈会的意见和建议，以便及时改进工作。

③谈话法　是护士根据学习者已有的知识和经验，通过提问引导学习者对所提问题得出结论，从而获得知识并解决问题的一种教学方法。其基本要求是：

A. 谈话前要做好准备。护士要对谈话内容及谈话对象有充分的了解，对学习者的身体情况、精神状态、疾病过程、文化程度、社会背景等情况了解清楚，以便谈话更具有针对性。

B. 谈话按计划进行，谈话前要拟定计划和时间。

C. 注意提问技巧。提问的目的在于获得信息和反馈信息，增进沟通和了解。谈话过程中一般先采用封闭式提问，后采用开放式提问。针对学习者提出的疑问，进一步深入谈话内容并给予恰当回答，使谈话得以顺利进行。

D. 启发学习者。谈话过程中，应鼓励学习者积极思考讲授的内容和护士提出的问题，给学习者充分思考回答问题以及提出自己看法的时间。

E. 恰当的结束谈话。谈话主题完成后要选择恰当的方式结束谈话。

谈话方式可分为正式交谈与非正式交谈。按教育程序进行的谈话属于正式交谈，要有谈话计划及谈话记录。护士根据情况在查房、晨间护理、输液时解答患者临时提出的问题和疑问，这种非正式交谈是对正式交谈的必要补充，可进一步巩固教育效果，并密切护患关系。

④咨询法 是指护士解答患者家属及其他人提出的有关疾病预防及保健的各种疑问，以增进身心健康的过程。咨询是一种双向交流形式，交流双方都有共同的求知探索欲望，尤其是护理健康教育咨询患者，为了弄清自己的疾病往往急迫地希望了解有关知识，而护士通过回答患者的疑问，既可以密切护患关系，又能够向患者及家属传授健康知识并指导其健康行为，咨询法的基本要求是：

A. 有针对性的回答。询问咨询的目的，主要是回答咨询者的提问，要细心聆听咨询的问题，并快速思考恰当的答案，但不要急于做出结论，必要时可向咨询者提出有关问题，以丰富问题内涵，掌握更多的信息，以便准确的回答咨询者。

B. 恰当的回答咨询。学习者来咨询，往往希望得到正面的肯定答复，护士应给予适当的回答，对自己一时回答不了的问题要如实相告，并说明自己将想办法答复或指出获得满意答复的渠道。

C. 注意咨询场所。咨询一般是比较随意的，在病房及门诊医护办公室等进行对一般的问题咨询时，不必回避他人，但涉及患者个人隐私及性生活的问题，咨询时则要在适当的场合进行，注意为学习者保密。

⑤小组法 小组一般是指具有共同的目标、相互依赖、存在共识、相互作用及有代表性的人群，是开展护理健康教育的一种积极有效的形式。小组学习是一种非正式的参与性学习，整个过程是护士与学习者之间的动态交流过程，因此小组活动与传统的课堂教学相比，具有其鲜明的特点。小组法的基本要求是：

A. 有共同的经历和意愿。患有同种疾病以及愿意参加活动者才有可能组成健康教育小组，相同的患病经历，会使大家产生共同语言沟通信息，相互帮助，参加小组学习是一种自愿行为，不可强迫参加。

B. 教育者的角色。护士在小组活动中扮演的角色是组织者，应组织、引导、协调小组成员之间学习和交流，不可越俎代庖。在小组活动的初始阶段，护士可给予正确的组织协调及讲解之后，由小组成员自己活动。

C. 活动的组织。健康教育小组活动的时间每次以 1~2 小时为宜，时间太短难以奏效，长了又容易引起疲惫。活动地点应选择安静、干扰少的地方，并让参加者感到方便和舒适。小组成员的人数一般为 6~12 人，若少于 6 人则会使参加者感到局促，若多于 12 人，则不利于每个成员充分参加。

D. 培养小组核心人员。小组活动的组织者，在小组活动的初期，可根据对小组成员的了解，指定小组负责人，可以是 1 人，也可以是 2~3 人。护士应对负责人的工作给予大力支持，使他们热心于小组工作，并关心每一位小组成员的感受。

应用小组法进行健康教育，不但适用于医院，也适合于社区学校及企事业单位，有条件的医院可建立社区护理健康教育活动小组，这对于巩固医院治疗效果，保护并促进学习者健康将起到积极作用。

⑥墙报法 墙报是布置在墙上的黑板、站牌、灯箱等宣传形式，其设备简单、形式多样、图文并茂，为群众所喜闻乐见。利用墙报进行科普宣传是医院护理健康教育的重要形式，应充分加以利用设计和制作。墙报的基本要求是：

A. 必要的材料准备。制作墙报不需要昂贵的材料和设备，一般只需要黑板、纸条、颜料和粉笔等，灯箱墙报要利用已制作好的灯箱橱窗，只需定期更换内容即可。

B. 培养办报人才。墙报制作不需要特殊的艺术人才，但制作者也要能书写工整，稍微懂点绘画知识和排版技巧，才能把墙报办得生动活泼、引人注目。病房的墙报最好一段时间内有1~2人负责，可以充分调动和发挥年轻护士的作用。

C. 墙报内容要科学准确，短小精悍，不能将不确切或正在研究中的医学或护理问题登在墙报上，也不能登一些可能引起读者误会或反感的内容。墙报形式要灵活多样，除科普短文外还可以用诗歌，谜语，漫画，照片等多种形式。墙报文章的字数要尽量少，多选用图画、照片、漫画等一目了然的形式，避免患者必须驻足停留较长时间才能完成阅读，也不可将科室业务培训的课件、PPT等直接放在电子屏幕上滚动播放，如果需要写科普短文，每篇文章一般200~300字，不可长篇大论。

D. 墙报形式要生动活泼，丰富多彩。墙报若要办得有人愿意看，除了内容好以外，形式也要引人入胜，要做到标题鲜明，形式活泼，版面疏密相间，配以图案花边和色彩美观大方，字体一定要大小适宜，书写端正，切忌潦草或使用不规范简化字和自造字，更不应该出现错别字。

E. 注意积累墙报资料。每期墙报的文字或图像资料都十分宝贵，要及时做好备存，以积累墙报资料。墙报更换时间要适当，一般以半个月一期或一个月一期为宜。

⑦读书指导法　读书指导法是护士指导学习者通过自学有关图书获得知识的方法，对培养学习者的学习能力和习惯有重要作用。特别对于一些文化水平较高的人，采用读书指导法会获得比其他方法更好的教育效果。因为这些学习者有较强的求知欲望和读书习惯，为他们提供适当的健康教育和科普读物，有助于他们更快更好地接受并掌握大量的健康知识和技能。读书指导法要针对以下几个方面给学习者以具体的指导：

A. 帮助学习者选择书籍或资料。护士要对适合学习者阅读的书籍了如指掌，并根据学习者的文化程度告诉他们应该读什么书，最好能在病房备一些基本读物或帮助学习者买到应该读的书。

B. 对学习者进行读书方法指导。当护士为学习者选择了一本健康教育书籍时，要说明为什么要选择此书，这本书有哪些特点，阅读时应注意什么，应做哪些读书笔记，同时还要嘱咐学习者注意读书时间，不要急于求成，根据自己的身体状况制定学习计划。

C. 及时检查效果解答疑问。任何一本书即使针对性极强，也不可能解决学习者的全部问题，护士要及时检查学习者的读书效果，回答读书中遇到的问题，还可以指导学习者读一些相应的参考书以扩大读书范围和效果。

⑧健康教育处方　健康教育处方是用医嘱或护嘱形式提供的健康教育文字材料，供医护人员在随诊教育中发放。使用健康教育处方是针对某种疾病的特点，对病人进行防治知识、用药及生活方面的指导，使病人在药物治疗的同时，更多地注重预防保健和自我护理。使用健康教育处方是口头教育内容的补充和完善，便于病人保存阅读，是指导病人进行自我保健和家庭护理的一种有效的辅助手段。

（2）实践指导法

①演示法　是护士配合讲授或谈话，将实物、标本、模型等教具展示给学习者，或向学习者做示范性实验来说明和印证所传授的知识或所示教的技能。其作用是能够使学习者获得感性认识，加深对知识的理解，形成正确深刻的印象，引起兴趣和注意力巩固所学知识。演示法的基本要求是：

A. 要使学习者能看到演示的对象，并能够听到、嗅到、摸到。学习者可以在自己身上操作或在模型上操作，演示过程的每一步要让学习者看清楚。

B. 要使学习者注意观察演示内容的主要特征，不要使其注意力分散到细枝末节上去。

C. 要提示学习者观察演示事物的变化发展和活动情况，以便获得完整深刻的印象。

D. 演示要适时、适当。演示要与讲授谈话配合应用，演示前要做好讲解，在使用时展示教具，不要过早的拿出教具，以免分散学习者的注意力，降低学习兴趣。每次演示的内容不宜过多。

E. 演示过程当中要配合讲授或谈话，引导学习者思考和观察，演示结束要做出一个明确的结论。

②技术操作法　是学习者在护士的指导下学习，并掌握一定的知识技术的教学方法。技术操作法对健康教育具有特殊意义，可以帮助学习者形成自我护理能力，提高生活和护理质量。技术操作法的基本要求是：

A. 要使学习者明确操作的目的，掌握有关技术的基本知识。操作前护士要详细地讲解操作的方法和注意事项，使患者对操作的程序有清晰的认识。

B. 要使学习者掌握正确的操作方法，护士首先要详细讲解操作的用品、程序、要领，同时通过示范使学习者获得关于此项操作的清晰表象，然后让学习者自我练习。

C. 有步骤地进行练习。根据学习者的年龄、文化程度、动手能力的不同，进行操作技术的指导，在学习者练习过程中要不断鼓励他们大胆实践，对错误的动作要给予及时纠正。

D. 在学习者掌握基本操作后，要强调技术的规范性，提高操作水平。

（3）形象传播法

①参观法　是根据一定的目的组织学习者对一定的场所进行现场观察研究，从而使其获得知识和感受的一种教学方法，参观法使学习与实际结合起来，扩大眼界，熟悉环境，更好的配合所学知识，在接触实际过程中受到教育和启发。临床中常对住院患者或预约手术、产科孕晚期的产妇等开展住院环境、手术室、监护室、分娩产房等参观项目，让患者提前熟悉环境，了解相关医疗服务和健康相关注意事项，缓解患者紧张焦虑的情绪，增进医患关系，提高患者的满意度。

有条件的医院可设立一些小型的专科疾病健康教育展览室，既可供患者及家属参观学习，又可作为疾病的健康教育场所。社会举办的有关健康教育大型展览，在可能的情况下，也可推荐患者及家属前去参观。在安排学习者及家属进行健康教育参观时，要注意参观内容，应有针对性；参观过程，要有讲解提问和答疑，参观结束后要给予恰当的总结。

②展览法　是综合利用各种形式进行传播活动的一种科学普及教育手段，包括专题展览、综合展览等。展览具有形象、直观、动静结合、教育面广的特点。参观者身临其境、一目了然，往往能收到很好的效果。展览法的缺点是制作技术要求较高，花费较大且需要一定的时间和空间。展览法的基本要求是：

A. 展览要调动文字、图片、实物、语言、录像、灯光布景等各种艺术和技术手段，使展览内容具有极其丰富的展现力。医院健康教育展览可能受到条件的限制，但至少应具有文字、图片、语言、实物等几种表现形式。

B. 展览要突出重点围绕主题布置展览。

C. 展览要配合讲解及答疑。学习者参观展览要有固定的时间由专业护士担任讲解员，对参观过程中不理解的内容，护士要及时给予答疑，展览是应备参观者签名及留言簿，以便了解教育效果，并不断改进展览形式。

二、传播中的沟通技巧及原则

1. 与患者有效沟通的方法

（1）保持眼神交流，关注他在说什么，以及是如何说的。

（2）患者反映的形式、程度、是如何措辞的。

（3）与患者讨论情况时，分辨患者说话的语调并使用相似的语气。

（4）避免简单地被动地坐着听，要积极和频繁地响应患者。

（5）将患者非语言表达的信息，用语言或非语言再传递给他们。如"你当时很难过。"。

（6）相信你的感受，并在交流中保持你的真诚。

（7）询问具体的细节和实例时，这样表达：如"你是这个意思，那可以给我举个例子吗？"和"告诉我，你听到和看到了什么，这样我才能理解。"。

（8）只有当个人信息可以使患者受益时才披露，例如：当你经历了类似于患者描述的情况时，你可以描述你当时的感受。

（9）指出你对患者行为的观察，以及它会如何影响你帮助他们，如"当你不回答或背对我时，很难理解你，我该如何帮助你呢？"。

（10）陈述患者语言和非语言行为的差异，例如："你告诉我你很难过，但你在微笑。"。

（11）说明患者在努力表达什么，例如"我听到你对你的情况感到愤怒，我会帮你解决这个问题。"。

（12）总是以尊重的态度沟通，指出患者需要什么，并自信地谈论你将如何教患者选择合适的改变目标，并采取行动来实现它们。

（13）解释你能和不能帮助的事情，例如"我可以帮助你选择目标、学习实现目标的方法，但我不能为你决定。"。

（14）鼓励患者通过帮助他们指定合理的目标来解决问题，他们将知道什么时候他们已经达到了他们的目标，什么时候制订计划并为实现他们的目标而行动。

（15）教患者头脑风暴，提出意见，比如"这是纸和笔，写下所有你能达到目标的可能方法。"。

（16）向客户展示如何评估实现目标的替代方

法，例如"这些都是好主意，但还有其他方法可以实现你的目标吗？"

（17）帮助患者分小步骤实现他们的目标，例如"改变可能是很难的，让我们来谈谈如何将你的目标分解成对你来说压力较小的小步骤。"

同理心可以帮助患者更容易接受你的沟通。同理心是你向患者传达他们向你表达的感觉和意义。沟通过程注意信息的双向传递，重视患者的反馈，无论是情绪上的还是信息上的。对患者展现的价值观、态度等，要保持中立不评判。同时应注意沟通中的"73855定律"，即人们对一个人的印象，只有7%是来自于你说的内容，有38%来自于你说话的语调，55%来自外型与肢体语言。重视肢体语言和非语言沟通，比如眼神交流、触摸、拥抱等，有助于建立护患关系。

2. 沟通的五个层次

鲍威尔根据人际交往中，交往双方的信任程度、信息沟通中的参与程度及个人希望与别人分享感觉的程度不同，将沟通分为了5个层次。

（1）一般性沟通　是沟通的最低层次，双方只使用一些表面性社会应酬性的话语，如交谈天气或问候类话语。

（2）事务性沟通　是一种纯粹工作性质的沟通，沟通内容一般只涉及所要沟通的事实，不掺杂个人意见，不牵扯私人关系，这种沟通不需要双方参与个人情感，只需要将信息或内容准确传达。

（3）分享性沟通　是一种除了沟通信息还交流个人的想法及判断的沟通层次，通常建立在一定信任的基础上，沟通者希望表达自己的想法及判断，并与对方分享以达到相互理解的目的。

（4）情感性沟通　沟通的双方除了分享对某一问题的看法及判断，还会表达及分享彼此的感觉、情感及愿望，交往时间较长，信任度高的人才可能达到这种沟通层次。

（5）共鸣性沟通　是沟通的最高层次，沟通的双方达到了短暂的高度一致的感觉，达到这种沟通层次时沟通的双方不需要任何语言就能完全理解、体验及感受，也能理解对方表达的含义。

在健康教育中，正确传达健康信息只是沟通的低层次表现，护士需要通过沟通能够影响患者的健康信念乃至健康行为，护患双方的沟通层级要尽量在三级以上。训练护士如何沟通，可以真正有效地采集患者的信息，在健康教育中也更容易得到患者的信赖，可以将以上沟通层次的陈述简单总结为以下几点：

第一级：你不关注患者的沟通，忽视表面感受。

第二级：你对患者的沟通感受与患者表达的内容不一致。

第三级：你解释了患者说的话，但你表达的意思是肤浅的。

第四级：你相信并理解患者在表达什么，你会大大加强患者对自我感觉的表达。

第五级：你不仅在一个层次以上显著地增加了患者对感觉的表达，还知道并理解患者曾经历过什么。

例如：患者说："我不喜欢医生给我说的。"

第1级回答："你现在该走了。"

第2级回答："你应该学会喜欢他说的话。"

第3级回答："你不喜欢医生告诉你的吗？"

第4级回答："我看到你对医生所告诉你的事一脸紧张。"

第5级回答："让你听到对你没有帮助的事情我真的很难过。"

3. 克服倾听的障碍

主动倾听是护士沟通的基本能力，但是现实中有很多护士的倾听能力不足，影响护患沟通的效果，沟通不畅其根本原因之一就在于倾听不足，因此，在沟通时应尽量避免以下沟通时倾听的障碍。

（1）将自己与患者进行比较，而不是倾听他们的意见。

（2）试图弄清楚患者真正的意思，而不是听他们说什么，观察他们做什么。

（3）向患者透露你的答案，而不是听他们说的话。

（4）过滤患者说或做的任何让你感到不舒服的事情。

（5）判断患者说或做什么，而不是试图理解和帮助。

（6）幻想而不是倾听患者。

（7）专注于你自己的感受，而不是患者的感受。

（8）急于向患者建议该做什么。

（9）与患者辩论。

（10）努力做到正确而不是乐于助人。

（11）开玩笑或改变主题，而不是倾听和观察患者。

（12）为了让患者认为你友好，就同意患者的意见。

三、影响健康传播效果的因素与对策

健康传播效果是指受众接受健康信息后，在情感、思想、态度、行为等方面发生的反应。健康传播是一个由浅入深、循序渐进的过程。应从应用的角度出发，加强影响健康传播效果因素的研究，并提出相应对策。

1. 传播者因素

人人都可以是传播者，但并非人人都能成为健康传播者。健康传播者既要具有健康教育理念，又要有相应的专业知识与良好的沟通技巧。健康传播者是健康传播的主体，具有收集、制作与传递健康信息、处理反馈信息、评价传播效果等多项职能。传播者决定传播过程的存在与发展，同时还决定着信息内容的数量、质量和流向，因此健康传播者的素质直接影响到传播效果。

（1）做好健康信息的把关人　把关人是指在采集、制作信息过程中，对各个环节乃至决策发生影响的人，由他们决定着信息的取舍和流向。传播学的奠基人之一库尔特·卢因提出，只有符合群体规范或把关人标准的信息才能进入传播渠道。在健康传播过程中，主管部门、社区决策人和健康教育工作者都是健康信息的把关人。提高把关质量的对策：①不断更新知识、更新观念，不断提高自身的业务水平；②对基层专业人员加强培训和业务指导，帮助他们不断提高健康教育理论和技能水平；③要有精品意识，制作和使用内容科学、通俗易懂、符合受众需要的健康传播材料；④加强媒体管理，建立监督机制，对信息流通渠道和传播过程进行质量控制，防止内容陈旧或有损健康的伪科学误导大众。

（2）树立良好的传播者形象　传播者的信誉和威望越高，传播效果就越好。传播者的信誉主要是由传播者的专业知识水平、态度和信息的准确性、可信性决定的。只有建立起权威性的健康信息网，不断提高健康教育机构和人员的业务水平，加强自身修养，树立言行一致、健康向上的良好形象，使健康教育与健康促进活动贴近群众、贴近生活，信息可靠，方法可行，才能不断提高健康传播者在群众中的威望。

（3）加强传受双方的意义空间　意义空间又称共同经验范围，是指对传播中所使用的语言、文字等符号含义的理解相一致，有大体一致或接近的生活经验和文化背景。共通的意义空间是人类得以相互交流和沟通的重要前提，可随着沟通交流的增加而扩大，也可以随着隔阂产生而缩小。找到共同语言，常是传播关系的良好开端。传播者努力寻找和扩大与受传者之间的共同语言，并以此为切入点，传播新知识、新观念，双方的共通意义空间越大，传播效果就会越好。从认知上讲，要注意受传者的价值观念、知识结构、文化程度和接受能力；在语言、文字等传播符号的使用上，要注意准确、通用，能够被对方理解和接受；从情感上讲，要获得受传者的好感，争取成为他们的"知心朋友"。

2. 信息因素

健康传播本质上是健康信息的流通，传播内容连接了整个传播过程。传播者依据受众的需要和传播目的适当地选择健康信息内容，科学地设计，当健康信息被受众接收后，实现健康信息的共享，满足传受双方的需求，因此健康信息的内容是取得良好传播效果的重要环节。

（1）提高信息内容的针对性、科学性和指导性　意义完整的健康信息应能有效指导人们的健康行为。因此，信息内容不仅要包括"是什么""为什么"，还要告诉人们"怎么做"。要提高信息内容的针对性和指导性，需做到：信息内容要统一，行为目标要明确，实现目标的方法要具体、简便、易行、可行。此外，还应注意结合受众的需求，选择热点话题。

（2）同一信息反复强化　选择适宜的大众传播媒体，进行一次大面积的信息覆盖，可以取得良好的健康传播效果。简短、反复出现的健康信息可使受传者加强记忆。一则好的电视公益广告能让人记住不忘，就在于其生动形象，短小精悍，朗朗上口，反复播放。

（3）注意信息反馈　信息反馈是传播过程中的一个重要环节，信息反馈通常不会由受传者自觉向传播者发送，而是需要传播者有意识地从受传者那里去获取。信息反馈是一种双向对话，传受双方常常互换角色。因此，需要健康传播机构建立健全信息反馈机制，不断了解受众反应，分析健康传播工作状况，找出存在问题，从而提高健康传播效果。

（4）注意 UGC 模式下的信息茧房问题　UGC 模式是"User Generated Content"的缩写，可译作"用户原创内容"，是自媒体时代影响力越来越大的传播模式。发的朋友圈、微博、长微博、图片微博、抖音视频等都属于这个范畴。在传统的信息传播过程中，信息一般经过记者写稿、编辑、总编的层层把关，最后只有一部分能够到达用户。而在 UGC 传播模式中，用户不需要经过层层把关，可以随时随地将自己的所感所闻公开发布在网络上，唯一起决定作用的把关人就是用户自身。在"个人至上"理念的作用下，用户的选择往往被兴趣引导，久而久之，便会将自身桎梏于像蚕茧一般的"茧房"中。在这样的"茧房"中，人们只关注与他们意见相同的人，只阅读与他们立场相同的观点。让位于情感、观点与立场的事实经过无数次的阐释、扭曲、篡改，已失去了原本的模样。在现在很多媒体平台"大数据"的计算下，人们每天从媒体上获取的信息，是计算机"认为"你感兴趣的信息或你能接受的信息，接触到其他信息的可能性就大幅下降，就会出现健康教育信息覆盖的广度和深度问题。在向目标人群传播的健康信息时，因为他们自身"信息茧房"的作用，被计算机排除在外，他们可能根本看不到这些信息，也就谈不上影响健康信念及采纳健康行为了。

3. 传播媒体因素

在健康传播活动中，充分利用传播媒体资源，注意传播媒体渠道的选择与综合运用，使用两种或两种以上的传播媒体，使之优势互补，保证传播目标的实现，可帮助减少投入、扩大产出的效益。在健康教育与健康促进活动中，常采用的手段是：

（1）以大众传播为主，辅以对重点目标人群的人际传播和群体传播。

（2）以人际传播或群体传播为主，辅以健康教育材料如幻灯片、画册、视频、挂图等作为口头教育的辅助手段。

（3）人际、群体、组织、大众传播等多种传播形式并用，开展综合性的健康教育与健康促进活动。

4. 受传者因素

健康教育面向的是社会人群，他们存在着各种个体差异和群体特征，有着多样性健康信息需求。受传者的属性通常包含：①性别、年龄、文化程度、职业等人口统计学因素；②人际传播网络；③群体归属关系和群体规范；④人格、性格特点；⑤个人过去的经验和经历等。这些属性决定着受传者对传播媒体或信息的兴趣、感情、态度和使用。受传者在接收健康信息时，也有一定的特点。

（1）受传者的选择性心理　选择性心理主要表现为选择性接触、选择性理解和选择性记忆。人们倾向于接触、注意、理解、记忆和自己的观念、经验、个性、需求等因素相一致的信息。选择性心理是普遍存在的一种心理现象，一方面能促进对"重要信息"的认知，另一方面也可能成为影响信息交流的干扰因素。

（2）受传者对信息需求的共同心理特征　受传者在接触信息时还普遍存在着"5 求"心理，即求真（真实可信）；求新（新鲜、新奇、吸引人）；求短（短小精悍、简单明了）；求近（与受传者在知识、生活经验、环境空间及需求欲望方面接近）；求情厌教（要求与传播者情感交流，讨厌过多居高临下的说教）。

（3）受传者接受新信息的心理行为发展过程　受传者在接收一种新信息或采纳一种新行为时，要经历一个心理行为发展过程，这一过程大致为知晓、决策、采纳、巩固四个阶段。根据受众的心理行为发展阶段制定干预项目，决定信息内容，选择传播渠道，就会取得更好的效果。

（4）受传者对信息的寻求与使用　人们不仅选择性地接受信息，还会主动地寻求和使用信息。人们寻求信息的一般动机主要是为了消遣、填充时间、社会交往、咨询解疑等。具体到健康传播领域，人们的健康状况和对健康问题的关注会直接影响其对健康信息的需求、选择和迫切程度。主要表现为：处于特殊生理阶段，产生特定信息需求；当自己和家人处于患病阶段，产生强烈的健康信息需求，这正是为其提供健康信息，引导从医行为的最佳时机；潜在健康需求，即每个人都有接受健康信息的客观需求，但往往缺乏主观意识，这就要求我们运用强有力的健康传播手段，激发公众的健康需求，实现疾病预防和健康促进。

5. 环境因素

（1）物质环境　包括自然环境如时间、天气、地点、距离等，也包括健康教育场所的选择、环境布置、座位排列等可以人为控制的环境条件。这些因素的处理和安排，对营造交流氛围、扩大健康传播活动的影响，有着积极的作用。

（2）社会环境　包括宏观的社会环境和微观的社会环境。前者如特定目标人群的社会经济状况、文化习俗、社会规范；政策决策、政策法规、社区支持力度。后者指对受传者有重要影响的周围人，对其态度和行为的影响等，这些都是健康传播工作者要实现研究、深入了解，并在健康传播项目设计和实施时加以考虑的。

四、健康教育中影响学习的因素

影响患者学习的因素主要来着三个方面：教育者、学习者和环境。

1. 教育者

主要指护士缺乏教育知识、教学技能及与患者有效沟通的能力。要消除上述影响，需要强化培训，提高护士的教学能力。

（1）缺乏教育意识　我国由于受到传统护理模式的影响，护士对健康教育角色的认识不足，没有把健康教育看作自己的责任和义务，在工作中缺乏主动意识。

（2）缺乏教育知识和技能　健康教育时帮助患者健康行为的治疗手段，要获得良好的教育效果，护士必须掌握基本的教育知识和技能，否则达不到健康教育的效果。

（3）缺乏有效沟通技巧　健康教育时主要靠语言和非语言的沟通形式进行，护士如果缺乏沟通技巧，则不能有效对患者进行指导，同时护士会产生焦虑和害怕的情绪，这种情绪也会影响护士进行健康教育活动，同时影响患者的学习兴趣。

（4）人际关系　良好的护患关系是健康教育的基础，如果护患关系紧张或排斥，护士就得不到患者的信任，患者就对护士的健康教育内容缺乏兴趣，甚至产生抵触情绪。

2. 学习者

主要指患者的学习状态、学习能力、学习动机、学习的心理准备和学习方式，护士在施教时，应注意避免上述因素对患者学习产生影响。

（1）患者的健康状态　胸闷、气急、呼吸困难、疼痛等生理不适将阻碍患者的学习，因此护士应该对患者的健康状态做出正确的评估，并根据需要制定和实施健康教育计划。

（2）学习动机　学习动机是直接推动患者进行学习的内在动力，它是一种学习的需要。学习动机表现为学习的意向、愿望和兴趣等形式，对患者的需要及学习愿望，选择与患者需要直接相关的学习资料和教学内容。利用深入浅出的教学方法和学习效果反馈的激励手段，科学地组织患者学习，提高患者的学习兴趣。

（3）学习的心理准备　焦虑是患者学习准备的行为表现，教育前焦虑状态对学习会产生不同的影响，中度焦虑的人比高水平或低水平焦虑的人学习效果好。护士应该评估患者学习的心理准备，让学习更有效。

3. 环境

（1）学习时间　学习时间在很大程度上取决于患者的学习能力。护士在施教前应该对完成计划所需要的时间有一个大概的估计，以适合患者本人的进度来学习。

学习金字塔		
两周后还能记住多少	学习形式	参与程度
读过——10%	阅读	被动
听过——20%	听演讲	
看过——30%	看图片	
看过听过——50%	看视频	
	看展览	
	看演示	
	现场观摩	
说过——70%	发表一次演讲	主动
	参与讨论	
说过做过——90%	认真做一次报告	
	模拟	
	实战	

图 4-2　学习方法与学习记忆效果

（2）学习环境　环境是提高患者学习效率的重要因素，护士在进行健康教育时，应该针对教学的内容，给患者提供合适、舒适的学习环境。

五、健康教育中学习形式对学习效果的影响

健康教育中，选择正确的教育方法，对学习效果有着重大影响。学习金字塔（见图4-2）表明，从单纯阅读到亲自实践，参与性从被动学习到主动学习，其学习效果有着很大区别，形成记忆的可能性从10%飞跃到90%。由此可见，不同的学习形式将产生不同的学习效果。这就要求健康教育者在进行健康教育时，采用的教学手段应尽量多样化，尽可能要求患者主动"做"，而不仅仅是被动地"看"和"听"。

第三节　健康信息与健康传播材料的制作与使用

一、健康信息与讯息的概念

健康信息是指与健康有关的所有信息。健康讯息是与改善健康有关的、为了达到一定传播目的而制作的一组语言、文字或图片信息的组合。在健康传播与健康教育领域，传播者根据传播活动的目标和目标人群的需要，有计划、有目的地设计讯息，称为"关键讯息"，这是健康传播者与目标人群交流的关键内容，是那些希望人们感知或采取行动文字或图像。设计、制作和传播关键讯息是为了让目标人群根据讯息的指示或指导，树立或转变态度、观念或价值观，采取某种有益于防治疾病、解决健康问题的行为。

二、关键讯息的特征

关键讯息不同于"知识要点"。知识要点强调某类疾病或健康问题的"防治指导""事实陈述"，是对某种事物或现象简明扼要的表述或陈述，强调科学性、准确性和客观性。而关键讯息则强调目的性、指导性。一般来说，关键讯息具有以下特征：

1. 目的性

讯息并非某一健康问题的所有信息，其内容应该紧紧围绕需求评估及受众研究所明确的交流目标、交流重点或主题。

2. 简洁性

简单明确、短小精悍，往往只有几句话。

3. 结构性

对说什么、怎么说，先说什么、后说什么，都有一定的结构性和逻辑性要求。可参照健康信念模式等社会心理学或行为科学理论为基础编写核心信息。

4. 指导性或教育性

应明确无误地指出要目标人群采纳什么健康行为或改进什么有害健康的行为，告知他们这样做的好处是什么，以及如何去克服困难或障碍，应具备哪些技能等。

5. 文化适应性

要实现信息的传递功能，就要考虑传播活动所在的社会文化环境，信息的文字表述宜采用当地目标人群容易理解的、符合当地文化特点的语言与形式。

6. 卷入性

能够激发目标人群的兴趣和好奇心，能够吸引目标人群的注意力，并能很快让人们跟随你的思路，达到心理上的"卷入"。目标人群在听到关键讯息时，应该能够产生以下系列想法："是吗？""为什么？""我该怎么办？""我能做到吗？""明白了，我这就去做。"

7. 触动性

信息要晓之以理，动之以情，传播对象在看完或听到关键信息后应该在观念上、意识上和情感上有所触动，产生共鸣。

8. 相关性

提供的信息必须是与目标人群的需求、日常生活或利益相关的，是目标人群所关注的或能引起他们兴趣的，能激励他们改变行为或产生采纳行为的意向。

9. 可行性

不讲大道理，所传达的信息是目标人群日常生活中容易做到的或可行的行动建议。

三、健康传播材料的制作

1. 健康传播材料的概念和种类

健康传播材料是在健康教育传播活动中健康信息的载体。一般可分为三类：第一类是文字印刷材料，包括宣传单、折页、小册子、宣传画、海报、画册、杂志、书籍等；第二类是音像视听材料，包括电视、广播、电影、电子幻灯片、视频、音频、电子显示屏手机短信、网络、移动电视等；第三类是各种实物材料。在制作健康传播材料时，要充分考虑各种传播材料的优缺点（见表4-1）。

表4-1　不同形式传播材料的优缺点

形式	优点	缺点
印刷材料	❖ 信息较为详细 ❖ 可以留存、便于传阅 ❖ 制作简单、价格低廉	❖ 缺乏震撼力、感染力 ❖ 受众必须具备一定的阅读能力 ❖ 若纸张过多，则传阅不便
视听材料	❖ 直观、具有感染力 ❖ 借助现代通信技术可迅速传播 ❖ 传播范围广	❖ 价格较贵 ❖ 接触时间短，不易被深入理解 ❖ 反复被动接受，会感到厌烦
实物材料	❖ 受众层次多样 ❖ 实用性强 ❖ 便于留存	❖ 信息量有限

2. 健康传播材料的制作程序

（1）分析需求和确定讯息　以查阅文献、受众调查等方法对有关政策、组织机构能力、媒体资源、受众特征及其需求进行调查分析，为制作健康传播材料收集第一手资料，初步确定健康传播材料的信息内容。

（2）制订健康传播材料制作计划　在需求分析之上，根据自身的制作能力、技术水平、经济状况，确定健康传播的内容和种类，制定健康材料制作计划，计划应包括确定目标人群、材料的种类、材料的内容、适用范围、发放渠道、使用方法、预试验、评价方法与经费预算等。

（3）编写与形成初稿　初稿的设计过程就是信息的研究与形成过程。要根据确定的信息内容和制作计划，设计出材料初稿，根据目标人群的文化程度和接受能力决定信息复杂程度和信息量的大小。

（4）预试验　在传播材料最终定稿投入生产以前，选取少部分目标人群进行试验性使用，系统收集目标人群对该信息的反映，并根据反馈意见对传播材料进行反复修改的过程，以确保传播材料制作的质量。

（5）设计制作终稿　预试验后，根据时效性、科学性、艺术性、经济性的原则，确定健康传播材料终稿。在这个过程中，可能还需要再次进行预试验，特别是对投入大的健康传播材料的制作，如电影、电视剧的摄制，应不断征求修改意见后，再最终确定终稿并制作。

（6）生产发放与使用　确定健康传播材料终稿后，应交付有关负责人进行审阅批准，按照计划安排生产。确定和落实传播材料的发放渠道，以保证将足够的传播材料发放到目标人群，同时对传播材料的发放人员（社区积极分子，专兼职健康教育人员）进行必要的培训，使他们懂得如何有效地使用这些传播材料。

（7）监测与评价　在传播材料的使用中，监测传播材料的发放使用情况。在实际条件下对材料的制作质量、发放、使用状况、传播效果做出评价，以便总结经验、发现不足，用以指导新的传播材料的制作计划，形成健康传播材料制作不断循环发展的过程。

3. 健康教育资料的内容要求

（1）信息不宜过多，每个版块传播的核心信息以3~5条为宜。

（2）信息要简单明确。人们对信息的理解，记忆及应用能力与受教育水平密切相关，文化水平低的人群在接受复杂信息时有困难信息。因此在编写健康教育信息时，应把复杂的信息进行分解，制作成简单明确、通俗易懂的信息，阅读与理解的难易程度在初中毕业水平及以下，方便目标人群更好的理解和接受。

（3）有明确的行为建议。健康教育的最终目的是改变人们不健康的行为，因此健康教育资料仅仅进行健康知识的传播是不够的，必须有明确的行为建议，行为建议要求具体、实用、可行，明确告诉目标人群应该做什么及怎么做。

（4）插图应具有关联性和自明性。插图能够帮助人们更好地理解和记忆信息，一幅好的插图必须具备两个特征：关联性和自明性。插图的关联性是指插图所表现的内容信息等必须与文字内容相关，是为了更好地说明或展现文字内容，而不是可有可无，或起美化装饰的作用；插图的自明性是指插图可不依赖于正文而存在，能够独立传递或表现特定的内容信息等。

（5）严禁宣传歧视。对社会弱势群体，如患有某些疾病者、有生理缺陷者，不可以有歧视性的语言或态度。

（6）适宜目标人群的社会文化。尊重不同地区不同民族的文化差异和风俗习惯，吸收当地群众喜闻乐见的文化元素，用目标人群熟悉的语言进行表达。

4. 常见健康传播材料制作的形式与要求

任何一种健康传播材料在制作上首先要把握科普创作关，所制作的材料，要能鲜明的体现健康传播的主要特征。健康传播材料的制作应根据健康传播目的和受众的人群特点来设计，要以目标人群的需求为导向，使健康传播材料成为目标人群，从形式信息到审美上广泛认可的健康传播材料。

（1）宣传单 宣传单是一种印刷品，具有低成本的特点。一般为单张双面印刷和单面印刷、单色或多色印刷材料。

宣传单的制作要求有：①主题明确。②图片要新颖，有让人过目不忘的效果，对受众有极大的吸引力和渲染力。③文字要精炼，言简意赅。④图片可以应用现代图片处理技术进行设计和布局，加深受众的印象。

宣传单制作方法：宣传单一般由标题正文和联系信息三部分组成。①标题。是宣传单制作的最重要要素。标题表达宣传单的文字内容应具有吸引力，受人瞩目，引导受众阅读宣传单的正文，观看宣传单插图。标题要用较大号字体，安排在宣传单页面最醒目的位置，应注意配合插图造型的需要。②正文。宣传单的内容基本上是标题的发挥，正文应具

体的叙述真实的事实，使受众心悦诚服。宣传单正文文字居中，一般都安排在插画的左右或上下方。③宣传单插图颜色应鲜艳绚丽，层次丰富，可印刷各种照片、图案，图文并茂，有形有色，具有较强的艺术感染力，突出主题。④宣传单的联系方式及派发单位的名称、地址和电话联系方式，可以放在标题下面，也可以放在文尾。

（2）海报 海报又称招贴画，是贴在街头墙上，挂在橱窗里的大幅画作，以其醒目的画面吸引路人的注意。

海报的制作要求：海报制作总的要求是使人一目了然。一般的海报通常含有通知性，所以主题应该明确显眼，一目了然，以最简洁的语句概括出如时间、地点、附注等主要内容。海报一般含有三个元素——色彩，图像和文字，其中色彩较为重要。海报制作时首先需设定一个主题，围绕着海报主题来收集素材，主要是图形和文字，然后确定好海报的主色调、图形、字体的运用等。

海报的制作方式：①充分的视觉冲击力。可以通过图像和色彩来实现，在视觉上产生颇为震撼的效果。②海报表达的内容精炼，抓住主要诉求点，内容不可过多。③一般以图片为主，文案为辅。④主题字体清晰醒目，合理排版。⑤合理利用人眼视觉重点及顺序进行整体排版，重要内容放置整个海报的2/3高度处，可以使受众首先关注到这部分的内容。

（3）电子幻灯片 电子幻灯片又称演示文稿、简报、PPT、幻灯片，是一种由文字图片等制作出来，加上一些特效动态显示效果的可播放文件。由于幻灯片简洁生动，图文并茂，可以将健康传播内容以不同形式展现出来，使得健康传播活动的形式更加丰富，也使得健康传播内容显得更加生动。一个完整的幻灯片应包括标题、副标题、导航页、过渡页、内容、总结、感谢语。其中核心设计主要包括清晰的导航和过渡页，导航页的设计原则是简明扼要。

幻灯片的制作要求：①整体设计风格统一，画面美观大方。②主题明确，逻辑清晰，层次分明，内容具体。③页面的排版遵循分散和集中的原则，主次分明，体现整洁、清晰、和谐、有趣等特点。④可适当添加一些动画和插画。

幻灯片的制作方式：①设计一个精妙的主标题，既高度概括健康传播的内容又可引起受众的兴趣，起到画龙点睛的作用。②同一个页面尽量避免大量

的文字性描述，应遵循控制字数、大小有度的原则，如确实需要，建议分几个页面排版。③一个幻灯片的字体最好不要超过三种以上，适合电脑展示的字体是微软雅黑、黑体、魏体等字体。标题文字可采用 36~44 号文字，段落文字可选用 24~32 号字体，行距以 1.25~1.5 倍为宜，线条不小于 2.25 磅。不宜选用 12 号及以下的字体。④选用的图片最好和健康传播的内容有关联，图片风格统一，切勿多、乱、杂，应注意图片质量，保证图片的美观。⑤整个幻灯的配色方式需一致，文字与背景应形成鲜明对比，避免使用深色做模板底色，如黑色。忌用大红、大绿、大面积橘黄色的刺眼颜色。整个幻灯片使用的颜色不宜超过三种，且应避免文字使用刺眼的红色、蓝色等明亮色。图片颜色不能过于接近底色，要有一定对比度。⑥文字图表的"出现方式"可适当选用动画，但不可过多显示，同一幻灯片上不同内容的情况下，可考虑使用动画。

（4）手机 APP　APP 是英文 application 的简称，现在多指智能手机的第三方应用程序。新媒体的快速发展带来了健康信息传播形式和可操作性上的变革，给予健康传播材料更大的发挥空间。我国使用手机、平板电脑等移动终端来获取信息的网民人数不断增多，手机 APP 作为扩展智能手机功能的应用，几乎可以承载所有新媒体发表的内容，是目前最为重要的新媒体平台。手机 APP 与传统媒体的最大不同之处是具有互动性。因此，健康教育工作者可以通过手机 APP 来进行健康信息传播，不仅可以聚集不同类型的网络受众，而且还可以获取定向流量，帮助健康教育工作者，快速了解网络受众所需要的健康知识，从而更准确、更迅速的开发用于手机 APP 上的健康传播材料。

手机 APP 制作要求：①精心构思面向中青年人群使用的 APP 主题内容。②文字内容简洁、准确、精炼。③文字表达图表、绘画、视频的形式需要娱乐化、轻松化。④充分发挥手机 APP 的框架功能，框架设置时一定要有转发、点赞、回复等互动性功能。

手机 APP 制作方式：①手机 APP 主题内容应该是受众最关注的信息，可以是慢性病防治知识，也可以是最新突发性公共卫生事件。②手机 APP 的受众时间碎片化，使用娱乐化、识图化，一般不会花很长时间和精力看 APP 上的内容。因此健康传播材料用 10~20 字说明一个问题，需要大量文字表达的内容，可用图表、绘图、视频来呈现。③文字最好选用当下流行的语言或网络流行的文体，如甄嬛体、凡客体等。④手机 APP 上的图表、绘图要经过美编人员设计。⑤视频长度一般在 15~30 秒为宜，最长不要超过一分钟。解说语速快、幽默、画面有意思或震撼，表达内容简练、准确。

第四节　健康传播材料的评价

良好的健康传播材料是健康教育过程中不可或缺的重要组成部分。如何评价健康传播材料制作的优劣，从而更好地提高健康传播的效果，达到健康传播的目的，是在健康教育开展过程中不得不考虑的问题。评价应贯穿于健康传播材料的策划、设计、制作和使用的全过程。

一、健康传播材料的内容与制作评价

1. 按材料类型进行评价

针对常见的健康传播材料，有学者将其分为文字材料、图片材料、视频材料和音频材料四个形式，分别进行健康传播材料制作的评价。评价的指标包括材料的可读性、科学性和趣味性三个方面。可读性包括材料本身不含生僻专业术语、长度合适（文字不超过 1200 字，音频 / 视频不超过 3 分钟）、内容表达口语化、字号 / 字体合适、核心信息少（不超过 5 个）等；科学性包括内容没有争议、层次分明、表达有逻辑等；趣味性包括表现形式多样、标题新颖、有流行元素、视频 / 音频类有合适的配乐等。以 100 分为满分，得分在 85 分以上的为优秀，70 分以上的为良好，60 分以上的为及格。

2. 传播材料适宜性评估（SAM 评估）

这个评估标准适用于文字或视频材料，对于短的材料要求完整评估，对长的资料应进行抽样评估（如选择 3~6 页或截取视频开头、中间、结尾的 2 分钟）。根据评价标准进行打分，包括 6 个方面 25 项，每项分为优秀、合格和不适用三个等级，优秀的为 2 分，合格为 1 分，不适用为 0 分，总分在 35~50 分的为优秀，20~34 分的为合格，0~19 分的为不适用，见表 4-2。

表 4-2　SAM 评估标准

评估指标	指标描述	得分		
		优秀	合格	不合格
1. 内容	1.1 针对具体问题			
	1.2 局限于可以吸收的范围			
	1.3 行为导向，而非信息导向			
	1.4 重复和总结关键点			
2. 读写能力水平	2.1 合适的阅读水平（9 年级或更低）			
	2.2 采用主动语态的对话型写作风格			
	2.3 使用常用词汇而非专业术语			
	2.4 在新信息之前给予先导语（主题）			
3. 图表和多媒体	3.1 插图和多媒体展示简单直观且与内容相关			
	3.2 不呈现可分散注意力的元素			
	3.3 用文字解释所有的图表和多媒体元素			
	3.4 音频具有合适的音高和质量			
	3.5 视频具有合适的分辨率和清晰度			
	3.6 音频 / 视频元素简洁、逼真			
4. 布局	4.1 插图紧挨着文本			
	4.2 只需要较少的滚动（2 页）			
	4.3 布局美观且不会分散读者对文字内容的注意力			
	4.4 空白区域较广泛			
	4.5 即使使用超文本也数量有限			
	4.6 字号大小便于浏览			
	4.7 字体有足够的变化以将信息分割为较小的、离散的板块			
5. 学习刺激和动机	5.1 包含互动机会			
	5.2 行为活动被模式化并细分为较小的"可实施"的步骤			
6. 文化适宜性	6.1 逻辑、语言、经验与目标人群相匹配			
	6.2 图像和举例展现积极正向的文化观			

3. 传播材料可读性评估

评估传播材料可读性，最常用的是 Fry 公式。这个公式对 1~17 年级均适用，且不需要大量测试样本。选择一份传播材料，遵循 5 个步骤，即可确定其阅读水平。①从传播材料中选择 3 个 100 字的段落；②计算每 100 字段中的句子数量；③计算每 100 字段中的音节数量；④计算这 3 个段落的平均句子数量和平均音节数量；⑤对照 Fry 曲线图（图 4-3）。一个优秀的健康传播材料，其可读性应该在 5 年级或更低水平。

4. 海报的评价标准

为了更加精确地对海报质量进行评价，Buhy 编制了一个海报的评估工具（R-PAT），用来对护理行业的海报设计进行评估。这个标准采用了 3 个维度 30 个问题，每个问题进行 0~5 分打分。由于问题较多过于烦琐，有学者将其简化为 2 个维度 10 个问题，同样 0~5 分就进行评分，见表 4-3。

表 4-3　简化的 R-PAT

A. 整体表现
1. 海报能吸引并保持读者的注意力
2. 海报无不必要的细节
3. 海报在 1.5 米外可清晰阅读

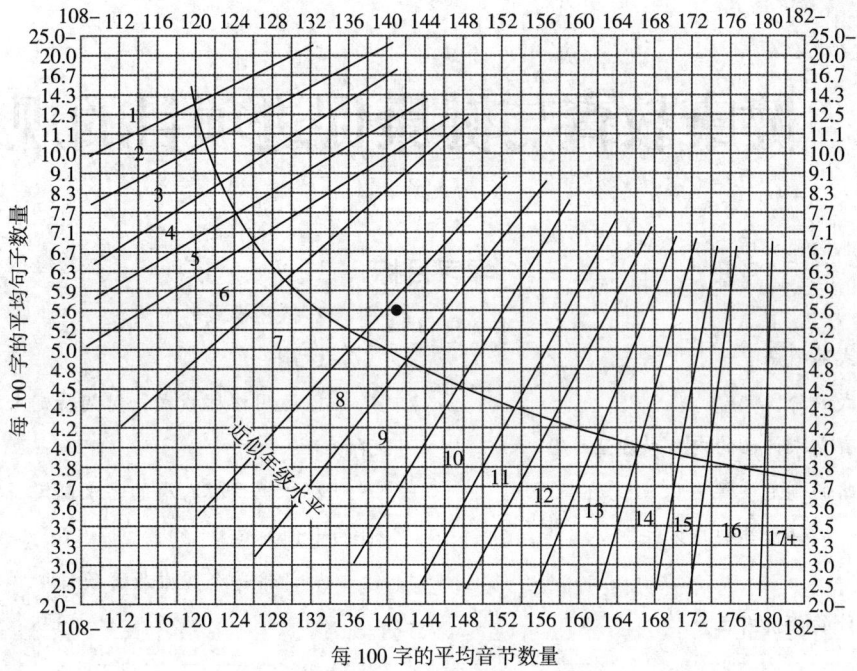

图 4-3　Fry 曲线图

（续表）

4.海报有吸引人的图画或字迹
B. 内容
5.海报目的明确
6.海报内容与目的相关
7.插图和内容有关
8.结果被明确标记出来，并且对读者有用
9.海报的内容是最新的
10.摘要和海报内容相关

二、健康传播材料使用的效果评价

1.传播材料使用的过程评价

（1）传播材料的实用性　现场观察医护人员、教师等在咨询培训等工作中如何使用传播材料；观察宣传画张贴的位置；走访目标人群，了解其对材料的意见和建议。

（2）发放情况评价　通过发放的档案资料和工作记录进行评价，了解材料下发的渠道、发放的范围和数量等。

2.传播材料使用的效果评价

（1）传播材料的接受情况　是指目标人群对传播材料的认可程度、喜爱程度、可记忆程度和理解程度、适合阅读程度、行为指导性等。

（2）传播材料的使用效果　可采用现场观察问卷调查和深入访谈等方式进行，评价指标包括知识的知晓率、行为改变率和行为形成率等。

（王思蕴）

第五章　健康教育与健康促进项目的规划设计

学习目标

识记

1. 格林模式的概念

2. 格林模式的阶段

3. 健康教育需求评估的内容和方法

4. 干预策略的制定步骤

5. 规划设计的评价类型与方法

理解

1. 规划设计的评价内容

2. 格林模式的应用

运用

1. 运用格林模式，对某特定人群进行健康教育诊断

2. 根据目标人群的需求制定一个健康教育项目的干预策略

3. 评价一个健康教育项目

规划设计是组织机构根据实际情况，通过科学的预测和决策，提出在未来的一定时期内所要达到的目标及实现这一目标的方法、途径等所有活动的过程。健康教育与健康促进项目的规划设计需要全面考虑各种因素的影响，因此需要理论框架的指导以提高项目的实践效果。

第一节　格林模式概述

格林模式又称为 PRECEDE-PROCEED 模式，是由美国学者劳伦斯·格林提出，在 20 世纪 80 年代引入中国，是一个广泛应用的、发展成熟的计划制订模式，主要用于大型的健康教育和健康促进项目，也是开展健康教育工作的一种设计程序。该模式强调在制定规划之前，先问为什么要制定规划，再问如何实施规划，必须在实施设计干预规划前，对产生结果的重要影响因素做出诊断。除此之外，该模式还考虑了影响健康的多重因素，即影响行为与环境的社会因素。一切个人、群体行为与环境变革的努力都是多元的。因此，健康教育与健康促进计划也应该是多层面的。该模式分为两个阶段，由九个步骤组成，具体见图 5-1。

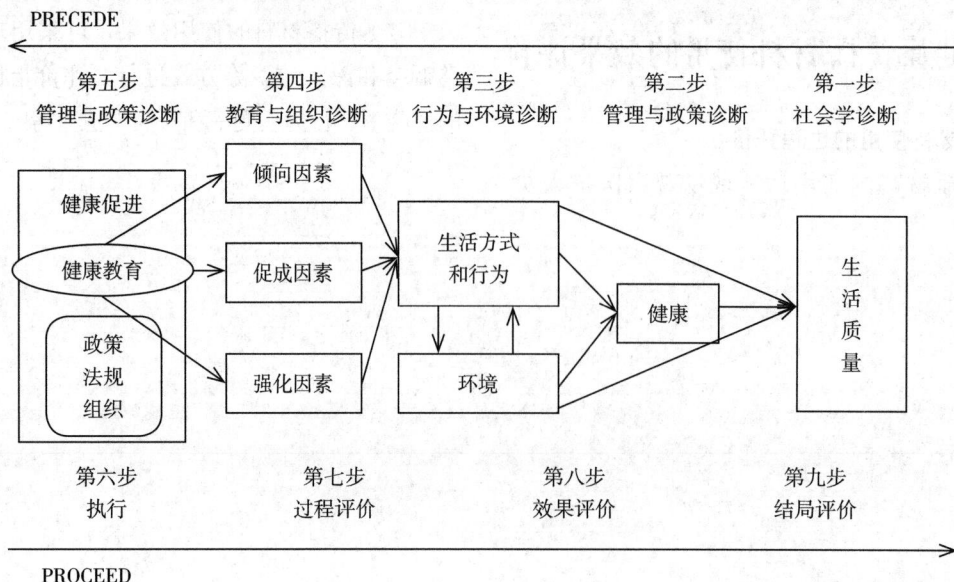

图 5-1　格林模式步骤图

一、格林模式的概念

PRECEDE阶段，即"Predisposing, Reinforcing, and Enabling Causesin Educational Diagnosis and Evaluation"，是通过在教育诊断、环境诊断中分析影响人群健康行为的倾向因素、促成因素及强化因素，来帮助健康教育规划制订者确定干预重点。其实质是健康教育需求评估。

PROCEED阶段，即"Policy, Regulatory, and Organizational Constructs in Educational/ Environmental Development"，是如何在教育和环境干预中应用政策、法规和组织的手段来实现既定目标和评价标准，实质是健康教育规划的执行。

1. 社会学诊断

主要用于评估社区群众的需求与愿望以及他们的生活质量，诊断内容包括生活质量和社会环境，其中生活质量诊断内容又包含客观指标和主观指标。

（1）生活质量

①客观指标　包括人均收入、住房条件、交通状况、环境质量、食物供应、卫生服务、教育、发病率、患病率、疾病的经济负担等。

②主观指标　包括社会服务、个人生活质量、健康状况等的满意程度。

（2）社会环境　包括社会政治、经济、文化、服务和资源等。

2. 流行病学诊断

主要是找出社区人群的主要健康问题，包括躯体、心理和社会等方面及其影响因素，如人群的疾病发生率、分布、频率、受累人群、健康问题的社会及经济后果等。

3. 行为与环境诊断

主要是找出引起社区健康问题的行为危险因素和环境因素。在行为诊断中要区分引起疾病或健康问题的行为与非行为因素；重要行为与不重要行为；高可变性行为与低可变性行为。环境因素包括法规制度、社会经济、文化、医疗卫生、工作环境、生活条件等。

4. 教育与组织诊断

分析影响健康相关行为和环境的因素，从而为制定健康教育干预策略提供依据。分为三大类：倾向因素、强化因素和促成因素。

（1）倾向因素　又称前置因素，是指能促进或阻碍人们行为改变动机的因素，包括知识、态度、信念、价值观等。

（2）促成因素　又称实现因素，是指促成或阻碍健康行为动机得以实现的因素，包括实现健康行为所必需的技术、资源、服务、社会力量等客观条件。

（3）强化因素　又称反馈因素，是指目标人群在行为改变后所获得的各种正向或负向反馈，这种反馈可以是来自他人的，也可以是来自自身的，其作用结果可能使得行为维持、发展或减弱。包括社会支持、同伴赞许、亲属肯定与鼓励、实质性奖励、自己对行为后果的感受等（详见第二章）。

由于健康教育的主要目标是要促使人们的行为和生活方式发生改变，所以教育和组织诊断也是格林模式的核心。三类因素并不是互相排斥的，一种因素有时可能不仅归属于一类。分类的目的主要在于制定干预策略：通过直接传播改变倾向因素；通过间接传播（通过家庭、同伴、教师和保健人员等）改变强化因素；通过组织与培训策略改变促成因素，在不同的计划中，这三类因素的作用是不同的。

5. 管理与政策诊断

主要是找出社区中有哪些可以支持健康教育活动的政策或者可以进一步开发的政策。

（1）管理诊断内容

①组织内：人力资源、工作经验、经营项目、设备、技术力量、时间、经费等。

②组织间：其他类似工作的组织机构，及其工作内容、成功或失败的教训，可以发展成为合作伙伴的组织机构。

（2）政策诊断　包括项目与当地卫生规划的关系，是否有国家、地方政府有关政策支持类似项目，地方政府、卫生部门对健康教育工作的重视程度以及投入的资源情况，社区人群接受和参与健康教育项目的意愿，社区是否存在志愿者队伍等。

6. 执行教育计划及过程评价

实施、执行已制定的健康教育计划。在健康教育实施的过程中，不断地进行评价，找出存在的问题并对原有计划进行调整，使健康教育计划更为可行。常用项目活动执行率、干预活动覆盖率、有效指数、目标人群满意度、活动费用使用率等指标进行评价。

7. 健康教育近期效果评价

对健康教育所产生的影响及短期效应进行及时

的评价。评价内容主要为倾向因素、促成因素、强化因素。常用评价指标有卫生知识合格率、卫生知识知晓率、信念持有率以及环境、服务、条件、公众舆论等方面的改变。

8. 健康教育中期效果评价

主要对健康教育后的行为改变进行评价，评价指标有：行为流行率、行为改变率。

9. 健康教育结局评价

在健康教育结束时，检查计划目标是否达到，重点是长期目标。包括两方面内容：

（1）健康状况

①生理和心理健康指标　身高、体重、体质指数、血压、血脂等指标在干预前后的变化；人格、抑郁等变化。

②疾病与死亡指标　如疾病发生率、患病率、死亡率、平均期望寿命等变化。

（2）生活质量　生活质量指数、日常活动量表、生活满意度指数等。

在 PRECEDE-PROCEED 模式中，无论是社会学评估、流行病学评估、行为环境评估、教育组织评估，还是管理政策评估，都是围绕目标行为问题展开的，其目的是为了全面地发现影响行为的相关因素，即倾向、强化及促成因素。换言之，在评估过程中所获得的所有相关信息都可以归纳为倾向、强化及促成因素，无论这些信息来自于哪个评估步骤。

二、格林模式的应用

格林模式为健康干预研究提供了有力的循证依据和理论框架，这类研究的核心是以格林模式为理论框架设计的干预方案，而这类方案对改善健康状况、促进健康生活方式、提高生活质量、减少医疗费用有非常显著的作用。目前，格林模式在健康干预中的运用十分广泛。

近几年，许多学者将格林模式应用于孕产妇健康行为评估教育。国内学者基于格林模式设计问卷，探索母乳喂养倾向、促成和强化因素与喂养方式的关系，以此进行针对性干预，确保产妇全面获得母乳喂养知识，同时建立母乳喂养指导小组进行技能指导培训，促成有效的母乳喂养行为，产后持续督导、及时反馈，定期举行座谈会，获得家人朋友等支持。护理人员每日评估母乳喂养情况，对薄弱环节给予针对性指导，出院后定期电话随访，针对存在的问题加强教育和指导。充分调动了产妇母乳喂养的主观能动性，促使母乳喂养行为的改变，增强了产妇坚持母乳喂养的信心和动力，纯母乳喂养率显著提高。还有学者设计母婴接触量表，了解母婴接触行为的影响因素。母乳喂养及母婴接触使新生儿安静舒适，增强母子的情感沟通。护理人员应加强产妇的健康教育，消除不利影响因素，增强其对母乳喂养及母婴接触的重视，提高纯母乳喂养率，促使母婴接触行为的产生及维持。孕期产妇及胎儿需要摄取足够营养，但过量补充致超重，对分娩及胎儿不利。调查发现，影响孕妇健康生活方式及体质量增加的倾向因素是自我效能感，促成因素是健康饮食和运动受到的阻碍，强化因素是家庭社会支持。自然分娩对产妇及胎儿作用积极，顺产率的提高与知识状况、重视程度关系密切。国外学者将健康信念模型和自我效能理论融合于格林模式框架中，针对产妇生育的倾向、促成及强化因素进行干预，初产妇的知识水平及顺产的态度显著改善，顺产率得到提升。今后，如何将格林模式与不同理论模式联合应用，促进孕产妇健康教育项目的发展，值得研究者深入探讨。

第二节　健康教育与健康促进项目的设计

一、健康教育与健康促进项目的需求评估

1. 评估内容

（1）教育对象　健康教育的对象主要是社区居民，居民的学习需求是动态变化的，而且受多方面因素的影响，具体评估内容包括以下几个方面：

①一般情况　性别、年龄、健康状况及生物遗传因素等。

②生活方式　吸烟、酗酒、饮食、性生活、锻炼等生活习惯。

③学习能力　文化程度、学习经历、学习特点、学习兴趣、学习态度等。

④对健康知识的认识与掌握情况 常见病相关知

识，预防疾病的方法，急危重症疾病突发、疾病并发症出现的处理方法，不健康的生活方式和生活习惯对疾病影响的认识，服药的注意事项等。

（2）教育环境　生活环境、学习环境和社会环境，具体需要收集职业、经济收入、住房情况、交通设备、学习条件等信息。

（3）医疗卫生服务资源　包括医疗卫生机构的数量与地理位置、享受基本医疗卫生服务的情况、卫生立法与政策、社会经济状况等。

（4）健康教育者　包括教育者的能力、经验、教育水平、对健康教育工作的热情等。

2. 评估方法

（1）直接评估法　直接评估法是指通过与目标人群的直接接触，获取健康教育需求信息的方法。包括召开座谈会、与知情人士交谈、问卷调查、直接观察等。

（2）间接评估法　间接评估法是指通过第三方途径，获取社区居民的健康教育需求信息，最主要的方法是查阅文献资料。

二、健康教育与健康促进项目的设计

1. 制订计划目标

（1）制定目标　目标是健康教育计划活动的总方向，是预期要达到的理想结果。例如，通过本项目计划的实施，使社区选择母乳喂养的产妇人数增加，使其掌握母乳喂养的技术，社区和家庭形成支持母乳喂养的氛围，从而提高母乳喂养质量，增进妇女与婴儿的健康水平。

（2）制订指标　指标是具体的目标，是健康教育计划所要达到的直接结果。一项健康教育计划的测量指标通常分为三个方面，即教育指标、行为指标和健康指标。

①教育指标　是指健康教育计划实施后，目标人群在知识、技能、态度和信念等方面发生的变化，是反映近期干预效果的指标。例如，执行本计划1年后，社区内哺乳期妇女母乳喂养知识的知晓率由目前的50%上升到80%。

②行为指标　是指健康教育计划实施后，目标人群不良行为的改变率和健康行为的形成率，是反映计划中期效果的指标。例如，本计划执行2年后，

社区内选择剖腹产生产方式的妇女下降15%。

③健康指标　是指健康教育计划实施后，反映目标人群健康状况改善的生理学和心理学指标。例如，干预5年后，社区妇女产检率提高、婴儿出生缺陷率、死亡率均降低，健康水平和生活质量的提高等。

2. 确定干预策略

（1）确定目标人群　目标人群是指健康教育计划干预的对象，通常可分为以下三类。

①一级目标人群　是指健康教育计划中被期望采纳健康行为的人群，如母乳喂养计划中的产妇。

②二级目标人群　是指与一级目标人群关系密切，对一级目标人群的信念、态度和行为有一定影响的人群。如卫生保健人员、亲人、同事、朋友等。

③三级目标人群　三级目标人群是指对健康教育计划的执行与成功有重大影响作用的人群。如领导层、行政决策者、经济资助者、权威人士、专家等。

（2）确定干预内容　不同的目标人群有不同的信息要求。健康教育者应针对目标人群的知识水平、接受能力，以及计划的目的和要求，确定健康教育的内容，认真研究其科学性、针对性、通俗性和实用性。

（3）确定干预方法　健康教育是通过卫生保健知识传播、保健方法和技术应用指导等来实现的。因此，按干预目的和内容的不同，可将教育方法分为信息传播类、行为干预类和社区组织活动三大类。无论采用哪种健康教育方法，都必须考虑它是否容易被教育对象接受，是否简便，是否经济，是否能获得预期的效率和效益。

（4）确定教育材料　健康教育材料可分为视听材料和印刷材料两大类。视听材料如幻灯片、电视录像、音频、视频文件等；印刷材料如书籍、报纸、杂志、宣传册、折页、传单等。可选择购买出版发行物，也可自行印刷。

（5）确定组织网络　形成分工明确并能有效合作的健康教育组织网络是执行计划的组织保证。健康教育组织网络应以健康教育专业人员为主体，吸纳政府各部门、基层组织、各级医药卫生部门、大众传播部门、学校等参加，组成多层次、多部门、多渠道的网络，确保计划目标的实现。

（6）确定活动日程　即安排健康教育活动时间表，包括活动的内容、方法、时间、地点、参加人

员、主持人、各项目的负责人、所需材料和经费等。

（7）确定质控系统　即设计健康教育计划的监测与评价方案，对监测与评价活动、方法、工具、指标、时间、负责人等做出明确的规定。

第三节　健康教育与健康促进项目的实施与评价

一、健康教育与健康促进项目的实施

健康教育的实施是按照计划设计的要求去开展健康干预活动，实现计划的目标和指标，获得效果的过程。应注意以下问题：

1.取得领导部门必要的政策支持。

2.积极动员多部门参与，创造执行计划的良好内外环境。

3.做好相关人员培训。为保证健康教育计划规范进行，需对参与活动的相关人员进行培训，培训的内容包括：项目管理知识培训，如物资管理、计划落实、协调联络等；专业知识培训，如开展调查的方法、文档处理的方法、干预方法等；专业技能培训，如设备使用及维护、传播材料的制作等。

4.做好教育活动的相关准备，具体如下：

（1）复习教育目标，确认要解决的问题和开展健康教育的时机。

（2）回顾教育对象的相关资料，了解教育对象的学习准备情况。

（3）考虑教育的内容和重点，确定是否需要他人帮助。

（4）准备好必要物品，如讲义、教学模具、宣传资料、音视频文件等教学资料和工具。

（5）选择并准备好环境　健康教育活动应尽量选择在比较轻松，有利于交流和讨论的环境中进行。

（6）计划好所需的时间。

5.教育活动过程中，要灵活应用各种健康教育方法，分阶段对教育对象的健康问题进行指导；注意信息的双向沟通，避免产生教育的负性作用。

6.监测健康教育活动的进程、内容、经费、开展状况，以及人群的健康知识、信念、行为及有关危险因素等，并做好记录。

二、健康教育与健康促进项目的评价

评价贯穿于健康教育的全过程，是对健康教育活动进行的全面监测、检查和控制的工作过程，是保证健康教育成功的关键。

1. 评价类型

（1）过程评价　是对健康教育程序每一个步骤的评价，包括对执行者的评价、对组织的评价、对政策和环境的评价等。过程评价能有效监测各项活动的执行及完成情况，及时发现问题，针对性地修订策略，保证目标的实现。

（2）近期效果评价　是健康教育干预后体现在目标人群方面的效果评价。评价的内容：人群的卫生知识、健康态度、健康信念的变化以及政策、法规制定情况等。

（3）中期效果评价　是健康教育干预后目标人群的健康相关行为。常见指标有健康行为形成率、不良行为改变率等。

（4）远期效果评价　是健康教育带来的人群健康状况改变所产生的长远影响。评价内容：环境状况的改变、社会效益、经济效益、疾病与健康状况的变化、生活质量的变化等。

2. 评价方法

健康教育活动的评价应根据教育对象的特点及环境条件采取适当的评价方法，常见的方法有座谈会、家庭访谈、问卷调查、直接观察、卫生统计等。

3. 评价的内容

评价的核心内容是阐明当地实际规划活动的质量和效率、规划中设定的目标是否达到，以及达到的程度。为领导和群众提供有价值的反馈信息。评价结果用以改善现有的规划，或决定是否终止现有规划，或扩大规划，也为设计心得规划提供科学依据。一般评价的内容包括以下几个方面。

（1）健康文化评价　包括健康相关知识、态度、动机、行为意图、个人保健技能和自我效能。

（2）社会行动和影响力评价　包括社区参与、社区赋权、社区规范和公众意见。

（3）健康公共政策和组织改革　包括政策、立法、法规、资源分配、组织改革、文化和行为。

（4）健康生活方式和条件评价　包括吸烟、食物的选择和可用性、体育活动、违禁药品的滥用、在自然和社会环境中对危险因素的保护比例。

（5）有效的健康服务评价　包括提供预防性服务、服务的可得性以及社会和文化的适合性。

（6）健康环境评价　包括限制获得烟酒和违禁品，为青少年和老年人提供良好的环境，远离暴力和毒品。

（7）社会结果评价　包括生活质量、功能的独立性、社会支持网络、辨别能力和公平。

（8）健康结果的评价　包括降低发病率、残疾率、可避免的死亡率，社会心理承受能力和生活技能。

（9）能力建设结果评价　包括可持续的测量、社区参与和赋权。

拓展知识

流行病学诊断的"5D"指标

国外有学者提出"5D"指标，即死亡（death）、疾病（disease）、伤残（disability）、不适（discomfort）和不满意（dissatisfaction），以确定健康问题的相对重要性，揭示健康问题随年龄、性别、种族、生活方式、住房条件和其他环境因素的变化而变化的规律，特别是通过对与健康相关的行为危险因素发生、分布、强度、频率等的研究获取信息，从而确定健康教育和健康促进项目的干预重点。

SCOPE 模式

实施健康教育计划的过程非常复杂，包含的内容多，涉及面广，需要用理论指导，以保证各个步骤的科学性。健康教育与健康促进计划实施的 SCOPE 模式就是对实施工作的理论性总结。SCOPE 模式将实施工作归纳成 5 个大环节。这 5 个环节是：制定施工作时间表（schedule）、控制实施质量（control of quality）、建立实施的组织机构（organization）、组织和培训实施工作人员（person），以及配备所需设备与健康教育材料（equipment and material）

确立优先项目的评估方法

在确定干预项目时通常根据重要性和有效性原则，以四格表专家评分方法确定优先项目，如图 5-2 所示。

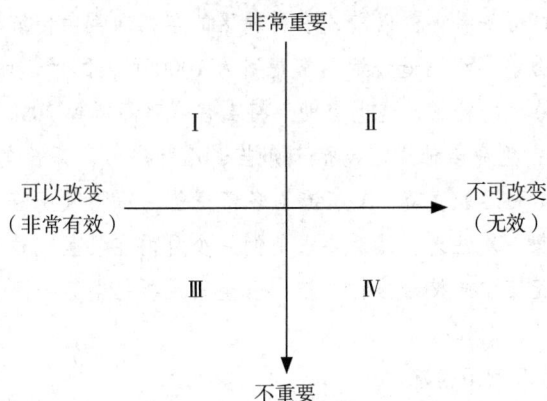

图 5-2　确定优先项目的方法

第 I 种情况：问题非常重要，经干预后效果非常好，如一些传染病，发病高、传染性大、后果严重，通过免疫接种效果非常好，因此可作为最优选择项目。

第 II 种情况：问题非常重要，但干预后无法改变或效果不佳，可列为次优选择项目。

第 III 种情况：重要性不高，但有高效，一般不予考虑。如预防儿童吸入异物。

第 IV 种情况：重要性低（病例很少）干预效果也不佳，如预防婴儿猝死，列为非选择项目。

（杨京楠）

中国西安市高陵县的孕期健康短信包项目

目的：为农村孕妇提供按孕周发送健康短信，改变孕妇孕期生活方式与及时就医，从而促进孕产妇及新生儿的健康。

项目试行地点：中国西安高陵县。

项目负责机构：西安交通大学卫生行政与政策研究所与哈佛公共卫生学院。

一、项目 step 1：做相关调查

1. 背景：高陵是中国农村欠发达的县，大约有30万居民和90%以上的人拥有手机。每年有5000名孕妇。其中庞留村，约有2500名村民和大约40名孕妇。

2. 访谈：为了了解当地孕妇健康教育和服务的现状，采访了县妇幼保健中心副主任和县医院两名医生，并采访和调查了3名怀孕妇女和一名新母亲。

3. 访谈与调查结果

（1）县级卫生服务与利用情况：

①所有来自村庄或县的孕妇都被建议到县妇幼保健院开始产前护理。首次产前检查的平均时间为妊娠期12周。除了关于产前保健是否充分的信息外，还缺乏关于所接受服务是否充分的信息。虽然产前保健在县妇幼保健院是免费的，但在县医院不是免费的（第一次产检通常花费260元人民币，而以下产前保健花费约50元人民币）。大约80%的孕妇在妇幼保健院中接受产前保健。

②县妇幼保健院每周的健康学校（讲座）：每周提供产前讲座、海报和小册子，从健康管理、疾病预防到营养和锻炼。在接受采访的新妈妈中，他们的产妇健康信息的主要来源是来自有怀孕经验的朋友或在市场上出售的书籍。然而，一名怀孕18周的妇女对母婴健康知之甚少，那些买书的人发现内容太专业、太多，无法完成。

③叶酸补充计划：农村孕妇免费获得叶酸补充。补充叶酸最好的开始时间应该是怀孕前，但西安的大多数妇女没有在最有效的时间内开始补充叶酸，在村一级服用依从性不好。农村孕妇可以在到县妇幼保健院或县医院就诊时领取这些补助，也可以从乡村医生那里领取。在接受采访的妇女中，她们通常在怀孕12周左右才开始补充，有时她们会忘记服用，其中一个根本没有服用叶酸补充剂。

④县医院和县妇幼保健院的分娩补贴：以前，农村地区的孕妇通常由传统助产士或乡镇卫生院在家里接生，这个计划可以鼓励到医院分娩。经阴道分娩通常费用为1000元人民币，而剖腹产的费用约为2500元人民币。由于这两种分娩都有800元的补贴，这也有助于将剖宫产率降低到20%。

⑤县医院免费新生儿免疫：免费接种疫苗包括卡介苗、乙肝疫苗、脊髓灰质炎糖果疫苗、百白破疫苗、麻疹/麻风病疫苗、减毒乙脑（灭活）疫苗、A组流脑多糖疫苗、麻腮风疫苗、甲型肝炎疫苗。新生儿通常在医院或县妇幼保健院分娩后第一次注射，然后要求他们一个月内在县医院建立婴儿的疫苗接种记录。据县医院的医生介绍，家长有时忘记带宝宝按时接种疫苗；医生事后要打电话提醒，这可能造成宝宝错过最好的接种时间。

（2）乡/村一级的卫生服务和利用情况

①乡镇卫生院免费新生儿访视：新生儿分娩后6个月至36个月可在乡镇卫生院接受免费健康检查和评估。

②乡村医生的健康教育和健康访问：根据县医院副主任的说法，乡村医生应该为孕妇提供一定的健康服务。然而，根据村里的采访，孕妇通常不信任乡村医生；他们更喜欢在县医院或县妇幼保健院进行健康访问。从村到县的交通通常需要一个半小时（即使生活更偏远），每次需要50元人民币，因此健康访问的频率受到影响。据村医介绍，他们没有足够的时间对每一位妊娠期妇女进行健康访视，因此只有到村卫生室就诊的妇女才能接受一定的健康教育和免费的叶酸丸。

③免费新生儿免疫：要求村医安排新生婴儿接受新生儿免疫，这项服务在庞留村执行得很好。

（3）其他问题

①主要的产前并发症是妊娠高血压、糖尿病和贫血。

②新生儿并发症主要为新生儿窒息、肺炎和黄疸。新生儿肺炎通常是由不适当的家庭保健引起的。新生儿黄疸也可以错过或很晚注意到，因为关窗帘"保护"新母亲和婴儿是当地的习俗。

4. 总结：手机覆盖率高；高陵完善的软件管理平台；偏远地区的，尤其是文化程度较低的孕产妇健康知识及信息缺乏。

二、项目 step 2：研发短信包

1. 初稿形成：由某公司基于美国孕期健康指南开发，并由北京协和医院的妇幼专家进行审核。主要覆盖了孕期健康生活方式，孕检提醒，产妇疼痛管理，咨询热线电话等信息。基于前期高陵的访谈结果及收集的健康信息手册，由项目组成员对短信包进行修改，添加了当地政府免费项目等信息。

2. 短信包修改：对高陵 10 名县、乡、村妇幼保健、医务人员和 33 名新妈妈进行深度访谈，进修第一轮短信包内容的修改。在蓝田县对 9 名县妇幼保健人员和 32 名新妈妈进行深度访谈，再次修改短信包。将短信包内容本土化。

3. 短信包最终版：成立专家访谈小组，将短信包从多方面进行科学论证和探讨，包括：内容及发送时间的准确性？重复或多余的短信？遗漏的重要信息？并将短信包进行分类，收集专家组其他意见或建议等内容。

4. 开发、验证和最终确定了 40 个妊娠周的高质量短信库，包括孕周提醒 25 条、就医指征 82 条、自我保健 91 条。涵盖了以下主题：产前访视提醒、政府补贴方案提醒、危险迹象识别、包括营养和体育活动在内的健康生活方式、被忽视的问题，如抑郁、疼痛管理和母乳喂养等。短信包按照孕早期、孕中期和孕晚期进行时间分类，按照孕妇的孕周进行相应的短信推送。

三、项目 step 3：培训工作人员

妇幼保健院的卫生专业人员对数据收集的意识不强，他们在数据输入方面的培训有限。因此，对妇幼保健中心的工作人员进行了关于产前数据的重要性以及如何为每个孕妇输入重要信息的培训，以补充妇幼保健中心收集数据的能力。

四、项目 step 4：招募产妇进行短信包推送试验

在高陵妇幼保健院进行首次产前检查的农村孕妇进行招募，该高陵妇幼保健院为该县 90% 的孕妇提供服务。在西安发改委和卫生局的支持下，主要与妇幼保健机构合作，招募孕妇，发送短信，并调查参与者以衡量结果。同时，还与县医院合作收集医疗数据，特别是为在县医院分娩的妇女收集医疗数据。

招募要求：在家中拥有手机，以及怀孕期间去妇幼保健院进行产前检查。最终 2115 名孕妇完成该项目的健康教育。

短信发送的技术要求：为了根据每个人的孕周向准妈妈发送不同的短信，与当地的软件公司签约，发送针对每个妇女怀孕周的信息。

五、项目 step 5：数据收集，评价项目效果

在妇幼保健院与县医院收集妊娠结局的数据，主要结局是新生儿的健康状况，分析胎儿的出生体重与分娩孕周，以确定新生儿是否早产或巨大儿（大于 4000g）。数据既来自出生时的医疗记录，也来自最终调查中母亲的自我报告。

通过对孕妇以短信的方式推送相关健康教育内容，收到了良好的效果，接受了良好产前保健短信推送的产妇最终妊娠结局（早产、巨大儿）均优于一般女性。

这个项目表明，短信推送的健康教育措施，地区适应性较高、资源可及性较好，实施难度较低，可以优化中国农村地区新生儿出生体重，防止新生儿出现巨大儿，更好地保障母婴安全。

表 5-1 发送的部分短信内容

孕周提醒

孕 46	孕 7 周周四	预防流产及胎儿异常首要是定期做规范的孕期检查，尽早发现和控制危险因素。免费孕检的最佳时间是孕早期一次，孕中期两次，孕晚期两次。
孕 65	孕 10 周周二	本周您可以进行第一次免费孕期检查并建立孕检档案，检查项目可能包括妇产科检查，查血查尿，乙肝抗原，梅毒血清等。别忘了去医院哦!

告知政府补贴项目

孕 44	孕 7 周周二	请您在孕 3 月前到县妇幼保健院或乡镇卫生院领取孕产妇健康管理免费服务卡，持该卡在县妇幼保健院门诊三楼妇女保健科享受孕期 5 次免费检查。
孕 48	孕 7 周周六	为预防新生儿神经管缺陷，请您到村卫生室、乡镇卫生院或县各助产机构产科门诊免费领取叶酸片，并持续服用到孕后 3 个月。如果您已在服用，请坚持。
孕 238	孕 34 周周日	妇幼保健中心提示：新生儿出生后 24 小时内免费注射卡介苗和第一针乙肝疫苗，之后按照计划免疫程序在当地卫生院或县医院进行免疫接种。

识别高危现象

孕 63	孕 9 周周日	高陵妇保院提示：怀孕期间，若出现高热、头晕、头痛、呕吐（早孕反应呕吐除外）、视物不清、阴道出血、腹痛、破水、胎动异常等情况，应当立即就医。
孕 240	孕 35 周周二	未满孕 9 月出现"见红"并伴规律宫缩、阵发下腹痛、下背酸痛、阴道流液等情况，可能提示早产。应尽快去医院接受检查。

健康的生活方式

关于营养

孕 72	孕 11 周周二	孕妇容易缺钙，引起小腿抽筋，牙齿松动甚至新生儿骨骼发育不良，应常吃含钙食物（如牛奶、虾、豆类）。必要时在医生指导下补充钙剂，但不要过度哦。
孕 125	孕 18 周周六	从孕中期开始胎儿需要铁储备，宜开始增加铁的摄入量，多吃富含铁的食物，如瘦肉、蛋黄、鱼、鸡、豆类等，必要时可在医生指导下补充小剂量的铁剂。

关于吸烟

孕 69	孕 10 周周六	吸烟和饮酒都会对妈妈和宝宝有害，可能导致婴儿出生缺陷、低智力、行为和学习障碍，为了宝宝的健康，请您及准爸爸远离烟酒及含有酒精的饮料等。

关于体育活动

孕 90	孕 13 周周六	您可能觉得乏力，那就多睡睡，多出去运动运动。但是如果每天睡眠超过 12 小时了，请及时就医做贫血测试。
孕 212	孕 31 周周二	孕晚期是整个怀孕期最疲劳的时期，因此应以休息为主。但也可按自身条件选择合适的运动方式，比如散步、伸展运动等。

其他问题

抑郁

孕 41	孕 6 周周六	您是否会觉得喜怒无常、忧心忡忡? 这可能是您体内激素变化所致。深吸气，笑一笑，想象宝宝的模样、和好友谈心都能帮助您减轻压力。
孕 123	孕 18 周周四	孕妈妈的心理会变得脆弱敏感，有些甚至会发展为产前抑郁症。这需要放松心情，调整情绪，锻炼身体，还需要准爸爸的耐心和体贴哦。
孕 156	孕 23 周周二	约 10% 的孕妇会有轻度或者中度的孕期抑郁症。对分娩的担心和焦虑是正常的，但如果不能从低落的情绪中走出来，或者越来越严重，最好咨询医生。

疼痛管理

孕 104	孕 15 周周六	训练呼吸有助于分娩时保持放松平静。拉玛择呼吸练习可降低生产时的疼痛。要点：用鼻腔深吸一口气，然后用嘴长长地呼出。详细信息可咨询妇保人员。
孕 153	孕 22 周周六	盆地括约肌锻炼可以促进分娩进程。锻炼的方法是绷紧阴道和肛门的肌肉，然后放松，再绷紧。无论是坐着、站着、躺着，都可以进行这个练习。
孕 163	孕 24 周周二	生宝宝主要有：自然分娩（不用麻药），无痛分娩（用麻药），剖腹产。如无高危因素，建议自然分娩。若您想自然分娩但很怕痛，可学学如何减轻生产痛感。

（续表）

母乳喂养

孕 219	孕 32 周周二	为了更好地喂养宝宝，先提前学习下母乳喂养的知识吧！应当在新生儿出生后半小时至 1 小时内开始喂奶，早接触、早吸吮、早开奶，按需哺乳。
孕 273	孕 39 周周日	世界卫生组织建议，新生儿出生后 6 个月内纯母乳喂养，继续母乳喂养至 2 岁或 2 岁以上，从 6 个月开始添加辅食。

表 5-2　短信发送时间框架

留言类别	注册日	孕早期	孕中期	孕晚期	最后一天
胎儿发育（19）	2	6	6	3	2
提醒产前检查和医院分娩（6）		1	1	4	
胎儿发育（19）	2	6	6	3	2
提醒产前检查和医院分娩（8）		2	2	4	
识别危险标志（45）		5	23	17	
提醒政府补贴项目（10）		3	2	5	
胎儿发育（19）	2	6	6	3	2
提醒产前检查和医院分娩（6）		1	1	4	
健康的生活方式（营养，身体健康，活动等）（37）		15	16	6	
怀孕期间的心理健康（8）		1	4	3	
疼痛管理（9）			4	5	
劳动（6）			3	3	
母乳喂养（6）				6	
完整的短信银行（148）	2	32	60	52	2

表 5-3　经费预算表

序号	项目	预算（CHF）
1	**项目管理 - 人员配置**	
1.1	薪水	31 500
1.2	员工培训	1600
	小计 - 人力资源	33 100
2	**项目管理 - 办公室费用**	
2.1	办公用品	450
2.2	通讯费（电话 / 网络）	1280
2.3	印刷和出版费	650
2.4	银行费用	0
2.5	审计费	0
2.6	其他行政费用	0
	小计 - 行政费用	2380
3	**项目管理 - 设备**	
3.1	家具	1000
3.2	电脑与信息技术材料	5500
3.3	租赁费	1800
3.4	电，水，煤气费	1500
3.5	保养、维修	500
3.6	实验室材料和设备	0
	小计 - 项目办公室费用	10 300
4	**项目管理 - 运输费用**	
4.1	车辆租金	3600
4.2	车辆维修、保养、保险	1000

（续表）

序号	项目	预算（CHF）
4.3	油费	1800
4.4	公务出差	1800
4.5	材料运费	400
4.6	航班出行	6000
	小计－交通费	14 600
5	**项目受益人**	
5.1	教育材料	3200
5.2	教师、社区工作人员等	4000
5.3	游戏和培训材料	35 730
5.4	培训成本	800
5.5	对社区的援助	3200
5.6	直接耗材（药品，营养补充剂）	22 500
	小计－项目受益人	69 430
6	**监测和评价**	
6.1	数据收集、数据汇集、收集资料	2000
6.2	数据清洗和分析	2000
6.3	研习班	2500
	小计－监测与评价	6500
7	**全部花费合计**	136 310
8	**间接费用 %**	10.00%
9	**总预算**	149 941.00

注：间接费用为 9.2%。来自 UBSOF 的资金是 15 万。因此，间接费用为 15 万 ×9.22%=13830

使用说明：

1. 项目管理－人员配置 仅包括项目人员费用（管理人员、协调人员、项目经理等）和工作人员培训

2. 项目管理－办公室费用 只包括项目办公室的所有费用

3. 项目管理－项目办公室 只包括使用设备和材料的费用

4. 项目管理－运输费用 只包括项目办公室的所有运输相关费用

5. 受益人是指为受益人提供的所有资金，如：

—教育材料：儿童书籍和其他材料。

—教师、社区工作者、卫生工作者和类似职位的工资。

—游戏和培训材料可以包括玩具，以及任何其他培训材料。

—培训费用可以包括场地、教员和其他人的培训费等，交通等。

—对社区的援助可包括社区会议费用、宣传母亲 / 父亲 / 青年 / 儿童团体的费用以及校服、学校儿童和（或）学校的固定设备、与儿童一起旅行、药品和设备以及受益人的交通费。

6. 外部评估 请输入详细的成本结构。

7. 间接费用不应超过 10%，否则建议将不被接受。

预算模板将用作该项目的财务报告表

表 5-4 工作时间表（甘特表）

任务	2012		2013			2014			
	11	12	1~10	11	12	1	2	3	4
研发短信包	—								
培训当地工作人员		—							
招募孕妇和短信干预实施			—						
数据收集和结局测量			—						
数据分析							—		
完成最终报告									—

表5-5 工作完成表（甘特表）

一般任务	具体任务	2012		2013											
		11	12	1	2	3	4	5	6	7	8	9	10	11
基线工作	项目背景：高陵和蓝田妇幼健康	■	■	■										
	2008年国家卫生服务调查的指标		■											
	2012—2013年高陵收集3000名孕妇的病历		■								■	■		
科学的严谨性	项目策略评价					■								
培训1	如何进行认知访谈汇报				2/28									
短信设计	测试高陵和蓝田本地化的信息库							■						
	认知访谈：高陵区33位新妈妈，15位卫生工作者；蓝田区32位新妈妈，9位卫生工作者						■	■	■	■				
	根据研究设计将短信分为四个组									■				
培训2	如何进行随机化							5/5						
	将参与者随机分为四组													
信息化开发	根据胎龄定制短信													
	收集病历的能力													
结局测量	深度文献综述，以确定基线参数、过程和最终结果				■									
	确定检验效能计算的主要结果								■	■				
	认知访谈测试试卷													
资料开发	同意书													
	该领域的研究人员和卫生工作者指南									■	■			
	调查问卷基线测量，两次随访										■	■		
预试验	启动试点的研讨会：西安市2名决策者，两个县妇幼保健院6名决策者；西安交通大学妇幼保健领域7名教授；哈佛1名研究员								6/20					
	对信息系统进行预测试（即随机化、跟踪）								■				■	
	小样本试点（140名孕妇）										8/29			
培训3	短信对健康影响的科学证据											9/30		

（续表）

一般任务	具体任务	2012		2013										
		11	12	1	2	3	4	5	6	7	8	9	10	11
检验效能计算	定义检验效能的输入											■		
卫生工作中培训	出生后随访调查													■

（袁长征）

思考题：

1. 针对这个健康教育项目，你觉得还可以做哪些改进？

2. 妊娠高血压的孕妇，孕期可能遇到哪些健康问题？分别可能在哪个孕周发生？如何远程提醒她们关注这些问题？试着编辑几条这样的短信。

第六章 健康教育程序

学习目标

识记

1. 健康教育程序和步骤
2. 患者健康教育评估的基本内容
3. 患者健康教育实施的准备
4. 健康教育效果的评价方法

理解

1. 健康教育程序与护理程序的关系
2. 患者健康教育程序的基本理论

3. 霍恩斯坦学习目标的四个领域
4. 健康教育诊断
5. 健康教育计划框架

运用

1. 对患者开展健康教育评估
2. 制定个性化的健康教育目标
3. 制定健康教育计划
4. 制定健康教育评价表格

第一节 健康教育程序的概述

患者健康教育程序是现代护理学发展到一定阶段后，在新的护理理论基础上产生的。它以预防、恢复和促进健康为目标，根据患者的具体情况，提供一种有计划、有目标、有评价健康教育活动的过程。临床工作中，如果护理人员缺乏患者健康教育程序理论知识及应用技术，在开展健康教育工作中则无法达到较好的效果。因此，护理人员应该加强患者健康教育程序的学习，在健康教育活动中加以运用，利用患者的学习需求，调动患者的学习热情，激发患者的学习兴趣，从而达到有效的教学效果，以避免护理人员在健康教育工作中的盲目性、低效性和重复性。

一、概念

患者健康教育程序是一种有计划、有目标、有评价系统的教育活动过程。通过教育活动，帮助人们形成正确的行为和观念，促进人们生理、心理、社会、文化和精神全方位的健康。患者健康教育程序包含以下三层含义：

1. 患者健康教育程序是一个系统的过程

患者健康教育活动必须通过一个系统的过程，并且使每一个步骤与要求协调一致，才能有效地为患者提供健康教育知识，达到健康教育的目标。如

果离开了这个系统，教育活动就得不到根本的保证。这个系统由评估、诊断、目标、计划、实施、评价六个部分组成。

2. 患者健康教育的目标是帮助患者形成正确的健康行为

应用患者健康教育程序的最终任务是使患者、家属和社区人群能采纳健康行为，从而达到疾病的预防、疾病的康复和健康水平的提高。

3. 通过患者健康教育，更新患者的观念

患者健康教育的另一个重要任务是纠正患者片面的甚至错误的健康观念。

二、步骤

患者的健康教育程序由六个步骤，即评估、诊断、目标、计划、实施、评价，这是一个循环的过程，见图6-1。1986年，美国公共卫生教育组织提出了一个包括五个步骤的健康教育模式，即确定患者的健康需求，建立健康教育目标，选择适当的教育方法，执行教育计划，评价教育效果。这一模式与患者健康教育程序相一致。

患者健康教育程序中各步骤含义如下：

1. 患者的健康教育评估

评估是系统地收集患者学习需求资料以及生理、

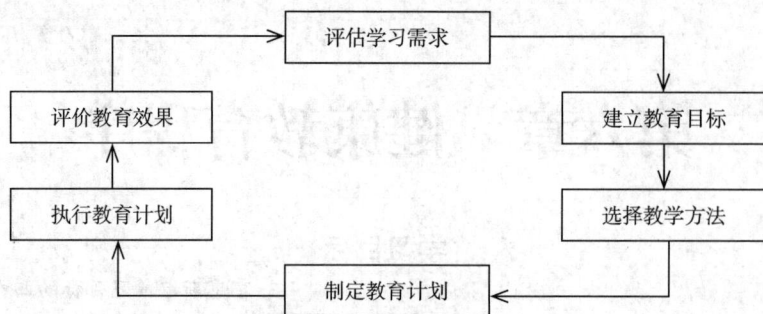

图 6-1 健康教育程序的步骤

心理、社会、文化、精神等健康相关信息，通过对这些资料的收集、整理、分析，有助于建立符合患者实际情况的健康教育诊断。评估内容包括学习需要、学习能力、学习态度和生理状况等。

2. 对患者的健康教育诊断

诊断是对患者所需知识的一种判断，它建立在评估基础上，引导健康教育计划的制定。诊断包括生理健康知识诊断、心理健康知识诊断、精神健康知识诊断等。

3. 对患者的健康教育目标

目标是健康教育活动要达到的目的和效果。任何一个健康教育计划都必须有明确的目标，它是计划实施和效果评价的依据。目标包括长期目标和短期目标。

4. 对患者的健康教育计划

计划是进行健康教育活动的指南，是健康教育实施的基础，它将对患者健康教育诊断的优先次序进行排列、教学设计、规划决策和难点、时间的安排等进行计划。计划包括入院计划、住院计划、出院计划。

5. 对患者健康教育计划的实施

实施是将健康教育计划中的各项教育措施落实于教育活动中的过程。实施包括计划内容的实施、评估实施前的准备工作、教育资源的利用、时间管理、实施记录等。

6. 对患者健康教育的评价

评价是评审教育活动的结果，是对教育目标达成度和教育活动取得的效果做出客观判断的过程。评价包括形成评价、过程评价、结果评价。

三、健康教育程序与护理程序的关系

患者健康教育程序与护理程序一样，都是科学的思维和工作方法，为患者解决健康问题。护理程序侧重于解决患者对健康问题的反应，患者健康教育程序则侧重于调动患者维护健康的潜能，激励患者参与健康促进与康复的过程。患者健康教育程序是在护理程序的基础上产生的，两者步骤相同，相互关联（表 6-1）。

表 6-1 健康教育程序与护理程序的关系

	评估	诊断	目标	计划	实施	评价
护理程序	筛选一般健康问题，如有学习需要，使用健康教育程序	学习需求可以是护理诊断之一	学习目标是护理目标之一	护理计划可以包含教育计划内容	教育手段与其他护理措施一起实施	评价教育措施的有效性
患者健康教育程序	对学习需求和学习准备评估	确定患者健康教育诊断	制定学习目标	根据患者健康教育诊断制订计划	实施教育活动	评价学习效果
相互关系	健康教育评估是护理评估之一	患者的健康教育诊断是护理诊断中的一部分	健康教育目标与护理目标一致	健康教育计划可以是护理计划的一部分	两者既可以单独进行，又可同步进行	针对具体目标进行评价

四、患者健康教育程序的基本理论

1. 患者健康教育过程

患者健康教育是护士与患者之间以教与学的过程来实现的，因此教学过程需由护士、患者及其家属参与，由教学内容、教学手段、教学方法等基本因素完整构成。在教学过程中，护士是教学计划的制定者和执行者，教学计划中规定的教学内容需要护士组织和实施。因此，护士是教育的主体，在教学过程中起到教育、指导和评价的作用，患者是教育对象，是学习的主体。

在教学过程中，护士与患者双方都必须积极活动，护士有义务根据教育目标要求，向患者传授健康教育知识、技能和技巧，使患者的行为趋于健康。患者有权利接受护士的指导，掌握与疾病相关的健康知识，并将这些知识转化为行动的准则，实现教育目标。在教学活动过程中，护士不仅要满足患者对健康知识的学习要求，更重要的是，通过个别指导和行为的干预把知识转化为自我保健和自我护理的能力，以达到患者健康教育的根本目的。患者能积极参与学习过程是患者学习的重要条件。因此，护士在进行教育前，应认真分析患者的学习需求，从患者最需要的学习内容着手，强化患者参与意识，激发患者的学习动机，只有这样才能使教学过程真正成为实现教学目标的互动过程。

2. 人的需要层次理论

马斯洛需要层次理论认为，人类对客观事物的需要，是由低级向高级发展，在满足了低一级需要后向高一级发展。马斯洛需要层次论对健康教育内容确定的指导意义是：

（1）生理的需要 人的基本生理需要包括食物、睡眠、活动、排泄等。从健康教育角度考虑，患者需要接受的知识有饮食结构和饮食管理、活动范围和活动强度、休息时间和休息质量等。

（2）安全的需要 患者安全的需要包括安全感、受到保护、稳定、无恐惧感、依赖等。从健康教育角度考虑，患者需要接受的知识有防止坠床、预防感染、正确使用药物等。

（3）爱与归属的需要 患者的爱与归属的需要包含与家属、朋友、同事等社会关系之间的关心与爱护。通过健康教育应使患者认识到保持与医护人员之间、与其他患者之间以及与家庭成员和社会成员之间的良好关系，对于促进康复、保持健康，有着十分重要的意义。

（4）自尊与被尊 患者的自尊需要包括：一个人的独立、自由、成就和荣誉。护士应该向患者说明，要充分发挥自身的潜力，努力做到生活自理，并掌握必要的护理技能，这样不但有益于康复，而且有益于心理健康，从而形成完整正确的健康人格。

（5）自我实现的需要 一个人在基本满足了生活各方面需要的基础上，在工作和事业上取得一定成就，使理想和抱负得以实现。通过健康教育，应使患者树立正确的人生态度，扮演好患者、工作者、家庭成员等各种角色。

图6-2是以马斯洛需要层次理论为妊娠糖尿病患者提供健康教育诊断模式。

3. 解决问题学说

解决问题学说是指明确地提出一个问题，制定与问题相关的目标，提出解决问题的方案并加以实施的过程。患者健康教育程序与护理程序一样，都是解决问题学说在护理实践中的应用。解决问题学说是患者健康教育程序的基础。

解决患者健康教育程序中的问题，应注意以下三点：

（1）患者健康教育程序中必须有明确的问题目标 目标是解决问题的方向。例如，针对老年慢性支气管炎患者的吸烟问题，通过评估了解到患者已有20年烟龄，短期要求患者达到戒烟的目标存在很大的困难，但可以通过健康教育提高患者对戒烟的兴趣，住院期间只要能达到减少吸烟量的目标，然后就这一目标，制定处包括讲解吸烟危害、吸烟与支气管炎的关系、控制吸烟的方法等教育计划，并加以实施和评价。只有目标明确、具体、可行，教育程序才能有效进行。

（2）制定解决问题的具体方案 为解决问题，必须寻找切实可行的行动方案，并对方案是否满足解决问题的具体要求所能带来的效果进行分析，选择最佳方案，以求快速、经济、有效地解决问题，如为解决上述患者吸烟的问题，可以选择案例教学法，帮助患者意识到吸烟的危害性。

（3）实施计划并加以评价 解决问题的方案提出后，要根据方案的要求加以实施。在执行患者健康教育程序中，应采用具体的健康教育方案将知识

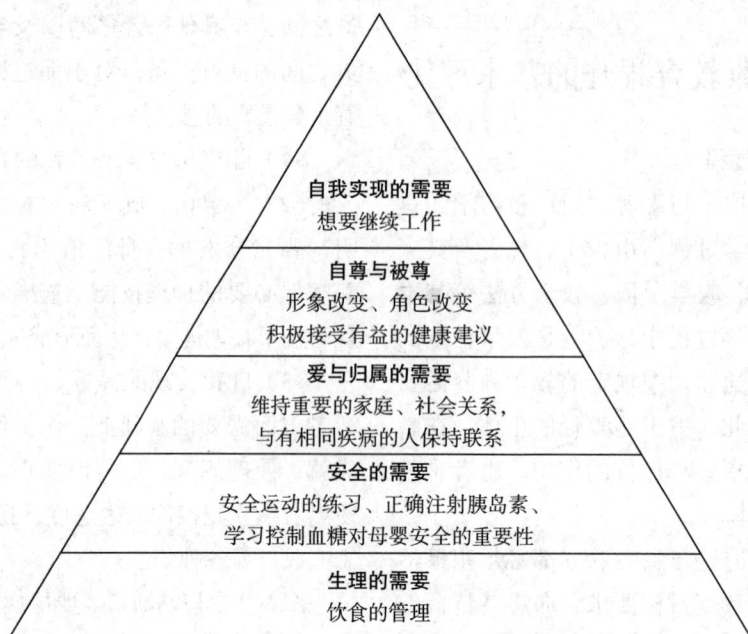

图 6-2 妊娠糖尿病患者的马斯洛需要层次理论分析

与技能传授给患者,如上述的吸烟问题可以采用讲解、图片等教学手段,让患者真正掌握戒烟的方法。教学过程结束后,必须针对教学效果加以评价,看问题是否解决,目标是否达到。如评价效果不理想,必须重新对患者及教育程序进行评估,找出问题所在,重新加以解决。

4. 批判性思维

患者健康教育程序是由评估、诊断、目标、计划、实施、评价六个环节构成的连续不断的过程。要使这一过程有效进行,护士必须对每一个环节实施有效的质量控制,而这种控制的指导思想应该是发展的、辩证的,即批判性思维。批判性思维是指"相信什么或做什么的自我调控的判断过程和反思的推理过程",即对客观事物的认识不是一成不变的,在认识过程中,要对其进行合理的质疑、反思和探索,并对自我思维活动的合理性进行主动的思考。当护士对患者实施健康教育计划时,起初不可能对患者的情况都了如指掌,必须通过深入思考,对患者进行评估,了解患者学习需求,提出符合患者具体情况的健康教育诊断和计划,并加以实施。因此,批判性思维是患者健康教育程序质量控制的基本指导思想。以批判性思维作为患者健康教育程序的指导思想,应注意以下问题:

(1)批判性思维不是单纯的否定 批判性思维是拓展原有认识和怀疑、否定原有认识中的不合理部分,并将其纳入一个更高层次体系的过程。例如,护士在对交通事故致双下肢骨折的患者进行康复指导时,没有考虑到事故责任尚未认定,患者医疗费用欠费等,此时护士只注意想患者传授有关促进骨折愈合的知识和技能,还不能满足患者的全部需要,还应该酌情处理好患者的思想工作,并尽力协助促进事故责任的合理认定,使其能安心治疗并接受健康教育。这里,并没有完全否定原有健康教育知识和技能的传授计划,只是通过护士的批判性思维可以使健康教育更为有效。

(2)批判性思维应具有合理性,应建立在充分的事实材料基础上 患者健康教育程序的实施者往往都要经过深思熟虑,才能提出相应的计划。对计划的否定不能采取简单的办法,特别是对于患者的教育措施,要保持相关的稳定性,如朝令夕改,则会导致患者市区对护士的信心。如对骨折患者已经进行的康复技能的指导时,发现其心理问题后,不应突然中断指导工作,而应同时穿插进行康复指导与其心理治疗,又要使技能指导得以完成。

(3)注意自身素质的培养 批判性思维是素质的一部分,为开展健康教育工作,护士必须不断加强自身修养,强调发展的内部动力,注意补充新的知识和技能。只有自身素质提高了,才有可能对健康教育的过程由更深刻的认识和理解;只有不断修正自己的认识和实践,才能使教育达到理想的效果。

第二节 健康教育的评估

一、概述

评估是患者健康教育程序的第一步，也是有计划、有目的、有系统地收集患者健康学习需求的关键一步。评估是一个持续不断的过程，贯穿在健康教育活动的始终，护士在进行日常护理工作时要有意识、连续不断地观察和了解患者对疾病、治疗、护理、检查、活动、手术、用药等的认知情况，有目的地为患者健康教育诊断收集资料。

健康教育的评估方法与护理程序中评估的方法相一致，无论护士采用什么样的评估方法，在评估时都应遵循以下四个基本原则，来保证评估的有效性。

1. 可靠性（可信度）

可靠性代表护士所收集资料的稳定程度，即在同样情况下对患者进行二次评估，所得到的资料的相同程度。例如，两次询问患者是否服用某种药物，得到的结果都是同样的，这样的资料具有可靠性。

2. 真实性

真实性是评估中最重要的方面，是指一项评估实际上达到了多少应该达到的目的。资料的真实性对确定健康教育诊断起着至关重要的作用。例如，护士评估一位糖尿病患者是否掌握测血糖的技术，患者说"已经掌握"，事后护士发现患者并没有真正掌握这个方法，这种资料的错误会影响患者的治疗及患者健康教育诊断的确立。因此，护士需要通过收集、检验、观察、对比等方法，对资料的真实性做出判断，以便得到正确的资料。

3. 区别性

任何健康教育评估的目的都是为了了解患者对健康知识的掌握程度。因此，护士必须把这些能收集到的资料与没能收集到的资料区别开来。例如，对妊娠糖尿病活动强度知识的了解程度的评估，如果从评估中反映不出孕妇对床上活动、下床活动等强度的区别，护士应该继续收集该方面的资料，否则这项评估就失去意义。

4. 实用性

实用性是指收集到的资料对确定患者健康教育诊断是否具有实用价值。例如，在为先兆早产的患者做健康评估时，如果患者一直在诉说与此无关的生活琐事，应该及时把话题引到正题上来，收集与疾病相关的资料。

二、评估的内容

评估是护理工作的重点，也是护理程序的第一步，健康教育评估与护理程序中的评估相似，评估重点各有不同，健康教育评估中应考虑患者的学习需求相关的内容。评估大体分为三大部分：个人评估、家庭评估和社区评估。

（一）个人评估

在健康教育与健康促进的背景下对个人身体状况进行评估，包括对其他健康参数和健康行为的全面检查。这部分反映了患者个人的情况，包括其家族史、目前身体、精神、心理情绪等的状况。

1. 健康史的评估

评估患者的家族史（遗传史）、既往史、手术史、生育史等。通过评估可以让护士了解患者身体状况与既往乃至整个家族的关系，可以更好地指导患者。

（1）家族史（遗传史） 不仅是遗传病的评估，一些亚健康状况的家族遗传倾向也在此评估，例如：过敏倾向、疤痕体质等。

（2）既往史 既往是否有患病时间较长或发病时困扰较深的疾病、是否有治疗、效果如何、医生的诊断是什么、对现在身体是否仍持续带来影响。

（3）手术史 评估患者是否曾经做过手术，即使微小的局部手术均应记录。患者对既往手术是否有疑惑、顾虑，手术后是否留有明显疤痕，手术后是否对患者有不良影响，是否仍持续影响患者生活或身体状况。

（4）生育史 评估患者生育数量、分娩方式、曾经的生育体验（包括妊娠期、分娩时、产褥期、恢复期等各时期），这个对产科的健康教育尤其重要。围生期的健康教育和与妇科相关的慢性疾病的健康教育应重视此项评估。

2.身体状况的评估

患者身体状况的评估包括患者年龄、身高、体重、营养状况、意识状态、睡眠状态、疼痛状态等，特别是对视力、听力等信息获取和反馈能力的评估。通过评估护士可以了解患者是否有接受学习的能力，以指导制定学习计划。

（1）营养状况 建立患者营养状况评估基线，有利于评价患者健康教育实施的效果。营养状况的评估包括测量、实验室分析和饮食史。目前临床应用最广泛、最可及的是人体测量，也就是身高和体重、身体各部位的周长和皮肤褶皱厚度。体重指数（BMI）是评估健康体重的最佳方法，虽然它不用于评估体脂率和脂肪分布，但对超重或肥胖是有用的筛选工具。需要注意的是，腰围过大也会有健康风险，即使体重是正常的。

（2）意识和定向力 是指患者的神志状态。定向力障碍与意识障碍的患者，是不具备快速思考和接受教育信息的能力的。通常患者本人具有意识和定向力障碍，无法进行健康教育时，若病情必要应评估患者主要照护人或家属的认知情况，将健康教育的受众及时转移，以确保健康信息的传达效率。

（3）睡眠状态 各种睡眠障碍，包括失眠、多梦、早醒、易醒等情况，将会影响患者的学习能力和记忆力，护士在制定健康教育计划时应考虑到患者此种状态进行学习会影响效果。有的患者自觉没有睡眠问题，但整日精神疲乏、头晕脑胀，这种睡眠无法有效缓解患者疲劳的情况可视为睡眠障碍，也应考虑患者是否具备学习状态。

（4）疼痛状态 可用疼痛尺等评估患者是否有疼痛存在，最常用的评估工具是疼痛尺，0~10分，0分为完全不痛，10分为非常疼痛，让患者主观打分，文盲或幼儿等可采用疼痛脸谱评估的方法。一般来说，3分及以上疼痛即可引起患者生理性明显不适，对日常休息和生活有较大影响，造成注意力分散，影响学习效果。这种程度的疼痛应予以相应止痛处理后再进行健康教育。在可预知患者即将经历此种疼痛前，应提前安排健康教育，如分娩宫缩发动前，应完成孕妇在产房分娩时的相应健康教育内容。

（5）感知觉 通常指患者听说读写的能力评估。听和看是信息的输入形式，说和写是信息输出的形式，要进行健康教育必须保证患者信息输入和输出的能力，至少保证一个是功能完好状态。

听：评估有无听力障碍、失聪、能否听清楚一般音量的说话的声音，有无耳鸣，双耳还是单耳功能障碍。

说：评估有无语言交流障碍，有无失语等。

读：评估患者的阅读能力、记忆力、视力是否正常，有无视力障碍、复视等。

写：评估患者的手部功能，是否能通过书写或绘画等方式进行信息交流。

例如，一位聋哑的孕妇发生妊娠并发症，护士在评估时应考虑她是否佩戴助听器，可否正常进行口语交流，如果不能，那么是否有阅读能力，护士通过文字或绘画、动画视频等形式是否可以传达信息，孕妇此时可否通过文字或手语等形式进行交流。

除此以外，有的精神心理疾病的患者，会出现错觉和幻觉的症状，也在一定程度上影响健康教育的效果。幻觉与错觉不同，错觉是客观存在的事物，只是被患者错认为另外的东西，但幻觉是客观不存在的事物，只有患者认为存在。

3.精神心理状况的评估

精神心理状况的评估是指对患者的心理适应度、心理情绪、生活压力、精神信仰等的评估。这是评估中了解患者内心世界的重要步骤，也是建立护患信任关系的重要桥梁。在健康行为的影响因素里，这是对患者行为"倾向因素"的评估，即信念、价值观、态度等，会直接影响患者行为动机和愿望的因素。评估患者的精神心理状况可以帮助护士更好地了解患者，把握更好的健康教育时机，制定有针对性的健康教育计划。

（1）心理适应度 心理适应度对健康教育的有效进行非常重要，不同时期有不同的行为表现和心理需求。把握患者的心理适应过程，可以帮助护士把握健康教育的时机，传递健康信息具体内容的区别。患者的心理适应过程分为六期，以产科中孕中期胎儿严重畸形需引产为例，健康教育的需求见表6–2。

表6-2 患者的心理适应过程

阶段	含义	行为表现	健康教育内容
否认期	拒绝接受事实	否认胎儿有问题,不接受引产手术	不进行健康教育,给患者心理适应时间,加强心理及社会学支持
怀疑期	怀疑事实存在	寻找疾病存在的依据	解释各种产科检查结果,包括系统B超、MRI、唐筛结果等,帮助产妇及家属理解严重性和后果
调整期	接受事实	向医护人员询问各种能保住胎儿的方法、畸形的严重程度、出生后能否手术或救治后是否能存活等信息	对此种胎儿问题在此期可安排进行较详细的健康教育,帮助产妇及家人理解和重视疾病的重要性和后果,对胎儿是否有救治可能要有认真详细的解答
转变期	面对现实	与他人讨论个人的感受	引导其接受胎儿无法出生的事实,鼓励孕妇倾诉不良情绪,帮助孕妇分析此次妊娠失败发生的原因,缓解心理压力,健康教育重点在孕妇心理健康干预
适应期	安排生活	主动寻找治疗信息	适时对孕妇进行引产手术的健康教育,以及对生育能力损伤程度的健康教育
成功期	应对自如	积极配合治疗	引产后的避孕、生育相关的健康教育,有生育意愿的,进行再次妊娠准备的健康教育

（2）精神信仰的评估 患者的精神信仰可以通过他对疾病的态度来影响学习的意愿。患者精神信仰的评估包括是否有宗教信仰、信仰的程度如何、有无宗教因素相关的生活方式改变、是否有宗教信仰的食物限制等。在健康教育中,既要尊重患者的宗教信仰,又要能从科学角度来纠正和干预患者错误的疾病知识和观念。对于一些全家族甚至社区范围内宗教信仰的情况,还要考虑到患者的亲朋好友的宗教信仰对患者采纳健康行为的影响。

（3）心理情绪 心理情绪通常有自我感觉的不安、焦虑、恐惧、烦躁等。焦虑、恐惧、紧张等心理情绪,是一种内源性压力的表现,在住院患者、孕产妇及其家属中普遍存在。适当的心理压力可以推动患者发现自我的学习需求,促成学习动机,配合医务人员的健康教育和治疗措施,但过度的心理情绪会干扰患者的注意力、思考能力和记忆能力,应先请相关专业人员进行心理干预后再实施健康教育。

评估心理状态可以采用相关量表对患者进行心理情绪的评估,如:焦虑自评表（SAS）、感知压力量表、抑郁自评量表（SDS）、汉密尔顿抑郁量表（HAMD）、青少年烦恼量表等。也可以采用观察法与询问法寻找患者是否有感知到压力。常见感知到压力的信号（表6-3）。

表6-3 常见的身体压力信号

身体症状			
头疼	消化不良	胃痛	手掌出汗
睡眠困难	眩晕	背痛	肩颈僵硬
心率快	心神不定	疲惫	耳鸣
行为症状			
过度吸烟	嚣张跋扈	强迫性嚼口香糖	批评他人态度
睡觉磨牙	无法完成工作任务	酗酒	强迫性进食
情绪症状			
哭泣	神经质、焦虑	急躁	感到厌倦和无聊
对生活有无力感	有压倒性的压力感	愤怒	孤独
容易感到失望	没有原因地感到沮丧		

（续表）

认知症状			
难以清晰的思考	健忘	失忆	缺乏创造力
总是忧心忡忡	抉择困难	有逃跑的念头	失去幽默感

在心理情绪中，有一种特殊情况表现为患者对医务人员不信任。信任是医患关系的基础，是进行健康教育的前提。患者对医务人员产生的不信任心理有多种的因素导致，可能是新闻媒体的误导、自身或亲朋好友等不愉快的就医体验等，这种情绪会严重影响健康教育的效果。因此，评估中发现患者对医务人员不信任，应以建立起信任的医患关系为第一步，待建立彼此信任的医患关系后再行健康教育。

（4）生活压力　生活压力是一种外源性压力，是发生在个人身上的事件和情况，通常是比较明确的生活事件，可能是个人的，也可能是环境、家庭、工作或其他社会压力产生的，是个体对压力源的主观感知。生活事件可能是负面的，如亲人的死亡、失去工作和非意愿的怀孕等；也可能是是幸福的事件，如结婚、孩子出生和搬了新家等。有的是与环境相互作用而产生的生活事件，比如糟糕的交通、极端的天气等。有的是不可预测的事件，如房租增加、孩子生病等。有的是家庭因素造成，比如子女和配偶之间的冲突和争论、家庭成员健康问题引起的问题等。工作场所的压力包括长时间工作、难相处的同事和紧张的截止日期。社会压力包括对家庭、朋友和组织的承诺，以及来自同龄人的压力等。

生活压力的持续时间和处理方式，可能带来多种健康问题或健康隐患，在评估时，应帮助患者认真分析压力源，找到问题的关键，可以帮助护士制定更具有实践意义的健康教育计划，让患者能更好地配合，提高患者的依从性。

4. 社会支持系统的评估

社会支持系统通常指个人生活依赖于他人或受他人影响的社会环境，这种环境在健康教育中构成社会支持系统或社会网络，给患者提供援助。在影响健康行为的因素里，是对患者行为"促成因素"的评估，也是患者健康行为能否形成的客观条件和客观资源的评估。评估的内容包括个人交往（朋友圈）、经济状态、家属的反应与情感等。

在社会支持系统的评估中，可以引导患者说出更多的社会网络（如在您目前的家庭、社会关系中，

谁可能提供所需的支持？你能做些什么来增加你需要的人来支持你？），观察患者是否会向某些网络人群寻求帮助和获得精神支持，是否能听取他们的建议，接受他们这些观点。同时也应注意这些社会网络是否会对患者健康造成影响，如人际关系紧张、债务危机等。

（1）个人交往　主要评估患者的家庭成员、社会关系与社会交往，了解谁可能提供帮助与支持。这种支持包括经济上、情感上、信息上和资源上等。例如，评估到某骨折需长期康复的患者，有一位关系很近的亲戚是某康复中心的负责人，可指导患者出院后去此康复中心完成后期康复治疗。评估时可以要求患者列出能够为他提供相关支持的人、他与这些人联系的类型、联系的频率、保持联系的时长以及谁可以提供何种支持等。见表6-4。

表6-4　个人交往关系表

人物	关系	频率	类型	时间
邓某	家庭成员（丈夫）	每日	面对面	15年
	家庭成员（儿子）	每日	面对面	10年
	家庭成员（女儿）	每日	面对面	5年
	家庭成员（父亲）	每周	电话	>15年
	同事A	每日	面对面	1年
	同事B	每周	面对面	3年
	同事C	每周	电话	5年
	朋友A	每周	面对面	>10年
	朋友B	每周	微信等社交工具	>5年
	朋友C	每月	微信等社交工具	2年
	熟人A	每月	电话	8年
	熟人B	每月	电话	5
	熟人C	很少	电话	—
可以提供经济支持				
家庭成员（丈夫） 家庭成员（父亲）				

（续表）

可以提供信息支持
朋友 B
可以提供情感支持
家庭成员（丈夫）
家庭成员（女儿）
家庭成员（儿子）
朋友 A
可以提供资源支持
家庭成员（父亲）
熟人 A

（2）社会经济状态　高收入患者相对于低收入患者较少考虑治疗花费，因为能安心治疗及学习。评估内容包括患者的职业、经济状况、医疗保险、健康对工作与经济程度的影响等。例如一位贫困山区外出打工的农民工发生意外住院治疗，花费很大，已全家高额债务，在进行健康教育时可让患者明白接受健康教育可缩短住院时间，减少住院费用，以激发患者学习的积极性。

（3）家属的评估　家属是患者最大的社会支持者，无论在医院、家庭或社区，患者都需求要家属的关怀、支持和护理。护士对患者家属及亲友进行健康知识的指导是很有必要的。一般从两方面进行评估。

①家属的反应：指家属对患者所患疾病的反应，它可以影响患者疾病的康复和学习的积极性。评估内容包括对患者诊断和预后的理解、家属对患者学习能力的了解、家属是否愿意参加学习等。当家属支持患者学习或自己参与学习时，能给予患者鼓励；反之，家属冷淡不关心，也会降低患者康复和接受教学的信心和动力。

②家属的情感：家属的情感表现有渴望、冷漠、焦虑、不关心等。如果家属与医护人员的关系不融洽，也会表现为家属不愿意参加学习。在临床中，通常患者不止一个家属，一般重点评价对患者影响较大，在经济、情感或社会支持等方面力度较大的家属。

对家属的评估不仅要了解家属对疾病的了解、对学习的参与性和积极性，同时也要从评估家属的情感态度是否影响了患者对健康知识学习的兴趣、是否帮助患者促成学习动机等，是一个不断评估、动态了解的过程。

5. **健康观念与生活方式的评估**

健康观念与生活方式评估包括患者的健康观、健康素养和生活方式。与精神心理的评估类似，健康观与健康信念属于患者行为的"倾向因素"，患者对健康的信念、价值观、态度等，也会直接影响患者行为动机和愿望的因素。

（1）健康观念的评估　健康观念决定了其对疾病的认知与态度。不同的人有不同的健康观。健康教育的重要任务之一就是帮助人们树立健康观念。通过健康观念的评估，可以判断人们的健康观念，特别是当患者意识到疾病会严重影响到他的生活和工作时，学习意愿也会相应增强。健康观的评估主要以护患交流为主，通过患者陈述的话语来推断其健康观念。以妊娠糖尿病的健康观为例，见表6-5。

表6-5　健康观与学习意愿

病人的陈述	病人的健康观	学习意愿的表现
现在很多得糖尿病的妈妈，我非常担心得妊娠糖尿病，据说会造成孩子早产	她了解到患妊娠糖尿病的概率高和后果严重	显示出对妊娠糖尿病的现况与后果的了解，能促使她产生学习意愿
如果我患了妊娠糖尿病，我的孩子可能会不健康，我的生活可能为之改变	如果患妊娠糖尿病将影响她的生活质量和后代健康	对妊娠糖尿病的危害性有认识，增加了她学习的意愿，促使她采纳预防和寻求早期干预的健康行为
按时监测血糖可以帮助我发现血糖的不正常波动	自测血糖是糖尿病患者自我保健的一个重要手段	意识到此过程对自己有益，促使她产生学习自测血糖的意愿
我不必按时做产检，因为没有时间去做／因为我以前生的孩子很健康／我家里人生孩子都没问题	没有必要花时间做产检	病人认为这个过程没有必要，表露出她没有学习动机，对学习存有障碍

应该注意的是，患者的健康观不代表其具备相应的健康行为。有的患者健康的观念、态度等均较积极，但健康行为却与之不匹配，应在评估时做好相应记录，以方便在以后健康教育计划的制定和实施中，不断观察和反思患者认知行为失调的根本原因。

（2）健康素养的评估　健康素养通常包括功能性的健康素养、互动性的健康素养以及评判性的健康素养，健康素养的高低对形成患者的健康信念有较为直接的影响，通常与患者的受教育程度直接相关。评估内容包括：获取健康信息的途径、理解疾病形成与发展的能力、独立完成疾病的预约－检查－诊断－治疗全过程的能力、健康信息的甄别能力。评估工具有健康信息素养自评量表、居民健康信息素养问卷等。

（3）生活方式的评估　评估患者的工作方式、体力活动、饮食习惯、不良嗜好、压力管理、安全意识和疾病预防意识等。例如了解一位慢性病患者的饮食与生活方式的内容，可以帮助其寻找解决健康问题的关键，制定更适合患者的健康干预方案。具体评估内容见表6-6。

表6-6　生活方式评估表

项目	评估内容
工作方式	久坐或久站性质的工作
	工作地点是室内还是户外
	工作时间是固定还是轮班制
	是否常有夜班（一周≥1次）
	工作强度（日均）：＜8小时、≥8小时、≥10小时
	工作场所是否有职业暴露风险
	是否需要经常加班（一周≥3次）
体力活动	每周至少3次（快步走、骑自行车、有氧舞蹈、爬楼梯）进行20分钟或更长时间的运动
	通常有在白天的活动中锻炼身体（如午餐时步行，用楼梯代替电梯，将车停在远离目的地的地方，步行）
饮食习惯	口味偏好：嗜酸、嗜辣、嗜甜等
	主食偏好：米饭、面条、包子馒头、其他粗粮、不吃主食
	零食偏好：不吃零食、偶尔吃零食、天天吃零食
	食物烹饪偏好：蒸、煮、煎、炸、炒、白灼
	肉食偏好：猪肉、牛肉、羊肉、鸡肉、鸭肉、鹅肉、海鲜类、淡水鱼类、其他
	食用油偏好：猪油、菜籽油、花生油、芝麻油、牛油、其他
	深加工食物偏好：天天吃、常吃（一周2~3次）、偶尔吃（一月＜3次）、很少吃（一年＜3次）、从不吃
	每天能吃2~4份水果或水果
	口服补充维生素类药品：经常、偶尔、从不
不良嗜好	吸烟、不吸烟、避免二手烟、吸电子烟
	酗酒、不喝酒、吃药或怀孕时不喝酒、喝酒但每天不多于2次
	吸毒、过度减肥、暴饮暴食、滥用止疼药等
压力管理	有很好的朋友、亲戚等可以讨论私人问题，或获得帮助
	有工作或有自己喜欢的娱乐性活动
	习惯性熬夜或晚睡
	很容易放松，自由表达情感
	压力性进食

（续表）

项目	评估内容
安全	坐车时系上安全带
	喝酒不开车
	驾车时注意遵守交通规则，不超速，不赌气开车
	不在床上吸烟
	使用家用洗涤剂等有潜在毒性的物品前，认真阅读说明书并妥善保管物品
疾病预防	知道癌症、中风等慢性病急症的危险信号
	避免在阳光中暴晒，使用防晒霜
	定期体检
	会接受免疫接种的推荐
	知道常见癌症的筛查方法
	不会进行不安全性行为

6. 学习评估

学习评估是了解患者的学习需求、学习能力、对学习的兴趣、动机、健康知识的掌握程度、倾向性的学习方式，有助于健康教育计划的制订与实施。

（1）文化与智能评估 评估患者的思维能力、判断和接受知识的能力，是评估患者学习能力的重要内容。一般多通过患者的学历背景来推断，受教育程度一般来说可以决定他的智力水平，但并非绝对，护士不能仅从患者的学历背景来判断其智力、判断力，而应该从评估中进一步去了解患者的实际学习能力、思维能力和判断力。

（2）学习需求评估 学习需求的评估是对患者的学习需求做出个性化的判断，是患者期望达到的学习状况与目前学习状况的差距。患者的学习需求受个人经历、疾病特征、学习能力和治疗因素等多方面的影响。相同疾病的患者可能有不同的学习需求，有的需要了解疾病的发生原因，有的需要了解药物对本人和胎儿的副作用等。不同的疾病（妊娠时期）可能也有相同的学习需求。因此，护士只有对患者进行学习需求的评估，才能有针对性地对患者进行健康教育。通过询问、开放式问答、问卷调查等方法，判断患者知识缺乏的程度、确定学习需求，并通过基本的交流对学习能力做出预判。

（3）学习态度的评估 学习态度是一个人较为持久的内在情绪，虽然无法直接观察到，但是可以通过人们的言行举止表现出来。学习态度评估的主要目的是：患者有无学习愿望；是否认可健康教育的重要性和必要性；对健康教育是否接受；是否在思想上做好了学习的准备；通过健康教育能否对行为改变产生影响。

（4）倾向性学习方式的评估 有效学习不仅依赖于患者的智力和文化，也依赖于患者倾向的学习方式。通过对患者倾向性学习方式的评估，配合相应的教学工具和教学活动，可以帮助护士达到更好的教学效果。主要从看、听、说、做，几个方面进行。通过观察或询问，可以了解到患者喜欢什么样的学习方式，是更善于通过看还是听，更接受图画或文字，还是更喜欢直接参与动手做。

（5）学习环境的评估 学习环境是重要的行为"促成因素"，更容易让患者接纳的教具、较为安静的学习环境和氛围、健康教育护士的个人水平与沟通能力，都将促使患者更进一步的学习。在有条件的情况下，对于相对固定的健康教育内容，应开设相应的健康教育示教室、购买相关教具，在日常工作中也应加强对患者的沟通交流。

（二）家庭功能与结构的评估

家庭是指由一个或多个有血缘、婚姻、领养、监护或朋友关系的个体所组成的团体。家庭是社会的细胞，是社会团体的最小基本单位，也是家庭成员共同生活的处所。家庭的结构与功能，决定了健康教育措施的实施可行性，在健康教育中，尤其是在儿童保健、慢性病与围生期女性的健康教育里，应该分析儿童的养育环境、家庭结构、家庭功能，得出有指导意义的健康教育措施，而不应该千篇一律。

1. 家庭类型的评估

也就是评估家庭的外部结构和人口数量，帮助护士分析家庭可利用内部资源。

（1）核心家庭（小家庭）　是由一对夫妇和未婚子女构成，是现代社会主要的家庭类型。这种家庭具有规模小、结构简单、关系单纯和容易沟通的特点，家庭结构和关系较稳定、牢固，对亲属关系网络的依赖也较小，但这种家庭可利用资源少，遇到危机时容易得不到足够的支持。

（2）主干家庭（直系家庭）　是核心家庭的纵向延伸，是由父母、已婚子女及第三代组成的家庭。主干家庭人数较多，结构复杂，关系也较复杂，沟通成本较大，但这种家庭可利用资源多，应对家庭危机的能力较强。

（3）联合家庭（旁系家庭）　是核心家庭的横向拓展，是由两对或两对以上的同代夫妇及其未婚子女组成的家庭。包括父母同几对已婚子女和孙子女组成的家庭、两对以上已婚兄弟姐妹组成的家庭等。这种家庭关系网络复杂，家庭人员较多，不仅可能有长辈与晚辈的矛盾，还可能涉及平辈的矛盾。一方面家庭资源较多，遇到危机容易应对，另一方面这种家庭矛盾也容易激化，有时候反而不利于应对家庭危机。

（4）单亲家庭　由离异、丧偶或未婚的单身父亲或母亲及其子女或养子女组成的家庭。这种家庭资源单薄，几乎不具有应对家庭危机的能力。但家庭人口少，沟通较容易。

（5）其他　以上家庭之外的家庭　如未婚同居家庭、群居家庭、同性恋家庭等。

2. 家庭内部结构的评估

是指家庭成员之间的互动行为，包括家庭角色、家庭权利、家庭沟通方式和家庭价值系统，反映家庭成员之间的相互作用和相互关系。

（1）权力结构　家庭权力结构是指家庭成员对家庭的影响力、支配权和控制权，家庭权力反映了家庭决策者在做出决定时家庭成员之间的相互作用方式。家庭权力分为4个类型：①传统权威型：由家庭所在的社会文化传统决定，如父系社会的家庭，把父亲视为权威人物，而不考虑其社会地位、职业、收入、健康状况及能力等因素；②情况权威型：家庭权力随着家庭情况的变化而发生转移，由经济供养能力决定，如丈夫失业由妻子赚钱养家，权力自然由丈夫转移到妻子；③分享权威性：也称民主家庭，家庭成员权力均等，彼此商量决定家庭事务；④感情权威型：由家庭感情生活中具有凝聚力的成员担当决策者，其他的家庭成员因对他（她）的感情而承认其权威，如"妻管严"。每个家庭可以有多种权力结构并存，不同时期也可以有不同类型，家庭权力结构并非固定不变，它会随着家庭生活周期的改变、家庭变故、社会价值观的变迁等家庭内外因素的变化，从一种形式转化为另一种形式。

（2）角色关系　家庭角色关系是指家庭成员在家庭中的特定地位，每一个家庭成员都是多个角色的扮演者，其角色的扮演情况是影响家庭健康的重要因素。一个健康的家庭，其家庭成员均愿意扮演自己的角色，行为符合社会规范，能被社会接受角色功能，角色功能既能满足自我的心理需要也能达到家庭对角色的期望，同时在不同的家庭发展阶段完成角色的转换。

（3）沟通方式　家庭沟通方式是指家庭成员之间在情感、愿望、需要、价值、观念、信息和意见等方面进行交换的过程，是评价家庭功能状态的重要指标，是家庭成员调控行为和维持家庭稳定的有效手段。开放、坦诚、有效的沟通能化解家庭矛盾，解决家庭问题，促进家庭成员间的关系。

家庭氛围和感情的好坏可以用关系导向和观念导向这两个心理维度大致区分。关系导向高的家庭，不能很自由地发表言论，感觉好像有统一的信念和处事价值观，多数有一个层级分明的家庭结构，把家庭选择放在个人意见之前。观念导向高的家庭，鼓励发表观点、讨论甚至辩论，每个人都能自如地表达创意、情绪，参与决策，父母认为孩子理应看到事物的多面性，自由表达观点，可讨论话题广泛而且不受约束。以这两个维度，家庭的沟通类型可以分为四种，见图6-3：①多元型：保证开放的讨论氛围，做决定时可以大家一起坐下来协商。比如亲密关系不能限制个人自由。这种父母既彼此陪伴，分开也有各自的活动空间和时间表（比如分开的书房和浴室），而且不避讳有冲突，遇到分歧不会回避处理。②一致型：能感觉到需要和家人三观一致的压力，要维护家庭等级结构，同时你的想法也会被重视。这种家庭的孩子要么循规蹈矩，要么就逃进自己的幻想里。一般这种家庭的父母都非常传统，他们相信"夫唱妇随""保持忠贞"，互相依赖和陪伴，而且认为自己的婚内交流是随和而用心经营的，而不是常常有冲突的。③保护型：很明显会有一种遵守家规、听从家长的气氛，不太有允许孩子质疑长辈的可能。在这样家庭中成长的孩子很容易受到影响或被权威说服。塑造这种氛围的家长三观也很传统，他们重视自己个人胜过亲密关系，互相陪伴和分享都更少，并且认为他们婚内的交流是坚决自信、有说服力的，而且更多回避婚姻冲突。④放任型：家庭成员之间不太有什么交流，也缺乏家庭凝聚力。大多数家庭成员都在情绪上和家庭很疏远。这类家庭养育出的孩子更可能被外面的社会组织影响。塑造出这种家庭模式的家长对婚姻无法达成一致，他们对自我观念，互相依赖和婚内交流的预期理解都不同，所以很难让家庭有凝聚力。一般来说关系导向高的家庭，家庭成员的自尊更低，观念导向高的家庭，家庭成员的自我效能感更高。

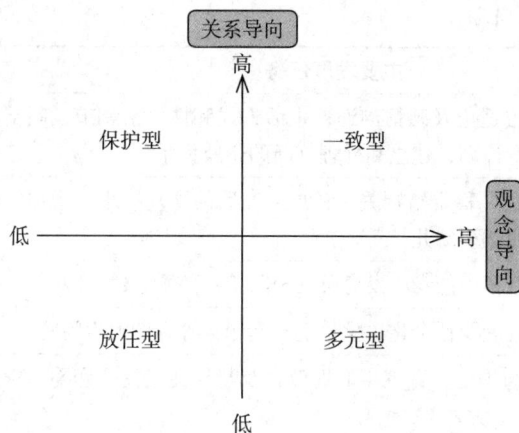

图 6-3　四种家庭沟通类型

还有学者以沟通形式分为讨好型、责备型、超理智型和一致型四种沟通模式。①讨好型：一方家庭成员为了取悦另一方，认为自己因为要依靠家里其他人而活，呈现出对他人讨好的趋势，害怕家里的其他人不喜欢，害怕家里人把自己看作累赘。与家人交谈多是赞同他人观点，不敢发表自己的看法、观点，一切都是为了获得家庭其他成员的承认与认可。这种家庭沟通模式多见于寄养家庭。②责备型：有的家庭成员在与他人对话时表现出怀疑、责备、挑剔、谩骂、咄咄逼人，认为自己是家庭权威，并且不允许自己受到挑战。喜欢说"都是你的

错""要不是你……，我才不会……"等责备的语句。③超理智型：这是一种过于客观，压抑自我感觉的沟通模式，认为人一定要保持客观、冷静。这种模式喜欢使用抽象的术语，只注重客观情景，不关注他人和自己，缺乏人情味。④一致型：重视他人、情境和自我，在与人交流过程中，尊重他人，注重他人感受、愿意聆听别人，也愿意表达自己的意见和感受，认可环境的压力，勇于承担自己的责任，交流时放松、精神抖擞、乐观冷静、开朗自信。

这两种家庭沟通模式分类都可以用，在实际评估中，第一种沟通模式可能需要对家庭有多次接触，有较深入的交往才可以探知，应用范围有限，而第二种即使是第一次接触的家庭也可以快速评估，适用于需短期、快速评估的情况。

（4）价值系统　家庭价值是指家庭在价值观念方面所特有的思想、态度和信念。家庭的价值系统决定着家庭成员的行为方式及对外界干预的反应性，家庭对健康的态度和信念直接影响家庭成员对疾病的认识、就医行为、遵医行为和健康促进行为。了解家庭价值观，有利于解决家庭问题。

3. 家庭功能的评估

是指家庭本身所固有的性能和功用。家庭功能的缺失可能导致健康教育的实施受阻或无法开展。重视家庭功能的评估有利于护士制定更具有实施可能性的健康教育计划。

（1）情感功能　情感是形成和维护家庭的重要基础。家庭成员间的彼此关爱，能满足家庭成员爱与被爱的需求，能够让家庭成员产生归属感、安全感。

（2）社会化功能　家庭有培养其年幼成员完成社会化的责任，为其提供适应社会的教育，使其具有正确的人生观、价值观和健康观。

（3）生殖功能　家庭是生育子女、繁衍下一代的基本单位，体现了人类作为生物时代延续种族的本能和需要。在围生期的健康教育中尤其重要。

（4）经济功能　经济功能是指经营生活、维系生活所需的经济资源，包括物质、空间及金钱等，以满足家庭成员的衣、食、住、行、教育、医疗、娱乐等各方面的需求。

（5）健康照顾功能　家庭成员间相互照顾，维护家庭成员的健康，并在家庭成员患病时提供各类

与疾病恢复有关的支持，如提供合理饮食、保持有利于健康的环境、提供适宜的衣物、提供保持卫生健康的卫生资源等。

家庭的功能可以采用 APGAR 家庭功能评估表，从适应度、合作度、成熟度、情感度、亲密度五方面进行评估，见表6-7。

表6-7　APGAR 家庭功能评估表

指标	经常（2分）	有时（1分）	几乎从不（0分）
当我遇到问题时，可以从家人处得到满意的帮助（适应度）			
我很满意家人与我讨论各种事情以及分担问题的方式（合作度）			
当我希望从事新的活动或发展时，家人都能接受且给予支持（成熟度）			

（续表）

指标	经常（2分）	有时（1分）	几乎从不（0分）
我很满意家人对我表达情感的方式以及对我情绪（愤怒、悲伤等）的反应			
我很满意家人与我共度时光的方式（亲密度）			

0~3分：家庭功能严重障碍；4~6分：家庭功能中度障碍；7~10分：家庭功能良好

4. 家庭生活周期的评估

是指家庭遵循社会及自然规律经历的由诞生、发展到消亡的循环周期，是夫妻从结婚组成家庭开始，到生产、养育子女，再到老年的各个阶段的连续过程，最常用的是杜瓦尔的家庭生活周期。分析家庭生活周期的阶段与发展任务，可以帮助护士定位目前患者的健康问题、健康问题与家庭发展的相关性，以寻求合适的干预方法。杜瓦尔的家庭生活周期见表6-8。

表6-8　家庭生活周期表

阶段	定义	主要发展任务
新婚期家庭	男女结合	建立家庭，双方适应及感情沟通；生活方式和性生活调节；制定家庭计划，包括生育计划；建立和处理好新的亲戚关系
第一个孩子出生	30个月以内	适应父母的角色，稳定婚姻关系；母亲产后的恢复；承担增加的经济开支；养育和照顾婴幼儿
有学龄前期儿童	30个月~6岁	抚育孩子；注意孩子的身心发育及安全防护；孩子上幼儿园
有学龄儿童家庭	7~17岁	促使孩子身心发展及社会化；孩子上学问题；青春期卫生问题
有青少年家庭	13~20岁	青少年的教育与沟通；青少年的性教育及与异性交往、恋爱；青少年的社会化问题
孩子离家创业家庭（分支家庭）	最大到最小的孩子离家	父母与子女之间逐渐转为成人关系；父母感到孤独
空巢期家庭（中年家庭）	孩子离家直到父母退休	恢复夫妻两人的生活，重新适应及巩固婚姻关系；计划退休后的生活，适应于新家庭成员的关系；与孩子的沟通及给予各方面的支持
老化期家庭（老年家庭）	退休至死亡	适应正在衰退的体力；适应经济收入的减少及生活依赖性的增加；建立舒适的生活节奏；适应丧偶的压力

缺乏有效和可靠的工具来衡量与健康有关的生活方式的家庭层面是进行家庭评估的一项难点。家庭评估和个人评估是相互关联的过程，相辅相成，家庭评估是临床健康教育评估工作的难点之一，对于新手护士而言难以评估到位，下表列出了建议的评估领域，适用于刚刚接触家庭评估的护士，以帮助她们更快地掌握家庭评估的重难点。见表6-9。

表 6-9　家庭评估的重点领域

项目	内容
营养	1. 在家里准备的食物通常与饮食推荐保持一致 2. 在家里会摄入健康零食 3. 家庭成员分享有关健康饮食习惯的知识 4. 在家庭成员之间进行互助，以维持推荐的体重和避免超重或体重过低 5. 家庭成员互相称赞健康饮食 6. 家庭成员互相鼓励每天喝 6~8 杯水 7. 家庭成员根据食品上的营养标签做出购买决定
体力活动	1. 多次家庭郊游是包括剧烈或适度的体育活动的 2. 家庭内有健身器材 3. 使用家庭设备锻炼是"家庭时间"的一部分 4. 家庭成员期望彼此身体活跃 5. 家庭成员在娱乐设施或项目中活动 6. 在一起的时间很少花在看电视或玩电子游戏上 7. 家人更愿意花尽可能多的时间出门
压力管理	1. 家庭能很好地管理时间，以尽量减少对成员的压力 2. 家人经常放松，分享故事，一起欢笑 3. 在家庭中鼓励情感表达 4. 家庭成员彼此分享有压力的经历 5. 家庭成员在困难的任务上互相帮助 6. 家庭成员很少互相批评 7. 家庭认为放松和睡眠的时间很重要。
健康责任	1. 家庭有维持预防性探视的时间表 2. 家庭经常讨论关于健康主题的新闻和文章 3. 如果出现问题，鼓励家庭成员尽早寻求帮助 4. 家庭鼓励个人对健康负责 5. 家庭对家庭和每个成员的健康都感到有责任感 6. 就健康促进和疾病护理问题征求卫生专业人员的意见 7. 适当的保护性行为是鼓励公开讨论的（禁欲、使用避孕套、听力保护、眼睛保护、防晒霜、头盔）
家庭弹性与资源	1. 崇拜或精神体验是家庭活动的常规部分。 2. 家庭成员有一种"团结"的感觉，尽管生活中发生了困难的事件 3. 家庭在生活中有判断力 4. 家庭成员鼓励彼此在生活困难时"继续前进" 5. 在家庭中，积极方向的增长是相互鼓励的 6. 健康是一种积极的家庭资源 7. 个人优势和能力得到培养
家庭支持	1. 家庭有许多朋友或亲戚，他们经常来往 2. 家庭参与社区活动和团体 3. 家人经常互相表扬 4. 在危难时刻，家庭可以向其他一些家庭或个人求助 5. 分歧是通过讨论解决的，而不是口头虐待或身体暴力 6. 家庭成员相互树立健康习惯 7. 必要时寻求专业帮助
家庭价值系统	1. 家庭中认为最重要的事是什么 2. 家庭中有哪些必须遵守的规矩 3. 家庭对健康重要性的看法如何 4. 家庭的宗教信仰是什么

（三）社区评估

社区是患者及其家庭成员、其他社会成员生活的主要空间，社区具备的资源与条件、社区服务系统、社区的环境特征等均可能影响患者采纳健康行为。评估家庭成员和其他社会成员分布的区域，以及评估社会团体和宗教组织，了解这些组织可以提供的条件和支持。除制定个人的健康教育需求外，在开展健康促进活动，以人群为单位进行评估时，也需要评估社区的结构、环境与资源，以社区为基础的行动可以改善社区的整体健康。社区评估的内容大致有社区人群的评估、社区环境的评估和社区服务系统的评估。在影响健康行为的因素中，社区资源属于"促成因素"，是患者健康行为的重要客观条件。

1. 社区人群的评估

社区的核心是人，不同的人群有不同的健康需求，社区评估需首先明确社区人群的特征。

（1）人口数量与分布　人口数量与分布会影响社区医疗保健服务的数量和类型。

（2）人口构成　包括社区人口的年龄、性别、职业、文化程度等，可以帮助护士判断社区主要的健康需求，根据文化程度的构成，制定出具有针对性的健康教育方案。例如，某小区成年人基本上以60岁以上人群为主要居民，隔代育儿、留守儿童现象在该小区非常普遍，那么就可以针对这种情况，开展如隔代育儿的儿童行为干预、小儿意外伤害的预防与紧急处理等健康教育活动。

（3）健康状况　包括社区居民的主要健康问题、平均寿命、死亡率等。健康行为是影响居民健康状况的重要因素，对个体来说也有非常重要的影响，可以通过社区居民的饮酒率、吸烟率等资料，寻找合适的干预主题，制定相应的干预计划。

（4）文化特征　主要评估社区的民族和宗教信仰的情况，这些对居民的生活方式、健康观、健康行为均有重要影响。

2. 环境特征

居民的健康状况会受到社区地理位置、自然环境、人文环境、资源多少的影响，评估时不仅要收集与环境特征相关的资料，还要收集一些相关的社区活动，如社区群体是否了解地理特征的危险因素、是否已采取相应的措施、是否能充分利用社区资源。对于个人而言，社区地理位置会影响患者的交通便利性，从而对患者采纳诸如回访、复查等健康行为带来一定阻碍。

3. 社会服务系统

完善的社区应具备卫生保健、经济、政治、教育、福利、娱乐交通与安全、通讯、宗教九大社会系统。社会服务系统是社区居民进行生活的重要社会资源。

（1）卫生保健　评估社区内提供健康服务的机构、种类、数量、规模、地理位置、人力配备、服务范围、服务时间、技术水平等，可以帮助患者采纳转诊、回访等建议。

（2）交通与安全　评估社区是否具备便利的交通条件及交通安全对策，尤其要评估去往医疗机构是否方便、是否有为残障人设置的无障碍通道。

（3）经济　包括社区内产业的性质和居民的经济条件、生活水平、医疗保险情况，无业和退休人员在社区居民中所占的比例。

（4）通讯　大众传播如广播、电视、报纸、杂志、网络的分布，在一定程度上影响着社区健康的维护，通畅的通讯有利于居民了解和收集与健康相关的信息，也有利于临床护士开展对患者出院后的随访教育。

（5）社会服务与福利　评估社区服务机构的分布，政府的福利政策及申请条件、社区特殊需要的机构，如养老院，托儿所、家政公司的接受程度和利用情况，以方便护士指导患者就近获得相应社会支持，政府的优惠政策也有利于提高患者利用医疗资源的依从性。

（6）娱乐　评估社区娱乐设施、运动和休闲场所的分类，如公园、儿童乐园、游乐场等的数量、费用情况，以及社区中有无对健康存在潜在威胁的娱乐场所，如网吧、酒吧，对社区居民的是否造成影响。

（7）教育　评估社区内各类教育机构，如幼儿园、中小学校、文化中心等，性质、数量、分布、师资情况。可以提供教育资源，同时对社区居民整体素质的提高也能带来积极影响。

（8）政治　评估社区政府相关部门制定的人群健康保健政策，社区卫生资源的分配情况在一定程度上反映了政府对居民健康的重视程度，可以指导患者更好地利用社区资源。

（9）宗教　评估有无宗教组织、宗教活动形式、信徒人数、活动场所。宗教信仰可影响居民的生活方式、健康行为和价值观，对于有宗教信仰的患者来说，是重要的社会团体与社会支持。

社区评估的内容繁多，临床护士并不都能评估，下表 6-10 列出了社区评估的建议项目与内容，帮助护士快速获取最需要的信息。

表 6-10　社区评估的重点领域

项目	内容
人口学	1. 按年龄、性别和种族分列的人口构成 2. 人口长寿模式 3. 按性别和种族分列的遗传模式 4. 疾病发病率和患病率与往年的对比 5. 健康状况指标（人口免疫水平、营养状况、流动性）
环境	1. 物质环境（城市 / 农村 / 郊区、住房、供水、公园和娱乐、气候、地形、规模、人口密度、美学、自然或人为资源、货物和服务、健康风险） 2. 心理环境（生产力水平、凝聚力、心理健康状况、沟通网络、群体间和谐、未来取向、压力源的流行） 3. 社会环境（收入和教育水平、就业、家庭组成、宗教归属、文化归属、语言、社会服务、组织概况、领导和决策结构）
社区生活方式	1. 消费模式（营养、酒精） 2. 职业类别 3. 休闲活动 4. 社区健康态度与信念 5. 集合健康相关行为的模式 6. 参与社区卫生行动的历史
健康系统	1. 可提供的保健服务（健康促进、一级预防、二级预防、三级预防、心理健康） 2. 提供宣传和预防护理（低收入、无家可归、不同种族和族裔群体） 3. 为保健计划提供资金

三、全面评估与焦点评估

全面评估是护士与患者初次接触时做的评估，收集的资料为初始资料和基本资料。如患者的入院评估、社区人群或家庭成员第一次接受健康教育时的评估等。全面评估所收集的资料比较广泛，包括生理、心理、社会、文化、精神等全方位资料，是护士确定首要健康教育诊断，制定教育计划的基本依据。住院患者一般在入院第一天内完成。目前国际上常用的是 Gordon 功能形态分类法，包括 11 个分类系统。

焦点评估是在全面评估的基础上，在健康教育过程中持续收集有关资料的过程，通常每日进行，是对问题的深入了解和跟踪。如对疼痛的评估可能随着患者术后时间的推移而变化。焦点评估花费的时间可能很长，一个月或更长时间。患者健康教育过程中应强调焦点评估，体现动态解决问题的过程。全面评估与焦点评估的区别见表 6-11。

表 6-11　全面评估与焦点评估的区别

	全面评估	焦点评估
时间	入院时进行	每日或即时进行
内容	基础资料	焦点资料
性质	广泛性	针对性
目的	获得最初问题资料	确定新问题和修改计划

第三节　健康教育的诊断

患者健康教育诊断是健康教育程序的第二步，是对患者缺乏有关健康知识与能力的判断。

一、概述

掌握患者健康教育诊断，确保健康教育诊断的准确性，是患者健康教育程序的重要工作内容。其原则为：

1. 诊断必须建立在资料收集、分析和评价的基础上。

2. 诊断是对患者心理、生理、社会、文化、精神整体健康问题需求做出判断。

3. 健康教育诊断的确立应指明原因　健康教育诊断是教育计划于教育措施的基础，健康教育诊断原因不明，将给教育内容的实施带来困难。

二、健康教育诊断与护理诊断的关系

健康教育诊断与护理诊断构成了临床整体护理的两个重要方面，两者既相互联系又有所区别。从整体观来看，护理诊断包含了患者的健康教育诊断，患者的健康教育诊断是护理诊断的组成部分之一。从个体来看，可以认为健康教育诊断与护理诊断既相互融合又相互独立。广义上说，所有的护理诊断都与健康教育有着密切关系。例如，便秘作为一个临床诊断，其实践意义是除了采取相应的护理措施外，也可以进行有关便秘发生因素的健康教育，减少便秘发生。狭义上来说，与健康教育密切相关的护理诊断，为临床患者健康教育提供了具体的操作指导。例如，"知识缺乏"（特定的），当明确了患者缺乏特定的有关健康认知方面的知识时，便为有针对性的患者健康教育指明了方向。同时，这种方向不能仅从内容上进行指导，还要有原因的反应。例如，高血压患者确立"知识缺乏：与疾病有关"的健康教育诊断，诊断没有明确指出患者需要哪方面的学习内容，因为与高血压相关的知识内容是多方面的，如高血压的检测、饮食调理、药物使用、高血压自我控制等。确切的诊断可以是"缺乏高血压饮食、药物使用方法知识：与知识来源渠道受限有关"。该诊断不仅明确指出患者需要学习的内容，并且指出造成这种问题的原因，护士可以制定针对性的健康教育计划。

患者健康教育诊断的建立，可以参照北美护理诊断，与健康教育相关的诊断在健康促进类型中，

常用的有三个：①寻求健康行为（特定的），指处于稳定健康状态的个体主动寻求改变个人不健康习惯或环境的方法，以达到更高健康水平的状态。②保持健康能力改变，指由于不健康的生活方式或缺乏处理某一问题的知识，使个体或群体处于不能维持健康的状态。③知识缺乏（特定的），指个体处于对疾病知识或治疗计划的认知不足的状态。目前最新的北美护理诊断协会在促进健康的领域中制定了两类诊断，即健康意识和健康管理。诊断见表 6-12。

表 6-12　与健康促进相关的护理诊断

领域：促进健康	
类别 1：健康意识	类别 2：健康管理
缺乏娱乐活动	老年综合征
静坐的生活方式	有老年综合征的危险
	缺乏社区保健
	风险倾向的健康行为
	健康维持无效
	健康管理无效
	有健康管理改善的趋势
	家庭健康管理无效
	不依从行为
	防护无效

三、健康教育诊断的陈述方法

患者健康教育诊断可能是现在需要，也可能是将来的潜在需要。护理诊断的陈述方法有三种：①问题（P）+ 病因（E）+ 症状和体征（S），简称 PES；②问题（P）+ 病因（E），简称 PE；③问题（P），简称 P。患者的健康教育诊断的陈述可以沿用护理诊断的陈述方法，临床通常采用问题（problem）+ 原因（reason）的陈述方法，如寻求健康行为：与手术后体能恢复需要有关；保持健康能力改变：与无力寻求健康保护组织有关；糖尿病饮食知识缺乏：与信息来源受限有关。知识缺乏不仅要写出缺乏何种知识，还要写出造成这种知识缺乏的原因，是知识来源受限，还是认知原因无法正确理解健康信息等。

以上所列举的健康教育诊断中，前半部分是患者在临床上表现出的健康知识或行为方面存在的问题，后半部分表明产生这一问题的原因，即建立健康教育诊断的依据。

四、健康教育诊断的优先排序方法

在临床实践中，经过系统评估，护士可能提出多个健康教育诊断，受人力、时间的限制，在同一时期内的健康教育诊断需要进行优先排序。

1. 健康教育诊断排序的作用

（1）明确首优教育诊断 患者所需要的教育往往是多方面的、多层次的，如果不分主次、全面出击，由于受人力和时间的限制，往往不能有效实施。所以，必须从众多的健康教育诊断中确定首优的诊断加以解决。通过健康教育诊断的排序，使这些教育诊断内容及时得到优先指导。

（2）提高护士工作效率 每一种疾病都可能存在多项健康教育诊断，如果护士不进行教育诊断的优先排序，可能会造成教育内容的无谓放弃。盲目选择教育诊断，最终既浪费时间又达不到教育的最好效果。因此，健康教育诊断的排序，可避免教育工作的盲目性，提高工作效率。

（3）提高整体健康教育水平 患者健康教育诊断的排序可以帮助护士提高辩证思维的能力，把有限的护士资源应用在患者和家属及治疗计划最关切的问题上，在科学的诊断排序中，使护士的健康教育水平得到提高。

2. 患者健康教育诊断排序的原则

患者健康教育诊断优先排序原则与护理诊断排序原则相同，一般按首优、中优、次优进行，排序方法大致有以下几种：

（1）按马斯洛需要层次论排序 马斯洛需要层次论不仅是决定护理诊断排序的最好框架，同时也是决定患者健康教育诊断排序的最好框架。例如，肺源性心脏病患者健康教育诊断排序（表6-13）。

表6-13 肺源性心脏病患者的健康教育诊断排序

健康教育诊断	排序
有误吸的危险：没有掌握正确的排痰方法	首优
知识缺乏：不能识别氧气使用方法	中优
风险倾向的健康行为：有滥用药物的习惯	次优

（2）根据患者的治疗计划排序 治疗在先的，相对应的健康教育诊断也应优先考虑。例如，外科手术患者，一般住院后治疗进程安排为：术前检查和准备、术中、术后恢复。护士可根据此进程进行健康教育诊断排序（表6-14）。

表6-14 手术患者健康教育诊断排序表

健康教育诊断	排序
知识缺乏：不明确手术前检查项目	首优
知识缺乏：缺少有效咳嗽方法的知识	中优
知识缺乏：缺少伤口护理的知识	次优

（3）根据患者的需求排序 患者对学习的需求程度常常反映了患者对健康问题的关注程度。患者最常问的问题往往是患者最关心的问题和最想了解的教育内容，如果这个问题不能及时得到指导和帮助，则会引起他们情绪上的波动。因此，护士遇到某患者对某方面知识需求特别迫切，应该把它放在首优位置。

第四节　健康教育的目标

一、概述

患者的健康教育是有目的、有计划、有组织、有评价的教育过程，在这一活动中，教学目标既是患者教育预期达到的结果，又是实施教育计划的行为导向。确定患者健康教育目标的目的是为整个教育活动计划的实施提出标准和要求，任何一个健康教育计划都必须有明确的目标，它是评价健康教育效果、检查工作质量的标尺。

1. 与教学目标相关的概念

教学目标分为3个层面，即教育目的、教育目标和学习目标。

（1）教育目的 教育目的是指社会对教育所要造就的个体质量规格和总的设想。它由两部分组成，一是对教育所培养的人的身心素质做出规定，二是对教育所培养的人的社会价值做出规定。教育目的对制定教学目标、确定教育内容、选择教育方法、制定教育计划、进行教育管理和评估教育质量等起到决定性的指导作用。患者教育目的就是通过系统的教育活动，培养既有知识又有健康行为的人。要达到这一目的，必须确定相应教育目标和学习目标。

（2）教育目标 教育目标是教育目的在某一微

观领域的体现，是护士根据教育目的的要求培养人、教育人的基本规格和标准，也是护士实施教育计划的依据。患者教育目标是护士为达到教育目的而提出的具体施教目标，是护士制定教育计划的依据，患者教育目标的行为主体是护士，教育目标的作用是：①使护士明确教育所要达到的目的是什么和应该教什么。②为护士制定患者学习目标，指明方向。③指导护士为患者选择适当教育内容和教育方法。④为护士评价患者学习效果提供依据，根据分期教育原则可将患者教育目标分为入院教育目标、手术前教育目标、手术后教育目标、住院教育目标、特殊检查与治疗教育目标、出院教育目标。

（3）学习目标　学习目标是教育目标在教学过程中的体现，是学习者为实现教育目标而确定的个体行为目标。患者学习目标的行为主体是患者本人，学习目标的作用是：①帮助患者明确所要学习和掌握的内容是什么。②使患者明确学习所要达到的目的是什么。③帮助护士和患者判断通过教育学活动是否成功达到了目标，护士可根据教育目标需求，帮助患者制定学习目标，并督促患者努力实现所定目标。根据患者的学习类型，可将患者学习目标分为认知目标、情感目标和技能目标。

上述教育目的、教育目标和学习目标三者之间的关系是后者对前者的细化或具体化，在临床上通常以患者的学习目标出现。

2. 目标制定的原则

（1）目标应以行为达成为宗旨　目标是为改变患者不健康行为和建立正确态度而设立的行动方向，因此目标应根据行为来确立。

（2）目标的制定应从学习的四个领域（认知、情感、技能、行为）考虑。目标的制定，不应只局限在认知方面即患者的疾病知识，而不注意态度的转变或者技能的提高。所以目标的制定必须同时考虑患者的态度和操作技能。

（3）目标应切实可行　目标的实现受多因素的影响，如智力、精神、情感、生理因素等。因此，目标应在患者能力可及范围之内，如果目标过高而无法达到，容易使患者失去学习的信心；如果目标过低，那么不能产生学习的兴趣和动力。

（4）目标应具体、可操作　目标不能过大或过于复杂。目标过大，包含多层思想，使患者无从着手。因此，可以将比较大的、复杂的目标分解为小的、具体的目标。

（5）目标应可观察、可测量　目标应使用可观察、可测量的动词来描述，以便在评价时有明确的标准可以作比较。

（6）目标应让患者共同参与制定　患者一起参与目标的讨论制定，有利于目标达成及修改。

二、目标的制定

健康教育目标的制定要基于学习的4个领域。这是根据美国学者霍恩斯坦的教育目标分类法，将教学目标划分为4个领域，每个领域包括5个层次和亚目标，见表6-15。该理论是对美国教育家布鲁姆的进一步发展，从情感、认知、技能与行为领域，系统阐述了人们从接受知识到行为改变的过程。健康教育目标要以这4个领域出发，明确属于健康教育知识的目标（认知领域）、需要影响患者的信念的目标（情感领域）需要教会患者的技能的目标（动作技能领域）以及患者行为改变的范畴（行为领域）。

（1）认知领域　是关于知识和心智能力与技能发展的过程的，患者通过对知识的学习、理解、应用等认知过程。

（2）情感领域　是关于情感、价值和信仰对个体行为的影响，患者通过对价值的自我认识而产生态度改变的目标。

（3）动作技能领域　是关于发展身体的动作、能力和技能的，患者能通过护士的示范和指导达到掌握某种技能的目标。

（4）行为领域　是一个综合性的领域，是认知领域、情感领域和动作技能领域的综合。

表6-15　学习目标4个领域的层次和亚目标

层次	亚目标	层次	亚目标
1. 认知领域		2. 情感领域	
概念化	认出、定义、概括	接受	觉察、愿意、注意
理解	翻译、解释、推断	反应	默认、遵从、估价

（续表）

层次	亚目标	层次	亚目标
1. 认知领域		**2. 情感领域**	
应用	澄清、解答	价值评价	认可、更喜爱、确认
评价	分析、描述	信奉	相信、信奉
综合	假设、解决	举止	显示、改变
3. 动作技能领域		**4. 行为领域**	
知觉	感觉、辨认、观察、意向	获取	接受、知觉、概念化
模仿	激活、模仿、协调	同化	反应、理解、模仿
整合	统整、标准化	适应	价值评价、应用、整合
创作	保持、调适	施行	信奉、评价、创作
熟练	创始、完善化	达成	举止、综合、熟练

三、目标的陈述

目标的陈述应包括目标的行为和行为结果，主要的描述方法有以下两种。

1. 目标的基本描述方法

陈述包括主语、谓语、行为标准、状语（时间和条件）。

例如：一周内　　患者　演示　血压的测量方法
　　　　时间状语　主语　谓语　行为标准

2. 4W2H 目标陈述法

Who（谁）：对谁（患者、家属、同事）？

What（什么）：实现什么变化（知识、行为、观念）？

When（何时）：在多长时间内实现这种变化（几天或几周）？

Where（何处）：在什么范围内实现这种变化（医院、社区、家庭）？

How much：变化程度多大（增加多少、减少多少）？

How to measure：如何测量这种变化?

例如：一周内　患者　能正确演示　有效咳嗽
　　　When　Who　How much　What

陈述目标制定的方法应该明确、具体、可测量、可观察、有时间性，使用能被测量的行动动词，可以参考使用表 6–16 的动词来陈述健康教育目标。

表 6–16　目标制定的行为动词分类

分类	行为动词
知识	确定、复述、叙述、描述、说出、说明、列出、指出、解释、报告、评论、举例、分析、辨别、鉴别、对照、比较、区分
态度	表示、接受、选择、同意、判断、评定、批评、讨论、证明、保护、帮助
技能	应用、使用、利用、示范、扮演、模仿、收集、操作、练习、安排、计算、设计、制作、测量、完成、记录

第五节　健康教育计划的制定

患者健康教育计划是为达到健康教育目标而设计的教学方案，其目的是对教学内容、教学结构、教学方法作出规定，使护士按照教学计划要求有效地组织实施健康教育工作。护士在明确了健康教育诊断后，应与患者共同制定教学计划时，计划内容真实、可行并得以实践。

一、标准健康教育计划与个性化健康教育计划

1. 标准健康教育计划

标准健康教育计划是临床护理专家根据疾病的共同特点而制定的教育计划，指导护士有效的开展

教育活动，避免因缺乏教育知识而盲目施教。标准健康教育计划针对同一病种或同一治疗方法，健康教育内容相似，可以提前制定，通常以健康教育框架来体现，可用于护士快速开展健康教育、评估教学内容是否完整，有哪些方面未实施或忽略。这个方法对护士健康教育的能力要求相对不高，刚接触健康教育的护士或新护士也比较容易学习和掌握，框架式的教育内容与评价方法也容易订制表格，在临床容易推广使用，但这个方法没有针对个体进行评估和诊断，灵活度不足。只能用于比较程序化、同质性较高的患者（如外科某些常规手术患者），对某些特殊患者、慢性病患者或治疗方法较为复杂的患者不适用。标准健康教育计划详见本章拓展知识。

2. 个性化健康教育计划

个性化健康教育计划是指根据患者个体差异制定的健康教育计划，它是建立在标准护理健康教育计划基础上的，即标准健康教育计划，是事先制定的共性化健康教育计划，个体健康教育计划是护士通过评估患者后，对患者提出有针对性的健康教育诊断，再结合标准健康教育计划，制定个性化的健康教育目标和计划。制定个体健康教育计划最主要的目的是根据个体差异提供个性化的健康教育，在临床上以个案的形式开展。这种计划遵循护理程序的步骤，更为科学严谨，灵活度好，但对护士健康教育的评估、诊断、计划和实施能力要求较高，多用于慢性病、疑难病、需长期进行行为干预的患者。

二、健康教育计划的原则

计划是组织教育活动的前提，它对健康教育活动的实施具有重要的意义。因此，在制定计划时应掌握以下原则：

（1）健康教育计划必须有明确的目标　强调计划的预期目标，包括近期目标和远期目标。

（2）健康教育计划应突出重点　教育计划重点必须突出，切忌包罗万象，教学内容必须有针对性，符合患者利益，满足患者优势需要并与建立健康行为相结合。

（3）合理选择教学方法　将不同的教学方法进行有机组合，并结合患者的健康问题，健康行为和影响健康行为因素的特点，以及患者认知领域、情感领域和技能领域的个性特点选择适当的教学方法，以提高患者的学习兴趣。

（4）从实际出发制定教学计划　根据人力、物力，因地制宜的制定计划，制定计划时应严格按程序步骤，不仅要研究患者的健康问题，还要深入研究患者的学习需求、接受能力、知识水平、社会问题，学习中可能会遇到的困难等问题。

（5）教育计划要有灵活性　一切计划都是面向未来的，所以在制定计划时，应尽可能地将在实施中可能遇到的情况，事先拟定应变对策，以确保计划的顺利实施，即所谓"弹性计划"。

三、健康教育计划的结构

健康教育计划应该根据健康教育诊断对健康教育目标进行合理的排序，并围绕目标制定计划。计划中要体现教育内容的先后顺序和教学重点，以及开展健康教育的教学方法，对需要的教学资源详细列出，并评估资源可及性。采用讲授法、操作法、小组法等教学方法的，应根据相关教学方法要求进行教学设计。最后，要对计划做出大致的时间安排，有多个健康教育内容或需要多次进行健康教育的，应尽量列出教育计划工作时间表，包括健康教育开始的时间、持续的时长以及结束的时间。对非病人进行床边健康教育的，要列出健康教育的地点。

第六节　健康教育实施与评价

健康教育实施是按照计划去落实教学过程、实现教学目标、获得效果的过程，也是促进患者康复、预防疾病和保持健康的必要手段。同时在实施的过程中也要不断评价、再评估、修改计划，互相促进，共同达成目标。

一、实施的概念与原则

为了保证健康教育计划的完成，提高患者的学习效果，实施中须遵循以下原则：

1. 有明确的实施目标

实施必须按计划目标进行，目标是计划实施和效果评价的依据。

2. 建立融洽的护患关系

良好的护患关系是实施计划的前提，他可以为患者提供一个轻松自如的学习环境。

3. 注意信息的双向沟通

计划的实施需要患者的参与，护士要给患者一定的时间空间，可以有机会提问，护士要尽量给以满意的答复。对于护士所讲解的重要信息，患者要能够复述以确保信息的有效传递。

4. 使用适宜的教育辅助材料

教学过程中适当使用辅助材料或自制道具，以增强患者的参与性与教学效果的直观性和趣味性。

5. 适当组织患者集体学习

集体学习不仅可以节省时间，同时还可以利用群体动力，提高健康教育效果。

二、实施的准备

1. 实施前护士的准备

为使健康教育计划有效实施并获得成功，实施前护士对教育内容、教学设备等内容应做好充分的准备，以便达到预期实施的目标。实施前准备包括以下几方面：

（1）阅读护理病历或记录 了解患者以往曾接受过的教育内容、学习情况及进程，在原教学的基础上设计一个更能够唤起患者学习兴趣的开场白，避免不必要的重复内容。

（2）明确教育内容 护士在进行教育前，必须对教育内容十分清楚，并掌握教育内容的知识点和技能。例如，高血压患者的饮食指导，护士应该清楚哪些饮食属于高胆固醇，否则患者提问时护士无法回答，会影响护患的信任基础。

（3）考虑教育的重点 每项教育内容均包含重要和非重要的内容，护士在进行教育时要强化重点教育的内容。例如，高血压的饮食教育中，每日盐的控制是教育重点，因此，护士在教育中应特别强调及强化盐的摄入量及控制的方法。

（4）选择教学工具 可以采用已有的文字资源，如教育手册、保健书、药品说明书等；非文字教具，如录像带、磁带、视频等；实物教具，如注射用具、血压计、人体结构模型等。在没有合适教具的情况下，可用身边的实物或器具改造代替，例如，喉癌患者的造瘘口护理方法，可以利用可乐瓶和吸管，在可乐瓶的瓶颈处剪一小口替代造瘘口，吸管替代气管套管，用形象的教育方法指导患者进行套管清洁和护理操作，帮助患者对教育知识的理解。

（5）时机的选择 并不是所有的健康教育内容都可以随时向患者进行传授。选择适当的教育时机是健康促进教育成功的条件。为此，护士要特别注意观察患者接受教育的能力，特别是心理适应能力，只有当患者的心里做好接受教育的准备时，教育效果才能顺利达到。同时应根据时间管理和不同年龄段的学习原则，合理设计教育时间。

（6）提供良好的学习环境 良好的学习环境和轻松的学习氛围将提高患者的学习积极性，促进患者对学习内容的接受，可以选择比较随意、轻松、有利交流和讨论的环境，如健康教育室、护理示教室或环境相对安静的病房。

2. 实施前患者的准备

充分的准备是实施健康教育计划的保证。实施计划时必须考虑患者身心是否做好接受教育的准备，是否具备学习能力，以便有针对性地实施教育计划，并取得预期的效果。护士在实施计划前需要做好以下内容的评估：

（1）生理上的准备 实施前应对患者的生理情况全面评估，确定患者是否具有接受教育的能力。例如，是否有疼痛、呼吸困难、恶心呕吐等生理问题，存在这些问题应调整健康教育时间。

（2）认识上的准备 实施前应评估患者是否考虑到健康教育对自己十分重要，他们是否有意愿参加学习。例如，对有 20 年吸烟史的肺源性心脏病患者进行戒烟指导，但是患者没有意识到戒烟的重要性，他可能没兴趣参加学习，当遇到此情况时，护士应首先做好患者态度转变的工作，然后再进行戒烟指导。

（3）情感上的准备 实施前评估患者心理适应度是否在最佳状态，是否愿意接受健康教育知识，是否希望通过学习来改变不良行为。如初次诊断为肝炎的患者，当他的心理适应期处于怀疑期时，是不愿意接受相关教育的。

（4）家属的准备 实施前评估家属及朋友在情感上和认识上是否有准备，他们是否有时间参与学习。例如，一位脑卒中偏瘫患者，需要家属协助肢体功能的恢复，在进行教育时，需要评估一下家属是否有时间参与学习，是否认识到帮助患者肢体康复是其应尽的责任等。

三、促进实施的方法和策略

1. 在实施的各阶段做好充分准备和内容管理

（1）准备阶段　护士应做好相应的知识、技能、教案、教具等的准备，并事先告知患者，做好患者身心准备。

（2）开始阶段　重视"开场白"，一开始应向患者讲清楚这次教育的目的、意义和所需时间，让患者轻松自然的接受教育内容。

（3）重点阶段　每次健康教育活动应有重点部分，将这一重点目标在开始阶段就向患者说明，在教育过程中不断强调，并通过提问、观察等方式了解患者的掌握情况。

（4）总结阶段　每次健康教育结束前，都应该有所总结。总结要包括本次健康教育的重点内容，以及评价患者对知识的掌握情况，并对患者和家属的配合表示感谢。

（5）反馈阶段　教育活动结束后应通过不同的渠道反馈和评价教育效果，使教育真正达到建立患者健康行为的效果。

2. 合理的时间管理

（1）按照美国管理学家的 ABC 时间管理法（A：最优先、最重要、最迫切、对后果影响很大；B：较重要、一般迫切、后果影响一般；C：不重要，可暂且搁置）安排对健康教育计划的内容妥善安排。

（2）抓住与患者交往的每一时刻　护士每天与患者打交道的时间占工作时间的 60%，责任护士应了解患者的健康教育诊断与计划，在与患者交往时，适时根据情况和内容进行教育，有效利用时间。

（3）利用家属探视时间　在患者疾病预防、康复和治疗中需要家属的参与，接受相关知识的教育，有利患者的治疗和康复。例如，脑卒中偏瘫患者的肢体功能恢复，应教会患者必要的自理技能，并能指导患者家属学会如何帮助患者的肢体功能恢复的知识。护士可以将这些健康教育安排在家属探视的时间内进行，可以让患者和家属共同参与学习。

3. 有效利用教育资源和团队资源

护士在进行健康教育时应尽可能寻找可以利用的教学资源，如书籍、视频等，在进行健康教育前可以让患者先阅读书籍或观看一些视频，以增加对教育内容的感性认识。健康教育是一项团队工作，应依靠其他医务人员的专业所长共同开展健康教育活动，有效利用多方资源。

4. 及时评价和记录

教育过程中应经常评估患者对教学内容的理解和掌握情况，适时对教育内容和教育方法进行调整，如果患者反复表现出拒绝护士的健康教育，可暂时放弃，积极寻找原因和对策，提高患者的学习兴趣。对已经完成的健康教育内容，应及时记录，以免工作重复造成资源浪费。

四、评价的概念与目的

评价是患者健康教育程序的最后阶段，是将教育结果与预期目标进行比较，对教育活动做出客观判断的过程。评价的目的有：

1. 确定健康教育计划的先进性和合理性

对于任何一项健康教育计划，都要考虑它是否符合患者的需要，在某一时间实施是否合理，教育的内容是否具有先进性。

2. 确定预期目标的达成度

通过评价，才能确定健康教育计划的预期目标达到的程度，判断出预期目标是部分实现、完全实现还是未实现。

3. 确保教育质量

评价贯穿于健康教育过程的始终，通过不断监测教育活动的过程，以建立和维护教育质量的保证体系。

4. 提出进一步的计划设想

健康教育计划并非一次就能完全达到预期目标，需要不断评价后对教育计划进行重审、修订和完善后才能最终达到预期目标。因此，评价可以帮助调整和修订计划。

五、评价的种类

1. 形成评价

指为健康教育计划的设计和实施提供信息的过程，目的是使健康教育计划更符合患者的实际情况，使计划更科学、更完善、具有更大的成功机会，在计划实施过程中及时纠正偏差，保障计划成功。主要针对健康教育程序中的评估、诊断、计划过程。

2. 过程评价

指对实施阶段过程中的评价，起始于健康教育计划实施开始之时，并贯穿于计划执行的全过程。在计划的执行阶段，过程评价可以有效保证和促进计划的成功。过程评价是健康教育计划评价的重要部分。

3. 效果评价

指健康教育计划实施后，病人对所传授的知识和技能的掌握情况，以及行为改变的情况做出准确的判断过程，又称为近期或中期效果评价。

4. 结局评价

指实施健康教育后，对病人健康状况乃至生活质量发生变化的判断，又称为远期评价，是效果评价的延续。

5. 总结评价

是以上各评价的综合，对各方面资料的总结性概括。总结评价可以全面反映健康教育程序的成败，对计划完成情况以及成本效益等做出总的判断，以总结经验教训，为今后的健康教育决策提供准确的科学数据。

除此以外，还可以对目标的完成度进行分类评价：目标完全实现、目标部分实现、目标未能实现。①目标完全实现是指教育目标与教育计划中的预期目标一致，达到理想的教育效果，使预期设定的目标完全实现。②目标部分实现是指教育目标只是部分实现。病人也许只在认识上有些改变，在行为上并没有实践，或只在一定程度上有所改变，例如进行健康教育后，患者吸烟的习惯并没有完全改变，但在认识上有了提高，也采取了一些行动来减少吸烟量。部分目标实现是健康教育比较常见的教学效果，这不仅是因为教育过程的复杂性，也是由于患者健康观念和生活习惯的牢固性，对目标部分实现的结果可以进行进一步的评估，找出存在的问题，制定进一步的计划，以达到目标完全实现。③目标未能实现是指实施健康教育计划后，患者在行为和态度上没有取得任何改变的效果。如果没能实现目标，要再次评估，找到问题的根源并加以解决。

六、评价的内容

1. 学习需要评价

评价学习需要是否得到满足，有无内容的遗漏，

或者病人有较多需要时，护士是否因时间限制忽略病人疑虑的需要，导致病人信任感降低，参与度降低。

2. 教育诊断评价

评价教育诊断是够真正符合病人的学习需求；诊断是否有明确的目标性；诊断排序是否合理等。

3. 教学方法评价

教学的时机与场合是否恰当；教育者是否称职；教学材料是否适宜、准确和通俗；教学方法是否恰当；教学进度与病人的学习兴趣如何等。

4. 计划目标评价

评价目标是否具体可行；目标是否包含学习的4个领域；目标是否可观察可测量；目标是否有时间顺序。

5. 知识行为评价

病人对知识的掌握程度、态度改变与否和行为的取向。知识是产生行为改变的必要条件，了解患者对知识的掌握程度，可以帮助预测其行为转变的可能性。态度是行为转变的前提，判断患者对健康和疾病的态度，可以帮助其行为发生本质转变。行为转变是健康教育要达到的预期效果，对行为评价有助于提高患者健康教育的效果。

6. 教育质量评价

教育质量评价重在普及和效果。对整个科室的意义来说，重点是对病人健康教育普及率和合格率的监测，还可以从并发症减少、住院时间缩短、治疗效果和经济效益提高等方面进行间接评价。

七、评价的方法

1. 观察法

主要用于对患者行为及操作技能的评价，重点评价通过教育患者是否产生健康行为。此法常用于观察患者的非语言交流所表现情感方面的学习目标是否达成，即患者的态度和行为。

（1）直接观察法 利用护理人员的感觉来观察患者。患者的健康行为可分为外显行为和内在行为。外显行为有遵医嘱服药、遵守医院规章制度、主动配合治疗等。内在行为可表现为情绪愉快、关系和谐、适应环境、人格统一等。

（2）间接观察法 借助可供参考的资料进行观察。这些资料包括录像、患者家属的描述和病历记录等。

2. 直接提问法

主要用于对患者知识掌握程度和情感方面的测评，可以直接提问家属或患者。直接提问应用开放式提问方法，让患者尽量描述，以了解其对知识的掌握程度。尽量少用封闭式问法。对家属的提问可以帮助护士判断患者对健康教育内容的理解程度和家属对患者的支持程度。

3. 书面测验法

用问卷或表格形式对患者进行知识、技能和教育质量的测评，得出患者对健康教育的知晓率、技能掌握率和健康教育覆盖率。

（1）知识测评 用标准问卷表进行测评。护士可以根据教育计划的要求，将患者必须掌握的知识或应知应会的内容设计成测试问卷，设定评分标准。测试完毕后，护士进行评分，分析教育效果。

（2）技能测评 患者掌握健康技能是一个复杂、连续的过程，需要在护士指导下，通过多次重复的练习才能掌握熟练。在对患者进行技能训练时，采用训练记录和书面评分法可以掌握患者学习的进度。

（3）质量测评 根据健康教育质量控制要求，以科室或医院为单位，建立健康教育普及率和合格率的达标标准，并用书面评分法确定抽检人数、项目、方法和评分标准，并据此对抽检护士或科室进行质量评定。

（4）表格式测评 多基于健康教育框架的评价，将健康教育计划的有关部分列成表格。护士完成教育内容后，在表格评价栏上直接打钩，评价患者对知识和技能的掌握程度。护士长也可不定期地抽查护士的健康教育质量，详见本章拓展知识。

（王思蕴、陈伟菊）

拓展知识

标准健康教育框架

标准的健康教育框架是以同种疾病有高度相似的健康教育需求为根据，综合健康教育相关理论所设置的标准教育内容。这个框架是共性化的，在设计和制定时就已经以人群为基准考虑了评估和诊断，基于此制定的标准化教育计划可以快速、高效指引护士针对某病种或某类患者开展健康教育。这种方法对护士个人的健康教育素质要求不高，在临床实施较容易，在一些治疗较为程序化或该病种患者具备雷同性的情况下，应用效率高，且易于表格化，便于护士书写记录。健康教育框架见本章的附1和附2，在针对高血压、糖尿病、精神心理疾病等具体病种和重点人群保健的健康教育框架见相关章节。对于外科病人的健康教育目标可以围绕治疗周期进行分类。

（1）入院教育目标 指护士在患者入院时，为帮助患者建立良好的遵医行为而建立的目标。例如，帮助患者尽快适应住院环境，建立遵医行为。

（2）手术前教育目标 指护士在患者择期手术前，为减轻紧张、焦虑等情绪而制定的教育目标。例如，提高患者手术适应能力，减轻术前焦虑。

（3）手术后教育目标 指护士为减少术后并发症而确定的教育目标。例如，提高患者术后配合治疗能力，减少并发症。

（4）住院常规教育目标 指患者在住院期间，护士为满足患者教育需求，减轻其心理负担而建立的常规住院目标。例如，提高患者住院适应能力，减轻心理负担。

（5）特殊检查与治疗教育目标 指护士为减轻患者因特殊检查或治疗而产生的紧张情绪和减少并发症而制定的目标。例如，提高患者配合检查和治疗的能力，减轻焦虑，减少并发症。

（6）出院教育目标 指患者出院时，护士为帮助患者建立健康的生活方式而制定的目标。例如，提高患者自我保健和自我护理能力，促进功能康复，建立健康行为。

针对目标结合健康教育框架开展健康教育后，可进行表格式的健康教育评价。表格可分为知识性教育内容与健康信念、行为的教育内容。见表6-17、表6-18。

表 6-17　腹部手术病人健康教育知识评价表

科别：　　　　　　　　床号：　　　姓名：　　　文化程度：　　　年　月

教育目标	教育内容	患者自评	护士评价	教育时间	护士签名
入院教育目标	**入院环境教育**				
1. 熟悉和适应医院环境 2. 帮助患者建立良好的遵医行为	医院规章制度与环境介绍				
	疾病知识				
	疾病名称、发病因素、症状、治疗方法				
术前教育目标	**手术前检查**				
	心电图、胸部 X 线、超声波检查				
	三大常规、肝肾功能、生化检查				
	特殊检查与治疗				
	手术前准备				
	手术方法、麻醉方法				
	手术前用药（如镇静剂、麻醉剂等）				
	备血目的、血的来源				
1. 提高患者手术配合度 2. 减轻术前焦虑 3. 提高患者对自身生理状况的了解 4. 术后能适应监护室环境（必要时）	个人卫生准备（包括皮肤、胃肠道的准备）				
	禁食目的与要求				
	贵重物品保管（如饰物、义齿等）				
	术后特殊卧位与床上大小便训练				
	手术环境及时间				
	手术小组成员				
	手术时间及等待地点				
	手术准备室环境、手术室环境、手术恢复室环境				
	手术所需时间及术后麻醉清醒所需时间				
	疼痛程度及持续时间				
	术后转运科室				
术后教育目标	**术后镇痛方法**				
	疼痛表达方式				
	药物镇痛方法（如麻醉镇痛包、止痛药物的使用方法）				
	非药物镇痛方法（如加压法、放松疗法等）				
	术后功能恢复方法				
1. 减少并发症 2. 学会表达疼痛和有效镇痛 3. 配合术后护理 4. 配合早期康复训练	有效咳嗽、咳痰的方法				
	早期床上活动及下床活动方法				
	术后功能锻炼方法及进程				
	自我照顾（如饮食及生活起居护理、伤口护理等）				
	术后进食				
	进食时间及方式				
	膳食调理过程				

（续表）

教育目标	教育内容	患者自评	护士评价	教育时间	护士签名
出院教育目标	**出院教育**				
1. 掌握自护技巧 2. 熟知出院须知	自我护理技巧				
	功能康复方法				
	出院须知要点				
其他					

患者自评：已掌握打√，未掌握打 ×。

护士评价：已掌握打√，未掌握打 ×。

不需要进行健康教育的项目，在教育时间处打 /。

表 6-18　腹部手术病人健康教育信念及行为评价表

科别：　　　　　　　床号：　　　姓名：　　　　文化程度：　　　　年　月

分类	评价项目	护士评价		评价时间	护士签名
		有	无		
健康信念	能表达自我感受				
	对手术及治疗信心				
	对家属的依赖				
	对医护人员的依赖				
	寻求术后康复信息的意愿				
	寻求术后康复知识的意愿				
	接受各种康复锻炼的意愿				
	对出院后社区医疗服务的信任感				
健康行为	参与制定术后康复计划				
	寻求术后活动方式（如早期下床、功能锻炼）				
	寻求控制疼痛的方法				
	伤口自我监护				
	定时有效咳嗽				
健康行为	主动早期活动（床上、下床活动）				
	洗漱或保持口腔卫生				
	沐浴、更衣及上厕所（病情稳定情况下）				
	配合药物治疗计划				
	合理选择手术后营养食品的摄入				
	康复与功能锻炼				
其他					

一般采用观察法或谈话法，评价患者的健康信念与健康行为"有"或"无"。

（王思蕴、陈伟菊）

附1：健康教育的核心框架

该框架以美国2002年健康教育核心指导标准为依据，经过临床研究与应用研制而成，适用于医院、社区、家庭，内容包括疾病概述、疾病临床过程、检查、治疗、饮食与营养、锻炼与运动、生活方式的调整、疾病预防、家庭管理、医疗安全、复诊等。

1.疾病概述　目的：使病人了解疾病的定义、与疾病相关的基本解剖和生理变化。

指导内容：

（1）讲解疾病的定义。

（2）简要解释或采用图谱展示疾病的解剖部位。

（3）简要讨论疾病引起的主要解剖和生理变化。

（4）简要讨论主要发病因素。

2.并发症　目的：使病人了解疾病可能引起的其他病症，以及并发症的预防、管理和治疗。

指导内容：

（1）简要描述疾病常见的并发症。

（2）简要描述常见并发症的预防措施。

（3）简要描述常见并发症的治疗结果。

3.疾病临床过程　目的：使病人了解疾病临床的主要过程。

指导内容：

（1）简要描述发病与近期出现症状的相关性。

（2）简要描述疾病的症状、体征和疾病进展的相关性。

（3）简要描述疾病加重的症状与体征的表现。

4.实验室检查　目的：使病人了解实验室检查的项目、指标和意义。

指导内容：

（1）介绍主要检查项目。

（2）解释检查的必要性、益处和可能出现的危险以及与治疗和诊断的关系。

（3）讨论检查前的准备。

（4）简要讲解检查结果及意义。

5.药物治疗　目的：使病人了解药物治疗的目的，药物的识别，药物的用量、用法和注意事项。

指导内容：

（1）讨论药物的规格及识别方法、用量用法、注意事项和副反应的症状。

（2）强调根据医生处方用药的治疗作用。

（3）简要描述药物的治疗作用。

（4）强调新药的用量用法必须严格根据医嘱。

（5）强调列出近期使用所有药物的重要性，包括非处方药、中药等。

6.手术治疗　目的：使病人了解手术计划，包括适应证、并发症和准备。

指导内容：

（1）简要讨论适应证和益处。

（2）简要解释手术过程、手术效果。

（3）解释手术前的准备，如肠道准备、皮肤准备。

（4）讨论疼痛的管理。

（5）强调手术后的管理和复诊。

7. 饮食与营养　目的：是病人了解所需的平衡饮食和需要饮食变更的计划。

指导内容：

（1）回顾正常的健康饮食。

（2）讨论最近的饮食习惯，帮助病人纠正不正常的饮食习惯。

（3）讨论根据需要进行饮食变更。

（4）强调根据医嘱使用治疗饮食的重要性。

8. 锻炼与运动　目的：是病人了解锻炼在促进健康和疾病预防中的重要作用，了解锻炼与疾病的关系、锻炼计划的制订。

指导内容：

（1）解释常规锻炼对健康的益处。

（2）推荐适当的运动计划。

（3）讨论增加或限制运动与疾病康复的相关性。

（4）帮助病人建立适当的运动计划。

（5）提供可参考的社区卫生资源。

9. 生活方式的调整　目的：使病人为了预防疾病、促进健康及康复，努力建立有利于健康的生活方式，改进生理和精神状态。

指导内容：

（1）回顾病人在饮食、运动、安全和损伤预防方面的生活方式的调整，避免高危因素的生活行为。

（2）强调生活方式在疾病预防、治疗中的重要作用。

（3）提供社区可以提供病人改变生活方式的资源。

10. 疾病预防　目的：使病人了解健康的生活行为能降低疾病及并发症的发生和发展。

指导内容：

（1）列出疾病发生、发展和传播的危险因素。

（2）识别预防疾病发生、发展和传播的行为。

（3）帮助病人建立疾病预防的计划。

11. 家用医疗设备　目的：使病人掌握家庭医疗设备的使用与保养方法。

指导内容：

（1）讨论家庭医疗设备使用的适应症和益处。

（2）讨论家庭医疗设备的类型和使用特点。

（3）演示设备使用和保养的方法。

（4）讨论设备故障特征和简单修复方法。

（5）讨论设备安全使用的重要性和方法。

（6）讨论一次性用品的正确使用和处理。

12. 家庭管理　目的：使病人了解疾病过程的家庭管理，以及制定和实施管理计划。

指导内容：

（1）讨论家庭管理计划和计划的实施方法。

（2）解释按家庭计划管理的重要性。

13. 安全　目的：使病人了解损伤预防的原则和环境安全的措施。

指导内容：

（1）讨论饮酒控制、药物使用、跌伤、扭伤、烫伤等家庭安全危害。

（2）帮助家庭成员识别安全危险因素、损伤预防手段和安全改进方法。

（3）讨论不同疾病和年龄采取损伤预防的措施。

（4）识别社区促进安全和损伤的资源，紧急应对渠道，如110、中毒控制、社区警务室等。

14.复诊或回访　目的：使病人了解复诊与回访的重要性和制定复诊日程。

指导内容：

（1）讨论复诊或回访的重要性。

（2）讨论复诊或回访的程序。

（3）强调复诊预约的意义。

15.病人信息的获取　目的：使病人及时获取与疾病相关的信息。

指导内容：

（1）提供病人疾病相关的信息。

（2）与病人探讨疾病所需的信息资料。

（3）向病人提供信息获取场所的资料。

附2：单病种（外科）健康教育框架

该健康教育框架以美国2000年护理评价标准和分类系统为依据，经过临床研究与应用研制而成。适用于腹部手术患者，内容包括疾病概述、手术前检查、手术前准备、手术前环境及时间、手术后镇痛方法、手术后功能康复方法、手术后进食等。可用于剖宫产等产妇的健康教育标准框架。

1.疾病概述　简单介绍疾病定义、疾病的解剖部位、发病因素、症状和体征、治疗方法。

2.手术前检查　简单描述心电图、胸部X线、超声波、三大常规、肝肾功能、生化检查。

3.手术前准备　简单描述手术方法、麻醉方法、手术前用药（如镇静剂、麻醉剂等），详细介绍备血目的、血的来源、个人卫生准备（包括皮肤、胃肠道的准备）、禁食目的与要求、贵重物品保管（如饰物、义齿等）、术后特殊卧位与床上大小便训练。

4.手术前环境及时间　详细介绍手术小组成员、手术时间及等待地点、手术准备室环境、手术室环境、手术恢复室环境、手术所需时间及术后麻醉清醒所需时间。

5.手术后镇痛方法　概要描述疼痛程度及持续时间、药物镇痛方法（如麻醉镇痛包、止痛药物的使用方法），详细介绍非药物镇痛方法，如加压法、放松疗法等。

6.手术后进食　包括进食时间及方式、膳食调理过程。

7.手术后功能康复方法　详细介绍有效咳嗽、咳痰的方法，早期床上活动及下床活动方法，术后功能锻炼方法及进程、自我照顾、如饮食及生活起居护理、伤口护理等。

第七章 健康教育的常见干预方法与策略

学习目标

识记

1. 行为矫正的概念

2. 行为矫正对象的类型

3. 行为矫正的环境

4. 群体行为干预的步骤

5. 健康教育常用干预方法的种类

理解

1. 行为矫正的技术和方法

2. 行为干预开展的形式

3. 健康教育常用干预方法的特点与注意事项

运用

1. 目标人群的干预方法

2. 打造支持性环境的方法

3. 运用一个健康教育的常用干预方法设计一次健康教育活动

健康教育与健康促进的目的就是通过行为的干预与矫正，使人们形成并保持符合健康、增进健康的行为，改变已养成的危害健康的不良行为和生活方式。行为在形成后呈相对稳定的状态，无论是好习惯还是坏习惯，成年后都较难改变，在健康教育中，干预行为的改变是重点也是难点。这就要求我们掌握一系列行为改变的科学手段与方法，从而更好地指导我们开展行为干预的活动。在实际工作中，有以个体为单位的干预，也有以相似背景的群体为单位的干预，这两种干预形式在进行评估、计划和实施方面均有差异，个体生活在群体中，群体又由不同的个体组成，应灵活掌握。

第一节 个体行为干预

一、行为矫正的概念

行为矫正是指按照一定的期望，在一定条件下采取特定的措施，促使矫正对象改变自身的特定行为转变过程。它更注重人们在行为改变过程中自觉投入。矫正对象是行为改变的参与者、核心，而不是消极的行为受限者。

行为矫正首先必须明确问题的所在、起源和程度，分析维持不健康行为的社会和自然环境以及心理因素，据此选用适当的矫正方法并制定矫正计划和检测过程。行为矫正是长期的过程，而非一次性的，因此需要制定长期的矫正计划，并适时地进行评估，监测矫正的全过程，直至完全矫正成功。行为矫正由三方面要素构成：矫正对象、矫正环境和矫正过程。

二、行为矫正的对象

对矫正对象的分析可以帮助护士把握其特点，预测行为矫正的效果，制定有针对性的干预计划。行为矫正的对象按照其对行为指导的态度可以分为3类：

1. 需要型

对自身不良行为已有认识，感到"非改不可"，并在积极寻求转变的途径和方法。对这类对象应着重促使他们从需要到动机的转化，并提供适宜的环境条件，适时提供目标、方法和方向。

2. 冷漠型

对不良行为有一定认识，但没有转变的信心，也没有接受行为指导的愿望。对这类对象的指导原则是强化"恐惧"心理，促进态度的转变。

3. 无需要型

对自身问题全无认识，或完全不承认这是"问题"。对这类对象干预的关键是要激发他们对行为改变的迫切需要感。提供更多的健康信息，寻求家庭或团体配合。

三、行为矫正的环境

行为矫正活动必须在一定的环境下进行，包括指导者、矫正场所、矫正时机。

1. 指导者

指导者既可以是健康教育者，也可以是老师、医生、护士或矫正对象的亲友、同时。指导者的任务是：观察记录对象的行为，确定目标行为的基线和矫正的阶段性目标，制定实施计划，选择矫正方法，为矫正对象提供行为转变必要的支持，评估矫正效果，进一步修订矫正计划。

2. 矫正场所

矫正场所可以不固定，但大多数行为矫正的场所是固定的，便于对行为矫正效果进行观察、记录和评价。

3. 矫正时机

选择行为矫正的时机也很重要，在易诱发行为改变的特定时机进行行为矫正，容易取得最佳效果。

四、行为矫正的技术和方法

行为矫正的过程就是行为矫正技术的选择和实施过程，其核心是如何针对具体对象的具体行为来应用具体方法。从 20 世纪 50 年代末发展到目前为止，在健康教育领域内运用广泛的行为矫正技术方法有下列 4 种。

1. 脱敏法

主要用于消除个体因对某种因素过于敏感而产生的不良行为表现。如恐惧症、焦虑症和紧张症等。焦虑与放松是相互拮抗的生理过程。该方法以认知原理为基础，在治疗中有目的地、循序渐进地主动提供这一刺激因素，适时修正个体对刺激因素的错误认知，再通过反复地操作、强化，就可以达到消除这种过于敏感行为的目的。

2. 厌恶法

又称为条件反射法，其基本做法是每当矫正对象出现目标行为或出现该行为的欲望冲动时，就给予一个厌恶刺激。反复作用后，在矫正对象的内心就会建立起该行为与厌恶刺激间的条件反射，引起内心的由衷厌恶，直至消除该目标行为。

3. 示范法

示范法在应用时，将所要形成的健康行为或所要改变的危险行为分解成不同阶段或不同表现，设计相应的模拟场景，让行为矫正对象扮演其中角色或观察角色行为，身临其境的模仿角色的示范，从而形成自己的行为。如培养学龄前儿童养成良好的口腔卫生习惯，可采用示范方式，手把手教的方式最为有效。

4. 强化法

强化法是一种在行为发生后通过正面强化或负面强化来矫正行为的方法。通常的做法是当矫正对象表现出有益于健康的行为时，对矫正对象施以正面强化，以肯定和巩固健康行为。正面强化的形式有口头表扬、奖状、物质、货币奖励等。反之，当矫正对象表现出对健康有危害的行为时，对其施以负面强化，使矫正对象由于逃避负面强化而放弃不利于健康的行为。本方法是迄今为止在帮助个体矫正危险行为、建立健康行为方面最有效果的行为矫正手段。但在使用该方法时，专业人员应注意选择正确的强化因素，安排适宜的强化活动，并随时听取反馈信息，以确保行为矫正的效果。

五、个体行为干预的开展形式

随着大众对健康的需求的增加，健康领域的飞速发展，传统的医生问诊–治疗中穿插开展的门诊健康教育已不能满足患者的健康需求，慢性病、特殊人群、行为习惯病等已不能从医生传统的治疗中得到更大的益处。近年来，在门诊健康教育基础上，国内多家医院开设了护理健康教育门诊，由高年资的一线临床护士坐诊，专门从事针对慢性病的行为干预或特殊人群的保健问题等的健康教育活动。这些护士基本来自于相关科室的专科护士，有多年临床护理工作经验，有的甚至有营养学、心理学等学习背景和从业资质，可以通过多角度和手段来解决健康问题，胜任临床非处方需求的健康教育工作，如助产士门诊、围产期营养门诊、静脉导管门诊、老年护理门诊、妇产教育门诊、母乳喂养门诊、伤口造口专科门诊、糖尿病教育门诊、妊娠糖尿病教育门诊、早产儿护理门诊、延续护理中心门诊等，多涉及围产期保健、儿童保健、慢性病等特殊人群护理以及需长期照护、行为观察与干预的领域。

护理健康教育门诊绝大多数采用的是面对面、一对一的健康咨询，在门诊中对患者进行评估、计划、实施和评价。可以就患者的健康问题或疑惑制定有针对性的干预方法，弥补了传统的医疗诊断与治疗中，忽视非疾病状态的健康与亚健康人群、注重治疗而对患者行为干预缺失等诸多问题，提高了患者的依从性，也促进了健康与亚健康人群、特殊人群的健康。

第二节　群体行为干预

群体行为干预通常是以行政单位（社区、工厂、学校、医院等）为基础，运用行为团体干预法进行群体行为干预。团体不仅是社会的细胞，也是社会与个体相互作用的桥梁，是个体成员形成的微观环境。个体的行为、习惯、道德、价值观多是通过团体来实现的。此外，人际关系、社会关系以及社会态度的形成与改变等，都受到社会团体的影响。因此，团体可以显著地改变和影响个人的观念和行为。

一、群体行为干预的步骤

1. 开发领导

领导对健康相关行为的干预目的、意义的理解与支持是目标人群行为干预的重要环节之一，其作用不仅在于领导自身的行为可成为人群的榜样，更重要的是领导具有决策倾向性。领导对健康相关行为干预的理解和赞同，会使行为干预得到组织、资源、舆论等方面的支持。可见，开发领导，转变领导的思想观念，使其认识和理解健康教育与健康促进的必要性、重要性和可行性，对在人群中开展健康教育与健康促进，实施群体行为综合干预非常重要。

2. 目标人群行为干预

目标人群行为的改变是健康教育与健康促进中行为干预的落脚点，因此通过各种方法促使目标人群中的每一个个体采纳健康行为、改变危险行为是健康相关行为干预的根本所在。

3. 创造支持性环境

创造支持性环境是人群干预成功的客观条件，也是健康行为的"促成因素"。良好的环境支持与人文氛围，有利于提高目标人群的重视程度和参与度。环境打造既包括物质环境条件，也包括社会环境。

培训与讲座、分发宣传材料等方法，向目标人群传播有关行为生活方式与健康、改变行为的方法等信息；动员和发动每一名成员积极参与群体促进健康的目标行为。

2. 培养骨干

群体骨干与群体中的成员关系密切，在群体中具有一定的威望，可发挥示范作用，也可能起传播作用，还能对群体成员的行为进行监督与评价。注重骨干培养，为群体成员树立典型，就能以点带面、以局部带动整体，可达到事半功倍的效果。

3. 利用舆论和规范的力量

群体的舆论与规范，约束群体内每一位成员，使全体成员目标一致、行为一致，达到共同的利益；社会的舆论和规范，给群体一种外来压力，使群众利益符合社会整体利益。健康教育、健康促进工作应充分利用舆论、规范的力量，对危害社会、他人健康的行为加以制止、纠正或予以惩罚。

4. 应用竞争机制

群体成员具有群体的归属感和集体荣誉感，群体间开展的竞争可使群体成员感到一种来自群体外部的威胁与压力。增强群体目标的一致性和凝聚力、增强群体成员的主人翁意识、激发群体的强大力量、增进内部驱动力，有利于群体促进健康行为的形成与巩固。群体间的竞争有益于群体的发展；同样，群体内引入竞争机制可激发群体成员奋勇争先，推动群体整体发展。

5. 评价和激励

评价也是一种干预手段，通过评价工作可总结成功经验，给予奖励与推广，并能及时发现问题并给予纠正、解决，推动健康教育工作不断向更高层次发展。

二、目标人群的干预方法

1. 动员群众参与

动员各种舆论和传播手段，如利用大众媒体、

三、创造支持性环境的方法

1. 改善环境条件

环境条件的改善是行为干预中必须考虑的因素

之一，如果没有环境条件的支持，即使人们已经做出了改变行为的决定，也会由于环境条件的制约而无法实施。例如，意识到患病后就诊的重要性，打算采取行动，但是医院离家很远，就诊非常不方便，那么就可能放弃这种健康行为。

2. 社会支持与制约

通过社会舆论的倡导，支持促进健康的行为，反对危害健康的行为。通过有关法律法规的制定，约束既不利于自身健康，又对他人健康造成损害的行为。

第三节　健康教育常用的手段与方法

健康教育有形式多样、内容丰富的教育手段与干预方法，每种手段与方法均有各自的优缺点和适用情况，健康教育的组织者与实施人应根据不同情况选择对受众合适的健康教育方法，达到健康教育、行为干预的目的。

一、专题讲座法

专题讲座是根据受众的需要，针对某一专题有组织、有准备地针对目标人群开展的一种健康教育活动。是最传统、最常用的健康教育方法。专题讲座多采用讲授法，也可以融合演示法、操作法等多种健康传播方法，提高目标人群对所讲授内容的兴趣，增强受众的参与性和自我效能。

1. 专题讲座开设前的准备

（1）明确目标受众　提前了解目标受众，人群特征、立场、态度，对健康信息的需求和接受度，大致的学习能力等。

（2）选择合适的讲座主题　举行讲座前应根据目标受众的特征确定有针对性和实用性的讲座主题，主题应简洁、醒目、有吸引力。

（3）讲座内容应科学、丰富、有实用性　讲座内容应严格把关，内容要可靠、真实、观点正确、数据准确、前后连贯、逻辑清晰。要保证科学性和实用性，可以通过准备讲稿来提高讲授人的授课水平。

（4）教学手段丰富　教学手段除了讲授法以外，应尽量少用文字，多配合使用一些形象化材料，如表格、照片、图片、模型、标本、录音录像、幻灯片等，丰富教学形式有助于加强宣传效果、强化主题、吸引受众的注意力、加深记忆。

（5）教学设计有针对性　教学设计应适应目标受众的特征，采以高龄老人为目标受众的，尽量不开展需体力劳动的互动环节；受众是文盲或半文盲群体的，讲授内容不应有依赖文字阅读才能听懂的教学环节；面向学龄前期或学龄期儿童时，应设计符合相应认知水平的健康教育材料，采用游戏等互动环节要有专人组织，避免安全事故。

（6）准备好讲座所需的仪器、材料　组织者应根据讲授人的教学设计和讲授内容准备相应的讲授辅助仪器、教具，如投影仪、音响、话筒、图片、模型等。

（7）熟悉讲座开展环境　讲授人应提前熟悉讲座开展的所在地、场地的布置、讲授设施的使用方法，避免出现讲授当天因不熟悉场地造成迟到、设备故障等，影响受众对讲座开展的效果。

2. 专题讲座实施的注意事项

（1）准备好讲座材料，按需发放　讲授人如果有针对目标受众编写的健康教育材料等，应在讲座前完成制作和印刷，根据情况在讲座开始前或讲完后发放。发放给受众的材料要提前预估人数，做到一人一份。

（2）注意讲授的表达方式　讲座是主要通过语言来传递信息的健康教育方法，讲授人应吐字清晰、语言连贯、有节奏、有重点，讲授时有生动的事例、恰当的比喻、通俗易懂的语言，尤其应重视语言中不要涉及人群歧视、地域歧视等，活跃气氛适度，不开不合适的玩笑，在少数民族地区开展或面向少数民族受众的，应提前了解相应文化，避免出现语言上的偏差。

（3）保持良好的职业形象　讲授人的信誉和威望越高，传播效果就越好。良好的职业形象可以提高讲授人的信誉，增加患者的信赖感。讲授人应该举止大方，着装整洁恰当，符合职业身份。

（4）内容熟练，讲授生动　讲授人在实施讲座前应熟练讲稿，讲授中要能脱稿、生动自如地讲出来，声音洪亮，语速适中，富有感染力，不要有念PPT、念健康材料的现象。

（5）根据受众反应及时调整讲座策略 在讲座中，讲授人应时时关注受众的反应，以便根据反馈的信息对所讲内容进行相应调整，在教学环节的设计上也应留有余地，灵活应变。

（6）合理安排讲座时间 讲座的时间分配应预留答疑和小结的时间。活动中应鼓励受众提问和参与互动，以便于实时了解受众的掌握情况，对没有听懂或提出疑问的地方，应当场及时予以解答。最后要有讲座内容的小结，加深受众的印象。

3. 专题讲座的局限

参与人数较多，讲授者无法与每个听众进行沟通，对听众可能存在的问题反馈不及时；听众对讲授者依赖较大，自主学习性受限。

二、小组讨论法

小组讨论是运用群体传播原理，以小组活动的形式开展的传播活动。小组讨论需要在一名主持人的引导下，一组人围绕某个专题进行深入交谈和讨论。选择适宜的主持人，做好相关准备工作，掌握必要的小组讨论技巧，是运用小组讨论法的关键。

1. 小组讨论的准备

（1）明确讨论主题，拟定讨论提纲 讨论提纲包括讨论的目的、准备讨论的一系列问题、预期达到的目标。讨论提纲有助于主持人熟悉讨论内容，并在讨论中起到备忘录作用，使讨论不脱离既定的目标和内容。

（2）组成小组人数恰当 讨论小组应根据讨论的主题，选择一些有着相似背景和共同需求和兴趣的人。小组讨论人数不宜过多，一般6~12人即可。

（3）合理选择时间和地点 要尽量安排在所有参与人均认为较合适的时间，讨论时间的长短要根据讨论内容和参与者的情况而定，一般在90分钟左右。地点应选择人们感到比较舒适方便，不受外界干扰的房间，安置易于移动的桌椅。讨论前可放舒缓的音乐吸引人们的兴趣，调动人们的积极性，

（4）事先进行座位排列 座位的布置方法是保证小组讨论成功的一个要素，座位应围成圆形或马蹄形，以利于参与者面对面的交谈，见图7-1。

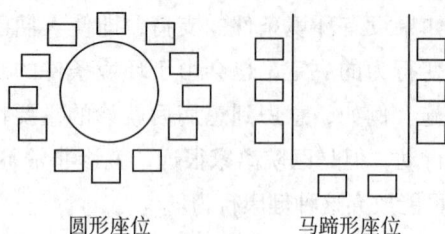

圆形座位　　　　马蹄形座位

图7-1 小组法的座位排列

2. 主持小组讨论的技巧

（1）热情接待 主持人应提前到达会场，对每一个来参加小组活动的人表示欢迎。在小组讨论正式开始前，可以拉家常或谈一些轻松的话题，使参与者放松，尽快地熟悉起来。

（2）说好开场白 通过开场白向参与者说明讨论的目的和主题，并做好自我介绍。开场白应通俗易懂，简单明了，有幽默感，并表明每一个与会者对于讨论都十分重要，使他们感到自己的作用和参与讨论的意义。

（3）建立关系 开场白之后，请每个小组成员做一下自我介绍，让人们相互初步了解，建立起和谐的关系。

（4）鼓励发言 根据讨论提纲依次提一些开放式问题，鼓励大家积极发言，对发言踊跃者应适当给予肯定的反馈。对发言不积极者可用个别提问、点名法来征求的意见。

（5）打破僵局 小组讨论开始时，常常会出现与会者沉默不语的困境，预先设计一些讨论方法可有效克服这一局面，比如使用宣传画或播放一段小视频作为引发材料，然后提出一个可以引起争论的开放式问题，可以为参与者提供生动形象的讨论情境和主题，可使用轮流发言法给每个人均等的发言机会，也可采用分散讨论法，以2~4人组成一组，分头讨论再集合起来向大组汇报。

（6）控制局面 主持人既要积极引导讨论，又不能过多占用话语时间。当大家情绪高涨、热烈讨论时，难免出现偏离主题的现象，主持人要及时提醒与会者，对于成员之间的争论，不要急于制止，待每人的见解都已表达时，对有争议的问题做出小结，转向其他问题。

（7）小结与致谢 讨论结束时，主持人应对讨论问题做出小结，应对大家的参与表示感谢。

3. 小组讨论的局限

可能抑制参与者的表达，很难确定讨论表达的

观点对应于某个人的行为，有时小组环境也可能被少数人垄断而抑制讨论，难以保证每个参与者陈述的内容都是自己的观点和意见。小组讨论的质量很大程度上取决于主持人的水平和技巧，主持人和记录员对结果的分析解释，对资料的收集和结果具有主观性干扰。

三、同伴教育法

同伴是指年龄相仿、兴趣相近，或具有相同背景、共同经验、相似生活状况，或由于某种原因使其有共同语言的人，也可以是具有相同生理、行为特征的人。同伴教育是以同伴关系为基础开展的信息交流与分享，强调双方有相同或相似背景和经历。该方法已经成为健康教育领域内广泛采用的教育方法之一。WHO已经确认同伴教育是改变人们行为，特别是青少年行为的有效方式，被广泛应用于艾滋病预防和性健康教育领域。同伴教育通常采用小组讨论、游戏、角色扮演等参与性和互动性较强的形式进行，实质上是一种特殊的合作性学习方式。可分为正式的同伴教育和非正式的同伴教育。

1. 同伴教育的适用范围

同伴教育具有形式多样、感染力强、经济实用等特点，广泛适用于劝阻吸烟、预防艾滋病或性病教育、营养改善计划、社会教育等诸多领域。青少年群体由于易受环境影响，同伴行为的影响往往比家庭的影响更大，所以，青少年已成为开展同伴教育的重要对象。

虽然同伴教育在代际交流障碍方面有巨大优势，但其应用仍需要具备一定条件，在决定采用之前，需认真分析应用这一方法的客观条件，是否是实现教学目标的最佳途径。

工作中可通过以下问题来判断是否可以采用同伴教育法，如果是肯定的回答，那么可以采用，否则尚需创造条件或寻找其他的教育策略和方法。

（1）同伴教育通常应用于敏感或隐私问题相关的健康教育，如性教育、预防艾滋病的教育；或对外界比较警惕敏感的社会边缘人群，如吸毒人员、同性恋群体。

（2）要考虑目标人群中有足够的同伴教育者后备人。

（3）能否为同伴教育的开展提供培训和其他技术支持，如教材、设备、场所等。

（4）同伴教育者能否得到持续的支持、资助、指导和再培训。

2. 同伴教育的分类

非正式的同伴教育是凭借自然的社交关系，在日常交往中与同伴分享健康信息的过程。可以是任何具有同伴特征的人在一起分享信息观念或行为技巧，向同伴们讲述自己的经历和体会，唤起其他同伴共鸣，从而影响他们的态度、信念乃至行为，但目的并不十分明确，也没有事先确知的教育目标。

非正式的同伴教育可以发生在任何人们感到方便的地方，如办公室、宿舍、车间、社区，甚至街头巷尾，同伴们随时随地都可以以教育者和学习者的身份交流信息，并且可以互换角色。担任同伴教育的人，需要在同伴中有一定的地位，口碑良好，表达能力强，善于沟通。

正式的同伴教育通常有明确的目标和比较严格的教学设计和组织，正在成为健康教育与健康促进项目中以人际交流为基础的教育干预方法与普通教学活动相似，不同的只是由同伴教育者充当师资角色。

3. 同伴教育的组织和实施步骤

（1）招募同伴教育者 招募合格的同伴教育者，是开展同伴教育的关键之一。同伴教育者应具备4个方面的特征：①与目标人群具有某些共性，并熟悉该群体的文化和思想。②自愿接受培训，具有高度的责任心。③具备良好的表达和表演能力，以及人际沟通技巧。④能以倡导者和联络员的身份在研究机构和干预对象之间架起联系的桥梁。

（2）培训同伴教育者 通过培训同伴教育者应：①了解本次健康教育活动的目标、干预策略与活动，了解同伴教育在其中的作用，以及如何与其他干预活动进行配合。②掌握与教育内容有关的卫生保健知识和技能掌握。③掌握人际交流基本技巧和同伴教育中使用的其他技术，如组织游戏、开展辩论、电脑使用、幻灯放映等。优秀的同伴教育者还应知道更多的信息获取渠道，如相关的知识网站、可以学习的书籍、可以参观的健康教育基地等。

（3）实施同伴教育 同伴教育者应根据培训计划事先做好准备，按照预设的时间和主题以一定的组织方式，在健康教育针对的场所开展同伴教育。

在活动开始前应注意场地、桌椅、使用设备等的准备和调试，保证同伴教育活动的质量。活动中，应注意营造一个积极、平等、开放的活动氛围，以利于信息分享和交流。

（4）评价同伴教育 可采用研究者评价、同伴教育对象评价、同伴教育者自我评价等形式，评价内容侧重于同伴教育的实施过程质量、同伴教育者的工作能力、同伴教育的效果。

4. 同伴教育的局限

同伴教育对同伴教育者素质要求较高，同伴教育者是信息的可靠来源，必须有较强的表达能力、沟通能力、应变能力等，因此对同伴教育者的挑选和培训有较高要求，使同伴教育在向低年龄低素质人群推广时，限制较大。此外，同伴教育者素质不一，如知识有限、存在盲区、缺少其他相关学科知识等，难以保证教育的整体质量，场地、时间、资金等因素，也使同伴教育者的培训质量受到不同程度的影响，可能制约多种形式和内容的同伴教育有效开展。

四、叙事护理法

叙事护理概念起源于 20 世纪末，美国的 Rita Charon 教授在提出叙事医学理论，在此基础上将叙事的主角替换成护理人员，发展至今，各国的学者以各种方法对叙事护理进行实践和研究。现在已较为广泛地应用于临床内、外、妇、儿、急诊科、精神科、重症科等各科室，对患者心理、生活质量、活动行为等护理干预中。

1. 叙事与叙事护理

叙事，意为对故事的描述，是人们将经验组织成具有现实意义事件的基本方式。叙事强调个人经历和感受，不仅对叙述者有重要意义，同时对倾听者也会产生影响。

叙事护理是护理人员在对患者进行护理的过程中，应用心理学的方法，即通过倾听、交流、回馈等方式，深一步挖掘患者护理信息，针对性采取干预措施，引导患者实现生活、疾病故事意义重构，让患者感受到被尊重以及被重视的心理，积极配合医护人员的护理工作，启发患者自身潜在力量，自觉对抗疾病的一种护理模式。叙事护理实际上是一个跨学科的融合，它是把后现代心理学中叙事治疗的理念和方法与护理临床相结合所产生的一种新的心理护理模式和方法，核心是心理干预。叙事护理在护士与患者交流的过程中，关注患者的生活，帮助患者实现生活、疾病故事的意义重构，从而发现护理要点，实施护理干预。

2. 叙事护理的作用

叙事护理借助叙事素材的激发性、教益性以及感召性，有助于加深患者对关爱的初体验和包容理解，有效促进护理人员全方面发展和实践技术的提高。

叙事护理使护理工作者在帮助别人的同时也帮助自己，护士利用叙事的方式让自己做一个有温度的护士，更好地开展护理工作。叙事护理是现代护理工作的一个重要环节，也是护士需要学习掌握的一项新的技术。

3. 叙事护理的精神

叙事护理是一种态度，是以尊重、谦卑、好奇的态度来面对生命，强调的不是技术而是态度。叙事护理认为只有生命才能进入生命，只有灵魂才能与灵魂交流，不是以改变患者为目的，是强调对患者生命的了解与感动，要护士去全然地倾听我们的患者和患者的家属，全然地倾听，需要"五不"和"一无知"。"五不"即不批评、不论断、不评判、不建议和不指导，"一无知"就是保持"无知"的态度。

4. 叙事护理在健康教育领域中的应用

在健康教育中，运用叙事护理，护士对患者生命故事的倾听和回应，帮助患者完成对生活及疾病故事意义的重构，并在这过程中寻找到护理问题，加以确认后实施干预的护理。它拉近了医、护、患之间的关系，通过倾听故事，寻找到问题的根源，发掘故事中积极因素，从而引导其重构积极故事，唤起其发生改变的内在力量，使之变得更自主、更有动力。在健康教育及实践中叙述故事起关键作用，叙事护理能成为行之有效的一种健康教育手段，在于叙事自身的特性，如沟通性、行为导向性、现实性及同质性等。叙事护理的实践载体是故事，故事通常能产生直达心灵的力量，把健康教育的理念和目标深入传达，从而产生源源不断的向上动力。

在健康教育实践领域中，叙事是具有说服力的新兴的一种方式。叙事护理的形式多样，可以是故事的书写与叙述、看图对话，也可以是音乐、电影、照片等形式，将多元化的叙事方式融入临床护理实践中。叙述护理不仅可以帮助护士进行良好的护患沟通，建立信赖的护患关系，还可以帮助确定患者的健康教育问题和制定行为的干预方案。目前国内的叙事护理在健康教育中的应用形式还没有一个统一的架构，有的采用的是结构式访谈，整理分析后形成叙事病例，进行叙事分析；有的采用的是叙事文本进行的健康教育。

（1）应用叙事护理干预吸烟者的戒烟意愿　制作叙事素材用于健康教育，用叙事法干预吸烟者的戒烟意愿。

①叙事素材采集，通过访谈吸烟者对吸烟的担心，以及戒烟经历等故事，采集素材。②叙事素材评价，依据预期干预目的对采集的素材进行内容的评价并筛选。③叙事素材编辑，将评价筛选后的叙事素材制做成纪录片。④预实验，随机抽取吸烟者观看纪录片，再统一完成叙事干预戒烟效果的调查。

（2）应用叙事护理在乳腺癌患者中开展健康教育

①成立叙事护理健康教育小组：组员必须经过为期1个月左右的叙事护理相关理论与运用技巧的培训。②患者叙事资料的采集：使用叙事护理法的沟通技巧，和组员经几轮讨论后确定叙事主题，包括患者对护士叙事疾病故事和对疾病的期望，护士体会患者在疾病治疗中遭遇的困境；病友间相互讲解各自的疾病故事，发现治疗过程中能给予病友的帮助；讲述与家人朋友的关系，发现生活中或治疗过程中哪些人给予了帮助和鼓励；说出或写下想对护士、家人、朋友说的话，鼓励写病情日志和按时用药情况及用药后反应等。③实施叙事编辑：进行主题干预，通过一对一访谈，侧重患者诉求，寻找积极面，给出护理建议，鼓励患者。④效果评价：乳腺癌患者通过创伤后成长评定量表（PTGI）和癌症疲乏量表（CFS）评价叙事的效果。

5. 叙事护理法的应用局限

叙事护理是一种融合心理治疗的教育方法，目前大多数护士对叙事的认知和叙事技巧还比较缺乏，而叙事效果与患者倾诉能力、意愿及护士引导方式等相关。不同地域间存在社会文化差异，在实践过程中也会受到不同程度的影响。目前也缺少叙事护理相对应的效果评价工具。

五、体验式教育法

体验式教育法是指患者从日常生活或他人构建的程序中获得亲身体验，并进行反思、归纳、讨论及评价等活动，最终形成新的认识及触发健康的行动，并在实践中加以运用，以指导病人后续行为的一种教育方式，是一种患者能高度参与和互动的健康教育形式。

1. 体验式教育法的应用范围

目前体验式教育法多用于围产期母婴保健，如分娩体验馆；并发症导致生活质量严重下降的慢性病领域，如糖尿病并发症体验；以及在一些临床教学中开展。体验式教学采用情景预设，用道具等预演即将发生的情况，让患者身历其境。体验活动可以加深患者对这些场景的感受，使患者提前感知并发症对身体产生的危害，从而在思想上引起对疾病的重视和关注，故而更加有利于提高患者的自我管理能力，实现远期降低疾病的致残率、病死率，降低住院率和住院费用的效果。

2. 体验式教育法的实施要求

（1）认真准备道具，设置高仿真场景　体验式教育法是在情景教学的基础之上衍生的，不仅需要搭建场景、预设情景，还要求患者深入其中获得体验。因此，应认真根据需要选取患者体验的项目，选择合适的场所，布置合适的教学用具。如用电刺激法模拟分娩的宫缩痛、用毛玻璃镜片模仿患者视力受损等。

（2）尊重患者，自主自愿　教受双方应彼此信赖，互相尊重，允许患者真实地表达自己的观点、顾虑，相信患者自己的体验和感受。护士可鼓励患者积极参加，以激发患者的主动探索精神为主，患者没有做好体验的心理准备也不予强求。

（3）典型示范，互相学习　选取临床中控制较好、遵医行为较高的患者作为典型案例，向其他患者分享体验的感受和控制疾病的信念，帮助患者增强自我效能。

3. 体验式教育法的局限

相比于传统的讲座法等以口头讲授为主的教学法，体验式教育法对组织者的设计能力和组织能力要求更高，教学过程要精心设计，对教学过程中可能遇到的问题要有充分的预估能力并能做好相应对策，对护士的个人水平要求较高。此外体验式教育依赖于场景的搭建和预设，对场所、资金、物资和管理制度等均提出了一定要求，灵活性较差。

六、健康咨询法

健康咨询目前多用于护理健康教育门诊、病房护士的定期回访、延续护理家庭访视等场景，是一种以一对一形式为主的、个性化较高的健康教育形式。

1. 健康咨询的目的

健康咨询是以患者身心健康相关的问题为基础，进行必要的指导和建议，激发患者的健康主体意识，提供以生活习惯改变为首的健康问题的建议和支持。

2. 健康咨询的时机和场所

健康咨询通常需要合适的时机，在疾病首次确诊、儿童保健或产检时、某些慢性病病情加重干扰患者生活时，一般来说此时患者对健康信息的需求是最旺盛的，可抓住此时机开展一对一有针对性的健康教育与行为干预。

健康教育开展的场所大多在医院的诊室里，也可以在患者家中、社区居民点等地方。在咨询中，要能让咨询者放松交谈，在面对面咨询时，建议采用以下位置就座，见图7-2。

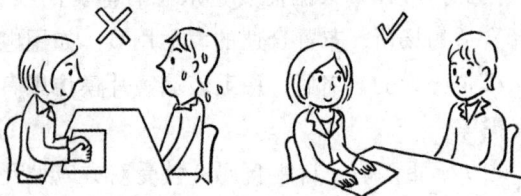

图7-2　健康咨询的坐位

3. 健康咨询的常见方法与特点

（1）面对面咨询　这种方法在与咨询者进行沟通时，可以直接观察到患者的表情、态度，实时把握患者的态度进行动态调整，也能利用健康教育手册等书面资料，给患者提供较为详细的信息，但这种方法需要花费较多时间，同时也会产生一定费用。在进行面对面咨询时，应该重视患者隐私的保护，咨询时应该限制其他人在诊室的出入，以方便护士能够采集到更有用的信息。

（2）电话咨询　电话咨询形式灵活，时空限制不大，不需要面对面接触，无须过多注重患者的

名字（可用假名），对一些隐私问题有顾虑的患者是利用起来比较轻松的方法。但这种方法由于无法观察到咨询者的面部表情和姿势作为参考，仅能通过语言、语气来判断其态度和立场，对护士来说有时候比较难以把握。实施电话咨询的形式建议专人专线，接电话的地方要较为安静，不能有嘈杂的背景音。

（3）互联网咨询　互联网咨询与电话咨询类似，是广受年轻患者欢迎的形式，包括电子邮件、微信公众号订阅、微信群、QQ群等方法，形式灵活，基本没有时空限制，既能方便护士进行同一群人的健康信息传递，又能遵照个人意愿开展线上的一对一咨询。但这种方法无法确定咨询人本人的性别、年龄等个人信息，即使是个人账号也不能确定是本人在沟通使用，同时因为无法看到咨询者的表情也无法感受说话的语气语调，给护士的判断带来一定困难，通常多用于仅需要传递健康信息的情况。

4. 健康咨询的信息采集与记录

健康教育一定要建立在护患信任的基础之上，信息采集不仅是收集诊断患者健康问题的过程，同时也是一个护患沟通建立信赖关系的过程。护士在进行沟通时，应对患者说话时的语音语调、动作姿势、来访时的衣着发型等有所重视，如高声、笑声、咳嗽声、叹息声等，说话的表情、视线、手势以及说话时的沉默间隙等。交谈时要善于接受患者的心情和立场，在开放式提问和封闭式提问中灵活转换，以获取患者真实的想法，在观察到患者的非语言沟通表达的意思时，应将表达的意思明确化，以帮助患者注意到自己的健康问题。

健康咨询的记录一般需要整理记录出咨询的过程，帮助护士在下一次患者回访时，可以查询和进行下一步的干预。记载内容可参考表7-1。

表7-1　健康咨询的记录内容

思考过程	记载过程
PLAN	明确目的；信息的收集和整理；确认事实和明确问题；记录护士的评估和判断
DO	护士的干预内容，包括对患者提供的信息、指导、提出的干预策略、介绍可以协助患者的其他机构等
SEE	对护士提出的干预方法患者的反应（同意还是拒绝）；护士书写干预计划

七、"互联网+"教学法

"互联网+"是指以互联网为主的一整套信息技术，包括移动互联网、云计算大数据等，在经济社会各部门的扩散应用过程。互联网以强大的信息传播能力、信息及时性，为学习者提供数量无上限、时间无要求、地点无限制、开放、免费、具有互动性的学习载体，是当下健康信息传播的有力手段，也是健康教育干预的重要方法。

1. "互联网+"的优势

（1）互联网为传统健康教育提供了信息支持　互联网技术可以实现资源共享，降低了学习者信息、知识获取的难度，满足不同学习者的需求，不受时空制约，健康教育信息的获取更便捷。互联网也为教育者提供了丰富多彩的信息展示平台和传播方式，使教学更为生动有趣，另外教育者可以通过互联网技术收集大量数据，全面跟踪和掌握不同阶段学习者的特点、学习行为和学习过程，更准确地评价学习者，真正做到因材施教，进行有针对性的教学，提升学习的效率。

（2）互联网使学习更加个性化　互联网为学习者提供了更加个性化的学习环境，更加丰富的教学内容，更加多元的教学方法，为学习者的个性化学习提供了可能。

（3）互联网促进健康教育教学互动　互联网技术的应用不仅改变了教学信息的展示和传播方式，同时也改变了教学模式。其中最为突出的就是信息传播中讲授者与受众之间实现了身份的跨越和互动。讲授者由学习的掌控者转变为学习的顾问、指导者，而学习者则成为学习的主导者。

（4）互联网为健康教育者提供更好的数据反馈　现在已经面世了很多可穿戴式的健康设备，可以及时上传患者的心率、血压、血糖、每日步数等数据，健康教育者可以进行动态监测，更好地观察患者真正的干预效果。

2. "互联网+"在健康教育中的应用形式

互联网几乎可以胜任绝大多数信息传播方法和手段，作为信息传递、交流分享、互动反馈最重要的载体，在健康教育领域应用较为广泛的是微信和微博。

（1）微信公众号　微信是一款建立在手机通讯录基础上的新型移动即时通讯软件，它能够接入网络的移动终端为载体，信息传递形式可以是文字、图片、语音或视频，同时支持多人群聊。微信公众号是信息发布者，在微信公众平台上申请的应用账号，通过公众号传播主体，可以在微信平台上实现和特定群体的全方位沟通互动。

在健康教育中应用微信公众号具有以下优势：①信息发布、获取，便捷快速。微信公众号借助移动终端优势和天然的社交位置优势，使信息发布者可以随时随地编辑发布信息，方便而快捷。信息的接受者，也可以随时随地的接收、查看。②传播形式丰富多样。微信公众号平台编辑、传播信息的方式丰富多彩，文字、图像、声音、视频均可应用。为了便于学习者使用手机终端查看，要求微信公众号对信息的编辑高度精练并能吸引眼球，通常采用条目式的文章发布形式，更利于转发和传播。健康教育可以利用这些有趣的传播形式，将原本枯燥的文字变成风趣的画面、优美的声音，使得信息易于被学习者接受。③信息发布者与接收者之间互动性强。微信公众平台打破了传统说教传播的模式，实现了发布者与接收者之间的良性互动，信息的接受者可以通过回复对话框，以文字、视频、语言等形式，主动与发布者交流互动，也可以通过留言评论等方式发表自己的见解，而发布者在接收回复的同时也可以立刻或延时解答，有利于信息及时有效的反馈。

目前国内已经有数量庞大的医院均开始了自己的官方微信公众号，除了日常诊疗事务的通知以外，还经常发布一些健康教育的文章、视频，制作精良、文案精彩的健康教育作品常常得到广大患者的点赞和转发，利用人际传播、群体传播的原理，也向更多人传递了健康信息。

（2）微博　微博于2006年始创于美国，中国的新浪微博于2009年10月正式面向公众开放，是目前国内最大的社交网站。与微信以自己通讯圈为基础不同，微博立足于向大众分享信息。最开始的微博一条仅能编辑140个字，高度浓缩的语言有利于信息传递的速度，同时微博也能插入视频、图片，其评论、点赞功能与微信相比更加强大，人们在信息传递的过程中能更容易看到别人的观点和立场，从而在接受信息、形成健康信念与行为改变上会产生更深的反思。一些新闻事件也常通过视频、长微博、图片微博等形式进行信息交流和分享，引发大众思考，在潜移默化中影响健康行为的养成。

目前国内各个医疗领域均有医务人员或医疗机构、健康机构注册成为"蓝 V""大 V"，在微博上开展健康科普、健康问诊等，对医务人员树立良好的职业形象和健康信息传播起到了正向作用。他们在各自的健康领域中已逐渐掌握了话语权，通过自己的专业也让越来越多的民众重视健康、重视健康知识和信息的获取，在一些突发性公共卫生事件的舆情中，有着不可估量的影响力。在健康教育的教学设计中，应善于运用这些平台和资源，动员群众参与，干预行为，促进健康。

（3）其他新媒体　新媒体是基于信息技术支持下的媒体形态，是相对于报纸、杂志、广播等传统媒体提出的新概念。微信和微博也算是新媒体的其中一种表现形式。除了微信和微博客户端，还有比较多的其他新媒体，如数字杂志、数字报纸、数字电视、数字教材、慕课（MOOC），由此衍生了很多手机 APP 客户端，如抖音、快手等，这些 APP 在民众中拥有海量的用户。此外，"直播"也已成为人民群众喜闻乐见的信息传递形式，"直播"和"网红"在当今社会的信息传播中也起到了很重要的作用。在国家或医疗机构官方发布在微信公众号或官方微博上的重要信息，很多也是通过抖音、快手或其他直播平台向人群大众进行传播的。

3. "互联网 +"教育法的局限性

（1）内容设置重复雷同　有的网站或微信公众号内容设置雷同，互相抄袭，内容简单，缺乏创新性和新颖性，无法吸引大众的注意。

（2）缺乏有效监管，信息内容良莠不齐　信息的科学性和准确性难以辨认。对于没有相应学科基础的普通民众而言，信息庞杂难以甄别真伪。

（3）不良信息传播速度快，易造成不良后果　人们接受信息后，尤其是食品安全、健康养生等实用信息，在自己相信之余也希望能分享给亲朋好友，使他们从中受益，该行为是出于利他目的，但实际上可能使人不自觉成了谣言传播的帮手。由于互联网信息传播速度快，不良虚假信息可能很快在网民中大面积播散，造成不良后果。

（4）花费较大，对基础建设的要求较高　互联网依赖于地区网络硬件设施的建设，对于一些偏远山区，网络信号覆盖、传输速度等仍面临巨大考验。此外，要想使用互联网，受众还需拥有如智能手机、智能电视、电脑等个人设备，操作这些设备也需要一定文化水平，对一些偏远山区民众、学历层次低的民众而言仍是不可及的。

（王思蕴）

第二部分　健康教育知识篇

第八章　妊娠期、哺乳期妇女用药安全的健康教育

学习目标

识记

1. 妊娠期与哺乳期安全用药的原则

2. 妊娠早期、中期、晚期分娩前期和分娩期禁忌使用的药物

3. 中药对妊娠期女性用药危险度分类

4. 妊娠期妇女使用中药的原则

理解

1. 药物对妊娠妇女、胎儿的影响的方面

2. 中草药在妊娠期对母婴的影响

3. 常见妊娠期、哺乳用药的情况、类型和健康教育内容

4. 药物在乳汁中的转运

运用

1. 药物对胎儿危害的分类标准开展一次用药安全教育

2. 哺乳期用药危险等级进行一次用药安全教育

第一节　用药安全概论及原则

对于疾病，药物治疗无疑是目前临床上最基本、最有效和最广泛应用的手段。但药物本身亦会造成机体损伤，用药治病犹如以水载舟，临床上用药除可获得有益的治疗效果外，亦可产生不良反应，以及各种附加损害等问题。因此，用药的安全性和用药的有效性是临床药物治疗的核心。而用药安全性则是保证患者药物治疗的前提，尤其对于妊娠期和哺乳期妇女的药物治疗，安全性要求很高，很轻微的不良反应也是难以接受的。

一、妊娠期用药

据调查，我国约半数妊娠为计划外妊娠，妊娠期平均使用4种药物。而我国目前尚无妊娠期和哺乳期安全用药的相关详细临床资料。因此，了解哪些药物对胎儿、婴儿（尤其围孕期、早孕期）可能存在的风险及其风险等级是非常重要的。

在20世纪中期之前，很多医生认为"胎盘屏障"的存在，为胎儿提供了一个保护环境。现在发现其通透性和一般生物膜无明显区别，几乎每种用于治疗的药物都可以从母体到达胎儿，区别在于其转运速度和程度是否会导致药物在胎儿体内可以达到很高的浓度。由于胎儿各器官及系统尚未发育完善，不能像他们母亲那样代谢这些药物，而这些药物有可能会影响胎儿的正常发育。因此，妊娠期所用药物可能会对胎儿或新生儿产生不良反应。

20世纪50年代末，西欧和日本很多孕妇服用镇静催眠药"反应停"，导致世界17个国家留下1万多例海豹畸形婴儿。该事件引起世人们对妊娠期用药的高度警惕，也直接促进了美国1962年药物条例的公布，该条例要求药物必须在说明书上标明其安全性和有效性，使用指征的相关研究情况，剂量水平和适用人群等。众所周知，药物用于临床之前会进行非临床研究即动物实验，比如反应停曾在多种动物实验中进行安全性评估，被认为是安全的。但动物实验结果不能从一种动物推至另一种物种，甚至不能在同一物种中的一系推至另一系，能推及人类的就更少了。比如，FDA对胎儿的风险等级评估是

B 级的药物，虽然在动物研究中无害，但并未在人类中得以证实。

另外，对药品的关注不应该仅限于药物导致胎儿先天解剖畸形；目前已存在妊娠期用药可能影响胎儿智力、社交、功能发育的证据（宫内暴露于己烯雌酚的女性胎儿，以后患阴道腺癌的危险度增加，这引起了人们对药物远期影响的关心，但这种恶性肿瘤直到青春期才能被发现）。此外，一些临床数据表明，男性胎儿也会受到影响，会表现为生殖系统的异常，例如附睾囊肿、睾丸发育不良和精液异常等。

所以，医生用药时既要权衡药物对母亲治疗的获益，也要考虑对胎儿潜在的危害。在当今社会，医生不能在治疗过程中单独做决定，每一个生育年龄的女性都有责任仔细考虑自身的用药。对一个妊娠期妇女的用药必须建立在她和她的医生之间根据风险与收益比而达成的共识。

【妊娠期用药基本原则】

1.任何医生对育龄妇女问病史时需询问末次月经及是否怀孕。

2.必须明确诊断和具有确切的用药指征。

3.权衡所有药物对治疗孕妇疾病与对胎儿可能损害之间的利弊，若药物虽有胎儿伤害可能，但该药物是治疗危及孕妇生命健康疾病而必须使用时，应酌情给予，据病情随时调整剂量或及时停药，有时需先终止妊娠，再用药。

4.必须用药时也尽量选择对孕妇及胎儿无害或毒性小的药物，且采用恰当的剂量、给药途径及给药间隔时间，最好进行血药浓度监测，以更合理调整用药剂量。

5.尽量避免使用新药或擅自使用偏方、秘方，因无足够证据表明对孕妇、胎儿及新生儿的影响。

二、哺乳期用药

母乳被认为具有比婴儿配方奶更优越的营养和免疫特性，母乳中含有充足的蛋白质、脂肪和碳水化合物。药物可以通过多种途径从母体的组织和血浆中转运到母乳中，药物进入母乳的作用机制与机体中其他部位药物浓度的机制相似，主要通过被动扩散进入细胞膜，也依赖于浓度差、药物的脂溶性和离子化程度以及与蛋白质和细胞成分结合能力。虽然也有很多文献是关于药物在母乳中分布情况的实验研究，但其数值多数是单次计算药物浓度方法得出的，母体给药剂量、频率、时间，哺乳次数和哺乳期的长短都未提到。由于并未测定被喂养婴儿的血液和尿液中药物浓度，婴儿从母乳中吸收的药物的量以及是否会对其产生的影响都无法确定。

大多数情况下，无论妊娠期或哺乳期用药，都是为了缓解症状。虽然强调"能不用药就不用药"，但实际上完全不用药是不能完全避免的。简单的原则就是妊娠期用药既要权衡药物对母亲治疗的获益，也要考虑对婴儿发育是否具有潜在的危害。

【哺乳期用药基本原则】

对于哺乳期妇女，如果医生经过风险与收益比，认为母亲必须用药，应该考虑不哺乳或哺乳期后用药以减少婴儿药物的暴露。

第二节　妊娠期、哺乳期妇女用药

一、药物对妊娠妇女的影响

妊娠期是指卵子与精子结合至分娩约 40 周期间，亦称胎儿期；妊娠 1~3 个月为早期妊娠，4~6 个月为中期妊娠，7 个月至分娩为晚期妊娠。药物在妊娠妇女的体内过程显然不同于非孕妇女，妊娠期间机体对药物的敏感性会改变，且药物可能对胎儿甚至新生儿产生特殊的影响。因此，准确了解相关治疗药物在妊娠妇女体内的药代动力学特点及其对妊娠妇女、胎儿、新生儿的安全性，合理选择对患病妊娠妇女的治疗药物，具有至关重要的意义。

（一）妊娠期药代动力学特点

妊娠妇女体内各系统发生一系列的适应性生理变化以备胎儿生长发育所需。胎儿胎盘的存在、激素分泌的改变，使药物在孕妇的体内过程明显有别于非妊娠妇女。

1. 药物的吸收

首先，早孕期频繁恶心呕吐的妊娠反应、临产孕妇的胃排空时间显著延长、胃内残存量增多都影响口服药物的吸收，故早孕及临产孕妇不宜经胃肠道给药。

妊娠期由于雌激素分泌增多，使胃酸和胃蛋白酶分泌减少，胃排空延迟，胃肠道平滑肌张力减退，小肠蠕动减慢减弱，胃肠道对药物的转运时间延长30%~50%，使弱酸类药物如水杨酸钠经口服的吸收延缓且减少，血药达峰时间推后，峰浓度下降。由于药物通过小肠的时间延长、肠道黏液形成增加、肠腔内 pH 升高将使弱碱性药物如镇痛药、催眠药等的吸收较非孕妇女增多。而氯丙嗪等能在肠壁被代谢的药物，在小肠停留时间越长，进入体循环的药物减少，药效降低。

由于孕妇心输出量增加约 37%、生理性肺通气过度、肺潮气量和肺泡交换量的增加，可使吸入性药物如麻醉药的吸收加快并增多。还因心输出量增加，孕妇的皮肤及黏膜的局部毛细血管开放，血流增加，滴鼻给药易吸收；经阴道给药的各类制剂中的药物可由阴道黏膜吸收加快和增多。皮肤尤其是手、足部位的血流显著增加，将有利于一些皮肤用药如控缓释剂、酊剂、搽剂、油膏及洗剂等的透皮吸收。另硬膜外腔在妊娠期有更多血管形成，故孕妇硬膜外腔给药可加速吸收，如注入哌替啶后，不但吸收较非孕妇女为快，且其血药浓度相当于静脉注射给药。不过，妊娠晚期由于血流动力学改变，尤其是下肢循环不良，将会影响皮下或肌内注射药物的吸收，如孕妇站立时，股静脉压力随妊娠期增加而增高，下肢血流缓慢，若于股静脉回流区肌内注射药物，吸收将有所下降。

2. 药物的分布

血流量、体液 pH、药物与血浆蛋白或组织的结合等都影响药物体内分布。就孕妇而言，药物体内分布主要受血容量扩大与血浆蛋白浓度减低两大因素影响。

孕妇血容量约增加 40%~50%，血浆增加多于红细胞的增加，因此，血液稀释，心输出量增加，随着子宫、乳腺及胎体等的增大而体液总量也增多，可平均增加 8L 之多，尤其细胞外液增加显著。因体液容积扩大致许多水溶性药物浓度被稀释，在靶器官往往达不到有效药物浓度，尤其对于分布容积较小的药物更为显著，换言之，妊娠期妇女的用药量应高于非孕妇女。

大多数药物在血液中有一部分与血浆蛋白形成结合型，血浆蛋白因孕妇血容量增多而被稀释，如在妊娠前半期血浆白蛋白浓度每升约下降 5~10g，形成生理性低血浆白蛋白血症，加之妊娠期很多蛋白结合部位被血浆中内源性甾体激素和肽类激素等物质占据，使妊娠期药物与血浆白蛋白结合量减少，游离型药物增多，而易转运至各房室，使分布容积增大，如地西泮、苯妥英钠、苯巴比妥、利多卡因、哌替啶、地塞米松、普萘洛尔、水杨酸、磺胺异噁唑等，由于游离型药物增多，药物作用随之增强，药物易通过胎盘向胎儿转运，对于高血浆蛋白结合率的药物影响更为显著。晚期妊娠妇女脂肪增加可达 10kg 之多，这将使脂溶性药物分布容积显著增大。

3. 药物的代谢

药物代谢主要在肝脏，妊娠期间肝血流量改变不大，但因受孕激素分泌量增加的作用，不仅可引起胆汁淤积、药物排出减慢，而且可诱导或抑制肝药酶的活性，如妊娠期苯妥英钠等药物羟化代谢的增强，这可能与妊娠期胎盘分泌的孕酮（黄体酮）相关。而如茶碱的代谢明显减慢，这是因为肝药酶活性受到抑制，使肝脏生物转化功能下降，但易导致药物蓄积中毒，故对孕妇应极其谨慎地使用具有肝毒性的药物。

4. 药物的排泄

药物主要经肾脏排泄，妊娠期妇女肾血流量随心搏出量增加而增加约 35%，多种药物的清除率随肾滤过率增加及肌酐清除率的增加而增加，尤其主要经肾排出的药物，如注射用硫酸镁、庆大霉素、氨苄西林、地高辛和碳酸锂等。而在晚期妊娠，孕妇可能长时间处于仰卧位，肾血流量减少，药物的清除率反而降低。有妊娠高血压综合征伴肾功能不全的孕妇，则因药物排泄减慢或减少，反使药物在体内蓄积，血药浓度增高，半衰期延长。

有些药物在肝脏中与葡萄糖醛酸结合后随胆汁排入肠道，然后在肠内被水解，游离药物被重吸收而形成肝肠循环，但由于妊娠期葡萄糖醛酸转移酶活性降低，结合型的药物量减少，则在肝肠循环中被重吸收的药物游离量增多，致使药物在血液与组织中的半衰期延长。

（二）妊娠早期用药

1. 药物对受精卵着床前期的影响

着床前期系指受精卵着床于子宫内膜前。着床早期虽对药物高度敏感，但如受到药物严重损害时，可造成极早期的流产，但若是轻微损害，胚胎可继续发育且不一定发生后遗问题。故此期确属病情需要，可短程使用相对安全的药物治疗。

2. 药物对早期妊娠的影响

在受孕后的3~12周期间，是胚胎、胎儿各器官处于高度分化、迅速发育的阶段，是胎儿被药物导致某些系统和器官畸形的最敏感时期，故妊娠3个月内妇女用药应特别慎重。

由药物引起的胎儿损害或畸形，一般都发生在妊娠的前3个月内，前8周内尤为突出。因为着床后的受精卵，每个细胞都有各自的特殊功能，并开始进行分化，逐渐形成不同组织器官的雏形。在此重要阶段，若孕妇用药不当，会使一些组织和器官的细胞停止生长发育而残缺不全乃至畸形，机制复杂且迄今未明。多数学者认为药物导致畸胎，可能与基因突变、染色体畸变、蛋白质合成障碍、细胞有丝分裂受干扰、营养、代谢失常等有关。

此期应禁用以下药物：①抗肿瘤药物：如白消安、巯嘌呤、环磷酰胺、甲氨蝶呤及苯丁酸氮芥等。②激素类药物：可的松、泼尼松龙、安宫黄体酮（醋酸甲羟孕酮）、睾酮、己烯雌酚和口服避孕药等。③抗癫痫药与抗惊厥药：苯妥英钠、卡马西平、扑痫酮及三甲双酮等。④镇静药：如安宁、利眠宁（氯氮䓬）、氟哌啶醇及沙度利胺等。⑤抗抑郁药：如丙米嗪、苯丙胺等。⑥抗过敏药：如扑尔敏（氯苯那敏）、安其敏（布克利嗪）、敏克静、茶苯海明和苯海拉明等。⑦放射性药物：如放射性碘（^{131}I）等。

（三）中、晚期妊娠用药

妊娠4个月至分娩期间，胎儿绝大多数器官已形成，药物致畸的敏感性降低且致畸的可能性减少，虽不致造成胎儿严重畸形，但尚未分化完全的器官系统，如生殖系统、牙齿等仍有可能因药物受损，而神经系统因整个妊娠期间持续分化、发育而一直存在，故药物影响一直存在。此外，有的药物对胎儿的致畸作用，不表现在新生儿期，而是在若干年后才显示出来。如孕妇服用己烯雌酚致后代生殖道畸形或阴道腺癌，至孩子青春期才显现明显，因此，怀孕第4~9个月妇女的用药也应慎重，根据用药适应证权衡利弊后选择。

药物可影响该阶段胎儿的大脑、神经系统、外生殖器官的发育。孕妇在怀孕的最后2周用药应特别注意，因为某些药物在胎儿出生时会产生严重的不良反应，且胎儿一旦成为新生儿，必须独立承担药物的代谢和消除的负担。但此时不完善的代谢系统还不能迅速而有效地代谢和消除药物，所以药物可在婴儿体内蓄积并产生药物过量的表现。对于早产儿，其代谢功能更不成熟，危险性更大。

该期应完全禁用的药物包括：促进蛋白质合成的药物（雄激素样药物可增加食欲和体重）、口服抗凝剂、阿司匹林（长期或大剂量使用）、氯霉素、己烯雌酚、碘化物类、烟碱（烟草）、呋喃妥因、口服降血糖药物、性激素（任何种类）、磺胺类、四环素类等。

遵医嘱使用的药物：苯丙胺类、强镇痛药、麻醉药品、制酸药（含钠离子）、抗甲状腺药、巴比妥酸盐类、溴化物、卡马西平、氯喹、多黏菌素E、可的松样药物、环磷酰胺、麦角胺、卡那霉素、轻泻药、锂、萘啶酸、麻醉药品、去甲阿米替林、吩噻嗪类、苯妥英、扑痫酮、普萘洛尔、丙基硫尿嘧啶、利血平（利舍平）、链霉素、大剂量维生素C、维生素K等。

（四）分娩前两周孕妇用药

孕妇于分娩前2周内的用药应慎重。因为有的药物能使胎儿心动过速或心动过缓，进而发生惊厥、发绀、呼吸抑制等；有的会抑制新生儿的造血功能或引起严重的黄疸与溶血性贫血；有的能使新生儿产生低血糖；还有的会导致胎儿死亡。

需特别慎重应用的药物：抗菌药（大剂量青霉素、红霉素、氯霉素、磺胺类与呋喃妥因等）；维生素（维生素K₃与维生素K₄等）；麻醉药（乙醚、氯仿、氟烷等）；镇痛药（吗啡、哌替啶、美沙酮、安依痛等）；解痉药（颠茄制剂、东莨菪碱等）；散瞳药（硫酸阿托品、后马托品等）；利尿药（氢氯噻嗪等）；兴奋药（安钠咖等）；抗高血压药（利血平等）；抗心律失常药（利多卡因等）；口服降糖药（苯乙双胍等）。

（五）分娩期用药

分娩虽属正常生理过程，但在分娩过程中会发生产妇并发症或出现胎儿宫内窘迫等，常需使用镇痛药、宫缩药或宫缩抑制药、解痉镇静药、强心利尿药、血管扩张药及抗菌药等。

哌替啶是常用的分娩镇痛药，为使其对胎儿呼吸抑制的不良作用降至最低，于胎儿娩出前1~4小时应用较为恰当；吗啡类及鸦片制剂因会强力抑制胎儿呼吸而不宜采用。若孕妇采用手术分娩时，应首先选择局部麻醉或硬膜外阻滞麻醉。

用于引产和促进分娩常以缩宫素静滴，麦角制剂可致强直性子宫收缩，胎儿娩出前不宜使用；垂体后叶素可升高血压，妊娠高血压及合并高血压孕妇禁用。而预防和治疗早产可采用硫酸镁、硝苯地平、沙丁胺醇等子宫收缩抑制药及吲哚美辛等前列腺素合成酶抑制药。

硫酸镁是目前预防和控制子痫发作的首选药物，因镁离子可抑制运动神经末梢释放乙酰胆碱，阻断神经肌肉接头的传导，从而使骨骼肌松弛。可采用肌注或静注、静滴，但用药过程中应密切观察病人，定期检查腱反射的存在，钙剂可治疗镁离子蓄积中毒。

二、药物对胎儿的影响

（一）胎盘对药物的转运和代谢

在整个妊娠期的母体–胎盘–胎儿单位中，胎盘作为胎儿的特殊器官对于母体与胎儿之间的物质包括药物的转运起着重要作用。

1. 胎盘对药物的转运功能

胎盘具有一般生物膜特性，对药物的透过具有一定的阻抗性，故习惯称之为屏障。母–胎间的物质和药物相互转运，通过胎盘屏障进行，所谓胎盘屏障是指由体细胞、合体细胞基底膜、绒毛间质、毛细血管基底膜和毛细血管内皮细胞组成的5层血管合体膜（VSM），其厚度与药物转运呈负相关，与绒毛膜表面积呈正相关，妊娠早期VSM的厚度约为25μm，随妊娠的进展，妊月的增加，VSM变薄，妊娠晚期厚度仅为2μm，且绒毛膜表面积增加，药物的转运随之加快。

2. 胎盘对药物的转运方式

（1）被动转运　这是药物转运最常见和最重要的形式。药物从高浓度一侧通过细胞膜扩散至低浓度一侧，不消耗能量，脂溶性高，分子量小于250，离子化程度低的药物如O_2、CO_2、琥珀胆碱、安替匹林等易透过胎盘的VSM转运。

（2）载体转运　药物与细胞膜上的载体结合，将药物载运至细胞膜另一侧的过程。包括主动转运、

易化扩散、胞饮作用及膜孔转运。

3. 影响胎盘对药物转运的因素

（1）药物的脂溶性　脂溶性高易经胎盘扩散进入胎儿血循环如硫喷妥钠，而非脂溶性的筒箭毒碱、肝素等通过胎盘的速度很慢。

（2）药物分子大小　分子量为200~500的药物易通过胎盘，700~1000者通过较慢，大于1000者通过很少。

（3）药物的解离度　离子化程度低的经胎盘渗透较快。Na^+、K^+及Cl^-能通过VSM，但仍较不解离者通过慢。

（4）药物与蛋白的结合率　结合率与通过胎盘的药量呈负相关，如氨苄西林和双氯西林的结合率分别是22.5%和90%，前者通过胎盘快。

（5）胎盘血流量　胎盘血流量的增加明显有利于药物的转运，如分娩时子宫收缩使胎盘血液循环受阻，使药物的转运减缓。

4. 胎盘对药物的代谢

胎盘除对药物有转运作用外，还因其含有各种参与代谢的酶系统，可分别催化药物的氧化、还原、水解和结合反应，如对苯并芘等的羟化，对偶氮键和硝基基团等还原，对哌替啶、乙酰水杨酸（阿司匹林）等水解及对对氨基甲酸等的结合。而且对内源性药物样作用的肾上腺素、去甲肾上腺素、乙酰胆碱等亦可代谢。其代谢能力虽较肝脏为弱，但至少可补偿胎儿肝功能低下之不足。

（二）胎儿的药动学特点

由于胎盘屏障不能完全保护胎儿免受药物的影响，大多数药物可经胎盘进入胎儿体内，且有相当多的药物经代谢可形成有害物质，而致胚胎死亡或畸形，且胎儿的器官功能处于发育、完善阶段，故药动学特征有别于成人。

1. 胎儿的药物吸收

药物经胎盘屏障转运到胎儿体内并经羊膜进入羊水中，但羊水内的蛋白含量仅为母体的1/20~1/10，故药物多呈游离型，而被胎儿皮肤吸收或妊娠12周后的胎儿吞咽入胃肠道，并被吸收入血液循环，其代谢产物由尿排泄，排泄的药物又可被胎儿吞咽羊水而重吸收形成"羊水肠道循环"。

2. 胎儿的药物分布

妊娠12周前胎儿体液含量较高，因此，水溶

性药物在细胞外液分布较多，且胎体脂肪含量较少，故脂溶性药物的分布与蓄积也少，随着胎龄增长至晚期妊娠时，胎儿细胞外液明显减少，脂肪含量增多而脂溶性药物分布增加。由于胎儿的肝、脑等器官相对于身体的比例较大，血流量多，药物进入脐静脉后，有 60%~80% 的血流进入肝脏，故肝内药物分布较高；也因胎儿血脑屏障功能尚差，药物易进入中枢神经系统。胎儿的血浆蛋白含量较母体低，故进入组织的游离药物增多。胎儿的血液循环是由脐静脉血，主要经肝脏、肝血窦，再经门静脉与下腔静脉进入右心房，但亦有进入肝脏的部分脐静脉血不流经肝血窦，而经静脉导管直接进入下腔静脉到达右心房，从而减少了肝脏对药物的代谢，增加了药物直接到达心脏和中枢神经系统的量，尤其在母体快速静脉给药时应高度关注这一点。

3. 胎儿的药物代谢

主要在肝脏进行，胎盘仅限于甾体类、多环碳氢化合物等几类药物的代谢，肾上腺代谢的药物可能与肝脏相同，但是，胎儿肝药酶缺乏，代谢能力低，一些药物往往出现胎儿血药浓度高于母体的情况，如妊娠期应用乙醚、巴比妥、镁盐、B 族维生素、维生素 C 等，胎儿血药浓度是母体 1 倍或数倍。多数药物经代谢后活性下降，但有些药物如苯妥英钠，经 I 相代谢成对羟苯妥英钠，则可竞争核酸合成酶干扰叶酸代谢，呈现致畸作用，尤其当合用苯巴比妥等肝药酶诱导剂后，代谢物增多，致畸作用增强。

4. 胎儿药物的排泄

自妊娠 11~14 周开始，胎儿肾脏已有排泄功能，但因肾小球滤过率低，药物及其降解产物排泄延缓，另外药物被排泄至羊膜腔后，可被胎儿吞咽形成"羊水肠道循环"，而胆道的排泄功能也较弱，故经代谢的极性和水溶性代谢物较难通过胎盘屏障向母体转运，沙利度胺的致畸悲剧，就是因其水溶性代谢物在胎儿体内蓄积所致。

（三）药物对胎儿的损害

1. 药物致胎儿生长发育迟缓

胎儿 95% 的体重增长于妊娠 20 周后，胎儿生长发育迟缓虽由营养不良、母体疾病或不良嗜好或遗传因素等造成，但母体用药不当也可直接或间接导致胎儿生长发育迟缓。有的药物在大剂量应用或接触时可对胎儿致死或致畸，而在小剂量时亦具有致

胎儿生长发育迟缓的作用，如苯妥英钠、乙醇、抗癌药、香豆素类衍生物等，不但致畸，亦可致胎儿发育不良。有些药物如氯丙嗪虽无明显致畸作用，但仍可导致胎儿发育迟缓。长期接触麻醉药恩氟醚也致胎儿发育迟缓。降压药、麻醉药、血管活性药以及有可能造成血液浓缩和血黏度增高的药（如利尿药等）均可因降低子宫胎盘血流量而损害胎儿血氧交换，故应慎用或禁用。由于胎儿生长发育迟缓的治疗属非特异性，故主要针对其诱发因素及可能的并发症进行防治。

2. 药物的致畸作用

胎儿畸形常源于遗传因素，因为任何畸变均伴有染色体改变。但相当数量的畸形是由于妊娠期用药不当所致，许多药物或其代谢产物都可成为致畸原，不过并非每个致畸原都必然引起胎儿的某种畸形。畸形不仅可表现在各组织器官的形态和结构上，也可表现在生理功能或生化反应及行为活动方面。药物的致畸作用虽因妊娠不同阶段胎儿发育特点而各不相同，但一般来说，妊娠的前 3 个月中因受精卵正处于相继分化阶段，各系统未完全形成，此期孕妇用药易致胎儿畸形。

【药物对胎儿危害的分类标准】

美国食品药品管理局（FDA）根据动物实验和临床用药经验及对胎儿致畸相关的影响，将药物在妊娠期的使用分为 A、B、C、D、X 五类。

A 类：在有对照的研究中，妊娠初 3 个月用药，经临床观察未发现药物对胎儿有损害，亦未发现在随后的妊娠期间对胎儿有损害，可能对胎儿的影响甚微。如泛酸、甲状腺素等。

B 类：动物生殖实验未显示对胎仔有危害，但尚缺乏临床对照研究资料，或者动物生殖毒性实验中观察到对胎仔有危害，但尚未在妊娠早期临床对照试验中得到证实，如青霉素类、头孢菌素类、氨曲南、克林霉素、磷霉素、阿奇霉素、呋喃妥因、乙胺丁醇、甲硝唑等。

C 类：动物实验中观察到胎仔畸形和其他胚胎发育异常，但是缺乏临床对照试验资料；或者缺乏动物实验和临床对照试验资料。这类药物临床选用最为困难，妊娠期很多常用药都属于此类。所以本类药物只有在权衡了对孕妇好处大于对胎儿危害之后，方能使用。如万古霉素、亚胺培南、莫西沙星、利奈唑胺、磺胺类、氯霉素、异烟肼、利福平、吡嗪

酰胺、异丙肾上腺素等。

D类：临床资料显示药物对胎儿有损害，但孕妇严重的疾病又非常需要用药，且无其他替代药物，此时，可权衡其危害性和临床适应证的大小，以决定取舍。如氨基糖苷类、替加环素、苯妥英钠、氯磺丙脲等。

X类：动物实验和临床观察资料显示，本类药物对胎儿危险性大，且超过治疗应用的有益性，禁用于妊娠或准备妊娠的妇女。如己烯雌酚、沙利度胺、利巴韦林、乙硫异烟胺、奎宁等。

在临床应用药物中，属A类仅有0.7%、B类为19%、C类占66%，比例最高，D类与X类分别占7%。在应用具有致畸性药物后，是否胎儿一定会发生畸形，这还与孕妇暴露于药物时间长短、剂量大小和胎龄等有关，亦与发生的概率相关，如丙戊酸钠可致胎儿畸形，但应用的孕妇仍有95%的机会分娩正常婴儿。

（四）妊娠期常用药物

1. 抗感染药物

妊娠期间免疫力较为低下，T细胞、自然杀伤细胞、中性粒细胞、巨噬细胞和特异性抗体等有利于宿主的细胞因子有所减少，而黄体酮、甲胎蛋白、皮质醇等有潜在免疫抑制的激素水平有所上升，妊娠期间感染机会增多，除常见的细菌感染外，孕妇罹患真菌感染的机会亦增多。抗菌药物是抗感染常用药物之一，孕妇接受抗菌药物时必须考虑药物对母体和胎儿的影响——既能治愈母体的感染，对胎儿也必须安全。因此，需根据药物在孕妇和胎儿体内药理学特点用药。

（1）抗菌药物 尽量选择毒性低，对胎儿和母体均无明显影响，也无致畸作用的药物：①最常用的青霉素类、头孢菌素类（除拉氧头孢被FDA分类的C类外，大部分头孢菌素属于B类）等β-内酰胺类等。②大环内酯类，除红霉素酯化物外，红霉素碱、麦迪霉素等均无显著毒性，也不易透过血–胎盘屏障，故可选用。动物实验证实克拉霉素对孕妇和胎儿均有不良影响，不宜用于孕妇。③林可霉素和克林霉素，未发现致畸等作用，但在妊娠期的应用缺乏资料，必要时慎用。④磷霉素，毒性较低，可应用。

但以下抗菌药在妊娠期不宜使用：链霉素（D）、卡那霉素（D）和庆大霉素（D）对听神经有损害；氯霉素（C）可致新生儿"灰婴综合征"；四环素类（D）可致乳牙色素沉着和骨骼发育迟缓；磺胺类药物（C）可致高胆红素血症、核黄疸和畸形；万古霉素、去甲万古霉素对母体和胎儿均有毒性，尽量避免使用。

以β-内酰胺类抗生素为例，本类抗生素主要分为青霉素类和头孢菌素类，杀菌机制相同，都是通过与细菌细胞膜上的青霉素结合蛋白结合（PBPs）而破坏细菌细胞壁的合成。细菌细胞有细胞壁，而哺乳动物的细胞无细胞壁，所以本类抗生素对人体细胞毒性很低，在有效抗菌浓度下对人体细胞也几无影响。

①青霉素：动物生殖实验未发现本品引起胎儿损害，但尚未在孕妇进行严格对照实验。美国药品食品管理局（FDA）对本药的妊娠安全性分级为B级。但本品少量从乳汁中分泌，哺乳期妇女应用本药时应慎重，尤其注意变态反应，用药后可使乳儿致敏和引起腹泻、皮疹、念珠菌属感染。哺乳期妇女用药须权衡利弊或暂停哺乳。

②头孢拉定：适用于敏感菌所致的急性咽炎、扁桃体炎、中耳炎、支气管炎和肺炎等呼吸道感染、泌尿生殖道感染及皮肤软组织感染等。本药可透过血–胎盘屏障进入胎儿血循环，孕妇用药需有确切适应证。美国药品食品管理局（FDA）对本药的妊娠安全性分级为B级。本药可经乳汁排泄，可暂时改变婴儿的肠道菌群平衡而导致腹泻。哺乳期妇女用药须权衡利弊或暂停哺乳。

（2）抗真菌药 两性霉素B、制霉菌素对孕妇的神经系统、造血系统、肝肾功能有严重不良反应，还导致流产和畸胎；灰黄霉素可致连体双胎；酮康唑可致动物胎仔畸形，如孕妇确有应用指标，需恒量利弊，另酮康唑可分泌到乳汁，增加新生儿核黄疸的概率。

（3）抗寄生虫药 滴虫性阴道炎应用替硝唑，甲硝唑因在动物实验中有致畸作用，但临床未得到证实，故对其应用有争议。建议孕早期不用为宜，孕中、晚期可选。疟原虫感染用奎宁会导致胎儿畸形，故禁止使用。氯喹作为妊娠期防治敏感疟疾种属感染的药物，安全性相抵较大，在疟疾高发区使用，利大于弊。

（4）抗病毒药 多数抗病毒药抗病毒谱较窄，

临床疗效有限，往往对宿主细胞具有一定毒性，一般不建议使用抗病毒药物，而且临床资料不多，需进一步探讨，以下列抗病毒药为例。

①利巴韦林：广谱抗病毒药，对多种 DNA 和 RNA 病毒有效。所以生活中常会遇到有人用此药来治疗各种病毒感染导致的疾病。利巴韦林有多种剂型，不少人用其治疗感冒，但其实利巴韦林的适用范围很窄，主要治疗呼吸道合包病毒引起的重度下呼吸道感染，以及与干扰素合用治疗慢性丙肝。在利巴韦林进行的所有动物研究中都已经证实了该药具有显著的致畸和胚胎杀伤作用。美国药品食品管理局（FDA）对本药的妊娠安全性分级为 X 级，故利巴韦林禁用于孕妇，且育龄妇女及其性伴侣，都应该在使用利巴韦林的 6 个月内避免怀孕，并且使用至少两种可靠的避孕措施，比如口服避孕药加上安全套。

如果孕妇感染了 HIV 病毒，应进行抗 HIV 病毒治疗，常采用联合用药方案，如齐多夫定 / 司坦夫定 + 拉米夫定 + 洛匹那韦 / 利托那韦，或齐多夫定 / 司坦夫定 + 拉米夫定 + 依非韦仑。

②齐多夫定：妊娠期患者须充分权衡利弊后决定是否应用本品。美国药品食品管理局（FDA）对本药的妊娠安全性分级为 C 级。哺乳期妇女用本品时需停止哺乳。

③拉米夫定：本药可通过胎盘血循环。妊娠期只有在对母亲的预期利益大于对婴儿的潜在危险时才可服用。美国药品食品管理局（FDA）对本药的妊娠安全性分级为 C 级。此药能进入到分泌的乳汁，哺乳期用药应权衡利弊，或暂停哺乳。

④奈韦拉平：动物实验显示本品无致畸作用。但缺乏孕妇合适的对照研究。孕妇如确有应用指征，应仔细权衡利弊后决定是否使用。美国药品食品管理局（FDA）对本药的妊娠安全性分级为 C 级。本品可透入乳汁，哺乳期妇女如应用应停止哺乳。

2. 非甾体抗炎药（NSAIDs）/ 解热镇痛抗炎药

NSAIDs 化学结构式各异，但作用机制与药理作用相同，具有抗炎、镇痛及解热作用。本类药作为前列腺素合成抑制药可致凝血功能异常、子宫动脉导管收缩并延长产程。水杨酸盐对动物可致畸，但尚缺乏使人致畸的依据。孕妇使用阿司匹林可致分娩时及产前、产后出血，并致新生儿患出血性疾病。一般认为吲哚美辛对胎儿循环有影响并能致畸，

但也尚有争议。布洛芬、保泰松也可引起先天性缺损等。虽然至今的研究数据不能充分说明所有的 NSAIDs 都必然对妊娠有危害，但妊娠期还是一般避免使用此类药物。

感冒是人群常见病、多发病。妊娠期和哺乳期女性因免疫力下降，会比普通人群更容易感冒。非甾体抗炎药常出现在各种感冒药的成分中，以布洛芬和对乙酰氨基酚最为常见。

①布洛芬：尚未进行孕妇用药研究，但在动物繁殖性研究中，未见到对胎儿的影响，并且孕妇使用该药品的治疗获益可能胜于其潜在的危害。妊娠晚期用药可使妊娠期延长，引起难产及产程延长。美国药品食品管理局（FDA）对本药的妊娠安全性分级为 B 级，若在妊娠晚期和分娩时用药为 D 级，说明尽量不在妊娠晚期和分娩期使用该药。另哺乳期妇女也应避免使用。

②对乙酰氨基酚：可通过胎盘。尚未进行孕妇用药研究，但在动物繁殖性研究中，未见到对胎儿的影响，并且孕妇使用该药品的治疗获益可能胜于其潜在的危害。本药妊娠期间长期使用已有引起新生儿肾衰竭的报道。美国药品食品管理局（FDA）对本药的妊娠安全性分级为 B 级。本药在乳汁中可达一定的浓度，虽在哺乳婴儿尿中尚未发现本药及其代谢物排出，但不推荐哺乳期妇女使用。慎用。

非甾体抗炎药在感冒药中常以各种复合制剂出现，例如感康、散列通、白加黑，还有部分感冒冲剂等，应该教会女性识别复方制剂的成分，是否含有妊娠期或哺乳期禁止使用或不宜使用的成分，因复方感冒药成分较复杂，其中绝大多数含有不宜使用的成分，因此通常妊娠期、哺乳期不推荐使用感冒药。此外，除了对感冒发热有作用以外，非甾体抗炎药还有止痛的功能，有的女性在妊娠期间发生软组织挫伤、轻微骨折、牙痛等，都可能接触到这类药。

3. 强心和抗心律失常药

目前无洋地黄或各种毛地黄糖苷与先天缺陷相关的报道，动物研究未发现其致畸作用。常用的洋地黄制剂和地高辛，能迅速经胎盘进入胎儿体内，尚未见有对胎儿不良影响的报道。经验用地高辛及抗心律失常药物如奎尼丁、利多卡因等治疗胎儿宫内心动过速、心律失常，并取得疗效。

地高辛 / 毒毛花苷 K：妊娠期使用可通过胎盘屏

障,故妊娠后期母体用量可能增加,分娩后6周需减量。美国药品食品管理局(FDA)对本药的妊娠安全性分级为C级。药物也可进入乳汁,哺乳期妇女应用须权衡利弊。

4. 抗高血压药

(1)β受体阻滞剂 普萘洛尔是一种非选择性β受体阻滞剂,在妊娠期有多种适应证,但在应用时,必须有用药指征。该药虽无明显致畸性,但可能发生胎儿和新生儿毒性反应。阿替洛尔、美托洛尔都是选择性β₁受体阻滞剂,用于妊娠期高血压和心动过速的治疗,孕中、晚期可能存在风险。

(2)血管紧张素转化酶抑制药(ACEI)/血管紧张素受体阻滞剂(ARB) 在妊娠中、后期长期应用可引起胎儿畸形、胎儿发育不全甚至死胎,故孕妇禁用。

(3)钙通道阻滞剂 硝苯地平在孕期的使用尚有争议,其降低血压从而导致子宫血流量减少,胎儿动脉氧含量减少。但该药在孕期使用经验有限,尚需在研究中验证。氨氯地平上市后关于孕妇使用的可用数据有限,对于妊娠高血压控制不佳且存在风险。

(4)利尿剂 妊娠期高血压患者有低容量的特征,因此妊娠期应用利尿剂,可能会减少胎盘灌注,故妊娠高血压患者一般不推荐应用利尿剂治疗。

(5)α受体阻滞剂 虽然未见致畸报道,但由于该类药物能导致母体血压下降,而引起胎儿缺氧,故妊娠期慎用。

(6)中枢性抗高血压药 可乐定(C)已在妊娠各个时期应用,未见报道服用可乐定导致新生儿先天性缺陷。但人类资料有限,在动物实验提示有风险,故临床应慎用。甲基多巴(B)能透过胎盘,虽然关于其对人体影响的研究尚不充分,但已有研究显示孕妇服药后对胎儿没有明显有害的影响,因此在必要的情况下可用于妊娠期高血压。

5. 抗惊厥药

(1)水合氯醛 资料有限,没有使用水合氯醛与出生缺陷相关的报道。

(2)硫酸镁 是目前预防和控制子痫发作的首选药物,用药过程中应注意密切观察,若出现蓄积中毒可用钙剂治疗。

6. 平喘药

(1)氨茶碱(C) 临床治疗妊娠期患者哮喘和慢性阻塞性肺疾病的支气管扩张剂,用药应注意剂量和时间,目前无胎儿先天性缺陷相关报道,但本品可透过胎盘屏障,也能分泌入乳汁,故妊娠期和哺乳期妇女应慎用。

(2)特布他林(B) 近年来应用β受体激动药特布他林防止妊娠期支气管痉挛,疗效满意,对胎儿也相对安全。因特布他林能松弛子宫平滑肌,能抑制宫缩,所以孕晚期应慎用。

(3)肾上腺素 当哮喘急性发作时,可皮下注射肾上腺素,但要及时停药,不可长期应用。

7. 降血糖药

糖尿病母亲的胎儿,先天畸形发病风险高,是正常孕妇的3~5倍,先天性畸形是目前糖尿病孕妇围生儿死亡最常见的原因。胰岛素能使妊娠糖尿病患者的围产婴儿死亡率由60%下降至3%,且胰岛素为B类药,安全性大,不透过胎盘屏障,是糖尿病患者妊娠期首选药物。对非胰岛素依赖糖尿病(即2型糖尿病)患者,为更好的控制母体血糖,孕前即开始应用胰岛素有助于降低胎儿和新生儿并发症。

8. 性激素类药

雌激素和雄激素在妊娠期任何时期禁止使用,因为可引起"男婴女性化,女婴男性化"。习惯性流产确定是孕酮不足引起者,可应用天然的孕激素黄体酮进行治疗,但不宜大剂量、长时间使用。

9. 抗甲状腺疾病药

(1)甲状腺功能亢进 未控制的甲状腺功能亢进使妊娠妇女流产、早产、先兆子痫、胎盘早剥等发生率增加,早产儿、胎儿宫内生长迟缓、足月小样儿等危险性提高。如果患者甲亢未控制,建议不要妊娠;如果患者正在接受抗甲状腺药物治疗,血清T3或FT3,T4或FT4达到正常范围,停药或应用最小维持剂量,可以妊娠;如果患者在妊娠期间发现甲亢,若患者选择继续妊娠,则首选抗甲状腺药物治疗,或者在妊娠4~6个月期间手术治疗。到妊娠晚期,甲状腺功能亢进与妊娠间的相互影响已不大,可待分娩后再行手术治疗。妊娠期甲状腺功能亢进优先选择丙硫氧嘧啶,甲巯咪唑可作为二线药物。

丙硫氧嘧啶:本品可透过胎盘屏障,并引起胎儿甲状腺功能减退及甲状腺肿大,甚至在分娩时造成难产、窒息。对患甲亢的妊娠妇女宜采用最小剂量。美国药品食品管理局（FDA）对本药的妊娠安全性分级为 D 级。建议：妊娠期妇女适用，母体获益大于胚胎和胎儿风险。

（2）甲状腺功能减退　妊娠早期母体亚临床甲减对胎儿脑发育第一阶段的影响备受关注。在胎儿甲状腺功能完全建立之前（即妊娠 20 周以前），胎儿脑发育所需的甲状腺激素主要来源于母体，母体的甲状腺激素缺乏可以导致后代的智力发育障碍。妊娠前已经确诊的甲减，需要调整左甲状腺素剂量，使血清 TSH 达到正常值范围内，再考虑妊娠。妊娠期间，左甲状腺素替代剂量通常较非妊娠状态时增加 30%~50%。

既往无甲减病史，妊娠期间诊断为甲减，应立即进行左甲状腺素治疗，目的是使血清 TSH 尽快达到妊娠期特异的正常值范围。达标的时间越快越好（最好在妊娠 8 周之内）。每 2~4 周测定 1 次 TSH、FT4、TT4，根据监测结果，调整左甲状腺素剂量。TSH 达标后，每 6~8 周监测 1 次 TSH、FT4、TT4。

左甲状腺素，别名左甲状腺素钠、优甲乐。本品应于早餐前 0.5h，空腹将 1 日剂量 1 次性给予。美国药品食品管理局（FDA）对本药的妊娠安全性分级为 A 级。建议：妊娠期妇女适用。因甲状腺激素由乳汁分泌亦甚微，故孕妇或乳母服用适量甲状腺素对胎儿或婴儿无不良影响。建议：哺乳期妇女适用。

三、哺乳期安全用药

（一）药物在乳汁中的转运过程

母乳喂养已为 WHO 大力推荐宣传，因为母乳喂养有利于乳儿的生长发育，增进母儿感情。但哺乳期无论应用哪种药物，都将或多或少地分布到乳汁中，药物可以通过很多种途径从母体的组织中或血浆中转运到母乳中。一般来说，药物转运至乳汁中的作用机制与药物在机体中的转运机制很相似。药物从母体血液到乳汁，必须通过血乳屏障，即药物经毛细血管内皮，透过基底膜、细胞膜进入细胞内，然后再从腺上皮细胞的尖端细孔转运至腺腔乳汁中，转运效率受下列因素影响。

1. 母体血药浓度

在多数情况下，乳汁中药物浓度与血药浓度呈正比，这是药物由母体血液向乳汁转运的最重要的决定因素。

2. 药物分子量大小

分子量越小，越容易扩散进入乳汁。分子量小于 120 的药物极易在血浆与乳汁间达分布平衡。小于 200 者亦易通过扩散进入乳汁，600 以上则不易进入乳汁。

3. 药物的解离度和脂溶性

脂溶性高的药物更易从血液转运至乳汁，如作用于中枢神经系统的药物，往往脂溶性比较高，所以容易透过血脑屏障。药物的解离度：大多数药物都是弱酸性或弱碱性的解离型分子，在溶液中，主要以非解离型（分子型）和解离型（离子型）两种形式存在。通常只有非解离型才能以简单扩散方式通过生物膜，而解离型一般较难通过，被限制在膜的一侧。而药物的解离程度与体液 pH 和药物的 pKa 密切相关，血液 pH 为 7.4，乳汁为 7.1，乳汁相对于血液来说偏酸性，碱性药物在血液中解离度低，因此更容易由血浆进入乳汁，比如吗啡、阿托品、红霉素等。

4. 药物的蛋白结合率

药物吸收入血后都可不同程度地通过离子键、氢键及范德华力与血浆蛋白结合。结合型药物分子量增大，不易透过生物膜，故不能发挥药理作用。只有非结合型游离药物才能透过生物膜转运到各组织器官发挥药理作用。因此只有游离型的药物才能透过血乳屏障，故血浆蛋白结合率高的药物转运至乳汁的量少。

药物在乳汁中与母体血浆中浓度的比值（M/P）可反映药物向乳汁中转运的量，此比值可由所列公式计算，若此比值 < 1，表明仅有少量药物进入乳汁，> 1 则有较多量药物转运入乳汁，见表 8-1。

表 8-1　常用部分药物的 M/P 比值

药物	M/P	药物	M/P
西咪替丁	1.7~5.8	苯妥英钠	0.18~0.54
舒马曲坦	4.1~5.7	美沙酮	0.45
雷尼替丁	2.5	红霉素	0.41
环丙沙星	2.17	吲哚美辛	0.37
可待因	2.16	苄青霉素	0.37
法莫替丁	1.5	氯硝西泮	0.33
甲硝唑	0.99~1.1	克拉霉素	0.25
对乙酰氨基酚	1.0	庆大霉素	0.17
氟康唑	0.75	头孢氨苄	0.09
卡马西平	0.24~0.69	阿司匹林	0.06
苯巴比妥	0.4~0.6	丙戊酸钠	0.01~0.05
四环素	0.58	头孢曲松	0.04

应当强调，即使最细致地测算出来的 M/P 值，也没有一成不变的意义。然而，在未得到乳汁药物浓度时，可通过 M/P 来计算乳汁药物浓度的平均值或最坏情况下的乳药浓度。

$$乳药浓度 = 母体平均血药浓度 \times M/P \qquad (8–1)$$

因此，M/P 用于估算每天到达婴儿体内的药物剂量，公式如下：

$$进入婴儿药量 = M/P \times C_{av} \times V_{milk} \qquad (8–2)$$

C_{av} 代表母体平均血浆药物浓度；V_{milk} 代表婴儿平均每天摄入乳汁量，可按 150ml/kg 计算。可将计算出来的量与药物的治疗剂量相比较，并以治疗剂量的 % 表达，小于治疗剂量的 10% 不会对乳儿造成明显影响，不必停止哺乳，但毒性大的药物除外。

而较常用的评估方法之一：相对婴儿剂量（RID），即婴儿从乳汁获得药物剂量与母体药物剂量的比值，其计算方法和原理与式（8–2）相似，公式如下：

$$RID\% = \frac{经乳汁吸收药物剂量 / 婴儿体重}{母体的剂量 / 母亲体重} \times 100\%$$

$$(8–3)$$

RID 可以给临床医生提供以体重为标准的婴儿剂量，而很多人计算 RID 的时候没有把母亲和婴儿的体重标准化，使用时应谨慎。式（8–3）中婴儿每千克体重摄入乳汁量按 150ml/kg 计算，在知道乳汁中药物浓度的情况下即可算出经乳汁吸收的药物量。

RID 表示婴儿每千克体重乳汁中摄入的药物剂量占母体每千克体重药物的摄入量的比例，一般 RID < 10%，大多数药物可安全使用，绝大多数药物的 RID 都 < 1%。用于评估婴儿用药风险时，早产儿和新生儿应更谨慎些；对于抑郁症哺乳妇女使用抗抑郁药，对母亲的获益更高，但需进行风险评估；因大部分药物安全，在用药期间不用停止哺乳或使用替代乳品；在选择药物时，尽量选择半衰期短、蛋白结合率高、口服生物利用度低或分子量高的药物。

（二）哺乳期用药危险等级

哺乳用药"L"分级是美国儿科学教授 Thomas W.Hale 提出的哺乳期药物危险分级系统。但需注意的是，与妊娠用药分级不同，哺乳用药"L"分级并未获得任何一国官方药品监管部门的认可，也未曾在药品说明书里出现过。也就是说，哺乳用药"L"

分级与 FDA 的妊娠用药分级没有丝毫关系，它更多的只是出现在各种网络资料和药品说明书工具中。

Hale 教授通过总结所有有临床应用数据的药物，包括其理化性质、代谢动力学参数，并利用理论婴儿剂量（TID）、相对婴儿剂量（RID）和药物乳汁 / 血浆比值（M/P）等参数归纳了数千种药物在哺乳期使用的危险分级。Hale 教授将哺乳期用药按其危险性分为 L1–L5 五个等级，认为 L1 级药物最安全、L2 级药物较安全、L3 级药物中等安全、L4 级药物为可能为危险、L5 级药物为禁忌。

L1 最安全

许多哺乳母亲服药后没有观察到对婴儿的副作用会增加，在哺乳妇女的对照研究中没有证实对婴儿有危险，可能对喂哺婴儿的危害甚微；或者该药物在婴儿口服后不能被胃肠道吸收利用。

L2 较安全

在有限数量的对哺乳母亲用药研究中没有证据显示会增加药物的副作用，和 / 或哺乳母亲使用该种药物有危险性的证据很少。

L3 可能安全

没有进行哺乳期妇女用药对照研究，但喂哺婴儿出现不良反应的危险性可能存在；或在对照研究中仅显示有很轻微的非致命性的副作用。本类药物只有在权衡对胎儿的利大于弊后方可应用。没有发表相关数据的新药自动划分至该级别，不管其安全与否。

L4 可能危险

有对喂哺婴儿或母乳制品的危害性的明确证据。但哺乳母亲用药后的益处大于对婴儿的危害，例如母亲处于危及生命或严重疾病的情况下，而其他较安全的药物不能使用或无效。

L5 禁忌

对哺乳母亲的研究已证实对婴儿有明显的危害或者改药物对婴儿产生明显损害的风险性高。在哺乳妇女应用这类药物显然是无益的。本类药物禁用于哺乳期妇女。

（三）哺乳期妇女用药注意

哺乳期用药的影响，一个是对泌乳的影响，有的药物能抑制催乳素的分泌，使乳汁减少；另一个是药物进入乳汁，随母乳排泄进入乳儿体内，对乳儿造成影响。

1.药物对泌乳的影响

（1）雌激素类药物　小剂量己烯雌酚能刺激乳腺导管及腺泡的生长发育并通过刺激垂体前叶合成和释放催乳素，间接促进乳腺分泌，但大剂量使用时能抑制催乳素的分泌或者干扰催乳素对乳腺作用，使乳汁分泌减少。雌二醇是主要由卵巢成熟滤泡分泌的天然雌激素，能促进乳腺的发育，但较大剂量使用可干扰催乳素对乳腺的作用，减少乳汁分泌而起退乳作用。另氯米芬等抗雌激素药，亦有抑制乳汁分泌的作用。

（2）类固醇避孕药　全球约有 1.2 亿妇女在使用由雌激素与孕激素配伍组成的类固醇激素避孕药，最为常用的是短效口服复方类固醇避孕药，这类药物的不良反应之一就是会使哺乳妇女乳房胀痛，乳汁分泌减少，因此，建议这类药物至少分娩半年后才开始服用。

（3）多巴胺及其受体激动药　多巴胺能直接作用于垂体抑制催乳素分泌，使乳汁分泌减少。溴隐亭是多巴胺受体激动药，亦是催乳素的抑制药，可抑制生理性泌乳。甲麦角林类似与溴隐亭，除具多巴胺受体激动作用外，兼具抗催乳素作用而抑制乳汁分泌。

2.乳汁中药物对乳儿的影响

由于药物能转运进入乳汁，并随母乳排泄，药物从乳汁中排出的数量和速度与药物的性质、乳腺的血流量和乳汁中脂肪含量等有关。

母乳是乳儿的理想食物，药物由哺乳随乳汁进入乳儿体内，虽一般认为母乳中的药物浓度并不高，不至于对乳儿产生不良影响。但是，对于易被胃肠道吸收的药物，即使乳汁中药物浓度并不高，也可能会导致乳儿吸收相当大量的药物，因为乳儿一般每天能吸吮 800~1000ml 的乳汁。另外，乳儿尤其是早产儿的血浆蛋白少，与药物的结合率低，被乳儿吸收的药物，具有药理活性的游离型药物增多，可为成人或年长儿的 1~2 倍，加之，乳儿肝功能欠善，葡萄糖转换酶的活性也较低，从而影响多种药物的代谢。此外，乳儿肾小球滤过率低，对药物及其代谢产物的清除率也较低，易导致药物在体内蓄积而对乳儿产生不良影响。

哺乳期妇女应禁止使用的药物有：抗肿瘤药、锂制剂、抗甲状腺药、苯二氮䓬类、抗抑郁药、抗癫痫药及氟喹诺酮类等。如果哺乳期妇女因治疗需要而必须用药时，则应十分注意下列几点：

（1）应严格掌握用药适应证，尽可能选择已明确对乳儿安全无不良影响的药物。

（2）哺乳期妇女用药时间尽量选在哺乳刚结束后，并尽可能将下次哺乳时间间隔在 4h 以上，使乳儿吸吮母乳时避开乳汁药物峰浓度，以减少药物随乳汁进入乳儿体内。

（3）如哺乳妇女应用的药物剂量较大或疗程较长，有可能对乳儿产生不良影响时，最好能监测乳儿血药浓度，由此而根据药物的半衰期来调整用药与哺乳的最佳间隔时间。

（4）哺乳妇女必须使用的药物，而不能证实该药对乳儿是否安全时，可暂停哺乳，在停止用药后再恢复哺乳。

（5）若哺乳妇女应用的药物亦是用于治疗乳儿疾病时，则通常不影响哺乳。

（6）哺乳期需要绝对禁止使用的药物包括细胞毒性药物（如顺铂、环磷酰胺、阿霉素等）、放射性核素（如锝、碘等放射药物）及母体滥用的药物（如可卡因、海洛因、大麻等）。

四、常见妊娠期、哺乳期用药的健康教育实践

妊娠与哺乳期间作为女性的特殊时期，为考虑胎儿和婴儿的健康有较多用药禁忌，但仍需重视母亲的身体健康，生病不能一味靠忍耐，应该及时治疗的疾病也应积极考虑，必要时需要使用药物的，应给予孕妇更多的知识和指导。有的药物用于传染病母婴阻断，通常都需要在孕早期服用，护士应对医生开具的处方进行用药的健康教育，评估女性的用药知识与母婴安全的焦虑，打消女性用药顾虑，提高治疗依从性。

临床妊娠期、哺乳期女性有用药需求时，可教会孕产妇自己查询药品安全分类标准，现在很多手机 app 也均有查询药品使用安全级别的功能，如用药助手、用药参考、梅斯医学等。妊娠期间 A、B 类药品是安全的，在必要时都能放心选择，C、D 类药物一般对孕妇或胎儿有一定影响，且影响较明确，权衡病情及药物危害性后，在必须要用时需告知孕妇本人，使其遵医嘱使用。X 类为妊娠期女性禁忌用药，通常有较充分证据证明对胎儿有明确的害处。不得不选择

服用这些药物的孕妇或不慎误服的备孕期女性，应健康教育其接受药物明确不良反应，放弃本次妊娠。

哺乳期女性用药的安全等级分类也可查询，L1、L2级别的可以用，且用药期间一般不需要暂停母乳。某些药品在缺乏临床数据的情况下或L3、L4级别药品，可在用药期间暂停母乳，挤出奶水扔掉，并查询药品说明书，找到药物的半衰期，在停服药物满5个半衰期以后再喂奶，通常此时药品已在体内代谢干净，不会对婴儿产生影响了。L5级的药物禁用于哺乳期女性，如果因为病情原因等必须选择时，应告知其停止母乳，做好回奶的准备，而宝宝的饮食转为人工喂养。

第三节　中药在妊娠期妇女中的安全用药

中药历史悠久，应用广泛，在合理使用的情况下，安全性是很高的。但凡是药品都有毒，中药亦不例外，"中药安全无毒"的提法是不科学的。随着近年来中药毒理研究的不断深入，中药的妊娠毒理作用日益受到重视，一些传统上的非妊娠禁忌药物显示出了妊娠毒理作用。有部分中药及中成药并不适合妊娠期妇女使用，但现在尚未制定中药对妊娠期妇女及胎儿影响的分级制度，中药妊娠期安全性可查询的数据甚少。

2015年版《中国药典》，对中药的妊娠禁忌分为禁用、忌用和慎用三种。

禁用：剧毒药物，或药性作用峻猛之品，或者堕胎作用较强的药物，在妊娠期处方中是应"绝对禁止"的。如丁公藤、三棱、干漆、土鳖虫、千金子、千金子霜、川乌、马钱子、马钱子粉、马兜铃、天仙子、天仙藤、巴豆、巴豆霜、水蛭、甘遂、朱砂、全蝎、红粉、芫花、两头尖、阿魏、京大戟、闹羊花、草乌、牵牛子、轻粉、洋金花、莪术、猪牙皂、商陆、斑蝥、雄黄、黑种草子、蜈蚣、罂粟壳、麝香等。

忌用：不适宜使用或应避免使用，用药对胎儿造成危害的可能性很大，但孕妇病情紧急，而用药有可能明显改善病情，且无其他安全有效的药物可供选择。

慎用：用药时要小心谨慎，可能或肯定对胎儿造成一定的危害，但用药有可能明显改善孕妇病情。主要包括活血化瘀药、祛风湿通痹药、破气行滞药、开窍药、攻下药、清热解毒药、辛热走窜及滑利药等。诸如人工牛黄、三七、大黄、川牛膝、制川乌、桂枝、桃仁、凌霄花、益母草、通草、代赭石、薏苡仁、瞿麦等，此类药物或含有这些药材的中成药和方剂应在医师或药师指导下谨慎使用，一旦出现问题应及时停止用药。

在临床使用过程中，由于中成药的组成复杂，各个组分含量不明，大多数中成药说明书有关妊娠用药的信息简单甚至没有，缺乏特殊人群用药的临床研究资料等原因，为孕妇及哺乳期妇女合理使用带来了困难及误区。如通滞苏润红胶囊，含毒性成分秋水仙，其所含秋水仙碱是细胞有丝分裂毒素，说明书禁忌项仅标注尚不明确，因此对于某些说明书中未标出用药禁忌的，在使用时仍需注意。

由于中药品种繁多，我们依据文献资料和中医药理论，列出部分可能存在妊娠禁忌的药物。

一、中草药

1. 毒性中草药

上文中已列出卫生部规定的禁用于妊娠期妇女的剧毒中药，虽然胎盘屏障有一定的阻隔功能，但其实大多数药物都能进入胎儿血循环，因此这些药物有可能对胎儿造成严重的危害，所以必须禁用。

2. 直接抑制或杀灭癌细胞的中草药

在体外实验中，有多数中药都有抗癌作用，但其作用机制不同，有些是通过作用于增殖周期中的肿瘤细胞从而抑制肿瘤细胞的增殖。而胚胎细胞与肿瘤细胞一样，都有迅速增殖分裂的功能，对此类抗癌药物很敏感，而且此类抗癌药有较强的致畸作用，故应禁用于妊娠期妇女。比如早已上市的长春花提取物长春新碱和长春碱，通过影响肿瘤细胞蛋白质的合成，从而使其细胞分裂停止在中期。鸦胆子，已制成鸦胆子油乳注射液，对G_0、G_1、S、G_2期癌细胞有抑杀作用。其他如斑蝥、青娘子、红娘子（斑蝥素），鬼臼、八角莲（鬼臼毒素），番红花、秋水仙、丽江山慈菇（秋水仙碱），三尖杉、粗榧（三尖杉碱），喜树（喜树碱），云南美登木（美登木碱），娃儿藤（娃儿藤定碱），青黛（靛玉红），野百合（野百合碱），莪术（β-榄香烯），蟾皮（华蟾素），冬凌草（冬凌草素），山豆根、苦参（苦参碱、氧化苦参碱）等。

但有些中药是通过增强宿主的免疫功能来抗肿瘤，仅有辅助治疗的作用，其有效成分为多糖类，比如灵芝、冬虫夏草、茯苓、猪苓、枸杞子、银耳、香菇、薏苡仁等中药，故不在禁忌之列。

3. 兴奋子宫的中草药

作用比较强的如芫花、麝香、益母草、三棱、莪术、红花、牛膝、透骨草等应当禁用，以免造成流产。桃仁、枳实、枳壳、川芎、蒲黄、地骨皮、紫草、吴茱萸、山楂等也有一定的子宫兴奋作用，应当慎用，有流产史者应禁用。

4. 有抗早孕作用的中草药

马鞭草有抗早孕作用，民间用作避孕药，应慎用。

5. 有激素类作用的中草药

如人参、西洋参等有促性腺作用，能兴奋下丘脑-垂体-性腺轴功能，兴奋垂体分泌促性腺激素作用，能缓解更年期症状，恢复性欲，故不宜服用。

6. 药酒

多以酒剂、酊剂、流浸膏等形式出现，如人参天麻酒、人参药酒、杜仲药酒、远志流浸膏、姜流浸膏、甘草流浸膏、当归流浸膏等。孕妇每日摄入乙醇30~60ml可引起胎儿慢性乙醇中毒；一次摄入过多可造成胎儿乙醇中毒综合征（智力低下、宫内发育迟缓，眼、心脏、关节等异常）；妊娠头3个月乙醇的用量超过70g，婴儿出现腭裂的比例明显增高。

另外，还有部分既是药材也是食材的中药，2002年国家卫生部发布的《关于进一步规范保健食品原料管理的通知》规定了87药食同源的药材名单，例如山药、山楂、姜、枸杞子、菊花、枣、昆布（海带）、木瓜、黑芝麻、蒲公英、蜂蜜、花椒、紫苏叶、胖大海、金银花等。2014年又发布了《按照传统既是食品又是中药材物质目录管理办法》（征求意见稿），新增了人参、芫荽（香菜）、玫瑰花、粉葛等15种，还包括夏枯草、西红花、当归等8种凉茶原料或调味品。由此可见，这部分中药安全性程度比较高，也可以选择性地用于一些轻症疾病的治疗，比如妊娠妇女感冒初期的葱姜粥、便秘时的蜂蜜梨水、胸闷气滞时的紫苏汤等。但必须要注意的是，以上中药有的也不可过多使用，比如有文献报

道一名孕妇用胖大海饮水后4天流产，但我们缺乏对照研究证明是否有直接关系。再比如人参，该意见稿在该药项下标注"孕妇、哺乳期妇女及14周岁以下儿童不宜服用"。

二、常见药食同源中药材的健康教育实践

受民间风俗习惯的影响，加上现在很多影视作品的扩散传播，很多女性会在妊娠期、哺乳期间选择"食补"的方式补身体，其中涉及很多中药材。这些中药材既是中药，也是食材，没有特别明显的界限，在中医药里称为"药食同源"。那么，妊娠期和哺乳期间能否选择这些常见的补药呢？这些药品是否对妊娠母体或胎儿有影响？服用这些药材食材是否真的能达到"补益身体"的作用？这是我们在健康教育时应该要给孕产妇解答的。下面列举我们生活中常用的药食同源的中药材。

1. 人参

人参作为补益药有很多的药理作用，其临床应用也很广泛。这里容易有个误区就是大家认为怀孕期间应当进补，民间有用人参炖汤如人参乌鸡汤、人参田七鸡汤、人参炖老鸭汤、双参花胶鸡汤等。那么这些孕妇是否可以食用呢？前文已提到，人参及其人参皂苷具有性激素样作用，能增强性腺功能。孕妇用后会提高雌激素样作用，血中雌激素水平和受体都会增加，所以哺乳期也应慎用，会有一定的回乳作用。另外，人参还有抗血栓作用，通过抑制血小板聚集产生抗凝作用，有可能会增加产后出血的风险。故孕妇、哺乳期妇女及14周岁以下儿童不宜服用人参。

2. 当归

当归有补血活血的作用，故以当归为主的复方常用于治疗血虚证。《本草正》记载："当归，其味甘而重，故专能补血；其气轻而辛，故又能行血。补中有动，行中有补，诚血中之气药，亦血中之圣药也。"现代药理学研究证明，当归可促进血红蛋白和红细胞的生成，又能抑制血小板聚集、抗血栓，这是当归补血活血的药理基础。因此对于妊娠期妇女，不仅只关注当归补血的药效，还应了解当归的活血作用，比如在动物实验中发现当归挥发油对未孕、早孕、晚孕及产后离体子宫均有直接抑制作用，使

节律性收缩逐渐变小，对垂体后叶素、肾上腺素或组胺引起的子宫平滑肌收缩有对抗作用，妊娠晚期应用有可能会延长产程。但当归的水溶液及醇溶液的非挥发性成分对麻醉动物未孕、早孕及产后在体内子宫主要呈兴奋作用，故在妊娠初期应用有可能会因宫缩而出现阴道出血，从而引起先兆流产，《现代中药药理与临床应用手册》上记载含当归制剂孕妇应当忌服。

3. 黄芪

味甘，性微温。归脾、肺经。具有益气健脾、滋补益气的作用，临床以黄芪为主的复方常用于治疗中气下陷或气不摄血证等，属气虚证的孕妇可以少量服用。现代药理研究证明黄芪具有增强免疫、促进造血、调节血糖、降血脂等功能，有研究报道黄芪和狗脊、山药、杜仲、党参等配伍组成的"保胎无忧方"具有健脾固肾、养血安胎的作用；临床研究发现黄芪还能有效地减轻妊娠高血压患者早期肾损害。我们在有限的研究数据中并未有黄芪对孕妇或胎儿有损害的报道，但值得注意的是，黄芪始终是一种药材，故不要私自服用，一定要事先咨询医生。总的来说，根据具体情况，黄芪在孕早期可以适当使用，但在孕晚期或临产前应忌服，因文献资料显示，黄芪可能会造成胎儿过大，增加难产风险。

4. 阿胶

阿胶具有养血、止血、安胎、润燥之功，既可调补冲任之需，又可止血补血，素有"补血圣药"之称。现代药理研究证实阿胶具有增强子宫容受性、纠正缺铁性贫血及增强自身抵抗力的作用。从中医药理论来说，阿胶适用于阴血不足所致胎元不固者，通过补血、止血、滋阴、润燥来改变母体的内环境而达到保胎、养胎的目的。代表方如张锡纯的"寿胎丸"，功效补肾养血安胎，由菟丝子、桑寄生、续断、阿胶四味药组成，其中阿胶养血止血为佐使，本方沿用至今，堪称保胎祖方。但阿胶有一定的滋腻性，有碍消化，故有呕吐泄泻、消化不良等脾胃虚弱症状的孕妇应忌用，使用时，必须要遵循医嘱，不得擅自服用。

5. 党参

党参味甘，性平，有补中益气之功。临床以党参为主分复方主要治疗脾虚证或血虚证，因为党参的现代药理作用有对造血功能的影响以及抑制血

小板聚集、抗血栓、降低血液黏度等作用，故现代应用主要用于治疗冠心病如复方党参片口服液，预防急性高山反应或血液系统疾病等。文献资料中关于党参对内分泌系统、生殖系统研究不深入，也无对妊娠期妇女或胎儿有损伤的报道，但从其现代药理研究结果中，需要关注的是党参对血液系统的影响——有一定的活血作用，故推测孕早期、晚期用党参，可能会引发流产、早产，且对中枢神经系统有一定的镇静作用，过多使用可能会对胎儿造成影响，如此在这希望学者继续深入研究。故党参使用时应慎重，必须要遵循医嘱，不得擅自服用。

6. 枸杞子

味甘，性平，归肝、肾经。功效滋补肝肾，益精明目。主要有效成分为枸杞多糖（LBP）、甜菜碱、游离氨基酸、维生素和多种微量元素等。枸杞子有很多药理作用，如增强免疫、保肝、降血脂、降血糖、抗氧化损伤、抗生殖系统损伤、抗肿瘤、抗辐射损伤等，故现在作为保健品使用特别风靡。枸杞子在治疗男性不育方面，可追溯到唐代李梴《医学入门》中治疗不育的经典方剂——五子衍宗丸，治疗男性阳痿早泄，久生不育，须发早白及小便余沥不尽。至今在临床上仍用于治疗男性不育症，并有大量有效治疗的报道。现代临床研究发现枸杞可使男性血中睾酮含量显著升高，从而改善生育能力；同时能增加垂体和卵巢的重量，改善神经内分泌的调节，诱发排卵，对女性不孕症也有良好的治疗功能。目前并无枸杞对妊娠妇女或胎儿损害的研究报道，故枸杞孕妇可少量服用，且对肾虚者尤为适合。

7. 何首乌

味苦、甘、涩，性温，归肝、心、肾经。其中生首乌具有解毒、消痈、润肠通便、降血脂的作用；制首乌具有补肝肾、益精血、强筋骨、化浊降脂等功效。主治精血亏虚、头晕眼花、须发早白、腰膝酸软、遗精、崩带等证，作为临床常用滋补中药。现代药理研究证明何首乌具有降脂保肝、抗氧化、抗骨质疏松、降血糖、抗抑郁、抗菌抗肿瘤等作用。但毒理研究发现，长期大量摄入何首乌可致可逆性肝损伤，可能物质是其鞣质及蒽醌类成分，其中蒽醌类成分是何首乌润肠通便的作用基础，主要包括大黄酚、大黄素、大黄酸、大黄素甲醚和大黄蒽酮

等，以上成分有致泻作用，会对肠胃产生刺激，出现腹泻、腹痛、肠鸣、恶心呕吐症状。故大便溏泄者、湿痰较重者不宜服用。另外，刺激肠胃的同时亦会刺激子宫，促进子宫收缩，使妊娠期妇女有先兆流产之征，故妊娠期妇女亦不宜服用。

8. 山药

味甘，性平，既能补气，又能养阴，作用缓和。为平补脾胃常用之品。现代药理学研究证明山药具有调节胃肠、降血脂、降血糖、抗氧化、调节免疫等功能。孕妇服用可以益气养血，但山药有收涩的作用，能抑制胃肠排空和肠推进运动，故大便燥结的孕妇不宜食用，另外有实邪者忌食山药。

9. 红枣

味甘，性温，归脾、胃经。枣的药用历史悠久，《伤寒论》《金匮要略》《本草纲目》中多有阐述，为补中益气、养血安神、缓和药性的常用中药。红枣营养丰富，药用价值高，是集营养和医疗保健于一体的优质滋补果品，素有"营养保健丸"和"木本粮食"之称。红枣含有丰富的糖类、蛋白质、维生素、膳食纤维等，现代药理研究发现红枣具有抗氧化、抗缺氧、抗抑郁、抗疲劳、增强免疫等作用。孕妇情绪容易多变，常有躁闷不安、忧思过度等不良情绪，适当服用红枣可起到养血安神定志作用，另红枣丰富的营养可增加孕妇的免疫力。故孕妇可食用红枣。

三、中成药

评估依据与中草药相同，但多出一个重要的依据——药品说明书。由于很多中成药的说明书关于妊娠用药的信息太过简单，也基本没有动物生殖毒性实验和孕妇对照研究的资料，仅标出禁用、忌用或慎用，有的甚至根本不提，故难以充分评估。对于毒副作用较大的中成药如抗癌中成药，或活血化瘀、破血痛经药等，说明书上一般写明"孕妇禁用"或"孕妇忌服"等警示，但这些都仅依据中医药理论，未考虑其中的化学成分。故在应用时，应仔细阅读药品说明书，并检查是否存在妊娠禁忌的成分，以确保用药安全。如安神药天王补心丸，因不属于中医的妊娠禁忌范畴而未有标注，但它含有朱砂（HgS）1.4%，长期服用有可能对胎儿造成危害。又如咽康含片、咽特佳含片（含冬凌草）、肿节风片、

万通炎康片、复方草珊瑚含片、血康口服液（含肿节风），其中冬凌草和肿节风均为抗癌中草药，但说明书均无明确的妊娠用药警示。以下列出部分被忽视的常用中成药。

1. 含朱砂的中成药

禁用。如天王补心丸、补肾益脑片、柏子养心丸、平肝舒络丸、磁朱丸、朱砂安神丸、万氏牛黄清心丸、益元散、琥珀抱龙丸、舒肝丸、避瘟散、二十五味松石丸、二十五味珊瑚丸、朱砂养心丸、人参再造丸、天麻钩藤颗粒、朱茯神等。

2. 含雄黄、蟾酥的中成药

禁用。如局方牛黄清心丸、六应丸等。雄黄主要成分 As_4S_4，蟾酥主要成分华蟾蜍毒素，均有剧毒。

3. 含青黛的中成药

禁用。如齿痛消炎灵颗粒、黛蛤散和复方青黛丸等。青黛中的靛玉红（抗肿瘤药）可能对胎儿有危害。

4. 精神和麻醉类中药

禁用。尤其是连续使用，如复方樟脑酊（一类精神药品）、罂粟秆浓缩物、罂粟壳（麻醉药品）等。

5. 中药注射液

慎用。不良反应较多，即便仅对母体造成影响，但治疗这些不良反应（尤其是严重的不良反应）所需的药物有可能对胎儿造成危害。

6. 其他

昆明山海棠片、六味木香散（闹羊花）、导赤丸（关木通、大黄）、四味土木香散（苦参）、八珍益母丸（益母草）禁用。左金丸（吴茱萸）、小青龙合剂（细辛）、五味清浊散（红花）慎用等。

中药处方搭配灵活，很少因为缺少某一味药就束手无策，故单味药很难入"禁忌"级。这类药物多为一些含毒性成分的特效中成药，如安宫牛黄丸（朱砂、雄黄、麝香）、局方至宝散（朱砂、雄黄）等急救药可列为忌用。

虽然中药应用广泛，但基本上没有系统的孕妇对照研究报道，多为零星个案，证据力大为减弱。国内医疗机构应借鉴国外医院的做法，建立完善的孕妇用药登记系统以改变这种情况。

【妊娠期妇女使用中药的原则】

1. 妊娠期妇女必须用中药时，应该选择对胎儿无损害的中药及其成药。

2.妊娠期妇女使用中成药，尽量采取口服途径给药，应慎重使用中药注射剂，根据治疗效果，应尽量缩短妊娠期妇女用药疗程，及时减量或停药。

3.可以导致妊娠期妇女流产或对胎儿有致畸作用的中药。为妊娠禁忌。

4.可能导致妊娠期妇女流产等副作用，属于妊娠慎用药物。

【做好用药健康教育】

1.告知患者使用中药或其成药，并不代表安全用药，还有目前部分中成药中也还有西药成分，用药前一定要仔细阅读药品说明书，不能盲目购药。比如藿香正气水、舒血宁注射液、肤舒止痒膏等都含有乙醇，而乙醇是妊娠期禁用药；消渴丸里含有格列本脲，而该药能造成死胎或畸形，孕妇禁用。

2.因中成药说明书存在不完善问题，以及中成药的使用遵循传统医学"辨证论治"的原则，不能只根据药品说明书的适应证来使用。

3.使用任何中成药前，均应向中医医生或中药师咨询，避免自行使用。

（代小娇）

附1：已知对胎儿或新生儿有危害的部分药物

表 8-2 对胎儿或新生儿有危害的药物及其可能危害

药物类别	药物名称	分类	对胎儿的可能危害
抗癌药	甲氨蝶呤	X	致胎儿无脑、脑积水、脑膜膨出、唇裂、腭裂或四肢畸形
	氟尿嘧啶	X	肢体畸形、腭裂、外鼻外耳缺损、泌尿道畸形，甚至死亡
	环磷酰胺	D	
激素类	炔诺酮	D	女性性器官男性化
	己烯雌酚	X	女性生殖道异常，阴道癌
	可的松、强的松	D	致唇裂、腭裂。可的松致无脑、早产、早死
	苯丙酸诺龙	X	致腭裂
	孕酮	D	引起胎儿外生殖器畸形
	睾丸酮	X	
	胰岛素	B	引起流产、早产、死产和其他先天性畸形
抗细菌药	四环素类 多西环素等	D	致牙釉质形成不全，骨髓、心脏畸形，先天性白内障，肢体短小或缺损（如缺四指），新生儿溶血性黄疸，最严重者可出现黄疸甚至死亡
	氯霉素	C	致新生儿"灰婴综合征"
	利福平	C	致胎儿畸形
	庆大霉素	D	造成胎儿耳损伤，甚至引起先天性胃血管畸形和多囊肾
	卡那霉素	D	听力损害致耳聋、肾损害
	青霉素	B	可破坏胎儿红细胞，引起严重黄疸，或死亡
	链霉素	D	引起先天性耳聋，骨骼发育畸形
	红霉素	B	致先天性白内障，四肢畸形等
	磺胺类药物	C	致高胆红素血症，核黄疸，畸形
	多粘菌素 E、B 及万古霉素	C	用药时间过长，使孕妇发生急性肾功能衰竭，使孩子在出生后的 3 年里易患神经 – 肌肉阻滞、运动失调、眩晕、惊厥及口周感觉异常。万古霉素还可致婴儿暂时或永久性耳聋
抗真菌药	两性霉素 B	B	对孕妇的神经系统、造血系统、肝肾功能有严重不良反应，还导致流产和畸胎
	制霉菌素	C	

（续表）

药物类别	药物名称	分类	对胎儿的可能危害
抗疟药	氯喹	C	视网膜及第八对脑神经损害、四肢缺陷
	奎宁	D	致脑积水、脑膜膨出、腭裂、肾停止发育或畸形、视网膜损伤
	氯喹	C	
	乙胺嘧啶	C	
抗惊厥药	苯妥英钠	D	唇裂、腭裂、智力低下
	丙戊酸钠	D	多发性畸形、发育迟缓
	三甲双酮	D	骨畸形、小头等
降糖药	甲苯磺丁脲	C	多发性畸形、新生儿低血糖
	氯磺丙脲	D	
抗凝血药	香豆素类	D	胚胎病变、中枢、骨骼、颜面畸形
	双香豆素类药物	X	可致胎儿皮肤出血斑，脑障碍、胎盘早剥、骨和颜面畸形、智力低下，或胎儿死亡
	阿司匹林	C	致胎儿小、畸形，引起新生儿凝血酶原减少及肝脏的解毒功能障碍
利尿药	呋塞米	C	对孕妇和产妇产生恶心呕吐、腹泻、药疹、瘙痒、视力模糊、体位性低血压，甚至水与电解质紊乱
	依他尼酸	B	可引起暂时性听力减退，有时可致永久性耳聋
	双氢氯噻嗪	C	可引起新生儿血小板减少症
止吐药	沙度利胺	X	海豹肢畸形
精神病药	碳酸锂	D	心血管畸形
甲状腺药	丙硫氧嘧啶	D	甲状腺先天肿大
	甲硫氧嘧啶	※	致甲状腺功能低下症，呆小病、骨化延迟、尿道下裂
	他巴唑	D	
	甲亢平	D	
	碘化钾	D	
止痛药	哌替啶	B	致新生儿窒息
	吗啡	C	抑制新生儿呼吸，使新生儿呈戒断样抑制状态，如在分娩前1周服用，可致新生儿痉挛、兴奋和尖锐的哭声
	咖啡因	B	引起唇腭裂
抗过敏药	扑尔敏	B	除有潜在的致腭裂、唇裂、缺肢作用外，还可使肝脏中毒及脑损伤，抑制新生儿呼吸
	敏可静	※	
	安其敏	※	
	苯海拉明	B	
	乘晕宁等	※	
解热镇痛药	非那西丁和扑热息痛	B	引起新生儿高铁血红蛋白血症
	消炎痛	B	引起黄疸和再生障碍性贫血
抗高血压药	利血平	C	引起新生儿中毒，出现鼻塞、呼吸道阻塞，甚至因缺氧而死亡
麻醉药	乙醚	※	大量持续使用，可致胎儿死亡

（续表）

药物类别	药物名称	分类	对胎儿的可能危害
镇静催眠药	巴比妥类	D	致胎儿心脏先天性畸形，面及手发育迟缓、兔唇、腭裂
	扑痫酮	D	可致胎儿指（趾）畸形、妊娠后期服用可致胎儿发生窒息、出血及脑损伤
	安眠酮	※	致胎儿畸形
	地西泮	D	可致胎儿畸形和女性男胎化
	氯氮草	D	
	安宁、导眠能	※	
维生素类	维生素 D	A	大量服用则为 D，可致胎儿高钙血症和智能发育迟缓
	维生素 K_1	C	大量服用，可引起高胆红素血症、核黄疸
	维生素 B_6	A	大量服用，可使新生儿产生维生素 B_6 依赖症，抽搐。维生素 B_6 的衍生物脑复新，在动物实验中引起唇裂，亦应慎用
	多种维生素	※	如果在妊娠头 3 个月内服用，婴儿患神经系统缺陷症的危险性高达 60%
酒精		D	酒精中毒孕妇娩出的新生儿可呈戒断样抑制状态；酒精可致胎儿多发性畸形
避孕药		※	使用避孕药者应在彻底停药半年以后再孕，方可避免因用药不当而引起胎儿畸形或痴呆儿
含砷药物	所有	X	均致胎儿死亡

备注：※ 表示查询未详，或药品种类繁多，不能单一例举，但此类药物确实有风险报道。

附 2：哺乳期禁用的药物

表 8-3 哺乳期禁用药物对乳儿及乳汁分泌的影响

药物名称	对乳儿及乳汁分泌的影响
溴隐亭	抑制乳汁分泌
吗啡	抑制呼吸中枢
放射碘	^{131}I 抑制乳儿甲状腺功能，^{125}I 致甲状腺癌的危险
丙硫氧嘧啶	抑制乳儿甲状腺功能
可卡因	可卡因中毒
异烟肼	乳儿中毒性肝炎，维生素 B_6 缺乏
甲丙氨酯	可致药物中毒
苯环利定	可致幻觉
苯茚二酮	凝血酶原时间延长
四环素	使婴儿牙齿不可逆性黄染
麦角胺	呕吐、腹泻、痉挛
甲氨蝶呤	抑制免疫功能，影响生长，粒细胞减少，致癌性
环磷酰胺	抑制免疫功能，影响生长，粒细胞减少，致癌性
环孢素	抑制免疫功能，影响生长，有可疑致癌性
阿霉素	抑制免疫功能，影响生长，有可疑致癌性
锂盐	乳儿血药浓度高，为母体血浆浓度的 1/3~1/2，CNS 紊乱，心血管系统障碍

附 3：哺乳期慎用的药物

表 8-4　哺乳期慎用药物对乳儿的影响

药物名称	对乳儿的影响
阿司匹林	代谢性酸中毒
氯马斯汀	嗜睡，易激怒，拒哺乳，高声哭泣，颈项强
苯巴比妥	镇静，高铁血红蛋白血症
扑痫酮	镇静，哺乳障碍
柳氮磺吡啶	便血
苯妥英	眼球震颤
泼尼松	大剂量可引起肾上腺皮质功能抑制，抑制生长
溴化物	乳儿嗜睡，皮疹

第九章 妊娠期、哺乳期妇女的健康教育与健康促进

学习目标

识记

1. 产前检查健康教育的主要内容
2. 妊娠期环境与生活方式的健康教育内容
3. 妊娠期自我检测与异常现象的健康教育内容
4. 产褥期及康复期健康教育的内容
5. 自然分娩的健康教育内容
6. 备孕期健康教育的主要内容

理解

1. 各项产前检查的健康教育时机

2. 围产期女性健康教育的组织形式
3. 唐氏筛查的健康教育
4. 围产期健康教育核心框架

运用

1. 模拟一次针对产妇出院的健康教育
2. 模拟一个孕产妇营养的健康教育讲座
3. 针对具体情况，制定一个产褥期的健康教育计划

随着社会经济的不断发展，人们的健康意识进一步提升，健康需求也在不断增高，家庭和社会对生育的要求也越来越高，这对产科和助产专业的从业人员提出了新的要求和挑战。截至 2018 年，我国的孕产妇死亡率为 18.3/10 万，新生儿死亡率为 3.9‰，围产儿死亡率为 4.26‰。利用健康教育与健康促进的方法、手段、形式和内容在妊娠期进行健康教育，可以减少出生缺陷，增加母婴分娩安全性，提高新手父母和家庭抚育后代的能力。

第一节 妊娠期、哺乳期妇女健康教育的主要内容

一、产检的概念和重要性

1. 妊娠诊断

停经，B 超可见胎心，血 HCG 和孕酮升高，其中 B 超可见胎心为宫内妊娠诊断金标准。

目前大多数医院采取 B 超可见胎心后可在产科建立健康档案进行产检（俗称建卡）。部分地区采取孕妇需先在居住地所在辖区的社区卫生服务机构产检（俗称建小卡），在妊娠 12 周左右再行转入当地妇幼保健院或综合医院产科门诊进行产检（俗称建大卡）。

妊娠诊断与建立产检档案是促进妊娠期妇女健康的第一步，是重要的关键环节。在临床上针对所有育龄期有性生活史的妇女，因月经不调、停经、恶心呕吐等消化道症状以及疲乏、嗜睡等类感冒样症状原因就诊的，均应及时明确妊娠诊断。发现妊娠的，针对其意愿，及时归属相应产前检查部门进行健康管理。针对有生育意愿暂时未怀孕的，无论在医院门诊或社区服务中发现，均应重视适时教育健康相关行为，如谨慎服用对胎儿有影响的药物、远离有毒有害物质、发现停经应及时去医院进行相关检查等，明确妊娠诊断，及时进行产前健康管理。备孕期的健康教育详见本章拓展知识。

2. 孕期检查

又称产前检查，简称产检，是指从确诊妊娠开始至分娩前的整个时期，对孕妇和胎儿进行健康检查以及对孕妇进行心理上的指导，包括早孕诊断、首次产前检查和随后的产前检查及胎儿出生缺陷的筛查与诊断。

3. 产前检查的重要性

产前检查是人口优生优育的重要措施；能及时

检测胎儿发育异常，降低出生缺陷发生率；能及时发现孕妇合并症，给予早干预、早治疗，降低围生期母婴风险；能适时对孕产妇进行健康教育，普及科学孕育知识，增强孕产妇对胎儿和新生儿的观察照护能力。

二、产检的内容

月经规律、有性生活的女性，月经延期一周以上应去医院检查是否怀孕，确诊怀孕且胎儿有心跳后，可以建卡，开始规律产检。常规产检次数共计9~11次。首次检查时间在停经6~8周期间。妊娠20~36周，每4周检查1次，妊娠37周以后，每周检查1次，妊娠超过40周，每两天一次胎监。高危孕妇需要根据具体情况增加产检次数。

（一）常见的产检项目

检查项目包括必查和备查两大类，必查项目是每个孕妇都需要检查的项目，备查项目根据孕妇的具体情况选择，各地因医疗条件不同也略有差异。

1. 身高

一般整个孕期只测量一次，目的是根据身高计算出BMI值，确定本次怀孕体重增长的合适范围，绘制体重增长预定曲线。

2. 体重

在每次产检都会适时测量，描出体重增长曲线图，比对体重增长是否符合孕周要求，增速是否合理，可给医生或营养师的营养指导提供重要参考。

3. 宫高、腹围

为每次产检必测项目，看宫高与腹围的范围是否符合孕周，有无偏大或偏小，有异常可提示医生及时进行进一步检查，早期发现问题。

4. 血压

为每次产检必查内容。血压监测是妊娠期妇女的重要观测指标，随着平均生育年龄的推迟和现在营养过剩情况的增加，妊娠高血压的发病率逐年增高。妊高征是严重威胁母婴生命的妊娠并发症之一，在产检时监测血压可及时发现妊高征，及早进行干预，保障母婴安全。

5. 血常规、尿常规、白带常规以及肝肾功检查

一般健康无并发症、合并症的孕妇，整个产前期大约检查3次，分别为建立健康档案的首次产检、

妊娠中晚期（孕28~34周左右）和足月分娩前（妊娠37周后）。

（1）血常规可及时发现是否有妊娠贫血、感染等。首次产检时，地中海贫血高发地区的省，如广东、广西、湖南、四川等地，一般会要求准爸爸同期检查血常规，参考夫妻双方的MCV和MCH，若两项同时偏低，则有携带地中海贫血基因的可能性，应要求夫妻双方去优生优育科或遗传咨询门诊进行进一步诊断。妊娠任何时期发现血常规中血红蛋白、红细胞计数等提示贫血的指标异常或临界值，需做铁蛋白测定，发现铁蛋白下降的，说明身体储存铁已消耗殆尽，需及时补充铁剂。

（2）尿常规可及时发现尿路感染。一般来说无症状的尿路感染患者是无须治疗的，但妊娠作为特殊时期，免疫力会下降，尿路感染无论有无症状均可能上行感染导致肾盂肾炎，从而引发肾衰竭，还可引起胎儿宫内发育迟缓，胎膜早破、早产、呼吸窘迫综合征、先天畸形和胎儿死亡等，因此发现有尿路感染的应教育孕妇及时接受治疗，使用药物多不影响继续妊娠。尿酮体阳性可及时发现有妊娠呕吐的女性身体负荷情况。对酮体阳性++以上的，可建议其住院观察，或门诊及时经静脉补充营养。

（3）白带常规可及时发现各种阴道炎和微生物感染。一般来说，阴道炎不影响胎儿发育，可选择在妊娠12周以后进行干预，但某些感染仍应重视及时早期干预。例如支原体、衣原体或B族链球菌感染，这几种感染均可导致胎膜早破，从而引发早产、流产、威胁胎儿安全。白带常规异常的女性应补做B族链球菌筛查（GBS），B族链球菌感染可导致胎儿窘迫、新生儿肺炎等孕晚期及新生儿期健康问题，因此在妊娠任何一个时期发现都应及时干预，若在备孕期发现这些感染，应在治疗完成后再怀孕。

（4）肝肾功检查可及时发现孕妇身体负荷，对孕前有脏器功能问题的，可及时评估妊娠对重要器官的影响，以确定母体能负荷妊娠，对已超过母体负荷的情况，应及时教育终止妊娠。对于孕前无肝肾功问题的孕妇，可及时发现妊娠并发症，例如妊娠期肝内胆汁淤积症等。产检特别是孕中晚期的检查，尤其需要关注有无皮肤瘙痒的情况，发生瘙痒需第一时间检查肝功以排除妊娠期肝内胆汁淤积症。

6. 甲状腺功能检查

一般仅在首次产检时检查。甲状腺是人体发育

的第一个内分泌腺，有非常重要的作用，母亲的甲状腺功能亢进（甲亢）或减退（甲减）都将直接影响胎儿发育。甲状腺功能检查一般要求查甲功五项（T3、T4、TSH、FT3、FT4）。由于甲状腺功能性疾病一般属于内分泌科诊断与治疗，因此检查到指标有异常的，应指导孕妇去相应医院内分泌科做进一步诊断，不可仅凭一次检查单目诊断。所有发生合并症与并发症现象的孕妇，均需要相应专科会诊后共同诊治或判断是否能继续妊娠，健康教育的用语应谨慎、科学，不可一味暗示孕妇终止妊娠，若因此造成损失将无法弥补。甲状腺功能异常是临床上最常见的妊娠合并症之一，这其中甲减的发病率较高，且临床多无明显症状，容易被忽视，因此甲功也成为近年来产检必查项目之一。诊断为甲减的孕妇，整个孕期都需要口服优甲乐，健康教育时应强调该药物对胎儿发育无影响，但是甲减不控制会影响胎儿发育，会生育出"呆小症"的孩子，造成终身残疾。

7. 优生五项

优生五项又称为 TORCH 检查，俗称致畸五项，包括弓形虫（T）、风疹病毒（R）、巨细胞病毒（C）、单纯疱疹病毒（H）、O 指其它（Other）。检查结果会分别报告这些微生物感染标记的 IgG 与 IgM 值。这个检测仅在妊娠 12 周前检测一次，若有怀孕意愿的女性，在妊娠前也可检测此项目以排查有无致畸因素。IgG 值阳性代表曾经感染或接种过疫苗，IgM 阳性代表近期感染，如果此时为早孕，则表示对胎儿的致畸风险较高。在妊娠前，如果做该项检查，IgG 为阴性的，可推荐其接种疫苗，产生抗体可预防孕期感染这些病毒；IgM 为阳性的应提醒其暂时不要怀孕，以免在感染急性期影响胎儿发育。若已经发生妊娠，则仅关注指标 IgM 是否为阳性即可。无论孕前有无检查此项，在怀孕后妊娠 12 周前均应在首次产检时检查该项目。对于家中有饲养猫狗等宠物的，也应重视孕早期的此项检查。

8. 传染病四项

传染病四项包括乙肝表面抗原（HBsAg）、人类免疫缺陷病毒抗体（HIV-Ab）、丙型肝炎病毒抗体（HCVAb）、梅毒螺旋体抗体检测，在首次产检、孕中期和妊娠足月时分别检查一次。在国家对母婴传播疾病的控制要求下，其中乙肝、梅毒和 HIV 监测均为免费项目。这四种疾病均可以通过母婴传播，因此筛查阳性的孕妇应进一步确诊，进行母婴阻断。

乙肝表面抗体阳性的孕妇，还需健康教育在婴儿出生后即刻注射乙肝免疫球蛋白的重要性，通常非"大三阳"状态的孕妇也可进行母乳喂养；HIV 阳性的孕妇，目前通过口服阻断药，成功阻断的概率已经超过 95%，且这些口服药在孕早期即开始服用，并不影响胎儿发育，安全有效，但 HIV 阳性的母亲不推荐进行母乳喂养，因此应早期做好心理干预。

9. 糖耐量筛查

糖耐量筛查简称 OGTT 检查，用于孕 24~28 周筛查妊娠糖尿病。一般在孕妇首次产检时会查一个随机血糖，若早期随机血糖即高，在第一时间就应进行生活方式的干预。由于孕期在激素的作用下，胰岛素的敏感度降低，加之现在很多孕妇多吃少动等生活习惯的影响，妊娠糖尿病的发病率逐年增高。妊娠糖尿病会导致一系列母婴妊娠和分娩风险，因此，在产检时及时发现妊娠糖尿病、及时给予相应的干预，是非常重要的健康管理内容之一。此外，妊娠糖尿病的诊断标准比普通 2 型糖尿病严格，并且没有空腹血糖受损等糖尿病前期阶段，孕产妇属于特殊人群，对血糖的要求更为苛刻，这是为了最大限度的保障母婴安全的妊娠结局，提高广大孕产妇对控制血糖的重视程度。因此，对部分孕妇家中有 2 型糖尿病家属的，应重点教育妊娠糖尿病的诊断与治疗均与 2 型糖尿病有区别。此外，妊娠糖尿病的干预以饮食运动等生活行为习惯为主。由于口服降糖药均对胎儿有影响，对部分生活方式干预后血糖不理想的孕妇，是采用胰岛素皮下注射的方式协助降糖，胰岛素对胎儿是安全的。

10. 宫颈管长度测定

宫颈管长度一般由 B 超测定，正常值应 ≥ 3cm。这个检查不是必查项目，只针对部分有需要的孕妇检查。在孕前接受过宫颈手术，如 LEEP 刀、电熨疗法等的孕妇，可能出现宫颈管短，宫颈功能不全，从而导致早产、流产等，因此对有此手术史的，以及孕中晚期无故宫缩频繁或有早产征兆的孕妇，应加做此项检查。对于确诊的宫颈功能不全的孕妇，需早期干预，做宫颈环扎。

11. 无应激试验

无应激试验（NST），俗称胎儿监护，一般于孕 34 周开始，每次产检均要求监护，高危产妇可酌情提前。此项检查有两个探头，一个检测宫压，另一个检测胎心率，同时监测胎动数。通常需要平躺或坐姿监测 20 分钟，若有异常，时间可能会延长。监测结果为宫压和胎心率的曲线波动图，现在很多医院都开展的中心监护，可自动根据监测结果报告评分。评分内容包括胎心率基线、振幅变异、周期变异、加速、减速五个部分，每项2分，满分10分。宫压一般是低于20mmHg的，如果孕妇在胎儿监测时宫压增高且不止一次，应警惕宫缩，若是未足月的孕妇，提示可能先兆早产，应立即寻找原因，及时干预以免早产；对于已经足月的孕妇，可根据宫压值参考，预估是否已经快临产，可提示孕妇及家属做好相应准备。此外，在胎儿监护过程中，未发现胎动的，也需及时寻找原因，如改变体位、吃点东西或者活动一下等。NST检查若无反应，提示可能发生胎儿窘迫，需严密监测，连续两次NST均无反应，应根据情况要求孕妇配合做催产素激惹试验（OCT），以判断胎儿的储备能力，是否需要提前结束妊娠。

12. 宫颈细胞学检查

宫颈细胞学检查也是一个备查项目，一般于首次产检，医生评估宫颈、外阴及测量骨盆大小时同期检查。细胞学检查用于筛查宫颈癌，对于近3年内未检查过此项目的孕妇，或性伴侣较多、性生活史丰富的孕妇，可推荐此项检查。宫颈抹片检查不会影响妊娠、孕早期普通妇科检查也不会引起健康胚胎流产，做检查前应对孕妇做好相应教育解释工作。

13. 其他项目

除以上常见检查项目外，对部分孕妇可能还会开展骨密度测定，这种检查一般用于妊娠中晚期，孕妇有缺钙的临床表现，且检测钙含量在正常值以下，可能需要通过此项检测以明确钙缺乏程度，辅助医生指导钙剂的补充。这项检查有微量辐射，但检查部位为脚踝处而非腹部，且检查时间为妊娠中晚期，胎儿早已发育成型，因此不必担忧检查对胎儿的影响。

还有部分地区会检测微量元素的血中含量，以辅助诊断关键营养素缺失对胎儿的影响。比如叶酸含量或叶酸代谢指标，针对曾经有流产史，怀疑叶酸代谢障碍的孕妇，在孕早期排查此项可以针对性进行叶酸加倍剂量的补充，以满足胎儿发育需求。

表9-1　常见产检项目与检查次数

必查项目	检查次数	必查项目	检查次数
体重、宫高、腹围	数次	身高	1次
唐氏筛查	1次	血压	数次
血、尿、白带常规	3~4次	血型	1次
常规B超/系统B超	1次	肝肾功能	3~4次
乳腺B超/乳腺红外	1次	空腹血糖	1次
优生五项（TORCH）	1次	甲状腺功能	1次
糖耐量筛查（OGTT）	1次	传染病四项	2~3次
无应激试验（NST）	数次	常规B超	5~6次

备查项目	检查次数
地中海贫血筛查	高发地区1次
宫颈管长度	必要时1~2次
B族链球菌筛查（GBS）	怀疑感染时
催产素激惹试验（OCT）	NST无反应时
宫颈细胞学筛查	1次
羊膜腔穿刺	唐筛阳性时1次
无创DNA检查	必要时1次

（二）胎儿出生缺陷的筛查与诊断

1. 唐氏筛查

（1）三体综合征概述

常见的三体综合征有21-三体综合征（Down综合征）、18-三体综合征（Edwards综合征）、13-三体综合征（Patau综合征），均为先天性染色体疾病。这三种染色体病均会导致胎儿出生后智力发育异常，在临床上通常同时筛查，其中21-三体综合征（Down综合征）因为发生概率最高，为必查项目，因此统称为唐氏筛查。

21-三体综合征，又称先天愚型或唐氏综合征，是人类最常见的染色体病，由染色体异常引起，60%在胎儿早期就自然流产，出生后约1/3在一岁内死亡，50%四岁内死亡，存活至成年多是智力缺陷、重度残疾，需要终身照顾，无法治疗，以筛查预防为主。作为一个遗传病，唐氏筛查在产检中众多民众有着认识误区，其中不乏高学历背景的知识女性，比如自己家族没有此类亲属、自己尚年轻不属于高龄产妇等，她们以为母亲或直系亲属是"唐氏"，自己的孩子才会"遗传"到，而忽略了三体综合征发病的根本原因是在细胞分裂中染色体发生粘连，从而导致新细胞中这号染色体多了一条，并非单条基因本身的问题。这种细胞分裂时发生染色体粘连所导致的三条染色体的现象只有发生概率，而与父母是否是唐氏不呈绝对关系。虽然这种发生概率随着母亲生育年龄上升——现在很多研究也证实了与父亲的生育年龄也有很大关系，生育年龄超过45岁的父亲也会有很大概率受孕一个唐氏儿——且大多数为遗传，但并不代表年轻孕妇就一定无此概率。实际上在全人群中，21号染色体发生这种细胞分裂染色体错误的概率约为1%，也就是平均1%的孕妇可能发生这种细胞分裂错误，这些人就会呈现虽然没有家族遗传史，仍生育唐氏儿的现象。1%在遗传学上是一个非常高的概率，最常见的三体综合征——唐氏综合征的新生儿发病率仅1/800~1/600，但在民间已经是一个身边随处可见或可闻的事件，因此产前检查必查该项目。唐氏综合征的健康教育重点应该是孕妇及其家人理解这个病在全孕妇人群中开展的必要性，并高度重视，配合筛查，切不要抱侥幸心理。

（2）筛查的方法与手段

目前临床上采用的唐氏筛查的手段主要有三个：传统血清学检查、无创DNA检查以及羊膜腔穿刺检查（俗称羊水穿刺），各自检查的孕周在各地均有微小差异，以下相应检查时间仅供参考。

传统的唐氏血清学筛查法分为早期唐筛和中期唐筛，一般用于妊娠年龄小于35岁的孕妇，超过35岁的孕妇若采纳此项检查，假阳性概率会猛增，参考意义不大。早期唐筛：NT检查（在孕11~13+6周时B超测定胎儿颈后透明层厚度）和同期血清学检查。中期唐筛（孕15~20+6周）：中孕期母体血清

学筛查——采用三联法，即检测甲胎蛋白（AFP）、HCG、游离雌三醇（E3）或抑制素A，结合孕妇年龄及孕周，计算出风险度。早唐和中唐筛查二者联合准确率能达到90%，但如果仅做中期唐筛，准确率仅70%左右。需要注意的是，唐氏筛查的检查结果是一个比值，只能估计概率而不能确诊。这种检查报告18-三体综合征、21-三体综合征和神经管畸形，是以人群数据库作为参考值计算的一个比值，分母越小，生育唐氏儿的概率越高。21-三体综合征中的分母在270以下的为高风险，271~1000的为临界风险，1000以上的为低风险。18-三体综合征中的分母在350以下的为高风险，351~1000的为临界风险，1000以上的为低风险。神经管畸形没有数值，仅报告是否高风险。

无创DNA产前检测技术，是采集母体外周血检测其中的胎儿DNA，相对于绒毛活检、羊膜腔穿刺等有创检查较安全，可以进行21-三体、18-三体、13-三体异常的检测，检查时间为孕12~23+6周。该检查是相对较安全的检查，但筛查疾病谱窄，不能代替羊膜腔穿刺，35岁以上，唐筛高危以及生育过三体患儿的人群还是建议直接选择羊水穿刺。这项检查费用较高，约为传统唐筛的8~10倍，与羊膜腔穿刺的费用相差不远，报告也是以数值概率的形式呈现，筛查的准确率约为98%。

羊膜腔穿刺为有创检查，在孕16~21周进行，通过采集羊水中的胎儿细胞直接检查胎儿染色体有否异常，是染色体异常的确诊金标准。该检查不属于常规检查，只针对35岁以上、唐氏筛查高风险或者既往生过染色体异常儿的孕妇，需要有经验的医师在B超的辅助下进行穿刺，有流产的风险但概率<1%。

（3）三种唐氏筛查方法优劣比较

传统唐筛的血清学检查由于假阳性率较高，造成很多孕妇及其家庭不必要的心理负担，因此近年来越来越多经济情况较好地孕妇选择了无创DNA检测手段。虽然传统唐筛法可以报告神经管畸形的风险，但神经管畸形属于外观结构畸形，通过系统B超或四维彩超手段同样能够予以筛查，因此除了经济上较廉价，普及性较好，基层或偏远山区仍可开展的优点外，其准确度和检查项目不及无创DNA，经济情况较好的地区或家庭更推荐采用无创DNA筛查。

无创 DNA 技术准确性较高，已比较接近羊水穿刺，但因为价格高，且开展此项技术的定点医院多分布在大中型城市部分医院，检测的单位不是医院而是基因公司，因此普及难度较高，不适用于经济情况和医疗条件较差的地区。

这两项检查均属于筛查，在医学级别属于同一级，因此传统唐氏筛查与无创 DNA 检查选择其一即可。部分医院可能出现先做传统唐筛，结果阳性（即高风险）再行无创 DNA 检查的现象，这种情况需加强孕妇对此项检查的认识：无创 DNA 不是确诊项目，也不是诊断金标准，筛查都是有容错概率的，不能给孕妇万无一失的保证，且如果无创 DNA 检查也判断为高风险，则可能已错失羊水穿刺的检查时间，最终造成无法挽回的损失。

羊水穿刺价格较高且有创，有低概率流产风险，但作为诊断金标准不可或缺，是筛查结果高风险、生育过高危儿以及 35 岁以上孕妇唯一的确诊手段。部分地区的唐氏筛查不能针对双胎及以上孕妇，因此针对这些特殊孕妇，羊穿也几乎是唯一的手段。这项检查对于小部分女性有穿刺失败的可能性，无法成功提取到胎儿的染色体，此风险也应在检查前详细告知。

表 9-2　三种唐筛技术的优缺点比较

项目名称	检查内容	优点	缺点
传统唐筛	18-三体、21-三体、神经管畸形	经济廉价，普及度高，地区适应性好	仅能筛查，不能作为确诊手段，假阳性率高
无创 DNA 检测	18-三体、21-三体、13-三体	准确度较高，无创	价格较贵，开展地区较少，仅能筛查不能确诊
羊膜腔穿刺	全染色体（除非性染色体异常，否则不予报告性别）	所有染色体疾病诊断金标准	有创，有极低的流产风险，价格较贵

2. B 超

B 超检查无创、无电离辐射、经济便利、结果也较可靠，是最常见最普及的产前检查胎儿出生缺陷的手段。产前超声检查主要分为 3 级：一般产前超声检查（Ⅰ级检查）、常规产前超声检查（Ⅱ级检查）、系统产前超声检查（Ⅲ级检查）。B 超等级越高，图像越清晰和详细。常规产前超声检查（Ⅱ级）初步筛查六大类畸形：无脑儿、严重脑膨出、严重开放性脊柱裂、严重胸腹壁缺损伴内脏外翻、单腔心、致死性软骨发育不良。

常规 B 超（Ⅰ、Ⅱ级）在健康孕妇全程产检中通常需要 5 次，分别是：首次建卡时，目的是确定妊娠，胚胎有胎心且在宫内正常位置（Ⅰ级）；孕 11~13^{+6} 周，B 超（Ⅱ级）下测定胎儿颈后透明层（俗称 NT 检查）；孕晚期评估（孕 28 周后）；足月妊娠时（孕 37 周后）；临产前。后三次 B 超（均属Ⅱ级）是为了测定胎儿大小及有无六大类畸形；检查胎儿附属物，如羊水的多少、胎盘的位置、胎盘功能等，评估是否符合孕周，是否有发育异常、胎儿窘迫、脐带绕颈等情况；评估胎儿能否经阴道试产，分娩风险的大小等。

特殊 B 超项目一般在整个孕期只检查一次。系统 B 超或四维 B 超，一般用于孕中期（孕 22~26 周）筛查胎儿有无器官结构方面的畸形或发育异常。四维 B 超（俗称四维彩超）较为常见，也属于常规产前超声Ⅱ级检查，在我国各级医院和各级妇幼保健院均有普及，是比较常用的筛查方式。这种 B 超通过四维重建影像，可以比较清晰地看到胎儿的外观面貌，立体成像便于普通民众识别，在一些胎儿外观畸形的问题上（如兔唇等），比较好与家属沟通。同时，四维 B 超也可以筛查胎儿的内部器官有无结构缺陷或缺失（如胃、肠、肾、心脏等），有无神经管畸形等，其他普通 B 超能够检查的胎位、胎儿大小的测定、胎儿附属物的检查等均能完成，因此，孕中期可不必再做普通常规 B 超。

系统 B 超是产前检查最高级别的 B 超项目，也是用于筛查胎儿结构和器官有无畸形的手段之一。与四维 B 超有所不同，系统 B 超属于Ⅲ级 B 超检查，一般多用于有不良生育史或有遗传病家族史的孕妇。系统 B 超的普及度不高，通常只在具有产前诊断资质的医院或妇女儿童医学中心开展。系统 B 超可以较为详细检查胎儿的各个器官，包括四维 B 超和常规 B 超无法检查的项目，在胎儿位置合适的情况下，还能检查到耳朵、手指、脚趾等细节。

此外，特殊 B 超项目还有胎儿心脏超声检查，在与四维彩超同孕周期间检查，用于排查先天性心脏病。这项检查对部分地区的来说也不是每所医院均具备条件开展，有可能需要转诊其他医院或到上级医院检查。由于普通的四维 B 超对心脏的检查仅能识别心脏大结构的缺陷，如法洛四联症、心脏腔室是否完整等重大畸形，对普通的房间隔缺损、室间隔缺损以及心脏瓣膜功能等无法检查。对有条件的医院而言，可征求孕妇意见在四维 B 超检查时同时完成胎儿心脏超声检查，对于生育过先心病患儿或有先心病家族史的，应推荐孕妇完成此项检查。

3. 地中海贫血筛查

地中海贫血又称海洋性贫血，是一组遗传性溶血性贫血疾病。由于遗传的基因缺陷致使血红蛋白中一种或一种以上珠蛋白链合成缺如或不足导致血红蛋白结构异常，这种含有异常血红蛋白的红细胞变形性降低，寿命缩短，可以提前被人体的肝脾等破坏，导致贫血甚至发育等异常。由于早期报道的病例均来自地中海地区的移民，故该病称为地中海贫血。现证实在地中海沿岸国家以外的热带和亚热带地区均高发。我国广东、广西、四川多见，长江以南各省区有散发病例，北方则少见。因此在我国，地中海贫血一般作为妊娠备查项目，在广东、广西、海南、湖南、湖北、四川、重庆等高发地区作为常规项目筛查。

地中海贫血分型最常见的有 α 型和 β 型，根据病情严重性又分为轻型、中间型和重型。轻型一般无临床表现或仅轻度贫血，其智力、寿命和生长发育基本都不受影响，多在做家族基因检测时发现，但携带此基因，会遗传给后代生育出重型地贫患儿。中间型地贫表现轻重不一，贫血程度有很大的差异。轻者只有轻度的地中海贫血表征，没有明显的临床症状，重者则需要定期输血，出现肝脾肿大等明显的地中海贫血特征。重型 α 地贫主要是巴氏水肿胎，胎儿由于严重缺氧死亡。这种胎儿一般出生后即死亡或娩出为死胎。重型 β 地贫出生后不久开始呈现出进行性贫血，并逐渐加重，呈典型的小细胞低色素性贫血。在溶血严重时伴随有黄疸出现，肝脾大、脸色微黄，苍白，发育迟缓，呈现特殊的地中海贫血面容——头颅增大、颧骨突出、眼距增宽、鼻梁低平，这种患儿易合并感染而加重病情，且肝脾肿大和铁超载，需终身换血治疗，自发病起（约 3~6

月龄）每隔 2~5 周去医院进行输血治疗，且预期寿命也有限，生活质量低下。

地中海贫血为常染色体隐性遗传病，单个珠蛋白等位基因的突变不会导致个体出现临床症状，只有突变基因的纯合子才会发病。目前地中海贫血最主要的筛查方法是血常规，在首次产检建卡时，采集父母双方的血做血常规检查，若 MCV<80 fl 和（或）MCH<27 pg，则怀疑可能携带地贫基因，应建议父母双方及时去优生优育门诊咨询，做进一步检查。必要时做父母双方的基因检测，这是目前唯一的确诊方法。如果经基因检测双亲均携带有同型（即均为 α 型或均为 β 型）地中海贫血突变基因，其子女有 1/4 的概率为重型地中海贫血患者，有 1/2 的概率为与父母同型的轻型基因携带者，还有 1/4 为正常个体。这种情况应严肃谨慎告知父母——生育的每个孩子均需做羊水穿刺以确定是否为重型地贫胎儿，若为重型地贫胎儿，则建议终止妊娠。如果双亲不是同型基因携带者，则可能生育的是一个轻型地贫儿或基因携带者，其孙辈仍有可能遗传到此条基因，有概率为重型地贫。经济条件允许的情况下，也可选择第三代试管婴儿等辅助生育健康孩子。

4. 胎儿核磁共振检查（MRI）

此项检查不属于常规检查，仅在有需要的时候选择，一般也只在具有产前诊断资质的医院开展。通常用于在孕中晚期的 B 超检查中发现异常，需进一步确定畸形的严重程度，评估是否需要终止妊娠。核磁共振本身与 CT 和 X 光相比，没有电离辐射，不会对胎儿发育构成威胁，且有软组织分辨率高、视野大、可以显示胎儿全貌的优点；并且 MRI 受母亲情况影响小，不受胎儿骨骼及羊水量影响，对胎儿多种疾病的诊断有很高的准确性。一般来说，以下情况可以通过胎儿核磁共振进行诊断：胎儿中枢神经系统异常、胎儿颌面部畸形、胎儿胸部或腹部肿瘤性病变、胎儿泌尿生殖系统异常、胎儿胃肠道异常、胎儿四肢、脊柱的异常、胎儿心脏异常、双胎输血综合征等。

比如 B 超中发现兔唇等畸形，由于兔唇的胎儿大多数伴有不同程度的腭裂，合并唇腭裂会导致胎儿出生后因无法顺利进食而死亡，是一个比较严重的先天缺陷。但因为腭裂发生在口腔内侧，B 超无法看到，在需要谨慎选择是否必须终止妊娠时，可配合胎儿核磁共振检查，如果唇裂不严重且不伴有腭裂，本身胎儿又属于珍贵儿，家人愿意承担生育后果的，可以予以继续妊娠，待出生后择期手术修补；如果是严重唇裂或伴发腭裂的，需在健康教育中告知孕妇及家属，胎儿即使出生，成活的概率也很低，推荐终止妊娠。

5. 新生儿足跟血检查

新生儿在出生后 72 小时内采集足跟血，足跟血标本是转送至疾控中心筛查，需要登记新生儿母亲的联系方式，如果有异常情况，将由医院联系母亲，再去疾控中心做进一步检查。足跟血筛查的疾病有四项：甲状腺功能低下、苯丙酮尿症、葡萄糖 -6- 磷酸脱氢酶缺乏症、先天性肾上腺皮质增生症。这四种疾病均可以通过早期筛查，早发现、早干预、早治疗，预防严重并发症的发生，有这些先天缺陷的儿童早干预，进行饮食或药物等的相关配合治疗，均可以控制，不影响生长发育。

6. 新生儿听力筛查

出生 72 小时内进行听力筛查，听力筛查未通过的 3 个月内复查，若仍未通过，属高危，应严密观察进一步确诊是否有先天性听力缺失。

胎儿及新生儿先天缺陷的筛查是产检及分娩后非常重要的组成部分，承载着一个家庭的悲欢离合，是健康教育的重点之一，在临床上也是容易产生纠纷的地方。目前的医疗水平尚无法做到产前检查能筛查一切畸形或功能障碍，对于某些罕见病或染色体病仍然有可能漏筛，对某些胎儿细节上的畸形，如内翻足、并指（趾）、听力缺陷、视力缺陷等，无法通过产前检查提前预知。因此，在临床上产前诊断的健康教育用语要谨慎、科学，同时要照顾和理解孕妇及家属的心理，这一部分有相当多专业内容，健康教育时应注意孕妇和家属是否理解正确、充分。

三、妊娠期的环境与生活方式的健康教育

（一）妊娠期环境与母婴健康

1. 宠物与妊娠健康

随着社会的发展，越来越多的家庭养宠物，猫狗是最常见的城市宠物。很多家庭都很关心孕妇是否可以饲养宠物。有的医生会偏向"一刀切"——为了预防传染病或寄生虫病，孕妇家里是不能有宠物的——这个观点造成非常多的猫狗被遗弃或被杀死。

而国外很多研究证实，家里有宠物可以降低妊娠高血压、妊娠糖尿病、产前或产后抑郁症等妊娠并发症的发生，说明宠物对孕妇的健康也是有好处的。

能否在妊娠期间养宠物，需要认真评估孕妇及家庭如何饲养宠物：①该宠物在妊娠前就在饲养，已与家庭成员有较深厚的感情，孕妇本人很喜欢；②宠物平时不会被喂食生肉或人类食物，只吃宠物粮；③每年都带去专业兽医院进行体检，宠物体内外驱虫防疫均进行，妊娠后经兽医检验不携带寄生虫；④宠物日常不出门或短暂出门时均牵绳，饲养人能够对自己宠物的行踪了解；⑤宠物经过专业兽医绝育，不会在户外发生与其他动物有性交等接触；⑥宠物的清洁卫生状况很好。这些条件满足的情况下，怀孕与饲养宠物并不冲突，妊娠后可继续饲养。保持宠物的清洁卫生时，孕妇本人不再亲自清理宠物大小便或给宠物洗澡，宠物也需按时检验和免疫。安全的家庭宠物可以带给孕妇心灵慰藉，减少妊娠并发症的发生率，同时，也会降低胎儿出生后罹患过敏性疾病的可能。

如果已经发生了妊娠，家中以前没有宠物的，对宠物的身体情况了解不足，对宠物的性格也了解不足，可能有疾病或有被抓伤、咬伤的风险，这种情况不推荐孕妇养宠物。此外，对于孕前虽然养宠物，但是对宠物的饮食、外出活动、检验免疫等均没有控制的家庭，也不推荐继续饲养。

健康教育时应提到，针对弓形虫的感染，除了猫狗等宠物外，最常见的感染途径是没有彻底清洁食物（如水果）造成。弓形虫一样可以通过污染的食物传染给人类，并非只有猫狗这种途径。健康的猫狗是不携带寄生虫的，养育宠物的健康行为习惯决定宠物是否会携带不利妊娠的病毒或寄生虫，而不是宠物本身。

2. 家用电器与妊娠健康

有些人认为怀孕期间应该远离所有家用电器，甚至不能坐飞机动车等交通工具，这些认识误区均来自于对"辐射"的认识不足。实际上，医学上的所谓辐射会造成染色体疾病、胎儿畸形等情况是指电离辐射，而生活中的家用电器，包括冰箱、彩电、微波炉、电饭锅、电吹风、电脑、手机、路由器等以及一般性的办公用品如打印机、复印机、扫描仪等均是非电离辐射。非电离辐射在自然界非常常见，可谓万事万物均有辐射，每天接触的太阳也会

通过大气层向地面辐射，每个生物体也有一定量的辐射值，这些辐射均不是电离辐射，可以说都是安全的。防辐射服的确可以在一定程度上防护电离辐射，但是需要从头到脚都包住，若只是穿外套或一部分，不但无法完全防辐射，而且有无意中接触电离辐射却无法正常散发出去而加重身体聚集的风险。怀孕期间不需要穿"防辐射服"来避免辐射，从事一般行业工作，不接触电离辐射的岗位，是不需要穿防辐射服的。应教育孕妇及其亲属正确对待生活中的电子设备，妊娠期间，可以正常使用家用电器，也可以使用诸如电热毯、取暖器、电吹风、浴霸等保暖设备，但是推荐电热毯等取暖设备，提前预热，在孕妇上床睡觉时要关掉，不可开着睡，更多的考虑是因为持续加热不利于血液循环、开着睡觉造成电力过载火灾风险增高等原因，并非因为辐射。妊娠期间建议少玩手机、电脑等，更多的原因是这些电子设备均可能造成孕妇长时间保持不良姿势，减少孕妇正常活动的时间，从而加重妊娠不适、肌肉负担、体重控制不良等，而非因为"辐射大"。

3. 职业环境与妊娠健康

部分职业，如从事影像专业的医务人员，生产石棉等工厂，接触有毒有害化工品的检验、生产岗位等，可能会接触对胎儿有害的物质，应在怀孕前就尽量调离此岗位，如果已经发生妊娠，应立即予以调离，并严密观察胎儿健康。某些特殊情况，需给孕妇照 X 光或 CT 等的，应慎重考虑，可以延期的予以延后至分娩完，不能延期的紧急情况，如果在胚胎早期，则建议终止妊娠，如果已在妊娠中晚期，且辐射非全身性、不照射腰腹背部等（如牙科 X 光片、四肢轻微骨折等），可继续妊娠，严密观察至分娩后。健康教育时应谨慎措辞，评估母婴风险与胎儿的重要性，不可盲目决定终止妊娠，可能造成孕妇为保护胎儿隐瞒病情等，发生更严重的后果。

4. 抽烟、喝酒与妊娠健康

孕妇及哺乳期妇女应严格禁烟酒，妊娠前有此生活习惯且持续到发现妊娠的女性，应加强观察胎儿是否有发育异常。除了孕妇本人外，也应加强对孕妇的家人的教育，尤其是家族中同住的男性，有吸烟的，应劝其戒烟。对于普通民众认为的，孕妇本人不抽烟或家里人抽烟时出去抽就可以的认识误区，应加强教育二手烟和三手烟对胎儿的危害。已

有多个医学观察证明二手烟和三手烟对胎儿和其出生后均有较大影响，家中有抽烟人员的，无论是二手烟还是三手烟，均可能造成胎儿及出生后的婴幼儿呼吸道发育缺陷，这种家庭的后代，更容易罹患哮喘等慢性呼吸系统疾病。

酒精会严重伤害胎儿及婴幼儿的大脑发育，造成先天性智力低下或大脑发育缺陷，因此孕妇应严格禁酒。同时，酒精可参与乳汁循环，因此，哺乳期妇女也应禁酒。有些地方的风俗是女性产褥期，每天需吃"米酒"帮助"催奶"，这一条是没有任何科学依据的，酒精摄入会影响婴儿大脑发育，过度饮酒甚至会引起回奶，奶量骤减，因此，酒精是绝对禁止的食物。

5. 营养品、用药与妊娠健康

（1）妊娠营养品与保健品　现在很多女性都知道在孕早期开始口服叶酸等营养品。妊娠期及备孕期均可选择安全可靠的孕期专用相关药品，有单独的叶酸制剂，也有专用的孕期复合维生素，如市面上最常见的爱维乐、善存、玛特纳等，均可以选择。这种药品要求不得选择保健品批号，此类商品必须是"国药准字 XXX 号"，不能是保健品，即不能是"食药准字 XXX 号"。因为保健品类的孕期营养品，无论是制药工艺还是营养含量，标准均低于药品的要求，无法得到绝对保证。

另外，由于中国人的膳食基本上以大陆饮食为主，海鱼等海产品的摄入普遍偏低，导致 DHA 的摄入偏低。世界卫生组织推荐每天摄入大约 200mg 的 DHA，以帮助胎儿大脑和视力的发育。DHA 的补充目前在西方的临床证据是没有发现补充了的与未补充的孩子的远期发育有明显差异，但关于中国人的人群研究尚缺乏相关依据，中国人的饮食结构 DHA 基本上又是低于推荐标准的，因此，居住在沿海地区，每周能有条件摄入至少 3 次海鱼（如三文鱼、金枪鱼等）的准妈妈，可酌情考虑食补。但由于现在海洋重金属污染的问题，造成很多渔场富含 DHA 的海鱼重金属含量超标，所以目前市面上的 DHA 制剂也基本改为海藻油提取，而不再是海鱼了。综合考虑食品安全与膳食营养的补充问题，身居内陆地区的准妈妈，有经济条件的孕妇，可推荐口服 DHA 制剂补充，不必盲目强调食补。DHA 是保健品，属于没有药字号的商品，医药市场上售卖的 DHA 膳食补充剂均为保健品批号，这点与孕期复合维生素有所

不同，应在健康教育中认真解释清楚。

（2）妊娠期用药安全 妊娠期间，尤其是孕早期，不得随意服药。妊娠药物可能对胎儿或母体的健康有影响，应予以重视。对于妊娠前，孕妇有疾病需长期用药的，妊娠后应经医生评估后决定是否停服、减量或换药；对妊娠期间有合并症或并发症，需口服药物的，应该予以明确告知药物的名字、作用、规律服药对母婴安全的重要性；妊娠期发现疾病，使用药物有一定风险的，一般会在孕中晚期使用，避免孕早期用药。妊娠期间，未经医生评估和允许，也不得擅自服用各种"补身体"的中药或中成药。妊娠期间使用药物应以母婴安全为首位，对于孕早期的女性，因为腹部外观变化不明显，需教育孕妇，在产科以外的门诊看病，应第一时间给医生报告自己是孕妇，在用药上提醒医生注意。

在末次月经后的四周内，胚胎发育符合"全或无"效应。也就是在这期间，如果有误服药物或有害物质暴露，胚胎的发育要么受到影响，早期即停止发育，自然流产或自然胎停育，如果胎儿顺利成长说明没有受到影响，是健康的，可以继续妊娠。因此，有特殊情况的，在发现妊娠时，回忆自己在这期间有误服过药物或体检照过 X 光、胸片等情况的，如果是在末次月经的四周内，可教育其勿惊慌，可不做干预，不予保胎，等待胚胎自然"优胜劣汰"。同时也应该加强民众的科普教育，育龄期未严格避孕的妇女，勿随意服用药物，使用药物前应考虑自己是否妊娠，发生妊娠应该如何处理。具体用药规范见第八章。

（3）妊娠期疫苗接种 药品中较特殊的情况是疫苗的接种，原则上孕妇应避免接种部分疫苗，尤其疫苗中的减毒活疫苗（如口服脊髓灰质炎糖丸、麻疹减毒活疫苗、乙脑减毒活疫苗等），灭活疫苗通常是安全的，在必要时可以予以接种。某些疫苗对孕妇有重要健康意义，可予以推荐接种，如流感疫苗。研究证实妊娠期注射流感疫苗，有助于 IgG 抗体形成，可主动透过胎盘进入胎儿体内，大大提高未来胎儿出生后六个月的保护率。因接种流感疫苗必须满六月龄，小月龄宝宝的保护完全依赖于胎传抗体和家人的免疫屏障保护，因此，不仅推荐妊娠期女性接种流感疫苗预防流感，也推荐其同住的家人接种，共同免疫。

如果妊娠期间孕妇被猫狗等动物咬伤抓伤等发

生二级及以上暴露，需按照正常流程接种狂犬疫苗。狂犬疫苗为灭活疫苗，对孕妇及胎儿都是安全的，切不可为了顾虑胎儿安全而隐瞒，尤其是被野猫、野狗等对动物健康状况一无所知的情况，应立刻就诊，接种疫苗及免疫球蛋白。国际上流行关于被猫狗抓伤、咬伤等二级、三级暴露的情况可以用"十日观察法"来判断是否需要将狂犬疫苗全部注射完成。这种方法指被可疑动物（狗、猫等）咬伤、抓伤后，将动物留观十天——应先及时注射疫苗，也就是完成前两针狂犬疫苗的注射）——如果动物在十天的观察期内保持健康，或经可靠的实验室诊断技术证实动物不携带狂犬病病毒，则可以停止注射剩下的疫苗。该方法一般并不适用于中国，是由于中国养猫狗的宠物主多不会对宠物及时免疫，种群没有很好的免疫屏障是不适用于十日观察法的，野生的猫狗也无法如期完成"十日观察"的客观要求。狂犬病的死亡率是 100% 的，接种疫苗预防发病是唯一救命的方法，在这种情况下，应教育被抓伤或咬伤的孕妇及时接种狂犬疫苗和狂犬免疫球蛋白。

6. 妊娠期化妆、染发与护肤品

随着时代的发展，越来越多的女性会在妊娠期间关注自己的外貌。由于妊娠期间部分女性因激素原因，造成皮肤发黄、色素沉着、长痘、头发枯黄等，给女性的社交、工作等带来一定困扰，也造成女性自我形象紊乱，对于心理脆弱的准妈妈，成为日后产后抑郁症的一个潜在发生因素。如果准妈妈有需要，可以适当使用化妆品改善这些问题。目前没有任何研究表明妊娠期间不能使用化妆品或护肤品，只要是合格产品，在规定的应用范围内使用都是安全的。但即使是安全的，也不推荐准妈妈频繁染发，日常化妆也尽量不要浓妆。有的女性为了预防妊娠纹，喜欢在腹部涂抹预防妊娠纹的各种护肤品等，目前尚无任何外用品可以真正有效预防妊娠纹，妊娠纹的产生是由于腹部生长过快或过大，肌肉断裂导致，一般有遗传倾向，也与妊娠期间体重控制不良或多胎妊娠等有关。虽然医学上并不能依靠外用药预防妊娠纹，但大多预防妊娠纹的护肤品均属于油剂，可以适当缓解因怀孕后皮肤紧绷带来的不适感，如果准妈妈愿意，适度涂抹也是可以的。

对于哺乳期女性而言，虽然化妆、染发等一般并不影响母乳，但应注意，哺乳期同时也是孩子的口唇期，小宝宝在这个年龄段都倾向于用嘴探索世界，使用染发剂、化妆品等应注意不要被孩子舔到。

（二）妊娠期、哺乳期的营养与膳食

1. 妊娠期体重控制的重要性

孕妇孕期体重增长应在合理范围，一般平均增重 12.5kg，13 周以前一般体重无变化，13 周以后每周约增加 350~500g。中国的民间风俗偏向大婴儿，认为孩子越重越健康。这在农耕文明时期也不算错误，在以前缺衣少食的年代，很少有营养条件达到能生育一个"巨大儿"，加上医疗缺乏，出生体重越重婴儿的确越容易成活。但是，随着时代的变迁，物质的丰富，这样的旧观念显然落后了。时至今日，仍然有不少家庭要求孕妇多吃，要吃"两个人的饭"。现代社会，随着体力劳动需求比重显著下降，也造成孕妇不管在家还是工作，均不如旧时代的女性那么大的活动量，在"吃"和"动"的失衡间，产生了大批量超重的孕妇，妊娠糖尿病的发病率极速上升，使得无数"巨大儿"诞生。妊娠糖尿病与巨大儿，均给母婴带来很大风险，巨大儿由于一直处于宫内高糖水平，出生后很容易发生相对低血糖，对婴儿的大脑发育有负面影响，而妈妈也因为胎儿过大，也更容易造成胎盘早剥、分娩时肩难产、产后大出血等分娩危急情况。因此，控制孕妇体重，控制胎儿大小，降低妊娠糖尿病的发病率，是保障母婴安全的重点之一。

2. 妊娠期营养指南

中国营养协会提出的，孕期的营养膳食指南包括：①多摄入含叶酸的食物或补充叶酸；②常吃含铁丰富的食物，必要时遵医嘱服用铁剂；③保证摄入加碘食盐，适当增加海产品的摄入；④每日摄入奶类 500ml 以上，多摄入含钙丰富的食物，必要时口服补钙；⑤少食多餐，保证摄入足量碳水化合物的食物；⑥戒烟戒酒，少吃刺激性食物。孕妇整体的营养水平是全面、平衡、食物种类丰富，而非一味吃肉。

妊娠期间的食物原则上什么都可以食用，只禁忌生冷肉食和酒类。生冷肉食如寿司、生鱼片、刺身等，主要是考虑食物安全，生冷肉食容易携带病菌和寄生虫，对于无法完全充分加热的食物也应谨慎食用，例如慕斯蛋糕等，含有未充分加热熟透的

鸡蛋液，孕妇应尽量避免食用此类食物。而辛辣刺激类的食物建议少吃，但并非禁忌食物。对部分地区，家庭饮食本来就比较偏向某口味的，比如四川地区常见的火锅、串串、凉拌菜、冒菜、米粉、米线、凉粉、凉面、钵钵鸡等辛辣刺激的食物，若孕妇身体能接受，吃后没有出现身体不适，可适度吃，辛辣食物有利于刺激孕妇食欲，对于"害喜"严重的孕妇，可以帮助增进食欲，但不建议多吃，这些食物均是高脂饮食，摄入太多不利于孕妇控制体重。妊娠期在夏季的，喜欢吃冰淇淋的孕妇，在身体能承受的范围内，也可以少量食用；喜欢喝奶茶、咖啡等饮料的孕妇，因咖啡因不宜摄入过多，保持每天不能超过一杯的程度，也可适度饮用，冰淇淋、奶茶、咖啡等甜品也是高热量食物，多吃不利于体重控制。应注意，有抑郁症等精神症状的女性尽量禁忌浓茶、咖啡、奶茶等神经刺激性饮品，孕期贫血的孕妇，因服用这些饮料会影响口服铁剂的吸收，因此也应尽量避免。

3. 妊娠期与哺乳期常见营养品的健康教育

燕窝是常见的中国传统滋补品，很多孕妇也比较关心食用燕窝是否对怀孕有好处。从营养学角度来说，燕窝所含的维生素、矿物质均在日常其他膳食中含有，并不是这道食材所独有的，算不上妊娠期的必需食品，但好的燕窝口感丰富，富含丰富的蛋白质，偶尔适当服用对怀孕并无坏处，且热量低一般不会引起发胖，喜欢的孕妇可考虑适当食用，不喜欢的也不必强迫，只要膳食平衡，妊娠期是不会缺乏营养的，不必刻意滋补。

4. 早孕反应与妊娠饮食

有个别孕妇、哺乳期妇女在早孕反应消失后或分娩后，仍然有口味偏好，对某些味道非常不适应，这种情况可不予强迫，选择能够替代的食物即可。例如蛋白质的摄入，除了鱼禽肉蛋，还有牛奶、奶酪、酸奶、豆腐及豆制品等，都可以提供丰富蛋白质，可由孕妇选择其中适合自己口味的。

5. 哺乳期营养的健康教育

哺乳期妇女的饮食基本同妊娠期，母乳喂养的妈妈每日需大量饮水，保证产奶。所谓的各个地区的催奶食物均无科学依据，"催奶"的饮食配合是摄入足够优质蛋白与水分，因此，只要保证蛋白质的摄入与足量饮水即可。如果产妇产后食欲不振、腻油、消化不良等，可不强迫吃肉，用其他含蛋白质

的食物替代即可。不喜欢进食肉汤的女性可以只给予足量饮用水即可。哺乳期妇女的汤水宜清淡，肉汤应保证汤色尽量清淡无色，不可炖浓汤。高脂肪的浓汤、油腻的肉食等并不是催奶的食物，浓汤还可能导致女性乳腺管堵塞，因此并不推荐。每日应摄入蔬菜或水果等补充膳食纤维。有的民间风俗认为吃"米酒"可以帮助"下奶"，于是给产妇准备醪糟等酒精类食物，这是不科学的。酒精类食物不催奶，并且会经乳汁，哺乳给婴儿，可能造成婴儿的神经系统发育问题，有的孩子如果先天酒精过敏的，可能造成严重后果。酒精类食物，哺乳期妇女不得饮酒或食用含酒精类的食物，一次性饮酒过多还可能造成回奶，影响哺乳。必须食用的情况下，应在食用完后停止母乳 2~4 小时，等待酒精代谢完毕再进行哺乳。

产褥期会把妊娠中孕育胎儿所产生的多余的血代谢掉，以减轻心脏负担，因此，产妇均会生理性排汗，这与孕妇体质无关，也不是"虚"的表现，不需大力进补，不必"产后汗蒸"保健，大量排汗会丢失电解质，而部分家庭为了"催奶"，饮食均不放盐的做法是很危险的，无盐饮食不利于产后康复。

对于孕产妇的饮食口味偏好，如冷饮、辛辣刺激、甜酸味道等食物均以孕妇、哺乳期妇女自身身体承受力为标准，在不给身体造成负担的情况下可以食用，对于这些饮食中会添加的各种香辛料等，正常食用量不会对胎儿带来危害，不必产生恐慌。对于已经分娩的哺乳期妇女，如果食用例如巧克力、辛辣食品、冰淇淋甜品等刺激性饮食，以婴儿未发生异常为标准，若食用这些物质，婴儿无异常，则可以予以少量食用，刺激乳母食欲，若乳母食用后 1~2 天内婴儿发生拒奶、呕吐、烦躁、长湿疹等异常现象，则以后避免食用。

母乳喂养的妈妈，为保证自身营养，推荐在孕期时医生要求补充的各种复合维生素、钙剂或铁剂等继续服用，至哺乳期结束。这保障乳母的乳汁中含足够的钙，满足了婴儿发育需求。不必给婴儿服用这些营养品，钙剂对婴儿来说消化吸收能力差，且可能造成便秘，因此一般来说都由乳母服用。妊娠期和哺乳期会消耗母体大量的钙来帮助宝宝发育，及时补充钙剂，也可有效降低乳母中老年后骨质疏松的发病率。

（三）妊娠期的运动与锻炼

1. 妊娠期运动与锻炼的益处

中国受传统文化和影视作品的影响，非常多的孕妇或家人认为怀孕应该"多休息保胎"，应该"能不动就不动"，这些观念加重了孕妇对怀孕过程的心理负担，加上大多数孕妇都存在过度休息、过度进食、营养过剩的情况，几乎过着"饭来张口、衣来伸手"的"熊猫"式生活，都将不利于孕妇体重的合理增长，增加自然分娩的风险。因此，帮助孕妇树立"管住嘴、迈开腿"的健康理念，是干预孕期营养与运动成败的关键。对于有的家庭认为孕期吃太多胎儿过大可以选择剖腹产的错误观念，应予以及时纠正。巨大儿或孕妇体重增长过多，即使剖宫产也同样面临难产风险增高、母婴健康风险显著增加的事实，孕妇若饮食过度出现妊娠糖尿病，还会影响胎儿的智力发育。

2. 妊娠期与哺乳期运动的注意事项

孕妇如无并发症或绝对卧床的情况，应鼓励孕妇日常正常活动，每日 1~2 小时的运动可消耗多余的能量促进体重健康增长，以及增加胰岛素的敏感度预防妊娠糖尿病。一般轻量级的家务活动（如买菜、做饭、擦桌子等均可），有工作的职业女性可继续工作至孕 28 周后逐渐减轻工作量。为减少盆底肌压力，促进孕妇产后康复，孕期和产褥期应尽量少做下蹲运动，少坐低矮的小凳子和过于软的沙发，减少需大幅弯腰的工作或运动，工作或日常均应避免重体力劳动以及长时间站立或坐位，在日常生活中应指导孕妇积极锻炼盆底肌，如凯格尔运动，有利于分娩和产后康复。

现在很多年轻的孕妇非常追求孕期健康，除常见的散步外，很多孕妇也喜欢选择瑜伽或游泳等。这些运动都是有氧运动，可以促进体重合理增长，利于产妇自然分娩，同时，体重合理增长也是预防妊娠纹的重要措施，但运动项目的选择应该因人而异，不应盲从。孕前不会游泳或不熟练的孕妇，不可在怀孕后进行游泳运动；瑜伽、普拉提等颇受年轻人喜爱的运动，必须在专业人员指导下进行，不可在家找资料或视频盲目练习。现在有很多产科医院或妇幼医院开设专门的孕妇瑜伽课，经产检身体评估后，可推荐给孕妇，经专业人员指导下进行合理锻炼。

有少数孕妇在孕前是模特、舞蹈演员、运动员、健身教练、瑜伽教练等职业，长期保持着较高强度的运动锻炼水平，这些人怀孕后，如无妊娠期并发症、合并症等特殊情况，可继续保持她们日常的体育锻炼直至生育，仅对下肢负重的、损伤盆底肌的、过度运用腰腹力量或击打身体的锻炼项目有一定限制，锻炼强度以不感觉到劳累为宜。

（四）妊娠期与哺乳期的口腔健康

孕产妇均应做好口腔清洁卫生。孕产期由于激素的影响，容易发生菌群失调，更容易造成龋齿或牙龈炎、齿龈炎。由于孕期做口腔治疗，如拔牙等有造成流产的风险，因此口腔医生原则上是避免对孕妇进行口腔治疗的。有很多女性孕前并未重视口腔健康，有未发现的龋齿或未妥善处理的智齿，造成整个孕期牙疼不已，影响进食和休息，因此，预备怀孕的女性，建议在怀孕前应常规进行口腔检查，有龋齿或有口腔问题的，在怀孕前按照口腔医师的指导和治疗修补完成。平时刷牙经常有牙龈出血现象的，多是牙龈炎或口腔炎症，并非牙刷问题，应在孕前去口腔门诊由口腔医生评估后进行洁牙。民间有的地方风俗是坐月子不刷牙，这是绝对不可取的。产褥期激素影响，容易发生味觉迟钝，且食物多以精细饮食为主，容易滋生牙菌斑造成龋齿，因此更应该认真刷牙。刷牙的刷毛推荐用软毛牙刷，也可配合专用漱口水等清洁口腔，帮助清新口气，增进食欲。

（五）妊娠期的性生活指导

原则上健康无危险因素的孕妇，孕期可进行适当性生活。出于谨慎考虑，可在孕早期（孕 12 周前）以孕晚期（孕 28 周后）禁忌性生活。健康孕妇在妊娠期间适度性生活不会影响妊娠，不会造成胎儿发育问题，一般不会引发早产流产。但孕期性生活频率应适度，不可采用压迫女性腹部等姿势，动作不可过于强烈，且妊娠期无论何时性生活，均须佩戴避孕套，采用屏障避孕法，防止男性精子进入女性阴道。这是因为精子可能引起女性宫缩，造成早产或流产。

四、妊娠期的自我监护与异常的早期发现

1. 妊娠呕吐

妊娠呕吐是孕妇最常见的身体不适，一般来说

开始于孕 5~6 周，在孕 13~14 周逐渐消失，大多数孕妇此过程为生理性过程，不需刻意护理，少数情况为异常，需在孕早期健康教育时予以针对性教育，有异常情况应提高警惕尽早就诊。

（1）妊娠早期如果有呕吐的现象，在孕 12 周以前孕吐突然消失，应怀疑胎儿宫内发育停滞，需尽早去医院检查。妊娠 4 个月后仍持续呕吐未减轻甚至加重，应去医院进行相关检查，部分发育异常的胎儿可表现为母亲孕吐剧烈。

（2）正常妊娠的孕妇约有 2% 会发生妊娠剧吐，表现为孕母食水难进（吃啥吐啥），反复呕吐（每天呕吐次数超过 3 次）、体重减轻超过孕前的 5%，要谨防脱水和尿酮体增高、电解质紊乱等，严重可危及母婴生命，应予以重视，有上述情况的孕妇，容易发生电解质紊乱或脱水倾向，应及时予以补液治疗，不要盲目服用止吐药。应教育孕妇及时就医，在产检时也应告知产检医生自己的身体情况、相应的处理措施、效果等。

（3）对于一般的生理性妊娠呕吐，通常在孕早期，胎儿还无须过多营养，因此可对孕妇及其家属嘱咐不用刻意进食肉类、鱼虾等大补的食物，能吃什么就吃什么，有个别孕妇会有奇怪的口味偏好，条件允许，在食物安全的情况下均可予以满足，这种妊娠呕吐多在孕中期自然缓解，缓解后再行合理的膳食搭配，不会影响胎儿发育。

（4）对于妊娠剧吐的孕妇，由于呕吐带来的一系列身体不适，以及怀孕本身可能对孕妇有一定心理压力，因此很多孕妇在这种心理生理双重不适的情况下，对怀孕很排斥，有的甚至希望终止妊娠。针对这种人群的健康教育，应以心理疏导为主，尤其要重视对其家属的健康教育，比如不强迫孕妇进食、避免过度强调胎儿健康等话语，以免让孕妇认为自己只是生育工具，身心健康不受重视，增大产后抑郁症发作的可能。

2. 妊娠早期阴道流血

孕早期的见红是一个较常见的现象，容易引起孕妇心情紧张和恐慌。阴道流鲜血伴腹痛，或阴道出血量大于本人日常月经量是危急情况，应立即去医院就诊，以诊断是否为早期流产或先兆流产。对于健康孕妇，在孕早期（通常在孕 8 周前）可以通过血 HCG 值隔天翻倍数来推测胚胎是否健康，需给孕妇教育，胎儿是否顺利发育取决于胚胎是否健康，

血 HCG 和孕酮值不能作为单一指标判断是否会流产或先兆流产，只有各方面情况结合才可做出判断。通常情况下，孕母如果没有内分泌系统疾病，或为人工试管婴儿等特殊情况，孕酮、HCG 等激素分泌与流产是没有相关性的，健康胚胎都能促使母体分泌足够的激素，这个值可能个体差异较大。因此对于没有流产风险的孕妇，出现一过性少量流血，且颜色暗淡，或呈褐色的血块，不伴有腹痛或仅有一过性轻微刺痛，通常为受精卵着床发育、子宫增大排出宫内残余月经期血块的正常现象，应及时解释以减轻焦虑，指导在家休息，无须着急来医院抽血化验，也不必盲目服用孕酮片或注射 HCG 来保胎。盲目保胎或盲目服用保胎药等，可能造成孕中晚期才发现胎儿有严重畸形，中晚孕的引产增大孕妇健康风险，过度保胎也可能增加孕妇分娩后胎盘剥离不全的风险，面临清宫或手工剥离胎盘等不良生育体验。

3. 妊娠期胸闷与头晕

孕妇常感觉头晕眼花、胸闷气短等、胸背部剧烈疼痛等，可能孕妇有妊娠合并心血管疾病的情况发生，如妊高征、妊娠合并心脏病、妊娠合并主动脉夹层等情况，应及早去医院检查诊断。

4. 妊娠期阴道流液

孕妇在孕中晚期任意时刻，阴道突然有液体流出，如水或尿一样，无法控制流出，则可能为羊水，应立即来医院诊断是否胎膜破裂。胎膜破裂的产妇一般应于 24 小时内结束妊娠以避免宫内感染。如果妊娠未足月，则为早产或流产，孕 28 周以上胎龄的，应做好相应新生儿抢救的准备，如果妊娠已足月，则为先兆临产，应立即准备做接生准备。另外胎膜早破可能发生脐带脱垂，为危及新生儿生命的紧急情况，应有相关的应急准备。叮嘱孕妇发现阴道流液应立即平卧，拨打 120 或急救电话，平躺送入医院，不可自行走路步行进医院，以免发生脐带脱垂，也为了最大限度保障羊水不会在生产前流净，造成胎儿宫内窘迫。

5. 妊娠期皮肤瘙痒

有部分孕妇会在妊娠期出现皮肤瘙痒的情况，一般多见于孕中晚期。皮肤瘙痒需认真观察是否出现痒疹，皮肤是否有黄染等症状。出现皮肤瘙痒需排查是否发生了妊娠胆汁淤积症，这是一种常见的妊娠并发症，可危及母婴生命安全。妊娠胆汁淤积

症的首发症状即皮肤瘙痒，但不出皮疹，一般开始于手掌、脚掌，逐渐蔓延全身，可能伴有黄疸。因此对于发生手掌、脚掌瘙痒又不出皮疹的孕妇，应教育其第一时间来医院检查肝功能，以排查此并发症，及早干预。还有部分孕妇，瘙痒并非妊娠胆汁淤积症，可能是孕期痒疹。这种皮肤病也多见于中晚孕，一般多为腹部出疹，奇痒无比，多见孕妇出疹处明显抓痕挠痕。这种痒疹多无法治疗，只能外用炉甘石洗剂等缓解瘙痒，待胎儿出生后，痒疹多自动消退，无须特殊治疗。

6. 数胎动

胎动是反映胎儿在宫内情况的敏感指征。目前有学者认为不应该指导孕妇自数胎动，认为数胎动会让孕妇心情紧张，加之大多数孕妇妊娠都无问题。但目前没有任何能够替代数胎动来帮助孕妇自我监测的方法，而那些出现紧急问题及时发现，最终母婴平安的案例也因孕妇自数胎动过程中及时发现及时就诊，因此临产上仍偏向以这种方法教会孕妇在家及时监测胎儿异常。

感受到胎动的平均孕周是 16~20 周，通常来说，初产妇感觉到胎动的时间会晚于经产妇，而且个体差异非常大。有胎动后，每天均应观察胎动情况，胎动突然变得猛烈、频繁或胎动减少或消失都是胎动异常，应立即来医院检查。在孕 28 周以前胎儿胎动可能尚未形成规律，孕 28 周起可开始自数胎动，每天 3 次，每次 1 小时。时间不容易配合的孕妇也要求至少保证数胎动 1 次（1 小时）。数的时间一般是固定时间最好，卧位或坐位均可。数胎动要求较严格，这个过程中不得聊天、打牌、看电视等，可能造成漏数或数错，为了避免孕妇数错，可采用花生、棉球等实物辅助，动一下，拿一个，现在也有很多手机 app 用来帮助计数，如胎动点点等，发现胎动数量异常的，过多或过少，提示可能胎儿窘迫，应该立即就诊。

有的孕妇觉得监测胎动很麻烦，会选择购买胎心仪来辅助监测，在健康教育或产检过程中如果发现，应予以及时纠正观念。胎儿发生缺氧等紧急情况，首先出现的症状是胎动异常，而胎心在较长时间缺氧的情况下才会下降，发现胎心已极速下降时，可能已错失抢救胎儿的关键时机，胎心仪仅在临床医生产检时辅助使用，并不推荐给普通孕妇在家监测，胎心仪无法替代数胎动，无法早期提示胎儿

窘迫。

7. 识别先兆临产

先兆临产的症状为：出现阴道血性分泌物或规律宫缩。对于一些医疗资源较紧张的大中型城市，只有进入临产的孕妇才能收入病房，准备接产。这就要求产科医生、助产士在日常产检时要教会孕妇如何识别临产症状，尤其是初次生育的女性，对宫缩和生产疼痛可能认识不足，健康教育不到位可能造成某些孕妇在半路或在家里生产，或反复多次来院检查，加重孕妇负担。

无效宫缩在孕期全程均时时出现，特点是只感觉肚子变硬、变紧，无疼痛，可自然缓解，有时候在孕妇劳累时出现，是正常现象，经产妇尤其常见。有效宫缩，可以通过胎儿监护测量到较高的宫压，孕妇自身也可感觉到疼痛，疼痛强度约为日常痛经的强度，多数可以忍耐，如果在孕中晚期出现有效宫缩的情况，应及时来院评估宫压等，判断是否先兆早产或临产。规律宫缩是出现有疼痛感觉的宫缩，疼痛一次持续约 20~30 秒，每 5 分钟一次，这种频率和力度才会开宫口。可指导孕妇使用手机 app 记录时间和频率，发现规律宫缩应立即来医院检查。个别孕妇在临产时腹部疼痛感不明显，反而是腰背明显，应指导孕晚期孕妇出现异常明显的腰背痛也需及时来医院评估。

8. 妊娠便秘与痔疮

妊娠期因为胎儿发育压迫内脏以及激素分泌的问题，使得孕妈妈肠蠕动显著变缓、肠腔受压，造成妊娠顽固性便秘，甚至引发痔疮等，给妊娠期带来很大不适。妊娠期便秘，可通过补充水分、多食膳食纤维重的食物缓解，如叶子蔬菜、水果、酸奶等，如果改善膳食结构仍未缓解便秘，可以适当补充一些膳食纤维的保健品，辅助排便。排便困难也可以采用开塞露等帮助排便，由于妊娠期便秘一般分娩后就可得到缓解，孕妈妈不必过于焦虑频繁使用开塞露会引发排便依赖的问题。即使整个孕期均采用这种方式辅助排便，分娩后也会因为内脏逐渐回位、激素回落等，便秘现象自然得到缓解。

因为便秘原因在妊娠期引发痔疮的，有可能大便干结有便血等现象，市面上绝大部分的治疗痔疮等的外用药均含有妊娠期妇女禁用的成分，为避免妊娠期肛周感染，孕妇可使用复方角菜酸酯（太宁）栓剂，排便后清洁肛周，轻轻将栓剂塞入肛门即可。

复方角菜酸酯为肛管直肠黏膜的润滑与保护剂、愈合剂。是从海藻角叉菜中提取的胶体物质，可黏附在肠道表面起保护和润滑作用，加速黏膜愈合。其润滑作用可使粪便易于排出体外。复方成分中含二氧化钛和氧化锌可延长覆盖时间达 12 小时，起到止血、止痒、消炎和减轻充血的作用，从而保护黏膜。这种药不含对孕妇不利的违禁成分，且药物不经血液循环，对孕妇是安全的，可以治疗痔疮，又可以通便，打破了便秘——痔疮的循环。使用这种药需告知孕妇，此栓剂是白色的，经肛温融化后，会轻度刺激肛周，引发排便，甚至轻微腹泻，排便物上会附着白色油漆状物质，是正常现象。刺激肛周和直肠可能引起孕妇异常多放屁的现象，白色油漆状药物喷出会弄脏内裤，可用护理垫等以防尴尬的状况。

五、自然分娩（无痛分娩）的健康教育

自然分娩是指胎儿经阴道自然娩出的分娩方式，它是人类繁衍后代的一种自然生理过程，也是对母婴损伤最小、最理想的分娩方式，是目前国际上最推崇的分娩方式。手术剖宫产是挽救母婴生命的措施，不是常规分娩的手段，分娩疼痛不是剖宫产的手术指征。WHO 要求的剖宫产率为 15% 左右，我国剖宫产率高达 46.2%，没有剖宫产指征的高达 11%。自然分娩虽然是一个生理过程，但是因为宫缩阵痛剧烈的过程，让很多孕妇在怀孕期间就对分娩非常焦虑恐惧，尤其是初产妇。自然分娩的四大因素：精神心理因素、产道、产力、胎儿，其中精神心理因素的作用不可轻视。有研究表明，孕妇对是否能自然分娩的自我效能，在产程中可影响子宫收缩，从而影响产力，造成"难产"。健康教育中也应强调，分娩方式随着产程进展有改变的可能性，在产程进行中会适时评估，直到胎儿分娩结束前，不能保证任何分娩方式一定会成功。

1. 无痛分娩的健康教育

无痛分娩是现在国际上缓解自然分娩痛很常用的一个方法。典型的无痛分娩指的是"椎管内阻滞"法，是由麻醉师在产程开始初期即进行椎管内阻滞，外接镇痛泵，由孕妇在自觉疼痛时自己控制，从而减轻宫缩的阵痛，达到"无痛分娩"的目的。无痛

分娩近年来在国内饱受争议，由于我国麻醉师数量的绝对不足，以及民众对无痛分娩认识上的误区，国家医保政策等影响，无痛分娩率仅1%，美国则为61%。无痛分娩可在一定程度上缓解产痛，减轻孕妇对分娩的恐惧，减轻疼痛也可帮助孕妇保存体力，合理进食，储备能量，从而帮助自然分娩目标的达成。我国近两年也陆续在定点医院开展此项目。在有关分娩的健康教育中，很多孕妇非常关心这项技术，因此应给予正确引导。

首先，无痛分娩并不能完全消除疼痛，有的人仅表现为疼痛维持一定强度不再进展，有的人可以达到疼痛在3级以下、可以忍耐的程度，只有少数人可以达到"完全不疼"。此项技术可以说只是一个"减痛分娩"，因此，不要过度宣传"完全不疼"或"效果很好"。其次，无痛分娩麻醉剂的使用量非常轻微，约为剖宫产手术的1/10，从药物剂量上来说对胎儿不足以构成伤害。第三，无痛分娩并非一有疼痛就可以用，由于我国麻醉师的缺乏等因素，绝大多数医院均要求在宫口开三指或两指后才可使用，这个与国外一有疼痛即开始使用有所不同。而有少部分女性，在宫口完全没开的情况下，可能已自觉疼痛不能忍耐。第四，无痛分娩可能导致第二产程延长，也就是在宫口开全到胎儿娩出这个时间，使用无痛分娩的女性可能比没使用的产程略长，也有部分女性因为使用此项技术，在第二产程时无法准确感知宫缩而配合用力，也会造成产程延长，但这种产程延长一般不影响妊娠结局。第五，无痛分娩不会引起或加重产后腰背疼痛，也不会引发头痛，很多未使用这项技术的产妇，在分娩完成后因为体能的大量消耗也会有此现象。

全身麻醉不会在分娩即将发动之前常规使用，因为可能会减弱婴儿在出生时的反应和呼吸。硬膜外麻醉会引起子宫以下部分身体感觉的丧失，其程度取决于药物和剂量。由患者控制的硬膜外麻醉（PCEA）的方法使患者能够控制药物的用量，可以减少药物的使用剂量和减少血压过低的情况发生。硬膜外麻醉被认为是快速有效的，普遍应用于阴道分娩和剖宫产，但硬膜外麻醉会增加催产素的使用以及增加阴道助产（产钳或负压吸引）的风险。腰麻是剖宫产手术中典型的麻醉方式。腰麻比硬膜外麻醉作用更强，分布更均匀，更容易给药，起效更快。然而，它有降低母亲血压的风险，这会引起胎儿宫内窘迫，容易发生恶心、呕吐，麻醉持续时间更短，并发症会影响母亲呼吸，最常见的并发症是"腰麻后头痛"，估计有1%的发生率以及与硬膜外穿刺意外有关。

腰硬联合麻醉（CSE）使用的药量更少但麻醉效果更快。如果在产程后期给予CSE，分娩过程中的女性可能有能力行走并能感受到宫缩，这个过程有时被称为"行走的硬膜外镇痛"。

除了椎管内阻滞，部分医院也开展经皮电神经刺激仪，将两个电极片贴在产妇的后腰部，能在一定程度上减轻孕妇产痛中的腰酸背痛，但效果目前并不是很明确，对部分产妇有一定作用。这项技术的优点是没有使用药物，不会带来麻醉及麻醉过程中的风险，对产程无影响，不会造成产程延长，但镇痛效果因人而异，可能没有椎管内阻滞的效果稳定。

另外，部分女性担忧自然分娩中的会阴侧切，因此也较为抗拒经阴道分娩的方式，认为这样会"影响以后性生活"，"会阴侧切不如剖宫产，反正都要来一刀"，这些都是不正确的观念。首先，会阴侧切并不是每一个自然分娩的女性都会经历，只有必要时才侧切，因此这不是一个常规操作，WHO针对自然分娩是提倡"少干预"的，一般对于会阴弹性较好、产妇配合、无其他分娩危机情况的产妇，是避免行侧切的，加上现在很多医院在分娩时采用自由体位、分娩球等辅助方式，侧切率已大幅下降。第二，即使分娩中遇到不得不侧切的情况，其近期与远期影响均没有剖宫产大。剖宫产毕竟是一个外科手术，需要开腹、缝合、止血、消毒，术前术后的护理等要求均远大于自然分娩的侧切伤口，其影响也大于自然分娩。剖宫产因为子宫疤痕，伤口较长，康复时间也较长，术后需严格按照腹部手术术后要求禁食等，也需严格避孕，短期内不能再次怀孕，且再次怀孕有疤痕妊娠、子宫破裂的风险。第三，自然分娩不会影响未来性生活，造成女性产后性生活问题的原因有很多，心理或生理方面的原因均可能涉及。生理方面一般更多见于妊娠时激素分泌和胎儿过大造成的盆底肌松弛，与分娩方式无关。选择剖宫产不能避免对未来性生活的影响，控制胎儿合理体重、积极锻炼盆底肌、促进产后康复才是正确的方式。

2. 拉玛泽呼吸减痛法

拉玛泽呼吸分娩减痛法也被称为心理预防式的分娩准备法。这种分娩法通过对神经肌肉控制、产前体操及呼吸技巧训练的学习过程，有效地让准妈妈在分娩时将注意力集中在对自己的呼吸控制上，从而转移疼痛，适度放松肌肉，能够充满信心在产痛和分娩过程中保持镇定，达到加快产程并让宝宝顺利出生的目的。这是目前临床上最常用的非药物非仪器减轻产痛的方法，本质上它是一种呼吸操，一般从孕晚期开始练习直到分娩，需要孕妇经过专业人员指导学习后在家练习并掌握，在生产时，尤其是第一产程的潜伏期，可以有效减轻疼痛。

3. 导乐陪产与产房（LDR）环境

导乐陪产，就是"一对一"全程专职陪护式分娩，即在产妇规律宫缩、宫口开大 2~3cm 时，由经验丰富的助产士专门陪护在产妇身旁，负责产妇的产程观察、接生、新生儿处理、早开奶及产后 2 小时的观察，然后将产妇送回病房。这是目前国内产房最常用的接生的方式，全程专业人员的陪护，包括对无痛分娩的指导，拉马泽呼吸操的运用等，部分产房甚至允许一名孕妇的家人陪产，在身体上和心理上给予产妇最大程度的安慰。

LDR 产房又称为一体化产房，这种新型的产房一体化护理方式打破了传统分娩护理方式，孕妈妈无须再忍受痛苦移动到各个房间，自始至终，孕妈妈待产、生产皆在同一个独立套房里进行，保证了孕妈妈的绝对私密性，减轻了产妇在分娩过程中频繁转移的身体负担，也降低了适应新环境的心理应激，目前在很多有条件的大医院陆续开设。

六、产褥期及康复期的健康教育

产褥期是指分娩后 42 天内，是女性的特殊时期。这个时期的女性，刚经历过生产，有很大的体能消耗，同时又要担负起照顾新生儿的责任，是造成女性身心应激状态的重要阶段。一般来说，大部分医院的产妇，如无高危或疾病原因，在分娩后 3~5 天即出院回家。

在产妇出院前应做好产妇及主要产褥期照护人的健康教育及效果评估。主要是生理和心理两个方面。生理上应该重点健康教育如何观察恶露、如何正确清洁身体以及乳母的饮食指导。心理上应教育产妇本人及家属，如何预防产后抑郁症及早期发现产后抑郁症的相关症状，纠正观念，及时就医，避免更大的伤害发生。

1. 恶露和宫缩

恶露的观察是产妇子宫恢复的重要指标。恶露一般有血腥味，但无臭味，持续 4~6 周，个别女性可能持续到 8 周。分为三个阶段：①血性恶露，又称红色恶露，为血液，色红量多，一般在产后持续 3~4 天，持续时间、颜色与量与产妇孕前的月经接近或略多，通常一周后转变为浆液恶露。②浆液恶露为淡粉红色，颜色和性状类似于兑水的月经血，持续约 10 日左右，逐渐转变为白色恶露。③白色恶露为白色，颜色类同白带，性状上比白带黏稠，比较干，大约持续 3 周左右。健康教育时应教育产妇观察恶露的颜色、量及有无特殊臭味，有无在大致时间进行阶段性的转变，尤其是初产妇，对恶露的认识不足，可能会误以为整个产褥期均为月经血，延误治疗时机。如果产后 10 天，恶露颜色依然为鲜红的月经色，没有转为浆液恶露的粉红色，应及时返回医院检查是否有宫腔残留，以免造成晚期出血或宫腔感染。此外，产后自觉能摸到自己下腹部时而有硬的包块，为收缩期的子宫，通常在产后 10 天不再能摸到，如果产后 10 天内无宫缩现象或 10 天后仍然能摸到明显腹部包块，应立即回医院检查。子宫收缩时，会有轻微疼痛，尤其是剖宫产的产妇，对此可能较明显，经产妇的宫缩疼痛感也较初产妇明显，均为正常现象。

2. 清洁

产褥期应重视产妇的清洁卫生，防止产褥期感染。由于产后恶露的产生以及产后早期大量排汗，均是细菌滋生的良好条件，尤其是天气较热的夏季。产褥期在保证温度和流水淋浴的情况下，可以洗头、洗澡，保暖设施中浴霸、空调、取暖器均可以使用，在夏季的产褥期妇女，常用的空调、电扇等降温设备也可使用，风口不对着人吹即可，保证环境温度适宜。洗头洗澡建议分开进行，每次持续时间在 5 分钟左右，不宜长时间待在浴室，容易发生虚脱，洗头后应立即予以擦拭和热风吹干透。产妇在每次大小便后，均应用温水淋洗外阴，尤其是会阴侧切或生产时有撕裂缝合伤的产妇，每天用碘伏等消毒伤口 1~2 次，会阴有水肿的可用硫酸镁湿敷消肿。为避免产后盆底肌进一步损伤，产褥期应尽量避免用蹲厕，排便勿用力过猛，如厕、会阴清洗等均采用坐位。

3. 饮食与活动

乳母的饮食营养上同妊娠期，妊娠期医生要求补充的口服钙剂等均应持续服用至哺乳期结束，可以有效防止乳母钙流失严重，钙储备量下降造成的中老年骨质疏松。在中国"月子饮食"的影响下，很多妈妈的饮食不够科学，健康教育时强调补充蛋白质和水分即可，不必强制喝汤，不必盲目吃油腻的肉食，不能摄入酒精类饮食（如醪糟等），做好母乳喂养相关知识的健康教育。

在体力能承受的情况下，鼓励产褥期尽量活动，不必一直卧床休息，适度活动有利于子宫收缩，更快恢复。产后锻炼时间因人而异，通常以产妇体力能承受为主，不必强求，对于妊娠期不能进行的体育锻炼项目也应禁止。产后半年内由于激素的影响，全身的肌肉均处于较松弛的状态，选择的运动方式不要过度拉伸，避免造成肌肉损伤。对于积极锻炼希望短期恢复体形的女性，应注意知道产后锻炼的方式，大体上同孕期的锻炼方式，母乳喂养的母亲，由于锻炼出汗可能造成母乳的口感改变，有的宝宝会拒奶，可以选择在锻炼结束两小时后再喂奶。在妊娠期体重合理增长的女性，产后选择母乳喂养的，一般正常饮食不盲目进补，多在产后一年内体重回到孕前，可告知产妇不必太过着急，锻炼与体形恢复应循序渐进。孕前是模特、舞蹈演员、运动员、健身教练、瑜伽教练等职业，妊娠期也仍然保持运动量与活动的，产褥期结束后体力已恢复的情况下可继续从事孕前的工作。

产后应重视盆底肌锻炼，一般怀孕均会造成盆底肌损伤，损伤程度因人而异，大部分女性会在产后有盆底肌松弛的现象，有的女性还会有产后阴道前后壁膨出或漏尿等情况，在产褥期结束后应评估女性盆底肌受损的情况，有肌力下降较严重的或有子宫下坠感、阴道不适等主诉的，应推荐女性在产后半年内积极康复，如阴道哑铃、电生理刺激法等，提高盆底肌肌力，可有效预防因妊娠造成的中老年漏尿现象或子宫脱垂，也可提高产后性生活的满意度，促进产后女性身心健康。

4. 避孕知识

民间有些女性误认为只要哺乳就不会排卵，是可靠的"自然避孕"法，但实际上，产后恢复月经与恢复排卵有较大个体差异，需纠正观念，哺乳不是可靠的避孕方法，哺乳期女性一样有怀孕的可能。还有的女性认为只要月经没有恢复就表示没有排卵，但实际上是先恢复排卵，未受精才形成的月经，所以会出现尚未恢复月经就又怀孕的现象。因此，产后对此有误区的女性均应强调避孕和避孕方法的指导。

避孕一般来说有屏障避孕法（避孕套等）、口服避孕药、宫内节育器、绝育手术等方式，选择避孕方法一般需考虑避孕有效性、对下次生育的影响（可逆性）。哺乳期女性是口服避孕药的禁忌症，因此一般不选择此种方法；同时因为子宫尚未恢复，因此宫内节育器暂时也不可选择，在产后哺乳期内有效安全的避孕方式是男用避孕套（安全套）。产褥期结束经医生检查未见特殊情况的女性可恢复性生活，但由于育儿压力与女性激素的影响，夫妻双方的性生活意愿可能与孕前有较大差异，是正常的现象，对此有心理压力的夫妻，应做好相应的心理疏导。

同时，助产士还要担负指导育龄期没有生育意愿的女性，采取合理避孕的手段与方式，包括未婚女性、产后暂时或永久不再有意愿生育的女性，如何针对个体指导有效安全的避孕方法，也是助产士的责任。下面列出常见的避孕方法与避孕误区，见表9-3。

表9-3　常见避孕方法的比较

避孕方法	有效性	可逆性	特点
男用避孕套（安全套）	95%~98%	★★★★★	依靠男性自觉，佩戴方法需正确才能有效避孕以及有效预防性传播疾病，一定程度降低性快感，个别女性橡胶过敏，需要注意安全套材质
短效避孕药（如达英35、妈富隆、优思明等）	约99%	★★★★★	天天吃，服药21天停7天，28天为一个周期，不得漏服，停药满一个月经周期后即可再次怀孕

（续表）

避孕方法	有效性	可逆性	特点
宫内节育器（IUD）	约99%	★★★★	可能影响部分女性月经，腰腹部不适
结扎	＞99%	★	多为再无生育意愿的夫妇选择，或女性身体已无法再承受怀孕，避孕方法需最大限度万无一失
紧急避孕药（如毓婷、金毓婷等）	70%~80%	★★★	同房72小时内服用，越早越好，不得作为常规避孕手段，对身体内分泌激素影响较大
安全期避孕	≈没避孕		受孕概率很大
体外射精	≈没避孕		受孕概率很大

5. 产后抑郁与产后抑郁症

产后抑郁即产褥期抑郁，是 Pitt 在 1968 年的时候最先提出：女性在生育以后，会出现一系列的生理及心理上的变化，与产前相比，女性的社会角色也会出现不同程度上的改变，在心理行为方面会出现诸如悲伤、容易哭泣落泪、焦虑、容易激动及容易遇事烦躁等各种各样的异常体验，严重者甚至出现自伤自杀行为或者残害亲生孩子的严重行为。

产后抑郁的起病较为隐匿，不容易被家属发觉，多在女性产后 2 周内开始出现，在女性产后的 4~6 周时候产后抑郁的症状较为明显，一般于女性产后 6 个月左右产后抑郁的症状开始减轻或缓解，有部分患者的产后抑郁症状可持续 1~2 年甚至更长，而且有 20%~30% 的产后抑郁患者会在再次妊娠时复发。

产后抑郁和产后抑郁症是有一定区别的。抑郁只是一个心境状态，大部分女性在生育后均会经历"抑郁状态"，这其中的绝大部分人随着养育孩子的熟练、产后的身体恢复、母亲角色的适应等能自行缓解；但产后抑郁症是一个病理状态，无法自愈，需要专业的精神心理医生进行干预，是一个要引起高度重视的疾病。本质上来说产后抑郁症与抑郁症是同类型的精神心理疾病，同属于心境障碍。一般来说抑郁状态持续超过 2 周仍不缓解才可考虑为抑郁症。目前我国的产后抑郁症检出率约为 22%。

近几年，由于人们获取信息和传递信息的便利，产后抑郁症时常在各地新闻事件中引发关注，民众对于产后抑郁症的认识一方面较以往有了很大提高，一方面对其的正确认识又严重不足。在健康教育中，不仅要提高产后抑郁症的知晓率，而且要重点强调和纠正各种民间认知误区。

在孕期和哺乳期，由于受到激素巨大波动的影响，使女性在这个特殊时期更容易罹患抑郁症，产后抑郁症是有这个生理基础的，并不是民间认为的"看开点就好了"。在观念的健康教育上应该重点强调此生理期的特殊性，以及这种特殊生理时期对心理健康的影响度与相关性。

而对于产后抑郁症，有研究表明产后抑郁症的发生原因与产妇的生产次数、养育次数、生育体验等存在一定的相关性。产妇的性格、人格特质在此病中也有重要影响。较多临床研究证实，产后抑郁症患者大多为性格内向、情绪欠稳定和心理耐受力差的产妇。同时，研究表明，良好的社会支持是产后抑郁症的保护因素，具有配偶支持的产妇出现产后抑郁症的可能性大大降低，配偶、家人等社会支持的欠缺是产后抑郁症的第一社会心理危险因素。个性特征具有相对稳定性，一般成年后不易改变，生理性激素波动为每一个产妇生育后必经之路，这些均可列为"不可变"因素，因此，预防产后抑郁症的重点在家属的社会支持这种"可变因素"方面。在孕期及新生儿期，应加强对产妇家属尤其是新生儿父亲的教育，指导其在知识和技能方面照顾产妇和新生儿，提高育儿质量，有助于其尽快适应家庭角色，起到良好的社会支持作用，促进家庭和谐。此外，对于性格内向型的孕妇，没有生育意愿但迫于家庭压力怀孕的孕妇，职场工作压力较大、生育年龄偏大的孕妇，人格特质倾向偏执、强迫的孕妇、曾有过不良孕产史或不良生育体验史的孕妇等，应在孕期即进行早期筛查和干预，预防产后抑郁症。

产后抑郁症常见的筛查量表是爱丁堡产后抑郁量表（EPDS）和社会支持量表（SSRS）。建议每一位产妇在产后 42 天进行复查时筛查产后抑郁症，尽早发现和干预。在出院前应教育家属，产褥期发现产妇经常性情绪低落、易激惹、容易悲伤哭泣等现象，应提高警惕引起重视，助其及时去相关精神心理科就诊，遵医嘱进行心理干预。

第二节　妊娠期、哺乳期妇女健康教育的组织与实施

一、健康教育的时机

1. 妊娠期妇女进行健康教育的重要性

妊娠期妇女健康教育的重要内容之一就是进行产前检查项目的健康教育。这是为了孕妇及其家属理解产前检查重要性、取得信任和配合的重要过程。健康孕产妇严格一般来说并不属于病人，怀孕是正常的生理现象而非疾病过程，这部分人属于特殊人群。这些人恰好是最不重视产前检查的，尤其是妊娠前身体一直较好，很少生病，生活习惯规律健康的人，很多孕妇和家人都认为自己平素如此健康，是不需要进行产检的，这种知识盲区如果没有及时消除，最终将影响孕产妇健康管理的过程，例如，不按时产检，不配合做产前筛查等，加上产前检查会产生一定花费，有个别项目的费用还较高，没有充分认识到产检的重要性，盲目纳入产前健康管理，将埋下对医生、护士不信任的隐患。因此，良好的产前检查项目，应该包含对孕产妇产检项目的适时健康教育，能够根据孕周和产妇的个人需求，有针对性、准确地进行产检项目的健康教育，明确该项目的重要性和必要性，取得孕产妇的理解和配合。

一次健康教育的内容不应该过多过于复杂，重点内容可采取分段式教育，分几次完成。绝大多数孕产妇及其家属都是非医学背景的，健康教育的语言不应出现专业术语，不应死背课本的概念、条目等，应根据具体情况采取能够交流沟通的信息水平，沟通时一定要重视反馈，重要问题讲完应该由孕产妇或其家属复述一次，以确保信息传递有效。

2. 各项健康教育内容开展的时机

由于产前常规必查项目较多，目前已发展到较为完善系统的阶段，多项检查均需配合孕妇的孕周，很多检查一旦错过孕周即使补做也失去意义。因此适时抓住每次健康教育的时机，以孕妇的健康知识需求为基础，以产检项目的配合要求为依据，进行针对性强、实用性高的健康教育是非常有必要的。这样实施的健康教育，孕妇当下受益，更容易接受和采纳医务人员的建议，保质保量地完成孕期的健康管理（表9-4）。

（1）对只需要首次产检做的项目，原则上应在产妇第一次建卡前进行健康教育，如某些优生优育咨询门诊、备孕咨询门诊等。针对意外怀孕但是愿意本次生育的孕妇，因为基本上没有心理准备和知识储备，尤其是首次怀孕的，在建卡时的首次产检应进行较为详细的健康教育。对做的项目应该逐条解释其目的，检查的报告单应详尽告知是否有异常，尤其是检查单上标注异常符号的项目。有些项目出现数据的轻微波动，可能是孕妇特殊生理时期的现象，属正常，但对孕妇而言可能是心中的一个疑惑，因此不能忽视报告单上的每一个异常标注，属于正常生理现象的，也应予以相应解释。首次产检建卡，是医患、护患建立信任关系的第一站，良好的开端是成功的关键。细致、耐心、有针对性的健康教育，能使孕产妇能按时、遵医嘱进行规律产检和采纳健康行为，离不开对医务人员的信任。

（2）针对孕期血常规和铁蛋白测定显示贫血的孕妇，应及时教育孕妇不应看到现在指标暂时还算正常就可以忽视，因为铁剂服用后有一定的周期才能转化成储存铁，一般需2~3周。铁是胎儿发育的必备营养，缺铁将影响胎儿健康成长，在临界值就口服铁剂可在身体完全消耗完铁之前及时补充，不会影响胎儿发育。孕期补铁也可增加未来婴儿出生后身体储存铁的量，降低早产和低出生体重儿的发生率。铁剂服用需搭配维生素C加强吸收，且服用铁剂期间大便会呈黑色均属正常现象，在临床上需要服用铁剂的孕妇，需要进一步说明。

（3）针对孕期发生各种感染、并发症、合并症情况需局部或全身用药的，均应第一时间评估孕妇及其家人对用药的看法和相关知识。一般临床采用的药品均对胎儿无影响或影响非常轻微，多不影响继续妊娠，应及时健康教育用药安全性，避免孕妇因担心胎儿健康用药不规律而依从性差的情况。

（4）孕中期所需要做的系统B超或四维B超，民间俗称大排畸，需提前详细告知孕妇这两者的主要区别。针对健康的无高危孕产史的孕妇，可推荐四维B超即可，针对生育过先天缺陷的患儿或有家族遗传病以及普通Ⅱ级B超疑似畸形的需详细检查的高危孕产妇，可推荐系统B超。这两种B超选择

一项即可。由于这两种 B 超检查一个胎儿的时间较长，因此临床多采用预约制。尤其是系统 B 超，因为资源较少，对某些地区的孕妇可能需要转去省会城市等高等级医院才能完成，通常的预约时间可能需提前 2~3 个月，因此针对这个项目的健康教育，应早于孕妇预约此项的时间，以留给孕产妇选择的时间和预约的时间。推荐在孕妇做首次产检时可予以初次健康教育，在孕妇做早期唐筛也就是孕 11~13 周再次做健康教育，并确定好检查项目进行预约。对于有需要做胎儿心脏超声的孕妇，由于该项目也需预约并等待较长时间，因此也应与大排畸 B 超检查健康教育同期完成。

此外对 B 超结果的解释一定要强调 B 超检查的局限性，无法检查到的内容应提前告知，四维 B 超属于 II 级 B 超检查，并非民间认为的四维是最高级别的检查。任何级别的 B 超检查均有盲区，是不可能详尽看到胎儿每一个发育瑕疵的。对于某些高度疑似的先天缺陷，需要补做其他检查或需要采取有创检查的，应对患者充分予以告知、使其理解。

（5）对于孕中期重要的唐氏筛查的健康教育，因为三种检查方法出结果时间都需要较长时间等待，大约 2~4 周，因此，在相应孕周前就应做好相应健康教育，推荐在首次产检时进行初次讲解，对三种检查的优缺点详细告知，并要求孕妇及家属回去后认真斟酌考虑，在第二次产检时再进一步讲解并确

定选择哪项检查方式，以便于孕妇及其家属做好相应准备，在相应的孕周按时筛查。不可到了检查孕周才匆忙解释，造成一时间难以选择或孕妇本身当即不能正确理解检查，引发纠纷或矛盾。对于筛查结果的解释，一定要放在对"风险"的理解上，低风险不意味着绝对安全绝对没风险，高风险也不一定胎儿确定有缺陷，"低风险不等于没风险，高风险不代表孩子一定有问题"。

（6）针对胎膜早破的健康教育，在高危孕妇孕中期、普通孕妇孕 28 周后产检时应重点强调，发现阴道流液应立即平卧，头低足高位，避免出现脐带脱垂危及胎儿生命，并立即拨打 120 或乘私家车去往医院，这个过程中始终保持卧位。产检时应要求孕妇记录医院产科急诊电话，发放宣传单的，应重点圈出电话号码。

（7）分娩相关的健康教育，应在产程发动前完成。在产程中，由于产妇的不适与疼痛，此时做健康教育是不合适的，有关分娩的健康教育，推荐在妊娠晚期进行。一般无高危早产风险的孕妇，推荐在孕 36~38 周完成，太早完成可能导致分娩时已经不太记得教育的内容，太晚可能孕妇已没有精力或时间接受健康教育，有可能早产或提前结束妊娠的，应尽量在分娩前完成。

（8）产褥期及新生儿养育的健康教育，推荐在产前最后一周或分娩后在产妇出院回家前完成。

表 9-4 常见产检内容推荐的健康教育时机

健康教育内容	推荐教育时机
产检的重要性	备孕咨询或首次产检时
产检项目流程的大致介绍	备孕咨询或首次产检时
唐筛的重要性和检测手段	首次产检 1 次，孕 11~13 周第 2 次
补充铁剂的重要性与服用要求	发生贫血或贫血指标临界值，医生开具口服铁剂时
补充钙剂的重要性及服用要求	医生开具补钙处方时
系统 B 超或四维 B 超的区别	首次产检 1 次，孕 11~13 周第 2 次
妊娠期的合理用药	首次产检或孕期发生变化需服药时
B 超的作用和局限性	首次产检和每次 B 超检查前
优生五项、传染病四项、甲状腺功能的重要性	备孕咨询或首次产检时
乳腺检查的必要性	备孕咨询或首次产检时
糖耐量筛查（OGTT）	孕 20~24 周
无应激试验（NST）	首次进行 NST 检查时
羊膜腔穿刺	需做此项检查前

（续表）

健康教育内容	推荐教育时机
无创 DNA 检查	属唐筛检测手段，与唐筛介绍同时进行
B 族链球菌筛查（GBS）	怀疑感染需做此项检查前或有早产、流产史女性首次产检时
宫颈细胞学筛查	备孕咨询或首次产检时
宫颈管长度	有早产征兆或有宫颈手术史首次产检时
分娩相关知识	孕晚期 36~38 周
产褥期相关知识	产前最后一周或分娩后在产妇出院回家

二、孕产妇健康教育的组织与实施形式

1. 孕妇学校

由妇产科、儿科等相关专业背景的医生、护士、营养师、康复师等组成的专业健康教育团队，以讲授、演示等形式，对妊娠期妇女及其家属进行的妊娠期及婴幼儿养育等相关知识的健康教育，多由医疗机构组织并实施。是目前最常见的由医疗机构主导的针对孕产妇的健康教育形式。

孕妇学校的组成人员包块：产科医生、助产士、产科护士、儿科医生、儿科护士、康复科医生护士等。开展形式一般以讲授法为主，有时也有家属或孕妇能现场学习操作的讲座、训练营等。一般课程为整套课程滚动开设，有的医院会有一个课程表，每个月月初拟定好，以微信公众号或在院宣传单形式发放课表。一般多由医疗机构自行组织开设，通常为免费课程

孕妇学校常见的授课内容有：①妊娠期妇女常见问题：营养与运动、妊娠并发症的预防与危害、自然分娩与剖宫产、胎儿监护、胎儿异常的征兆等；②分娩期妇女的知识储备：拉玛泽呼吸法减痛法、分娩镇痛、气囊助产、临产征兆、母乳喂养等；③分娩后妇女的康复知识：哺乳期营养、产褥期护理、盆底肌与腹直肌的康复等；④新生儿一般护理知识：新生儿沐浴、婴儿抚触与被动操、新生儿黄疸的观察与处理、婴幼儿成长发育及辅食添加等。

孕妇学校的优点有：①针对孕妇早、中、晚期不同的心理、生理特点，进行有的放矢的保健指导，及时解除孕妇疑虑，稳定情绪，有利于母亲、胎儿身心健康；②通过学习，明确了系统产前检查的好处，使孕妇能主动配合，按时做检查，从而减少孕产期不良并发症；③提高自我保健、自我监护的能力，使孕妇能主动配合在孕 28 周后数胎动，发现问题及早就医，从而降低围生儿死亡风险；④提高孕期的生活质量，强化环境、营养与优生，使孕妇避免有害因素如放射、农药、噪音等，使孕妇得到系统的营养指导，减少低体重儿、巨大儿及出生缺陷儿的出生；⑤使孕妇对分娩树立正确的认识，变恐慌为自信，减少不利于产程进展的人为因素，主动配合医生，使顺产的产妇增多；⑥产科工作者亲自讲课、回答咨询、面授和双向交流，使孕妇产生安全感及信任感，有利于胎教和分娩；⑦大量数据表明，参加孕妇学校的发生孕期并发症少、难产少、剖宫产少、新生儿窒息少，孕期正常的多，顺产的多，产褥期正常的多，母乳喂养的多；⑧孕妇学校干预能有效预防初产妇产前焦虑和产后抑郁的发生，并能显著减少非医学需要剖宫产和助产，提高自然分娩率。

随着社会经济的不断发展，民众对健康需求的增加，对孕妇学校授课的模式需求也从传统的讲座，逐渐发展为观看录像、与医护人员一对一交流、现场示范、模仿操作、参观产房、角色扮演等多种形式。

2. 助产士门诊

近年来，也有很多医院相继开设了临床助产士坐诊的健康教育门诊。这种门诊通常由临床一线助产士坐诊，她们可独立承担在产房助产士承担的临床检查项目，均具有识别妊娠高危因素及应急处理的能力，接受过心理咨询、营养咨询、母乳喂养咨询、孕妇学校等教师专业培训，取得结业证书或资格证书，具有良好的人际沟通与授课能力。她们为孕妇在产前提供各种孕产知识的问题解答和专业培训，包括产房介绍、分娩姿势介绍、分娩减痛法、孕妇心理咨询、营养健康、运动锻炼、分娩计划和母乳喂养指导等各方面。通过一对一个体化服

务，为孕妇提供全方位、多元化的护理服务，积极宣传新技术新方法优生优育，成为给孕妇及家属提供信息的有效渠道，从而减低剖宫产率，提高自然分娩率，降低焦虑程度，提高孕妇的满意度。助产士门诊覆盖产前、产中、产后的照护，增加照护的连续性，充分发挥和挖掘助产士的能力和职能，搭建专科实践平台、增强专业成就感、促进助产专科发展。

助产士门诊出诊人员通常具备大专及以上学历，主管护师及以上职称；有较强的沟通能力；有 15 年以上助产经验；熟练掌握助产技术和丰富产科母婴理论知识；承担医院孕妇学校课程。医院建立助产士门诊与医师门诊双向转诊制度，正常（低危）孕妇由医师门诊直接转诊到助产士门诊，产检中发现孕妇有高危因素的直接转诊到医师门诊，并对孕 36 周以上孕妇制定分娩计划书。

3. 其他组织形式

除了孕妇学校以外，也有部分的月子中心、母婴连锁商店、部分自媒体或网站等也在开展形式各样的孕产妇健康教育。有针对不同孕周需求开设线上课程，孕妈妈们可以在家用手机或平板电脑等便携式工具，在线学习、在线连线医生咨询等。也有的在线下，通过母婴用品店或月子中心召集有需要的孕产妇，开设准爸妈的新手活动，用模型等现场示范和操作如何照护新生儿和产妇。这些活动形式多样，质量也参差不齐，有的是纯粹的健康教育，目的是为了吸引网站的点击量或文章的阅读量，所教育的内容中立，且没有购物导向性；有的则主要目的是卖商家的商品，以健康教育咨询等作为手段，以电商或实体店的形式，售卖母婴有关的商品、药品、营养品等。

（王思蕴、孙进）

拓展知识

备孕期常见健康教育问题

1. 最佳生育年龄

随着现在二胎政策的开放，很多家庭都有再生育的计划，加之现在社会压力大、职业竞争激烈、女性普遍受教育程度的提高等多方因素，晚婚晚育的家庭逐渐增多，"大龄妈妈""高龄产妇"越来越常见。虽然医学上认为女性的黄金生育年龄是 23~29 岁之间，但综合考虑到女性心理成熟度、养育幼儿的社会经济条件等多方面因素，社会学家认为 30~35 岁之间的女性可能更适合生育。最佳生育年龄在现实中有很多错误的解读，以为 30 岁或 35 岁以上女性生育的孩子不健康。这在健康教育上要首先做观念上的纠正：最佳生育年龄生育的孩子不一定绝对健康，母亲不一定绝对没有妊娠并发症、合并症；最佳生育年龄只是一个医学参考值，是一个基于母亲身体负荷与胎儿发育之间取得相对平衡的推荐时间，高龄产妇除了胎儿更容易发生染色体突变造成胎儿健康问题以外，可能也会对母体带来更大的影响，因此产科医生推荐在 30 岁以前完成生育。高龄（≥ 35 岁）或大龄（30~35 岁）母亲生育不代表一定有健康问题，这存在很大的个体差异，应该个性化评估和判断。但是无论什么年龄生育，都不可能避免产检。年龄增加或既往有高危生育史的、曾经剖腹产或子宫手术造成的疤痕子宫的，除了必做项目，相应的备选项目也必须要选择，这是为了最大限度地保障胎儿和母亲的健康与安全。

还有的女性认为，自己生过一个孩子，非常健康，于是生二胎就不再重视，不去产检或不规律产检，这些都是很危险的行为。每一次生育发生风险的概率都是独立的，每一个胎儿也是独立的，不会有因为生第几个孩子就绝对安全绝对健康的说法。

2. 备孕期生活方式的指导

现在很多女性和她们的家庭开始重视备孕期，同比毫无准备突然怀孕的女性，这样的家庭更崇尚科学，通常准父母也具有比较高的受教育水平，更能听从医务人员的教育和引导，依从性更高。针对这些备孕期咨询的情况，除了必需的常规体检以外，更多的要了解他们的生活方式与行为习惯。

孕前 3 个月就可以口服叶酸或孕妇专用的复合维生素。工作不是很明显的不规律或工作环境不是不利受孕的岗位等，一般不需要调动工作或辞职在家，一般性的工作不影响怀孕，可不做干预。

　　适度锻炼能帮助受孕，一般也多是因为体育锻炼能帮助身体放松，释放压力，以及帮助控制体重，并不是绝对的，有的女性因为身体功能的原因不能从事体育锻炼的，也可指导从别的方面达到这些目的。

　　到目前为止，对于如何受孕都没有绝对正确的措施或科学的解释。夫妻双方无避孕半年以上没有受孕的，经医生检查并无生理性问题的，一般都是心理压力过大导致的，指导做一些有助于放松心情的活动（如短期旅行）等，也可缓解这种压力有利受孕。

　　有吸烟、喝酒等生活习惯的男性，会影响精子质量，也应及时予以干预。男性的精子从生成到射精，一般需要半年左右时间，因此，优生优育的建议是男性在计划生育至少半年前戒烟戒酒。女性在计划怀孕前应调离与生育影响有关的高风险岗位。

　　孕前家中有宠物的，应带宠物去专门兽医处接受体检和注射疫苗，指导正确饲养宠物的注意事项。具体详见第一节。

　　女性有基础性疾病长期服用药物的，怀孕前应接受相关专科医生评估：是否可以生育、是否需要停药或改药、停药多长时间可以怀孕。不可盲目擅自停药、改药或增减药量。对某些不能怀孕的疾病或处于某些疾病的急性期的，应教育指导其丈夫严格避孕，以避免中晚孕引产或大出血等生育风险。有的药品属于停药后需较长时间才能代谢的，需健康教育备孕期间不再使用这些药品，如利巴韦林，因该药品代谢周期长，且影响胎儿早期发育，造成胎儿畸形，使用该药品需避孕半年。宫颈癌疫苗目前没有明确证据表明对胎儿不利，但各国指南均写明宫颈癌疫苗不得用于孕妇，因此注射这个疫苗的女性应避孕 3~6 个月，这种疫苗为灭活疫苗，原则上比较安全，因此注射后意外怀孕的，可严密医学观察，暂不必流产。此外，孕前优生五项检查风疹抗体为阴性的，推荐在孕前完成风疹疫苗接种，这种疫苗为减毒活疫苗，注射后需避孕 3~6 个月，可有效避免孕早期风疹病毒感染造成的胎儿流产、死胎或畸形。流感疫苗可注射，预防妊娠期感染流感，但流感疫苗国内一般妊娠期和哺乳期为相对禁忌症，因此推荐在孕前完成，避免不必要的麻烦。总之，备孕期间的用药也需谨慎，接受药师或医师的专业指导，不能盲目服药、滥用药物，尤其是所谓"促排卵""促激素"等帮助怀孕的药品。

　　为避免怀孕期间出现问题不能治疗，孕前应做好口腔检查，有龋齿、智齿或慢性口腔炎的，应予以及时治疗后再怀孕。

　　此外，不易受孕的夫妻也应评估其性生活的频率和质量。有的女性认为只有在排卵期性生活才有利怀孕，因此严格要求丈夫平时禁欲，指望到排卵期能"一击即中"，实际上这种方法降低了男性精子的活力，是不利于受孕的。对于正常健康女性，也不推荐使用"排卵试纸"来测试排卵期，提高受孕概率。第一是因为排卵试纸测定时卵子已经排出，卵子的生命很短暂，排出后没有遇到精子 24 小时内就死亡了，而男性精子通常能在女性阴道里存活 48~72 小时甚至更长，一般来说都是精子"等"卵子的到来，排卵试纸是不能指导卵子排出前的时间的；第二是使用这种方法，理论上可以提高受孕概率，但其实无形中加大了夫妻双方的心理压力，性生活一直处于"高压"状态，这种心理的焦虑和紧张是不利受孕的。自然受孕原则上要求夫妻双方除月经期外能维持每周 2~3 次的频率，太多太少均影响男性精子的活性，性生活不必在意是否排卵期，卵子出现意外排卵或多排的是很常见的现象。

3. 正确对待备孕检查

　　有的女性因为受孕不顺利，自己去妇科检查恰好身体有些许瑕疵（如轻度子宫粘连、宫腔积液、输卵管轻度堵塞等）就很焦虑紧张，不断求医问药。虽然不孕不育与生理基础相关，但并不代表有小瑕疵就一定影响生育。精神紧张也影响受孕，不必过分在意，遵医嘱，不要乱服药或听信民间偏方等。

　　一般无高危、无不孕不育史的夫妻，怀孕前做一些常规的基础性检查即可，如妇科 B 超、白带常规、优生五项、甲状腺功能检查等，不必做检测生育力的专科检查，如激素六项、输卵管造影、宫腔镜等，有相应情况的做相应专科检查，发现问题的，及时予以治疗。

　　民间很多人认为孩子是女人生的，只与女性身体有关系，这是不科学的。高龄的男性（＞45 岁）、不良生活方式与习惯（如抽烟、酗酒等）一样可能造成精子质量不高、受精卵发育障碍，导致受孕困难或自然流产、胚胎停育等，因此必要时进行生育力的检查应该是夫妻双方的，仅女性单方面的检查结果不足以说明问题，临床上发现有观念错误的，应及时予以纠正。

4. 正确对待胎停育与自然流产

现在很多女性因为掌握了不少生育知识，会高度密切关注自己是否已经受孕。理论上性生活10天后即可通过"早早孕"等试纸初步检测是否已怀孕。有的女性发现自己明明测出来是"阳性"，但是月经却来潮了，这是因为发生了"生化妊娠"。生化妊娠一般出现在孕4周内，也就是女性这次月经和下次月经之间，通常不用检查手段是无法预知自己已经"怀孕了"，仅见于求子心切、不断测试验孕的女性。生化妊娠是特殊的"妊娠"现象，大自然的优胜劣汰的表现，不健康的胚胎在早期分裂时即出现重大畸形，自然选择不能出生，受精卵不会着床就直接死亡了，因此不影响月经来潮。生化妊娠不视为一次怀孕，仅为一次月经，可不计入生育史中。生化妊娠可以说非常常见，只是大多数女性怀孕都没有提前频繁去验孕的习惯，因此并没有发现，只当自己是正常的月经而已。

此外，除了"生化妊娠"以外，更容易被女性发现的是胚胎停育和自然流产。胎停育一般发生在孕早期，通常在孕4~10周。一般来说胎停育与女性健康关系不大，与饮食关系也不大，多是一过性偶然发生的，一般也是自然界"优胜劣汰"的结果，即早期分化出现重大畸形，自然淘汰，停育或流产。一般来说无须过于担心，通常休养2~3个月即可再次备孕。这种情况一般不会发生第二次，但如果再次怀孕出现自然流产或胎停育的现象，就要引起重视了。通常情况下，"优胜劣汰"这个现象不会连续发生两次，如果发生了两次及以上，应再次评估夫妻双方的工作环境和岗位等，考虑外部不利胚胎早期发育的环境因素，无特殊的，建议夫妻双方做优生优育遗传咨询和染色体检查，可能是夫妻一方有染色体缺陷，不可盲目再次怀孕。

发生这种现象容易造成女性焦虑、紧张，应做好相应科学解释和心理干预。

5. 识别早孕反应与确认早期妊娠

受大众媒体、影视作品的影响，很多女性认为早孕反应是恶心呕吐，实际上孕期恶心呕吐多出现在妊娠5~6周以后，在这之前，多数女性在受孕后会出现类感冒样反应，如嗜睡、头晕、疲乏等，有的女性误以为自己感冒，会选择自行口服感冒药等，最后发现是怀孕时为避免胎儿畸形可能只能选择流产，造成不必要的损失。因此，健康教育备孕期应强调此方面。另外，所有育龄期女性，有性生活的，均应警惕是否怀孕，健康教育应重视切勿自行服药，身体不适应先确认是否怀孕再行治疗。

备孕女性发现月经未按时来潮的，可第一时间自行用"早早孕"检测是否阳性，或去医院诊断。尤其是曾经有宫腔手术史的（如人流），容易发生宫外孕。停经后应该重视HCG检查及B超检查，是否查见宫内孕囊。如果HCG值不理想且宫腔内无孕囊，应怀疑宫外孕的可能，密切观察，高危女性，应指导其住院观察。

随着很多媒体的科普或自己朋友圈的信息传递，很多女性非常重视孕早期的监测指标，尤其是"HCG翻倍数"。HCG，即人绒毛膜促性腺激素，是由胎盘的滋养层细胞分泌的一种糖蛋白，由α和β二聚体的糖蛋白组成，目前常检测β-HCG。通常受精卵约受精后第6日开始分泌微量HCG，受精后8~10日能在母体血中检出。妊娠早期，HCG增加迅速，倍增时间约为1.4~2.2日，即人们常理解的"隔天翻倍"。一般认为，正常宫内妊娠，血清HCG水平每天最低或至少增长24%，2天至少增长53%，故临床上在妊娠早期动态测定HCG水平，利用倍增特点判断预后。正常妊娠期间血清HCG值与妊娠周数有直接关系，不同孕周HCG（IU/L）值有所不同，且呈现正向递增变化趋势。HCG、孕酮与孕周相关参考值见下表9-5、9-6。因此，发现自己停经后，可去医院检测血HCG值，在孕早期（6周以前），HCG隔天翻倍的现象更明显，后面随着胚胎发育，HCG值已达高峰，此现象就不典型了，因此在孕6周以后才去查血HCG的女性，可能需隔2天或隔3天才翻倍了。HCG翻倍数可能出现一开始很高，后几天突然降低或翻倍不明显的现象，可能是双胎妊娠，其中一个胚胎死亡另一个胚胎继续发育的特殊现象，应谨慎对待和评价后再做判断。

受影视作品的影响，很多女性都认为孕期应该要吃"保胎药"，实际上，血HCG和孕酮并不是绝对的，HCG浓度有非常大的个体差异，各孕妇之间血清HCG绝对值差别非常大，特别是早期妊娠阶段。母体血液中HCG水平虽没有昼夜节律，但存在一定的波动。因此，虽然有一个更加详细的HCG参考，但孕妇的

HCG 检查报告仅做自我对照，不需要"相互攀比"，隔天翻倍数也是基于自身的检查判断，不会严格按照"参考值"进行。孕酮值一般也不能绝对说明是否需要服药保胎，一般情况下，如果孕酮超过 15ng/ml，那么宫外孕的可能性就会很少；孕酮超过 25ng/ml，则可以确定胎儿很健康；孕酮小于 5ng/ml，则表示胎儿已经死亡；如果孕酮的分泌量在 5~25ng/ml，则需要结合其他方面的检查来综合判断。有部分胎停育或自然流产的女性也会发生孕酮值正常但 HCG 值较低的情况，因此，孕酮值和 HCG 值仅作为妊娠早期胚胎健康的辅助参考。健康胚胎可以刺激母体分泌足够自身用的孕酮和 HCG，这可能受个体差异影响，有的女性并未达到医学上"规定"的数值（> 25ng/ml），但不影响继续妊娠，胎儿也是健康的。不必因为数据与参考值有差异就盲目焦虑。是否需要服用屈地孕酮片等"保胎"药，应谨遵医嘱。

"保胎"是孕早期妇女常见的问题，需纠正观念：健康、自然受孕的妇女，常规是不需要保胎的，HCG 与孕酮值只可以辅助判断，健康胚胎自然能分泌足够多的激素以供自己发育，但如果胚胎质量不好、胎儿不健康，是无法分泌足量的激素的，即使外界手段干预也可能"保不住"或保住后中晚孕期发现胎儿有严重畸形，造成更大的损失。是否需要药物"保胎"，除了激素以外，还需要医生结合孕周、B 超、月经史、胎产史等多方面综合考虑，"保胎药"如黄体酮、屈地孕酮、中药或中成药等，是需要在医生谨慎评估后遵医嘱选择服用的，不能自行服用，更不能有为了"以防万一"而常规滥用这些药物的想法。

表 9-5　血 HCG 与孕周的关系

孕周	HCG（IU/L）	风险
孕 0.2~1 周	5~50	此时血液中的 HCG 值几乎无变化，暂不考虑风险
孕 1~2 周	50~500	隔天抽血，HCG 值增长不少于 50% 则应考虑宫外孕、先兆流产等可能
孕 2~3 周	100~5000	同上（孕 1~2 周）
孕 3~4 周	500~10000	同上（孕 1~2 周）
孕 4~5 周	1000~5000	孕后 35 天 HCG 值可升至 2500IU/L，若低于此值，可能有先兆流产的风险
孕 5~6 周	10000~100000	此时 HCG 值大幅回落需警惕胎儿宫内发育迟缓或疾病等
孕 6~8 周	15000~200000	同上（孕 5~6 周）
孕 2~3 个月	10000~100000	达到峰值并部分回落，但仍高于未孕时

表 9-6　孕酮值与孕周的关系

测定时间	旧制单位正常值（ng/ml）	法定单位正常值（nmo/l）
孕 7 周	24.5 ± 7.6	76.4 ± 23.7
孕 9~12 周	38.0 ± 13.0	118.6 ± 40.6
孕 13~16 周	45.5 ± 14.0	142.0 ± 43.7
孕 17~20 周	63.3 ± 14.0	197.5 ± 43.7
孕 21~24 周	110.9 ± 35.7	346.0 ± 114.4
孕 25~34 周	165.3 ± 35.7	514.8 ± 114.4
孕 35 周	202.0 ± 47.0	630.2 ± 146.6

确诊妊娠的"金标准"是 B 超可见胎心，而不是验孕纸"阳性"，临床上需教育育龄期备孕的女性，发现停经应立即来医院检查，排除宫外孕的可能，宫外孕时验孕试纸也为阳性，未及时处理可能有生命危险。一般 B 超可查见孕囊及胎心的时间较晚（一般在孕 7 周以后），通常无高危、非试管婴儿、血 HCG 值在参考正常范围值内的，可在孕 6~7 周以后再行 B 超检查确诊。孕早期 B 超检查很重要，除了可以确诊妊娠以外，还可以早期判断是否双胎或多胎妊娠，双胎或多胎妊娠胎儿的胎盘、羊膜囊与胎儿的关系，可以帮助产科医生早期确定孕妇是否高危妊娠，预判胎儿的情况，及时予以监测和干预（表 9-7）。对于激素检查不理想的，

或高危产妇、珍贵儿、试管婴儿等特殊情况的,为更进一步诊断是否宫外孕,在此之前可能需要做阴道B超寻找宫内是否有孕囊,阴道B超安全且查见孕囊的概率更高,不会影响胎儿发育,不会造成流产,可教育孕妇不必担忧。孕早期用血HCG值与孕酮值辅助参考胚胎质量,可推测胎儿是否健康,是否有宫外孕的可能。若HCG值或孕酮值显著低于正常参考值,且B超下找不到孕囊,应高度警惕宫外孕的可能,严密观察检测;若HCG或孕酮值很低,或HCG翻倍数不理想,可推测胚胎质量不高。对于既往健康的母亲,无不良孕产史、非人工试管婴儿等,可B超持续观察至孕7~8周。如果孕囊一直不见胎心,可认为胎停育,清宫后下一次再怀孕。注意,有的女性属于月经周期比较长(>35天),可能出现受精卵晚着床晚发育的特殊现象,在排除宫外孕的情况下,可再继续等待胎心1周再做判断。

表9-7 双胎妊娠的种类与风险

双胎类型	常见情况	高危描述
双羊膜囊双绒毛膜	多见于双卵双胎或单卵双胎早期分裂,为两个独立受精卵发育,两个羊膜囊之间隔有两层绒毛膜、两层羊膜,胎儿各自有一套胎盘与脐带	属于一般高危妊娠,妊娠母体与婴儿合并症并发症概率均高于一般单胎孕妇
双羊膜囊单绒毛膜	一般为单卵双胎,胎盘为一个,两个羊膜囊之间仅隔有两层羊膜	除上述风险外,单胎盘可能发生胎儿输血综合征或选择性胎儿生长受限
单羊膜囊单绒毛膜	多见于单卵双胎,两个胎儿共存于一个羊膜腔内,共用一个胎盘	为极高危的双胎妊娠,由于两胎儿共用一个羊膜腔,胎儿之间无胎膜分隔,因脐带缠绕和打结而发生宫内意外可能性较大

(王思蕴)

附:

围产期健康教育框架

建立围产期护理健康教育框架的目的是向妊娠期、哺乳期、康复期女性提供有关生育的各种主要知识,同时指导护士制定相应的个人、家庭健康教育计划。

一、孕前期（备孕期）的健康教育框架

1. 早孕反应与妊娠诊断。

2. 产前检查的重要性。

3. 产前检查的地点。

4. 国家或地区对产前检查的相关政策与补贴项目。

5. 生活方式的健康教育（宠物、家用电器、职业环境、抽烟、喝酒、服药或保健品、合理体重与受孕的关系等）。

6. 孕前口腔检查的重要性。

7. 宫颈细胞学检查、优生五项、传染病四项、甲状腺功能、血常规、尿常规、白带常规以及肝肾功检查的重要性。

8. 乳腺检查的必要性。

9. 遗传咨询与优生优育咨询（必要时）。

二、孕早期的健康教育框架

1. 常见的产检项目。

2. 常见的胎儿出生缺陷。

3. 胎儿出生缺陷的常见原因与筛查手段。

4. 唐氏筛查的重要性与必要性（首次）。

5. 唐氏筛查的方法与手段，三种常见筛查方法的优劣性比较（首次）。

6. 常见的胎儿出生缺陷筛查手段的安全性。

7. 地区常见地方病与遗传病筛查的重要性（必要时）。

8. 妊娠早期自我监护的健康教育（如妊娠呕吐、孕早期阴道流血等）。

9. 妊娠期的休息与活动。

10. 妊娠期的膳食与控制体重的重要性（首次）。

备孕期未做的健康教育内容，此期补充。

三、孕中期健康教育框架

1. 唐氏筛查的方法与手段，三种常见筛查方法的优劣性比较（第二次）。

2. 胎儿 B 超筛查的重要性与必要性。

3. 胎儿心脏超声筛查的重要性。

4. 糖耐量筛查的重要性。

5. 妊娠期的自我监护与异常的早期发现（胸闷与头晕、阴道流液、皮肤瘙痒等）。

6. 妊娠期的营养与膳食（第二次）。

7. 妊娠期控制体重的重要性（第二次）。

8. 妊娠期的口腔健康。

9. 妊娠期的性生活指导。

四、孕晚期健康教育框架

1. 数胎动的重要性与方法。

2. 孕晚期阴道流液或羊水早破的处理方法。

3. 如何识别先兆临产（告知医院紧急电话的号码）。

4. 自然分娩（无痛分娩）的健康教育（无痛分娩的健康教育）。

5. 拉玛泽呼吸减痛法的锻炼方法与作用。

6. 介绍导乐陪产与产房（LDR）环境。

7. 产妇及哺乳期的饮食与营养（首次）。

8. 分娩后产妇外阴的清洁方法（首次）。

9. 新生儿的基本护理方法（抱孩子姿势、喂奶、清洁、更换尿布、穿衣与包被等）（首次）。

10. 母乳喂养的健康教育（首次）。

10. 宫颈管长度测定的必要性与安全性（必要时）。

11. 无应激试验（NST）的必要性。

12. 催产素激惹试验（OCT）的必要性与风险（必要时）。

五、产褥期及康复期的健康教育框架

1. 产妇恶露时间与性状的健康教育。

2. 护理产妇伤口（侧切伤、撕裂伤、剖腹产手术伤口等）的方法（第二次）。

3. 产妇及哺乳期的饮食与营养（第二次）。

4. 产褥期的休息与活动。

5. 康复期运动锻炼的健康教育。

6. 预防产后抑郁症的健康教育。

7. 国家或地区对孕产妇的政策或补贴项目（生育保险、产假时间等）。

8. 盆底肌评估与康复的必要性与康复方法。

9. 产后避孕知识的健康教育。

第十章　母乳喂养的健康教育与健康促进

──────────── 学习目标 ────────────

识记

1. 母乳喂养的优点与配方奶的风险

2. 成功促进母乳喂养十项措施

3. 母乳喂养的产后健康教育内容

4. 母乳喂养的产前健康教育内容

5. 配方奶喂养的风险

理解

1. 国际母乳代用品销售守则、婴幼儿喂养全球战略

2. 母乳喂养的意义

3. 自然离乳的意义

4. 母乳喂养的干预手段

运用

1. 分析乳汁分泌不足的原因与处理

2. 评估母乳喂养婴儿摄入情况

3. 指导哺乳期女性乳汁储存

4. 指导科学离乳

第一节　母乳喂养的重要性及全球母乳哺育行动

在世界范围内，使用母乳代用品，无论是部分还是全部，都导致了更多的营养不良、感染、腹泻、生长受限，甚至婴儿死亡。到 20 世纪 70 年代中期，卫生专家认识到有必要在全球范围内努力遏制这些对儿童健康不利的趋势。1978 年在世界卫生组织（WHO）、世界卫生大会（WHA）和联合国儿童基金会（UNICEF）的带领下，几项国际倡议为各级促进母乳哺育的倡导提供了一盏明灯。这些举措为卫生保健专业人员和管理人员制定促进、保护和支持母乳哺育的政策和程序提供了非常明确的指导方针。

一、国际母乳代用品销售守则

1981 年，世界卫生大会通过了《国际母乳代用品销售守则》（International Code of Marketing of Breast-milk Substitutes，以下简称《守则》），以促进婴儿获得安全和充足的营养。《守则》致力于为婴儿提供安全和充足的营养，目标是保护和促进母乳哺育，同时确保正当的市场营销、销售和使用母乳代用品。《守则》的一个主要原则是，医疗机构不应推广母乳代用品、奶瓶或奶嘴。随后的世界卫生大会决议明确了该守则的各项原则并弥补了漏洞。虽然《母乳代用品销售守则》已得到世界卫生组织所有成员国的认可，但在大多数国家，该守则有待在国家层面颁布立法或强制条例。在 6 个月以下的婴儿纯母乳喂养期间推广使用的任何产品都有替代母乳的作用。该守则的目的是规范婴儿配方奶粉的销售和其他母乳代用品的广告和促销手段，它涵盖了销售或以其他方式替代母乳的所有食品，以及奶瓶和奶嘴。在《守则》范围内的产品制造商和分销商，都应公开明示向医护工作人员所提供的任何捐助，例如奖学金、研究考察研究补助金或会议赞助。

支持《守则》的医疗机构不得接受任何免费或低成本的母乳代用品，至少应以批发价格购买母乳代用品，就像购买其他食品和药品一样。在该机构中没有任何关于母乳代用品的宣传资料，孕妇也不会收到关于人工喂养的宣传资料。人工喂养只能由医护工作者提出，并只能向有需要的孕妇、母亲或家庭成员提供。母乳代用品要放置在孕妇和母亲看不到的地方。医疗机构不得接受包含母乳代用品或相关用品的样品礼包。医护工作者和其家人不得接受任何经济或物质上的诱惑来宣传《守则》范围内的产品。

二、成功促进母乳喂养十项措施

整个 20 世纪 80 年代，配方奶制造商都无视《守

则》存在，而且很少有政府立法强制执行，导致人工喂养率持续上升，母乳喂养率持续下降。为了提高全世界母乳哺育率，联合国儿童基金会和世界卫生组织在 1989 年发表了一份题为《保护、促进和支持母乳喂养》的联合声明。该声明引发并制订了《成功促进母乳喂养十项措施》，作为有力促进全世界母乳哺育实践和政策的指南（WHO，2018）。每一个为新生儿提供生育服务和护理的机构应：

1. 重要的管理程序：

（1）充分遵守《国际母乳代用品销售守则》和世界卫生大会有关决议。

（2）制订一份书面的母乳哺育政策，并常规告知所有医护人员和家长。

（3）建立持续监测和数据管理系统。

2. 培训所有医护人员具备执行这项政策所需的技能。

关键的临床实践：

3. 与孕妇及其家属讨论母乳喂养的重要性和实现方法。

4. 促进母亲在新生儿出生后立即和不间断的皮肤与皮肤的接触，并支持母亲尽快开始母乳喂养。

5. 支持母亲开奶和维持母乳喂养，并处理常见问题。

6. 除非有医学指征，否则不给新生儿提供母乳以外的食物或饮料。

7. 母婴同室——允许母亲和婴儿每天 24 小时在一起。

8. 帮助母亲识别和回应婴儿的喂养提示。

9. 向母亲提供奶瓶、橡胶奶嘴和安抚奶嘴使用风险的咨询。

10. 协调出院，使父母及其婴儿及时获得持续的支持和照顾。

三、爱婴医院倡议

联合国儿童基金会和世界卫生组织于 1991 年发起了爱婴医院倡议（Baby-friendly Hospital Initiative BFHI），以帮助独立机构或综合医院内的产科服务来支持母乳哺育行动。BFHI 的目标是通过实施《成功促进母乳喂养十项措施》来改进医院和产科机构的母乳哺育率，并终止向产科病房和医院发放免费或低成本的母乳代用品的行为。此倡议实施后提高住院期间的纯母乳喂养率。BFHI 倡导的实践对母亲的母乳哺育知识和母乳哺育持续时间，以及母婴健康都有积极影响。爱婴实践增加了婴儿出生后前 6 个月的纯母乳喂养率，以及之后伴随合理的辅食添加、并母乳哺育持续 2 年或以上的可能性更大。

爱婴医院倡议 7 要点：

（1）制订一份书面的母乳哺育政策，并常规告知所有医护人员

（2）培训所有医护人员执行这项政策所需的技能

（3）告知所有孕妇母乳哺育的好处和实现方法

（4）支持母亲开始并持续母乳哺育。

（5）鼓励纯母乳喂养和合理的辅食添加以及之后持续的母乳哺育

（6）为母乳哺育的家庭提供一个友好的氛围。

（7）促进医护人员、母乳哺育支援团体及社区之间的合作。

四、婴幼儿喂养全球战略

2003 年，为了进一步加强全球对婴幼儿喂养实践的关注，世界卫生组织和联合国儿童基金会联合制订了婴幼儿喂养全球战略（WHO，2003）。全球战略是建立在《守则》、伊诺森蒂宣言和爱婴医院倡议的基础上的，它把那些行动用在国家政策儿童营养和健康方案，以及其他宣言和公约的总内容框架上。

全球战略致力于提供婴幼儿采取合适的、循证的喂养实践，这些实践对获得和维持合适的营养和健康至关重要。它指出了必要的干预措施，以确保儿童充分发挥其生长潜力，以及避免营养不良和可预防疾病的不良后果的影响。该倡议要求各国政府、国际组织和其他有关各方联合行动以实现这些目标。

该倡议重申，在生命的头 6 个月进行纯母乳喂养，以及在合理的添加辅食期间，持续母乳哺育至 2 岁或以上。它呼吁对职业妇女的支持、对特殊文化的营养咨询、对父母和保健者的技术支持以及对全球紧急情况的适当回应。卫生保健系统内的战略内容具体包括提供咨询、实施 BFHI、常规营养干预和合理的辅食添加指导。

（1）制订国家婴幼儿喂养综合政策。

（2）使用基于证据的、综合的、全面的方法。

（3）考虑物理、社会、经济和文化环境因素。

（4）6 个月的纯母乳喂养的医疗保健支持。

（5）拥有支持的工作环境以增加纯母乳喂养率。

（6）添加辅食后，持续母乳哺育至2岁及以上的支持。

（7）提供充足、及时、安全的补充食品。

（8）为特别困难的家庭提供指导。

（9）立法和制订条例以确保遵守国际母乳代用品销售守则和世界卫生大会决议。

全球母乳哺育行动使世界重新注意到喂养措施对婴幼儿营养状况、生长与发育、健康乃至生存的影响。以营养在生命最初数月和数年中的重大意义以及适宜的喂养措施在实现最佳健康结果方面的关键作用作为依据基础。缺少母乳喂养，尤其是在生命最初半年中缺少完全母乳喂养，是婴幼儿发病和死亡的重要风险因素，而不适宜的补充喂养只会加大这种风险，终生影响包括学习成绩低下，生产能力减弱以及智力和生长发育受损。

第二节　母乳喂养的优点与配方奶的风险

一、母乳喂养的优点

1. 母乳喂养对婴儿生理的优点

母乳喂养的好处包括健康、营养、免疫、生长发育、心理、社会以及环境等多方面。从营养学、经济学和情感需求等方面来论，母乳具有得天独厚的优势。母乳是纯天然的食物，最接近婴儿体质，没有调制过程污染或瑕疵品的担忧。

（1）减少感染性疾病的发生　无论是发展中国家还是发达国家，所有的研究证实母乳喂养可以减少感染性疾病的发生或降低各种感染性疾病的严重程度，包括细菌性脑膜炎、腹泻、呼吸道感染、坏死性小肠结肠炎（NEC）、中耳炎、泌尿系感染以及早产儿的晚发性败血症；另外，美国的数据显示，母乳喂养者新生儿后期发病率减少21%。

（2）促进神经发育　众所周知，母乳喂养能促进婴儿神经与认知能力的发育，这种能力的提高可以延续至青少年甚至成年。特别是最近一篇来自巴西的大型前瞻性队列研究结果最有说服力：母乳喂养的时间与母乳喂养的总量与成年后的智商、情商、免疫能力以及社会收入等均成正比。

（3）减少过敏性疾病的发生　纯母乳喂养持续4个月以上，有助于降低2岁内儿童特应性皮炎及牛奶过敏的累积发病率。同时，有研究发现，母乳喂养持续时间长对哮喘儿童的肺功能亦有保护作用，特别是非特异性哮喘患儿。

（4）子代其他健康结局　有研究显示，母乳喂养可以减少第一年的婴儿猝死发生率，减少后期甚至成年期的胰岛素依赖和非胰岛素依赖糖尿病、淋巴瘤、白血病、霍奇金病、超重和肥胖、高脂血症、癌症等疾病的发生。

2. 母乳喂养在心理上的优点

哺乳对母婴双方都有重要的心理上的好处，哺乳帮助母亲和婴儿建立一个亲密有爱的关系，使母亲情绪上得到深深的满足，更能胜任母职。出生后亲密的肌肤接触会帮助这个关系的建立，这个过程称为情感联系（bonding）。研究示婴儿出生后就马上和母亲有亲密的接触且试图吸吮母乳时，啼哭情况较少、生理状况稳定，并且整体发展得较快；哺育母乳的母亲较容易对婴儿有情感性回应，较少抱怨婴儿对关爱的高需求，或是夜间喂食，当然遗弃或虐待婴儿的比率也较低。

3. 哺乳对母亲生理上的优点

哺乳对母亲的健康也很有助益。在哺乳的过程中，催产素的分泌可以促进母亲产后的子宫收缩，减少产后出血；泌乳素的分泌会抑制排卵，延下一次的月经与怀孕；减少缺铁性贫血的发生；另外哺乳可以减少母亲罹患停经前乳腺癌、卵巢癌与子宫内膜癌的机会。

研究亦发现哺乳能预防母亲日后骨质疏松的发生；在哺乳期间母亲的骨密度可能会小幅下降，但离乳后骨质密度会回升，且相较于同年龄未授乳的女性骨密度高。

奶水的制造会耗用孕时积存的脂肪，母亲能更快恢复产前的体重，且日后的腰围较小。其他好处包括，哺乳的母亲会更注意自己的饮食和生活形态，过着较健康的生活。降低肥胖、糖尿病等疾病的发生，改善更年期心血管健康状况。

4. 母乳喂养对社会的好处

母乳喂养可以减少医疗成本360亿美元/年，并且节约公共卫生成本，减少父母亲因旷工导致的家庭收入损失，因孩子疾病减少可以相对增加对子女的关注，减少处理配方奶粉罐与奶瓶等环境压力，减少人工喂养相关产品生产运输等造成的能源需求。美国有研究进行了成本效益分析，显示如果纯母乳喂养率达到90%，每年可以节省130亿美元，同时预防911个婴儿死亡。

5. 婴儿喂食对于环境的影响

母乳哺育是最符合绿色地球的婴幼儿喂食方式，配方奶的制造程中、饲养牛只过程中可能使用药物与激素刺激生长；奶粉制作的过程需要高温消耗能源，并且在制程中产生很多废气及废物，破地球的环境健康。

二、配方奶喂养的风险

1. 配方奶的成分

母乳和配方奶粉有很大的区别。配方奶粉的成分远远不如人类特有的乳汁。母乳是天然生产的一种由数百种成分组成的产品，每一种成分都具有其特殊功能，确保人类婴儿可以获得最佳营养。母乳是一种活性的、多样化的物质，类似于血液。在整个母乳哺育过程中，母亲的乳汁不断变化以满足婴儿的需要。从这个角度来说，配方奶粉是一种惰性食品，旨在养活任何年龄的婴儿。

人工配方缺乏许多成分，而这些成分对于婴儿的最佳生长和健康至关重要。母乳代用品只是为生长提供热量，它们不能反映出大自然对婴儿年龄和独特需求的一致性和适应性。它们无法对过敏反应提供保护，也不能给予婴儿免疫力。所有的配方都稍有不同，但都是为了满足所有婴儿的普遍需求。从逻辑上讲，自然界唯一的"配方"——母乳，会使任何所谓的理想替代品黯然失色。

2. 配方奶喂养的风险

接受婴儿配方奶粉的儿童有更高的过敏症发生率，包括对牛奶蛋白过敏，以及呼吸道和皮肤疾病等的过敏症。

（1）过敏性疾病 在婴儿出生后的头几天，过早接触配方奶粉会增加过敏性疾病的发病率。所有的配方都有过敏风险，包括大豆配方。过敏症状在用牛乳喂养的婴儿中比用母乳哺育的婴儿更为普遍。

纯母乳喂养可以通过减少接触外源性抗原来预防过敏性疾病。它还能防止感染，促进胃肠黏膜的成熟和肠道菌群的发展。配方奶中缺乏复杂的寡糖，

而这些寡糖存在于母乳中，并在新生儿肠道中建立双歧杆菌。这些有益菌能刺激淋巴细胞反应，减少过敏反应。母乳哺育使免疫系统成熟，减少炎症。这些都是预防过敏的相关因素。

（2）牛乳蛋白质过敏 婴儿对牛奶过敏的发展与母亲本身回避牛奶有关。牛乳蛋白质过敏症（CMPA）在婴儿和儿童中的发生率为2%~7%。5%~15%的婴儿可能出现CMPA的症状，且CMPA显著高于其他婴儿。只有0.5%的纯母乳喂养婴儿对牛奶蛋白质有反应，而且大多数情况下是轻度到中度的。

牛奶配方奶不含有保护婴儿肠道所必需的抗体，并且牛奶中的外源蛋白质通过肠道壁，会引起敏感婴儿的过敏反应。这些反应可能表现为结肠炎、腹泻、呕吐、吸收不良、皮肤刺激、耳部感染或呼吸道反应，包括打喷嚏、充血、咳嗽和喘鸣。10%~15%的CMPA婴儿也对大豆过敏，过敏症状可以在摄入豆类食物后1小时内发病，并持续1个月左右的时间。

给CMPA婴儿喂食配方奶要经过不同配方的试验，通常最后都会选择价格昂贵的氨基酸配方。在数百篇有关这一课题的学术研究中，没有讨论到重新哺乳或捐赠乳选择的内在价值，重点反而在于各种不同水解或元素配方的组合。这并不奇怪，因为这个领域的大部分研究都是由乳制品和配方奶行业资助的，所以也就没有将母乳作为最切实可行的方法进行探讨。

（3）呼吸道 相比那些母乳哺育的儿童，在婴儿时期吃过配方奶粉的儿童，呼吸道疾病似乎更严重，并且对空气污染表现出更持续更强烈的反应，包括咳嗽、咳痰和哮喘。在没有母乳哺育的儿童中，被动吸烟（二手烟）的影响也更高。一项综合研究发现，母乳哺育时长与哮喘（喘息）预防时长存在很强的正相关关系。母乳哺育，尤其是纯母乳喂养，可预防长达6年的哮喘。

（4）皮炎 一些研究表明，母乳哺育和（或）改变母亲的饮食可以减少特应性皮炎（包括湿疹）的风险，其他研究则效果不明显，或呈现相反的效果。遗传链和家族史的作用可能大过母乳哺育的保护作用。卫生假说也是一种可能性。这一假说的理由是，由于母乳哺育减少了儿童接触固体食物和配方奶中常见过敏原的机会，因此他们的免疫系统可能无法正常发挥作用，保护他们免受抗原的侵

害。一项 Cochrane 综述研究得出结论，母乳哺育高危女性的抗原回避饮食，可能会降低孩子患特应性湿疹的风险，或者降低孩子特应性湿疹的严重程度。

（5）滥用的危险　滥用婴儿配方奶可能会使婴儿健康处于危险之中，在一个条件不佳、教育水平低下的贫困社区，情况尤其令人担忧。全球每年约有 150 万人死于喂养不当、喂养方式不正确或不正确使用婴儿配方奶。有些死亡甚至发生在有充足的清洁饮用水和教育，以及有高度专业化的新生儿重症监护病房的地区。

第三节　母乳喂养的产前健康教育内容

研究发现多数妇女在产前便有计划性地收集育儿保健与母乳哺育相关资讯，并已决定其新生儿哺喂方式。在这段历程中，医院照护措施与环境是影响妇女母乳哺育意愿的因素之一。保健工作人员是保护、鼓励及支持母乳哺育的关键人物，尤其是面对当前网络资讯混乱的环境，更有义务及责任协助妇女及其家庭，从产前到产后都得到完整正确且一致的帮助。加上产后的妇女历经辛苦的生产过程，产后在医院期间能学习哺乳的时间较少。因此，提供孕妇（家人）产前教育格外重要。研究也发现产前教育的介入可以增加产后母乳喂养率以及持续母乳喂养的时间，帮助妇女能在信息正确且完整的前提下，选择适合自己婴儿的喂食方式。

一、为哺乳做准备

1. 学习母乳哺育知识

学习母乳哺育的理由和不母乳哺育的风险，使女性对如何哺育自己的孩子能做出明智的决定。她们越早接收信息，母乳哺育的可能性就越大。随着分娩日期的临近，妊娠后期的注意力和接收信息的能力可能会更大。

2. 产前乳房护理

母亲们经常会问产前需要做什么乳房准备。在孕期，激素会作用于乳房，为哺乳做好准备。乳房皮肤延展并变得更柔韧，以适应乳房内部发育，色素沉着增加以保护变大的乳头和乳晕，这种色素沉着是由于皮肤的黑色素增多而引起的，并可以使皮肤强韧。蒙哥马利腺体可以润滑乳头和乳晕，从而防止角蛋白变干和起皮屑。

临近孕晚期时，准妈妈可以做抓捏试验，以确定自己的乳头在婴儿含乳方面是否需要辅助。乳头在受到刺激时会突出，会使婴儿容易大口含住丰满的乳房组织，扁平或凹陷的乳头可能需要辅助措施来改善含乳。孕晚期是处理扁平或凹陷乳头的最佳时机。与怀孕的更早期相比，此时乳房皮肤变得有弹性，延展性也更好。

3. 乳头纠正

扁平或凹陷乳头的女性需要确定进行干预是否是合适或必要的。有任何早产史、流产史或假临产史都应该向医护人员说明，询问是否可以做乳头准备、乳房的抚摸或性生活。理论上，这类刺激会触发催产素释放，并导致宫缩和引产。

母亲乳房组织的柔韧性或弹性也会影响哺乳。如果母亲乳房组织柔软，婴儿可能仍然会在凹陷的乳头上毫无困难地进行母乳喂养。如果母亲的乳房组织紧实，婴儿可能难以含入足够的乳房组织来诱发吸吮反应。

母乳哺育的头几周佩戴乳盾可能有效。乳盾在乳头周围施加温和的压力，能使皮肤更柔韧，乳房更容易被含接。婴儿的吮吸可进一步增加皮肤弹性。一些女性在哺乳前使用辅具拉出乳头，例如反向使用注射器或其他商业产品。

4. 孕期初乳

初乳的产生始于怀孕期间，有些母亲会有大量的初乳溢出，有些则完全没有。产前有初乳溢出并不能预测母亲泌乳量。如果母亲的初乳量多到使乳房不适，则可以轻柔地挤出少量，直到乳房舒适。如果母亲提到她怀孕期间有乳汁溢出，她可以收集少量初乳，冷冻起来以备以后不时之需。

出生时有风险需要补充喂养的婴儿，母亲可以在怀孕后期开始挤出初乳冷冻，并在入院时带到医院。其中包括妊娠期 1 型或 2 型糖尿病和计划剖宫产的女性。大于胎龄儿（LGA）或因剖宫产而与母亲分离的婴儿，在医院需要配方奶补充喂养的概率很高。此外，如果婴儿的母亲患有 1 型糖尿病或有糖尿病家族史，婴儿若暴露于牛奶蛋白和牛胰岛素中，则患糖尿病的风险更高。母亲可以与医生一起讨论在需要时使用初乳作为补充，从而避免使用配方奶的风险。她可以在产前挤出初乳并将乳汁带到医院，或从母乳库获得捐赠乳。有些母亲从亲朋好友处收集捐赠的母乳。医院可以通过让母亲签署同意书来满足母亲的意愿，同时规避医院使用他人乳汁的相关责任。

孕期有溢奶的母亲如果不想在产前采集初乳，可以把初乳涂抹到乳晕上。如果初乳使内衣粘在乳头上，先用温水湿润内衣再清洁，可以防止皮肤受伤。母亲也可以佩戴一次性的防溢乳垫。

许多母亲在怀孕期间和分娩后，同时喂哺她们的新生儿和较大的婴儿。在孕晚期，母乳会转变为初乳。有些幼儿在乳汁味道发生变化和乳量减少时就离乳了；或者在整个怀孕期间继续吃母乳。

二、需要避免的情况

告知母亲们勿用毛巾擦拭乳头，可能会损伤乳头。母亲们也要避免穿紧身文胸或其他约束乳房的衣服。这种局部压力会引起乳房组织不适，并导致乳腺导管堵塞。此外，敦促母亲们避免使用干燥剂、乳垫中的塑料衬垫、不必要的润滑剂，不利于皮肤透气的润滑剂或必须要清洗掉的润滑剂（注意阅读产品的成分表）。

三、实用的建议

准妈妈可以在早期为母乳哺育做准备，规划一个安静的地方作为哺乳区域，为婴儿做最初的睡眠安排，以及找一些方便母乳哺育的衣服。也可以鼓励她在婴儿出生后的头几周安排他人一起来帮助她和新生儿。这些计划和准备，以及关于母乳哺育知识的学习，有助于建立女性喂养的信心。

1. 哺乳区域

规划一个安静、方便哺育的空间，可以让母亲在免受干扰的情况下放松 20~30 分钟。不管她决定在椅子上、沙发上还是床上哺乳，都要准备几个枕头来做支撑，将有助于她放松并找到舒适的位置。带扶手的舒适座椅可以帮助母亲在哺乳过程中支撑婴儿。脚凳会抬高膝盖以提供额外的支撑。在随手可及的地方准备一个小桌子，放置饮料、零食、阅读材料、笔记本电脑或平板电脑、手机、遥控器，以及其他她可能需要的物品。规划一个舒适的哺育角落，可以帮助她感到自信，并为在家哺育婴儿做好准备。

2. 衣着建议

分层的服装、背心、罩衫、套头衫、毛衣和前胸或侧面开口的裙子都是理想的选择。前开襟的纽扣衫可以从底部解开，以达到良好的覆盖效果。暗色图案的材料很容易掩盖乳汁渗漏造成的斑点，天然纤维材料是最舒适的，而合成材料可能不透气。关于夜间哺乳，前开襟长袍、睡衣，或特殊的分体哺乳睡衣均可方便哺乳。专门为哺乳设计的衣服选择性很多。时尚的哺乳衣通常有开口，如襟翼或拉链，使公共场合哺乳更容易。哺乳时，母亲可以简单地用敞开的毛衣、夹克、毯子覆盖乳房的任何暴露区域。

3. 哺乳文胸

通常孕晚期是选择哺乳文胸最早的时间。有些母亲会等到产后，当泌乳机制完全建立时再买。孕期乳房明显增大的母亲可能要重新选择新的文胸。理想的哺乳文胸是能够很好地提供支撑，但不束缚的。

文胸杯垫应该用棉或棉涤纶混纺的材料制成。带有简单杯链的文胸会使接触乳房更容易，多次练习解开和扣上杯链有助于母亲确定她是否能用一只手轻松地操作。魔术贴式虽然方便，但在公共场合哺乳时，粘贴的声音有时会引起别人注意。运动文胸能提供足够的支托，也能适应泌乳早期乳房大小的变化。母亲应避免钢圈压迫乳管，导致乳汁排出不通畅。

4. 家庭帮助

新手父母在产后的头几个星期通常会得到很多帮助。在接受任何帮助之前，明确潜在帮助者的角色将有助于避免误会或伤害感情。接受帮助的目的是为了使父母放松、休息并有精力照顾他们的新宝宝。帮助者能理解父母需要照顾孩子，并和他们的孩子情感联结是很重要的。帮助者可以通过做家务、跑腿、买日常用品，协助母亲得到足够的休息和营养。

5. 睡眠安排

父母需要考虑母乳哺育婴儿的睡眠安排，尤

其是在产后早期。床的表面应该是坚固的，没有柔软的物体或松散的床上用品，如枕头或毯子。不应使用床围，因为存在窒息、勒住或困住婴儿的危险。美国儿科学会建议出生后的前几周母婴同室，有助于父母及时回应婴儿的需求，并且更易夜间哺乳，同时减少睡眠中断，让母婴双方都能更快重新入睡。

出生后头几周可以将摇篮或婴儿床放在父母的房间。有些父母会选择能安全紧靠父母床的婴儿床，有的父母选择婴儿和他们同床。尽管美国儿科学会不建议婴儿和父母同床睡，但在世界上大多数国家，同床睡的情况很常见。

第四节　母乳喂养的产后健康教育内容

早期母乳喂养支持的核心在于对母婴需求的及时回应和保护，通常产后早期发生的哺乳问题，例如乳头疼痛和损伤、婴儿摄入不足等，往往和母婴没有充分接触有关，母亲无法调整获得最佳、舒适的哺乳姿势，婴儿也没有机会发挥本能去学习如何含乳，掌握吸吮和吞咽的协调技巧。专业人员需要做的，是促进母婴密切接触、探索和尝试，不要过多干预和打扰，只是在母婴遇到困难时提供适当的帮助。

一、不同时期的乳汁

在正常哺乳的情况下，乳汁成分在产后早期变化明显，然后相对稳定，但在不同时期，为适应婴儿各阶段生长发育的需求，乳汁成分会在一个相对较小的范围内略变动，母乳喂养是母婴之间相互影响的一个过程，婴儿状态对于影响乳汁成分也发挥着重要作用，如母乳中的蛋白质会根据婴儿生长模式以及生长需要做出相应的调整，以满足其各种需求。

1. 初乳、过渡乳和成熟乳

文献上对于这三个阶段乳汁的时间划分略有不同，本节选取目前被大多数人认同的，并且大致符合泌乳生理的时间划分作为参考。

（1）初乳　从怀孕的中后期开始到产后 2~5 天所分泌的乳汁叫作初乳。初乳的量有限，但可以满足婴儿最初几天的需要。初乳中的钠、钾、氯、蛋白质、脂溶性维生素、矿物质、抗体（SIgA）、寡糖、乳铁蛋白等比例较成熟乳高。初乳中富含脂溶性维生素，例如维生素 A 可达成熟乳的 5 倍，维生素 E 为成熟乳的 2~3 倍。由于富含 β 胡萝卜素，颜色比成熟乳黄，质地比较黏稠；初乳中的激素和生长因子，可以刺激婴儿小肠黏膜的生长与成熟；初乳中含有丰富的寡糖，可帮助婴儿建立正常的肠道菌群，同时具有轻泄作用，促进胎便的排出，降低新生儿黄疸的发生。相较于成熟乳，初乳含有更多的蛋白质和免疫物质，提供婴儿出生时的初次免疫，促进婴儿免疫系统的发育，初乳中蛋白质含量最高，约为成熟乳的 2 倍。

（2）过渡乳　一般认为过渡乳是产后 2~5 天到产后 10 天左右的乳汁，这个时期，乳房进入全能力产乳期，也是俗称的"下奶"，乳汁产量相比初乳有大幅度增加。过渡乳的蛋白质和免疫球蛋白浓度逐渐下降，乳糖、水溶性维生素的浓度逐渐增加。

（3）成熟乳　产后 10 天以后的乳汁，被称为成熟乳。这个时期母亲乳汁的产量由乳汁的移出量决定，此时，母亲的内分泌因素对乳汁产量影响很小，除非存在病理情况。成熟乳的成分处于相对稳定的状态，但也会根据婴儿的成长发生改变。在此阶段若母亲暴露在有病原微生物的环境中，其乳汁中的相应抗体亦会相应增加，以保护婴儿。

2. 第二年以后的乳汁

世界卫生组织建议至少纯母乳喂养 6 个月，并从第 6 个月开始引入固体食物同时持续母乳喂养直到婴儿 2 岁甚至更大。乳汁至少能提供 6~11 个月大婴儿所需热量的 50%，第二年之后，每 500 毫升的乳汁仍可以提供一天所需蛋白质的 1/3 以及部分维生素。第二年的持续母乳喂养可以有效预防维生素 A 缺乏。乳汁成分也会随单次哺乳的不同阶段，以及哺乳的频率和乳房的充盈情况等发生相应的变化。

二、哺乳姿势

母亲舒适而自然的哺乳姿势，是保证婴儿正确含乳的前提；而婴儿正确地含接，是保护母亲乳头不受伤害、减少哺乳期乳房并发症以及乳汁有效转移的关键，这对于母乳喂养的开启与持续有非常重大的意义。

母亲可以采用许多不同的姿势哺乳，但无论采取何种姿势，母亲都要放松舒适，可使用枕头靠垫等支托母亲背部、腰部、手臂等。移去婴儿的襁褓以及厚重的衣物和手套，使其手部可以自由活动。手部的触感不但可以帮助婴儿触摸母亲乳房皮肤，使得母亲的乳房接收到婴儿的需求信号，还可以促进新生儿神经系统发育。最常用的方法是半躺式哺乳，摇篮式、交叉式、橄榄球式、侧卧式。在特定情况下，还有很多姿势能使用。

在协助母亲找到舒适的哺乳姿势时，需关注以下几个方面

1. 哺乳姿势没有标准答案，每位母亲对"舒适度"的感知与要求不同，帮助母亲找到最适合她自己的姿势，比教会某一固定姿势更实用。在母亲很熟练地进行哺乳之后，可以支持她尝试各种其他姿势。

2. 必要的时候提供基本的原则信息，例如，母亲需要稳定支撑住婴儿的肩、颈，以及臀部，不限制婴儿头部活动，避免将婴儿头部推向乳房；胸贴胸、腹贴腹，下巴贴乳房；婴儿的耳朵、肩膀及臀部呈直线，避免颈部扭曲造成含接困难。

3. 借助辅助工具，例如枕头、靠垫等，教会家庭成员支持母亲哺乳。例如剖宫产术后的母亲可能喜欢侧躺哺乳，可指导家人在母亲的腰背部垫好枕头；母亲采用后躺式，则帮助母亲抬高床头；如果母亲喜欢摇篮式，在她的肘部放置靠垫，避免手臂长时间悬空导致疲劳。

4. 提供安静无打扰的环境，首先让母亲和婴儿进行尝试，避免过多语言指导和纠正。尤其避免使用消极语言，适当鼓励和赞扬母亲的正确之处。也可轻柔地将母亲的手臂放置舒适的位置。而不是指导者替代母亲来怀抱婴儿作为示范。

5. 产后早期婴儿的含乳非常重要，关系到母亲的舒适度以及乳汁转移的效率，专业人员需告诉新手母亲耐心观察婴儿在乳房上的表现，比如婴儿嘴巴张大，上下唇外翻呈"鱼嘴"状，下巴紧贴乳房，大部分情况下可观察到婴儿嘴巴上方露出的乳晕多于下方，鼻子露出可自由呼吸。做一些适当的调整以使得双方舒适，并教会她和家人判断婴儿摄入足够的方法。

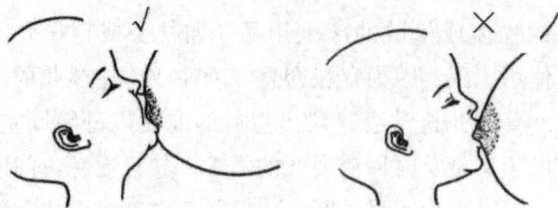

图 10-1　正确的含乳与错误的含乳姿势图解

三、帮助母亲识别婴儿的饥饿信号

根据饥饿信号进行喂养会促进母婴之间的亲密联结，有助于避免乳汁淤积，以及避免由此导致的乳房肿胀或乳腺炎等问题。缺乏关于饥饿信号的知识会导致母亲们误解婴儿的行为和给予不必要的补充物。帮助母亲学习识别婴儿的饥饿信号可以在分娩后母婴进行肌肤接触时就开始。产后持续提醒母亲注意婴儿的饥饿信号将加强母亲的学习。婴儿嘴部的活动以及其他信号可以有助于母亲识别。新生儿每1.5~3小时开始感到饥饿，有时甚至更短。他们可能需要每1~1.5小时连续喂养3~4次，然后睡4~5小时。观察婴儿的早期饥饿信号会帮助母亲知道何时以及多久需要喂养婴儿。确保父母理解按信号喂养并不是按哭泣声喂养。督促父母在婴儿发展到哭泣之前就识别婴儿的早期喂养信号，大多数婴儿在开始哭泣之前就会表现出饥饿的迹象，例如早期婴儿身体开始扭动，摆动手或者脚，将手放到嘴边或者开始吃手；然后会表现得有些烦躁，婴儿处于清醒状态，开始有间断性哭闹，到最后开始持续哭闹，皮肤颜色变红等。大部分情况下，新手父母可能将婴儿的哭泣当作是哺乳的信号，但这是哺乳的最晚期信号。在此时期，婴儿往往因为大哭而使皮肤颜色改变（从粉色到红色）。婴儿对外部和内部的刺激反应高度敏感，"哭闹"除了可能代表饥饿，更可能代表其他的需求，往往表现为动作不协调，可能会出现拒绝乳房，或者含接后吮吸几次，却哭闹加剧等等表现，往往会使母亲误认为婴儿不需要吃奶，或者自己的乳量不足，让婴儿无法满足。当婴儿哭闹严重时，母亲可在哺乳前先将婴儿安抚到平静状态再含接乳房，比如皮肤接触、怀抱、温柔摇动、轻柔地歌唱或者与之对话。

四、对母婴进行母乳喂养评估

母婴在医院期间，应由受过哺乳专业训练的人员评估和记录母乳喂养的有效性，直到母婴出院，再进行随访。如果分娩和住院的时间较长，则评估应持续进行，直到母乳喂养成功建立。目前我国部分爱婴医院产后病区母乳喂养评估可以做到交接班记录。针对有母乳喂养高风险的母婴，护理人员会重点关注。

在目前的实践中，尽管评估项目可能会有所差异，但内容基本都包括以下几个方面：母亲的哺乳次数，哺乳姿势，含接效果，婴儿体重，大小便的颜色和次数、量的变化，是否有黄疸以及具体测量值，母亲对哺乳的满意程度（包括是否有乳房疼痛、乳头疼痛等），母亲和家庭所提出的母乳喂养问题

等，同时教会母亲手挤奶。如果母乳喂养的建立并不顺利，则母婴都需要专业人员的帮助，从以上这些方面进行改善和调整，同时结合儿科医生的评估，排除其他原因引起的母乳喂养问题。

1. 生理性体重下降及其恢复

健康足月的婴儿在子宫内储备了足够的脂肪和水分完全可满足新陈代谢的需求，出生以后皮肤水分蒸发、排尿排便以及利用脂肪产热等，会出现生理性体重下降（表 10-1）。通常认为生理性体重下降在产后 3~4 天达最低点，下降范围为 3%~9%，出生后第 7~10 日应恢复出生体重。如果体重下降超过 10% 或至第 10 天还未恢复到出生时的体重，则为病理状态，应分析其原因。如生后及时合理喂哺，可减轻或避免生理性体重下降的发生的。目前大多数医院以 7% 为正常和异常的分界点，但是否能判定为摄入不足，作为添加配方奶的指征，一直存在争议。

表 10-1　不同专业机构对生理性体重下降的建议

来源	建议内容
美国儿科学会（AAP）	产后 3~5 天时体重下降不超过 7%，自第 5 天起不再减少，儿科医生需随访加强评估，排除潜在问题，适时干预，提升乳汁的移出
国际哺乳顾问协会（ILCA）	产后 96 小时（4 天）之后持续体重丢失，产后 336 小时（14 天）未恢复到出生体重，为乳汁移出不足的指征的
母乳喂养医学会（ABM）	健康足月婴儿产后 5 天如果体重丢失大于 8%~10%，同时母亲缺乏乳汁大量分泌的证据，可能预示着需要补充添加

这些建议均说明，单凭体重下降百分比，并不能断定哺乳的效果，婴儿的生理性体重下降以及恢复是一个动态变化的过程，需要持续监测，同时须结合母婴其他表现，例如体重回升的时间长短和趋势，还有大小便排出量和颜色变化、母亲泌乳的状况等作为参考，并且识别可能的风险因素，持续给予良好的哺乳管理，保证婴儿有效吸吮获得足够的

母乳是解决问题的重要措施。

2. 产后早期的摄入量和排出量

婴儿出生后，大小便的排出量和变化也是判断是否摄入充足的重要指标，许多文献比较了纯母乳喂养婴儿与瓶喂、配方奶喂养婴儿喂养次数、摄入量的不同，给出了产后早期婴儿摄入量和大小便排出的参考，见表 10-2。

表 10-2　新生儿产后一周母乳喂养模式表

日龄	24h 喂养次数	每 kg 体重日摄入乳汁量（ml）	3kg 婴儿每次摄入乳汁量（ml）	每日小便次数	每日大便次数
1	4~12	3~17	2~10	次数不等	次数不等
2	6~12	10~50	5~15	次数不等	次数不等
3	8~12	40~120	15~30	通常 > 3~5	通常 > 3~4
4	8~12	80~160	30~60	通常 > 3~6	通常 > 3~4
5	8~12	120~160	45~60	通常 > 3~6	通常 > 3~4
6	8~12	130~160	50~60	通常 > 6	次数不等
7	8~12	140~170	55~65	通常 > 6	次数不等

需要重点强调的是，此表并非为母乳喂养婴儿设定标准，而是通过一系列观察和总结得出的数据，显示新生儿产后 7 天喂养模式。实际上婴儿间还存在一定的个体差异：

（1）喂养次数差异　产后早期喂养的次数个体差异很大，第一个 24 小时内许多婴儿有较长的睡眠过渡期，可能喂养次数少。随着婴儿对外界环境的适应，可能出现频繁寻乳。因此不建议母亲严格计算哺乳的次数，而是尽可能顺应婴儿表现出来的线索进行哺乳，一对正常母乳喂养的母婴，24 小时的哺乳次数也可能超过此范围。

（2）摄入范围差异　婴儿的摄入量同样存在较大差异，但是前 3 天的摄入量都明显小于日常所认为的配方奶添加量，需告知母亲及其家人，即使有医学指征，需要添加配方奶，母乳喂养婴儿的需求量也是从少量逐渐增加，在添加的同时也要促进正确的含接和吸吮吞咽呼吸协调，避免过度喂养。

（3）大小便排出差异　不同文献对婴儿早期排出量给出的建议同样有所区别，单纯依靠大小便次数来判断摄入是否充足，其敏感性和特异性都有待提升，即使是正常喂养的婴儿，排便次数都可能相差巨大，次数的建议可作为参考，但硬性规定次数可能会误判许多正常的婴儿为母乳喂养"不足"。后续更新的指南不再对产后早期每 24 小时的大小便提出具体次数的要求，而是动态关注其变化，并结合多项指标综合判断。大小便作为摄入量参考的指标，往往是一个"正向"指标，婴儿大小便排出量或次数充足，尤其是充足的大便，大部分情况下摄入母乳量是较为理想的。摄入足够的婴儿，绝大多数在产后第 5 天或者之前胎便转黄，如有结晶尿，也在这个时候或者之前消失。产后持续观察到第 5 天、专业人员依据大小便的变化通常可以对婴儿的摄入有基本的把握。而产后前 2 天内，临床观察发现，频繁吸吮促进肠蠕动，婴儿可能出生第 1 天就排出较多次胎便，在母亲乳汁大量分泌之前，大小便次数并不多，甚至可能第二个 24 小时无大便排出，但结合婴儿表现，又不能轻易认为摄入不足。这个时候对摄入量的把握要更多关注体重变化，关注母婴各自的状态以及在哺乳过程中的互动等综合来看，并保持密切观察，直到有明确的标志出现。即使母亲乳汁大量分泌以后，婴儿在纯母乳喂养期间的大便排出模式同样也因人而异，需告知母亲及其家人

婴儿的大便特点，结合其他婴儿表现，避免过度焦虑。

3. 预防和管理生理性乳胀

乳房肿胀在产后早期是常见情况，由于乳汁的大量分泌以及血管扩张，使得乳房充盈，乳晕膨胀，母亲感受到乳房发热胀满，乳房表面皮肤紧绷，也有个别母亲感觉乳房疼痛等表现。乳房在泌乳 Ⅱ 期时的胀满一般被认为是生理性的，俗称"生理性乳胀"。在正常进行母乳喂养情况下，无须人为干预，肿胀可自行缓解。乳房肿胀目前并无标准可靠的评估工具，仅依靠主观的判断方式，例如视觉描述，母亲对乳房硬度、紧实度，皮肤张力，温度的感受来确定。对于产后第 2~3 天乳房的突然充盈胀满以及疼痛状况，目前主要的处理原则是让母亲感觉舒适，促进婴儿吸吮，避免不必要的人为干预。

在实践中，产后即刻开始的皮肤接触以及良好的母乳喂养关系建立，包括确保母婴不分离，舒适的哺乳姿势，按照婴儿提示哺乳，不限制哺乳时间等是预防严重乳房肿胀的关键。

4. 注意母亲对哺乳的满意度

母乳喂养是母婴双方的事，母婴双方都可以从正常的母乳喂养关系当中获得愉悦体验，产后婴儿的状态相比起母亲，受到的关注度更高。但母亲对哺乳的满意度是母乳喂养持续的重要原因。许多情况可能会影响到母亲持续哺乳的意愿，例如母亲对母乳喂养的了解程度、家庭成员的支持情况等。产后住院期间，由于不同的分娩方式，母亲的恢复状况因人而异。母亲本身的身体状况也直接影响母乳喂养的顺利进行，如果母亲患有急、慢性疾病，需要获得更多的支持。产后早期应关注婴儿含接和吸吮、母乳喂养的频率和时间，确保母亲能舒适地不设限制地哺乳，从而避免乳头损伤，预防乳房肿胀等问题，这些会增加其满意度。

五、手挤奶和吸奶器

1. 概念

（1）手挤奶　在婴儿无法吸吮时，人类的双手早于任何其他工具被用于挤出乳汁。手挤奶的优势在于没有成本、方便、易学、不损伤乳头。正确的手挤奶方法通常可用于绝大多数需要排出乳汁的

情况。

（2）吸奶器　吸奶器的类型有很多，包括手动、电动，单边、双边，家用、医用等。选择吸奶器的要求是安全、省时、高效，并且不引起终痛，喇叭罩适合母亲的乳头尺寸，符合母亲的消费能力。

最适合的挤奶方法取决于母亲产后时间，挤奶的目的及其个体情况。手挤奶是最有效的挤出初乳的方法。电动吸奶器对建立乳汁供应有益，并能有效提高乳汁获得量。当乳汁供应建立后，经济型吸奶器同样能获得需要的乳汁量。

2. 使用目的

（1）维持母亲泌乳量　如早产儿母婴分离；婴儿由于吸吮力不足、舌系带短等原因导致的乳汁移出不良时；职场母亲上班需背奶时。

（2）减缓流速　如母亲奶涨婴儿不能有效含接时；流速过快婴儿无法协调吸吮－吞咽－呼吸时。可以在喂前适当挤掉些乳汁以减缓流速。

（3）一些乳头凹陷的情形，可使用吸奶器吸出乳头，然后让婴儿含接。

3. 方法

（1）应在舒适轻松、隐秘的环境下进行，环境舒适、温度适宜。

（2）准备合适的乳汁收集容器，以及清洁手部。

（3）用温毛巾外敷乳房，身体放松，可先用手轻轻抚摸乳房，指腹温和刺激乳头使乳头直立，一只手托起一侧乳房，另一只手三指并拢，顺着乳腺导管方向，沿放射状从乳房基底部向乳晕方向按摩几分钟。然后将拇指和其他四个手指分开，大拇指食指分别放在乳晕外缘，距乳头根部大约2cm的位置，即乳管汇集的部位，拇指和其他手指呈自然"C"型，大拇指与食指轻轻向胸壁按压，避免揪住乳头向上牵拉，以不感到疼痛为宜，避免太用力或压太深，以免阻塞乳腺管。大拇指与食指相对，轻压乳晕后方，或以食指为支点，向乳头方向推压，以挤压、放松、挤压、放松的节奏压放。

（4）由于每个母亲乳晕大小不同，不需要严格强调手指相对于乳晕的位置。注意避免手形成握杯状，也不要从乳房根部用力挤压乳腺组织，按压点在乳晕周围乳腺管的汇集处，才能有效挤出乳汁。手指不要向前滑动，避免挤压乳头根部，无法顺利挤出乳汁。

（5）手指放松，但不要离开乳房。有节律地重复动作。

（6）轮流将拇指及手指摆在不同的位置，以利于不同象限的乳汁挤出。同一侧的乳房可交替利用左右手来挤奶。

（7）手挤奶时应避免以下的动作：双手挤压乳房根部、拉扯乳房和乳头、手指在乳房皮肤上滑动摩擦。手挤奶时，母亲不应该感到疼痛。

4. 使用吸奶器

（1）清洗双手，清洗乳房　按照产品说明书安装吸奶器配件，保证密闭性，对接触乳汁部分要清洗和消毒。

（2）选择合适的吸奶器喇叭罩　尺寸不合适的喇叭罩会导致乳头肿胀，乳汁吸出少。合适的喇叭罩则表现为，吸奶时乳头在管子中央伸缩自如，乳晕只会被稍稍拉动；吸奶后乳头会变大些，但不会肿胀，颜色也不会变深，乳头感觉舒服，乳汁也会吸出更多。

（3）正确的吸力　吸力过大可造成乳头疼痛。吸奶时应采用"最大舒适吸力"，从最小吸力开始逐渐增加至感觉稍有不适时减低一档，这时的吸奶过程最为舒适和高效。

（4）正确的手势　乳导管分布在皮下浅表位置，吸奶时用手掌托住乳房和喇叭罩，保持密封，避免用力压迫乳房，影响乳汁流出。

（5）刺激喷乳反射　第一次乳汁释放开始后，几分钟会退去。继续吸，几分钟后可能看到第二次乳汁释放。

5. 注意事项

（1）注意清洁　手挤奶前洗净双手、吸奶器及其配件，参照说明书进行清洗和消毒，可以煮沸消毒或微波炉消毒等。

（2）可以在肩膀披上衣服保暖　手挤奶或吸奶前，让自己放松，放松肩膀，深呼吸；吸奶时热敷和按摩乳房可帮助乳汁流出。

（3）根据不同需要决定采用挤奶或吸奶器吸奶　比如仅是缓解奶胀，则挤出或吸出少量乳汁，软化乳晕部分即可。如是想通过增加乳房乳汁移出来提高泌乳量，则可每侧吸奶器吸奶15分钟左右，到乳房变松，乳汁很难吸出时停止，吸奶后，再手挤奶1分钟，可以更好地增加泌乳。

（4）正确的手挤奶和吸奶过程是不痛的，如果疼痛，是方法不对，应给予解决。

六、乳汁储存及运送

1. 母乳储存容器的选择

目前常用的容器材质包括：玻璃、聚乙烯、聚丙烯、聚碳酯等，其优缺点如下：

（1）玻璃易清洗、方便。玻璃奶瓶，易清洗、拿取方便，但要小心摔破。奶水中的活细胞会粘附在玻璃表面上，因此活细胞量在一开始会减少；但是在储存 24 小时后，就不会再粘附在玻璃表面上，因此对细胞量影响不大。

（2）聚乙烯（polyethylene，PE）不易盛装、有破洞可能。母乳袋可能在装取的过程中不易处理，另外，有破洞的可能性。

（3）聚丙烯（polypropylene，PP）可能会有刷痕、易藏污。为稍有弹性的不透明塑胶奶瓶，在刷洗过程中可能会有刷痕，易让脏东西在其中。

（4）聚碳酯（polycarbonate，PC）过热时会释放少量的双酚 A 为透明的硬塑胶奶瓶，研究发现，在过热的状况下可能会释放出少量的双酚 A，一种类似雌激素的已知环境荷尔蒙，可能导致人类生殖道器官病变。

虽然到目前没有婴儿明确的研究确定奶瓶中释放出的少量双酚 A 对婴儿健康是否有影响，但是在某些国家和区域如欧盟、加拿大以及美国部分州等已经禁止婴儿奶瓶使用双酚 A。在未禁止的国家或区域中若选用此类产品，当瓶身有刮痕或出现雾面变化时就不应再使用，并且也不可用高效清洁剂或热水洗涤。

2. 使用母乳储存容器的注意事项

不论何种容器，细胞的活性会随着储存时间愈久而愈低（配方奶中根本没有，所以即使是储存的母乳也比配方奶好），除了聚乙烯的母乳袋可能会使对抗大肠杆菌的免疫球蛋白丧失 60%；聚丙烯容器可能会减少维生素 C 含量外，甲型免疫球蛋白及维生素含量不受容器材质影响。一般来说，初乳在任何容器中都很稳定，但使用时仍须注意：

（1）一般的宝宝，注意保存期限及运送的安全。

①每一个容器内不要存放太多乳汁，以免吃不完丢弃，也可避免乳汁在冰冻的过程中胀破容器。

②在容器外贴上挤奶的日期和时间，并先使用最早挤出的乳汁，以避免过期。足月宝宝的妈妈，

使用何种容器可能都不是大问题。但还是要注意挤奶过程中的清洁，挤奶的过程中不要碰到容器的内侧。

③运送过程中，所有的乳汁都应置于没有冰块的冰桶内，以避免冰块融化时温度回升。多余的空间则可以使用干净的毛巾或蓝冰塞住。

（2）早产或生病住院的宝宝，要更小心保存。

如果是要给早产或生病住院的宝宝喝的乳汁，除了上述一般宝宝的注意事项外，还必须特别留意下列的事项：

①如果挤出来的乳汁是要送到医院给生病或是早产的宝宝喝，就要特别留意容器的选择。可使用硬的玻璃奶瓶（玻璃）或透明的硬塑胶奶瓶。但是北美母乳库协会强烈建议，不要使用母乳袋（乙烯）来装乳汁，因为装取的过程比较容易污染。

②如果是送到医院给生病及早产的宝宝喝，挤出的乳汁除非于 1 小时内使用，否则应立即放入冰箱冷藏。挤出后 48 小时内不会使用的乳汁也应冷冻处理。

③冰冻的乳汁应先使用最早挤出的，并确保乳汁于 3 个月内给予住院的早产儿食用。（也有建议一旦早产宝宝开始进食后，先食用妈妈前 10 天挤出来的初乳，之后则尽可能喝新鲜的母乳。）

3. 储存乳汁的时间及加温原则

乳汁在储存时，应尽量维持温度一致以免变质；而在加温时，也应慢慢回温，避免高温加热，以免破坏营养。存放尽量维持温度一致。

（1）乳汁挤出后可以储存多久？

一般足月健康宝宝家用奶水的储存时间如下表所示，且须注意下列原则：

原则 1：不要放在冰箱的门边，应尽量放在冰箱内部，温度比较不会受开关门影响。

原则 2：挤出来的乳汁放在冷藏室冰凉了后，可以加至已有冰冻奶水的容器内，但注意不可过满。

原则 3：冷冻过的乳汁，油脂会浮在上面，看起来分为两层是正常现象。

表 10-3　为住院婴儿储存母乳的指南

方法	住院婴儿
室温（25℃）（最好马上冷藏）	< 4h
冷藏（4℃）（新鲜母乳）	最长 7 天
有冰包的保冷袋（15℃）（运输母乳）	< 24h

（续表）

方法	住院婴儿
在冷藏室完全解冻的母乳（4℃）	＜24h
冷冻后取出到室温下的母乳（25℃）	＜4h
冷冻格（单门冰箱）	没有推荐信息
冷冻格（−5℃）（不放在冰箱门上）	＜3个月
超低温冷冻（−20℃）	＜6个月

数据来源于 HMBANA et al.，2006

表10-4　为健康婴儿储存母乳的指南

方法	健康婴儿
室温（25℃）（最好马上冷藏）	＜6h
冷藏（4℃）（新鲜母乳）	＜8天
有冰包的保冷袋（15℃）（运输母乳）	＜24h
在冷藏室完全解冻的母乳（4℃）	＜24h

（续表）

方法	健康婴儿
冷冻格（单门冰箱）	2周
冷冻格（−5℃）（不放在冰箱门上）	＜6个月
超低温冷冻（−20℃）	＜12个月

（2）冷冻奶解冻加温：慢慢解冻回温。

冷冻的乳汁，可于前一晚拿到冷藏室慢慢解冻（约需12小时），或是在流动的温水下解冻。

使用时，将冷藏过的乳汁置于室温下退凉即可，或是将奶瓶放于内有温水的碗中（不要隔水煮沸）慢慢回温，水位不要超过瓶盖。并谨记绝对不可以使用微波炉解冻，使用前可轻摇，使乳汁和油脂混合均匀。宝宝嘴巴喝过的那一瓶奶，应该在那一餐喝完，没有喝则需丢掉，不可留至下一餐，以免产生细菌。

第五节　乳汁分泌不足的评估与处理

乳汁不足定义为母亲制造的乳汁不能满足婴儿生长发育所需的量。乳汁不足是许多母亲使用奶瓶或停喂母乳最常见的原因。这种情况尤其容易发生在产后的头几周哺乳尚未顺利之前。通常母亲自认为她的乳汁不足，但在出生的头几天，婴儿所需的乳汁并不多，只要婴儿含乳正确、频繁哺喂，婴儿实际上都可以得到他所需要的乳汁。大部分的母亲能够制造足够的乳汁给1~2个婴儿吃，他们几乎都可以制造比婴儿所需还多的乳汁。乳汁不足是真实存在还是主观臆断的，仍需通过详细的既往史和哺乳评估来判断。真正的乳汁不足常是多重因素造成。

有时婴儿没有得到足够的乳汁是因为他的吸吮不够频繁，或是无效吸吮导致。因此除了评价母亲可以制造多少乳汁，更重要的是要评价婴儿是否得到了足够的乳汁。

当新生儿没有吃到足够乳汁时，体重会增加不良而且大小便的排出量减少，若不及时矫正，会影响婴儿的营养、生长与发育。

婴儿得不到足够乳汁的原因有很多，例如婴儿的含乳不正确，或是母亲没有得到足够的支持与协助。因为焦虑与压力而影响泌乳与哺乳的方式是产后初期乳汁不足最常见的原因，其他少部分的情况可能和母亲本身有解剖或生理方面的异常有关。如

巨乳症或内分泌功能异常；或是婴儿的解剖或生理因素有关，例如早产儿口腔结构异常的婴儿，刺激乳房泌乳的能力不够。因此在评价时搜集母亲与婴儿的病史与哺乳史很重要，同时详细地观察一次哺乳过程也是必要的。

一、臆想乳汁不足

即使事实上乳汁分泌量是足够的，母亲可能基于婴儿行为表现或个人经验，而误以为自己乳汁分泌不足：

1. 在泌乳Ⅱ期到来前，很多新生儿表现出频繁哺乳的需求，母亲可能会理解为"乳汁产量不足"和"婴儿饥饿"，因而在泌乳Ⅱ期前即喂食其他添加物。

2. 母亲会将以下婴儿行为视为没吃饱的表现：哺乳后烦躁；哺乳持续时间过长；或放上乳房时哭闹。尽管原因可能是乳汁供给不足，但也有可能是由于婴儿身体不适或者高吸吮需求引起的。这种情况也可见于婴儿无效吸吮。

3. 有时当乳汁超量供给时（婴儿推开乳房哭闹，或婴儿虽想吸吮却焦躁不安），会被误以为是乳汁分泌不足。

4. 正常新生儿高频率夜间哺乳，会被误以为是乳

汁分泌不足。

5.母亲也会因为乳房变得柔软，乳房体积正常减少，以及胀奶的感觉减少，溢乳停止，或排乳反射的感觉改变，而认为是乳汁产量变少。

6.母亲质疑自己分泌足够乳汁的能力。

二、真实的乳汁不足

（一）婴儿没有得到足够乳汁需要评价喂食状况的征象

（1）婴儿前2周内体重比出生体重减少10%。

（2）出生2周的婴儿尚未回到出生体重。

（3）第一次小便后，任何24小时内未再解小便（解尿次数少）。

（4）出生1周仍未解金黄色母乳便。

（5）有脱水的临床症状。

（6）2周~3个月大的婴儿每天体重增加小于20g。

（7）完全平缓的生长曲线。

表10-5　纯母乳婴儿平均每天增加的体重

	出生~1个月	1~4个月	4~6个月
男婴	36.24g	31.72g	15.51g
女婴	35.03g	（2个月~4个月）27.57g	15.55g

婴儿的体重（表10-5）、大小便次数只是一个指导，而不是婴儿必须遵守的准则，这些观察可以帮助我们筛选诊断及矫正临床上哺乳问题，但是不需要刻板地适用于所有的母亲。婴儿的生理状况与精神状态，母亲哺乳时的感受等也都是参考的指标，经验的累积将有助于临床的警觉与判断。

（二）婴儿没有得到足够乳汁的可能原因

从泌乳机制来看，婴儿没有得到足够的乳汁，可由三方面来评价：与泌乳相关的激素分泌异常、乳房组织的异常以及哺乳方式不当。想要顺利母乳喂养，婴儿和母亲都扮演着相当重要的角色，也是最常见的原因，另外有少数状况是因为婴儿本身的生理因素影响吸吮。

1.内分泌疾病

由于泌乳的过程中需要许多荷尔蒙的作用，因此当母亲患有内分泌疾病时可能影响泌乳。

（1）黄体期缺陷　黄体素分泌不足，容易导致流产，也容易引起产后泌乳不足。但是产后使用黄体素会抑制泌乳激素，因此针对黄体期缺陷，许多研究指出，在怀孕期间补充黄体素，可以改善产后的泌乳状况。

（2）妊娠期黄体囊肿　有些妇女在怀孕时卵巢会生长出一个很大的黄体囊肿，引起大量的雄性激素分泌，抑制泌乳素。母亲的外观会出现比较明显的男性特征，例如多毛。不过这种情况很罕见，而且即使未经治疗，黄体囊肿也会在大约4周后自然消退。

（3）多囊性卵巢症候群　同样会引起高浓度的雄性激素与男性化特征，同时可能造成乳腺组织发育不良。

（4）激素调控失常　产后大出血引起脑下垂体前叶的坏死的席汉综合征（Sheehan's syndrome）、胎盘残留、甲状腺功能失调、肥胖与母亲的年纪较大、使用避孕药、再度怀孕、母亲的心理（抑郁、疼痛、压力）等等，亦可能和激素的调控有关，因而影响泌乳的功能。

2.乳房组织异常

乳房若有解剖方面的异常也会影响泌乳。

（1）乳腺组织发育不良　乳腺组织可能因为激素的刺激不足导致发育不良，无法制造足够的乳汁，但是这并非绝对。除了必须进一步排除母亲本身是否合并其他的内分泌问题，频繁的刺激乳房与增加乳汁的移出，或是在专业人员的指导下使用刺激泌乳的药物，都可以帮助母亲增加乳汁。

（2）巨乳症　因为乳房组织过度发育导致巨大的乳房，常常会使得婴儿有含乳的困难，也容易因为乳汁淤积而引发乳腺炎。这些病人可能在青春期时进行缩胸手术，去除的组织越多或重植乳头的位置，对哺乳的影响越大。手术的方法应尽量以不切断乳腺导管和损伤第四肋间神经的分布区域为宜，以免影响排乳反射，手术后仍有可能正常哺乳。

（3）先天波兰氏症候群（Congenital Poland's Syndrome）　通常是靠近胸骨侧的胸大肌未发育，进而引起该侧的乳房组织未发育或发育不良。患侧可能没有乳头或乳晕。不过，另一侧的乳房通常是正常并且具有功能的。

（4）隆乳手术　评价手术后的泌乳功能，必须先了解隆乳前的乳房状况。是因为乳房发育不良而进行手术，还是单纯仅为美化身体曲线？手术的方式也有影响，在乳晕周围切开或在肌肉上方进行植入最容易减少乳汁的制造能力。

3. 哺乳方式不当

（1）婴儿含乳与吸吮　当婴儿含乳方式错误或吸吮的力度不足时，他不但无法得到足够乳汁，并且可能引起乳头的损伤，造成母亲的乳头疼痛。当乳汁无法有效移出时，过度胀奶引起的负反馈会减缓与减少乳汁的分泌。因此，当母亲有乳头疼痛的问题时必须检查婴儿的含乳姿势。含乳姿势尚未稳定的婴儿，如果使用奶瓶喂食或是吸吮奶嘴可能引起乳头混淆，拒绝乳房，从而对乳房的刺激减少，导致母亲的泌乳量减少。

（2）哺喂方式　产后尽早开始且频繁地刺激乳房是帮助母亲建立奶量的关键。如果产后没有尽早开始哺乳，哺喂不够频繁，例如采取定时定量的哺喂方法，夜间没有哺乳或是使用奶瓶奶嘴，过早开始添加其他食物等。这些哺喂方式都会减少对乳房的刺激，降低乳汁的分泌。如果婴儿没有在出生头一天开始哺喂母乳，母亲的乳汁可能较久才分泌，婴儿可能要花较长的时间才开始增加体重。

新生儿因为胃容量小且胃肠功能尚未成熟，少量多餐频繁地寻乳与吃奶是正常的行为。如果在出生后的前4周，一天哺喂母乳少于8次；或是在较大的月龄时，一天哺乳少于5~6次，是婴儿没有得到足够母乳的常见原因。如果母亲太早停止夜间哺乳，她的奶量会减少，婴儿可能会体重增加不理想。哺乳的时间太短或频繁换边喂养时婴儿可能因为没有得到富有脂肪的后奶而生长缓慢。

4. 婴儿因素

（1）疾病　肌张力低下、早产儿、先天性心脏病等虚弱的新生儿吸吮乳房的力度不足或不够频繁，因而无法刺激乳房制造足够的乳汁。

（2）口腔结构异常　比较常见的口腔结构异常，例如舌系带短和唇腭裂。

①舌系带短　大约有3%的新生儿有舌系带过短或肥厚的情况，男婴多于女婴，有家族遗传的倾向。并非所有的舌系带过短都会影响含乳，大约有1/4会影响含乳。婴儿的舌系带过短时，婴儿的舌头无法做良好的伸展，加上舌头两侧无法卷起形成杯状，因此在含乳时要抓握和稳定乳房有困难，同时舌头也很难形成一条沟让乳汁流向咽喉，并且可能造成乳头疼痛。此外，舌尖和舌中向上提起的能力受限，

将乳房组织往硬腭按压挤出乳汁的力度不足，对乳房的刺激会不够而导致乳汁不足。

②唇裂　利用手指或乳房组织将嘴唇裂口填满，通常可以顺利哺喂。

③腭裂　因为上腭缺损，使得婴儿无法将乳房前端形成奶嘴状，导致无法有效吸吮刺激乳房制造乳汁，同时乳汁可能溢入鼻咽部造成婴儿不适。然而母乳对这些婴儿有很大的好处，例如，训练腭肌，增强肌力，帮助耳咽管通畅，以减少中耳炎，母乳的免疫功能亦能帮助减少术前、术后感染。哺乳时，母亲可侧躺哺乳，让乳房尽量"垂入"填满婴儿口腔；容易呛奶的婴儿可以采取坐姿哺喂。另外，可一边喂奶一边将乳汁挤入婴儿的口中，刺激婴儿更多的吸吮。哺喂之前先挤出一些乳汁，让婴儿吃到脂肪热量较高的后奶，哺喂之后再挤奶，让乳房得到足够的刺激制造乳汁。

（3）进食的压力与拒绝乳房　当婴儿感受到进食的压力会出现感觉防御或拒绝乳房的情形。进食的压力来源包括环境因素例如太亮太吵、温度不适等；另外还有乳汁的流速太快或太慢、喂食者的动作、口腔颜面的接触，还有婴儿本身的生理状况，例如胃食管反流、呼吸困难、消化功能不好等。

三、如何预防婴儿没获得足够乳汁

对于大部分能自然受孕，并且顺利生下婴儿的母亲来说真正因为激素功能异常或是乳房组织异常而泌乳不足的情况并不常见。因此，给予母亲正确的哺乳信息，并且帮助母亲从一开始就建立泌乳量十分重要。

1. 建立泌乳

产后立即肌肤接触有助于婴儿的寻乳本能，越早开始哺乳越好，之后让婴儿待在母亲的身边，指导母亲观察婴儿的饥饿表现。当婴儿出现饥饿表现时就哺乳，头几周频繁的哺乳（每1~2小时）是正常的。限定时间或延长哺喂的间隔，使用奶瓶奶嘴或添加其他食物如配方奶，将导致母亲乳房肿胀与减少对乳房的刺激，降低乳汁的分泌。此外，夜间哺乳对奶量的建立很重要。协助母亲学会躺喂或是鼓励婴儿主导式喂食的方式。缺乏信心、焦虑、忧郁、疼痛、压力大的母亲，也不容易顺利泌乳，家人朋友的支持与专业的协助可以改善母亲的心情，

放轻松的母亲能更快找出与婴儿生活的规律节奏。

2.协助婴儿正确地含乳与吸吮

松开婴儿的襁褓，让婴儿的身体能够自由伸展与寻乳，将婴儿放在母亲胸前，肚子向着母亲的胸腹部贴紧，脸部正面向着乳房，让婴儿自行寻乳。或是建议母亲挤出一些乳汁，用乳头轻轻刷过婴儿的上唇、人中或鼻头，激发婴儿就乳的兴趣，婴儿会出现舔食或轻啜动作，之后会自行张大嘴含住乳房，或是掌握婴儿张大嘴的时机，让婴儿保持头部稍微后仰的姿势，将其身体向前靠向母亲的乳房，即可含住乳头与乳晕。乳头较短或扁平时，可以试着以拇指和其他四指在乳晕后方，将乳房前端压扁，好像做个三明治乳头，帮助婴儿含乳。

婴儿含乳含得深时，通常只能看到婴儿的脸和外翻的上唇，轻轻拨开婴儿下巴处的乳房，可以检查婴儿的下唇，是否呈现向下外翻的形状；以及下巴是否紧贴乳房。良好的含乳姿势是不对称的，下颚含住较多的乳晕，并且不会引起乳头的疼痛。婴儿在含乳与吸吮时，头部微微后仰，鼻子与乳房间有空隙可以呼吸。必要时，建议母亲寻求专业人员的协助，以了解婴儿是否有正确地含乳。

婴儿吸吮时，下巴的动作明显，呈现大约一秒一次的规律，顺序像是张大嘴巴→暂停一下（让奶水进入口中）→合起来（往下吞咽）。婴儿的下巴出现这样的暂停动作，就表示他从乳房上吃到一大口的乳汁，暂停的时间愈长，表示吃到的乳汁越多。如果婴儿只是很浅很快的吸吮，将无法得到太多的乳汁。

四、乳汁分泌不足的处理

（一）评估

（1）信息采集 孕产史、哺乳史、相关疾病史、避孕药/利尿剂等用药史。

（2）评估哺乳方式 哺乳姿势、含乳。

（3）评估母亲 乳房状况、心理状态。

（4）评估婴儿 口腔状况、大小便、体重、生长发育状况。

（5）评估母乳喂养关系 婴儿有无拒绝乳房。

（二）根据问题发生的原因进行干预

1.帮助建立信心及提供支持

（1）对母亲宣教 哺乳姿势及如何建立有效的就乳，识别婴儿何时吞咽乳汁。

（2）哺乳时乳头疼痛 与婴儿体位或含乳方式不当有关，及时调整。

（3）提供母亲观察婴儿觅食行为的宣教，按婴儿饥饿需求哺乳而非按时哺乳。

①觅食行为 表现为眼球快速运动，吸吮嘴唇和舌头，将手放入口中，身体活动，发出轻微声音，这表明从浅睡眠转入警醒期，此阶段哺乳更有效。婴儿处于深睡眠期时无法哺乳，按时哺乳可能就会遇上此时间段。

②每 24h 应哺乳 8~12 次或仅在医学指征下提供补充替代品；当不能亲喂时，母亲应手挤或使用吸奶器收集乳汁。

③在开始哺乳前交替按摩或挤压乳房，部分婴儿需要有乳汁流出来以利持续含乳。

④母亲应知道如何判断婴儿是否得到了足够的母乳；大小便的情况可以作为指标之一（量及颜色的变化很重要），但体重增加才是最佳指标（2 周内恢复出生体重，3 个月内每周增重 150~240g）。

⑤母亲若在分娩时使用催产素和/或大量补液，其婴儿在产后前 3 天体重下降会超过正常生理性体重降低，不应与母乳摄入不足相混淆。

（4）增加哺乳或挤乳次数，当挤乳时尽量做到与婴儿频率一致，在午夜至凌晨 5 点也至少增加一次挤乳。

（5）在哺乳和挤乳时按摩乳房。

（6）在哺乳或泵乳时按压乳房（哺乳时用手挤乳）。当婴儿在乳房上待很久，却只有轻轻地吸吮或容易睡着时，或乳汁流速减慢，婴儿烦躁地拉扯乳房，这时候都可以使用挤压乳房的方式将乳汁"挤进"婴儿的口中，刺激他的吸吮反射，继续吸吮。挤压乳房的频率不要太急切，按压后稍微施压并停住，待婴儿停止吸吮后再重复。

（7）在泵乳结束后再用手挤剩余的乳汁，从而进一步促进乳汁分泌。

（8）每天尽可能多的与婴儿肌肤接触。

（9）在哺乳时给婴儿提供喂食管进行营养补充。

（10）当婴儿吸吮减弱时可换边哺乳。来回持续进行，直到婴儿获得足够的奶量，不过尽量让一边的乳房喂到完全松软再换边，让婴儿吃到脂肪热量较高的后奶。

2.通过额外的移出乳汁来确保母亲的乳汁分

泌量。

3. 尽可能模拟亲喂。

（1）如果婴儿有能力吸出乳汁，则将辅助器放置在乳房上。

（2）替代喂养时（瓶喂、指喂等）裸露乳房并抱着婴儿。

4. 如可能，可以每4小时挤乳一次来估算24小时的泌乳量。

5. 为第一周的新生儿提供所需的添加物，初乳/捐赠乳/配方奶，预期摄入量基于婴儿的年龄与体重。

表 10-6　新生儿哺乳量参考

新生儿年龄（产后小时数）	哺乳量（毫升/次），假设8次/24小时
1~24	2~10
24~48	5~15
48~72	15~30
72~96	30~60

五、增加泌乳量的其他方法

1. 药物催乳剂

目前没有为增加乳汁产量而专门研发的药物；所有使用的催乳药物均是发挥该药物适应证以外的作用。常用药物有：

（1）甲氧氯普胺　被成功用于增加不稳定的乳汁量，特别是用于早产情况下，但在部分母亲身上发现抑郁的不良反应，有抑郁史的母亲不适用，其余母亲能在使用后出现显著效果。

（2）多潘立酮　被用于治疗消化道疾病，它能有效提高乳汁产量，而且没有甲氧氯普胺的不良反应。多潘立酮是唯一通过随机、双盲、安慰剂对照试验可用于增加泌乳量的药物。

2. 补充疗法

（1）冥想/放松/按摩。

（2）针灸/穴位按压。

（3）足底按摩。

（龚雪）

拓展章节

母乳喂养相关知识储备

第一节　乳汁的成分及其功能

一、乳汁中的营养成分及功能

1. 水分　母乳中水分的含量约占88%。无论母亲是生活在炎热干旱地带还是寒冷潮湿地带，母乳中的水分都能充分满足健康婴儿的需要。无论纯母乳喂养的婴儿处于何种湿度和温度的环境下，他的尿液渗透压均在一个正常的范围内。WHO等权威机构均推荐，6个月内的婴儿纯母乳喂养，不需要额外添加水。

2. 脂肪　母乳中脂肪包括甘油三酯（98%）、磷脂（0.8%）、胆固醇（0.5%）等，提供婴儿45%~55%的能量来源。初乳中脂肪含量较少（1.19%），到过渡乳和成熟乳后脂肪含量逐渐增加（分别为3%和3.3%）。母亲膳食中的脂肪量不会影响乳汁脂肪的总量，但摄入的脂肪类型会影响乳汁脂肪酸的构成。

脂肪的含量与多种因素相关：

（1）喂养频率：喂养间隔越长，随后母乳喂养时母乳中脂肪的含量越低；乳房排空度越高，母乳中脂肪浓度越高。

（2）与同一次泌乳的时段相关：后奶中有高达2倍的脂肪，如果能够遵循"婴儿主导式"喂养，也就是婴儿自己决定何时吃奶和停止吃奶，母亲根据婴儿的需要哺乳，婴儿能够调整自身的脂肪摄入量并且达到一个平衡。

（3）乳汁中的脂肪总量在个体间的差异巨大：平均在22~62g/L。哺乳期女性自身脂肪酸水平是低的，表明脂肪酸从母体的储备转移进入乳汁当中。

母乳中含有大量长链多不饱和脂肪酸（LC-PUFA），例如二十二碳六烯酸（DHA）花生四烯酸（AA）等，占乳汁中脂肪量的88%，为婴儿髓鞘形成、中枢神经系统发育，杆状细胞的感光功能和低出生体重儿的视力成熟所必需，早产儿的母乳喂养对其获取充足的DHA与AA非常重要。牛乳中不含DHA，且牛乳中脂肪的结构与脂肪酸的组成都与母乳有显著差异，上述长链多不饱和脂酸在牛乳中含量较低，母乳中饱和脂肪酸含量虽低于牛乳，但易于吸收，而且牛乳中的饱和脂酸易在肠腔内与钙形成不能溶解的皂钙，降低钙的吸收。母乳喂养的婴儿肠道中会有更高比例的乙酸（短链脂肪酸的一种），具有对抗细菌、真菌、病毒的作用。母乳中高浓度的脂肪酸盐使婴儿大便柔软、色浅、有轻微的味道。母乳中胆固醇（10~20mg/dl）高于牛乳，暴露于母乳中较高浓度的胆固醇可能对心血管有长期的效益，母乳喂养婴儿成人期胆固醇水平和低密度脂蛋白水平比配方奶喂养的婴儿低。

3. 蛋白质　酪蛋白、乳清蛋白　蛋白质的含量和质量的变化精准地匹配着婴儿的需求，是新生儿构造机体的物质基础，机体每一个细胞和所有重要活性物质都需要蛋白质的参与，提供新生儿免疫性和非免疫性的防御作用，母乳蛋白含量随泌乳期延长而变化，初乳蛋白质含量最高，约为成熟乳2倍，随泌乳期延长蛋白质含量逐渐下降，至成熟乳达平衡，成熟乳蛋白质的含量约为0.8~0.9mg/L。母乳中的蛋白质以乳清蛋白及酪蛋白为主。其他蛋白质的占比虽然不大，但种类多且功能各不相同。初乳中乳清蛋白与酪蛋白的比例高达90∶10，几天之后约60∶40。成熟乳中的比例是50∶50，牛乳中两者的比例是20∶80。乳清蛋白除了提供能量，还有大量的生物活性功能。酪蛋白主要为β-酪蛋白，在婴儿的胃中形成薄薄的凝乳，不易消化，具有对抗胃幽门螺旋杆菌的作用。早产儿母乳、初乳和成熟乳中酪蛋白的亚型会产生变化，如早产儿母乳和初乳中k-酪蛋白含量很低或完全检测不到，而成熟乳中则含有丰富的k-酪蛋白。

4. 碳水化合物　碳水化合物在母乳中相对恒定，提供婴儿所需能量的40%，与母亲饮食关系不大，在成熟乳中含量大约为7.0mg/dl，母乳中的碳水化合物主要成分是乳糖。

乳糖的作用：

（1）改善婴儿肠道环境：乳糖经分解消化后的最终产物是乳酸，在肠道产生酸性环境，增加了钙盐的溶解性，使更多的钙被吸收，同时促进双歧杆菌的生长，双歧杆菌代谢产生乳酸，使婴儿大便呈酸性，抑制了致病菌的生长，减少婴儿肠道感染。

（2）促进婴儿大脑发育：人类婴儿在大脑发育方面显著优于其他哺乳动物，人乳中丰富的乳糖正好能够满足其大脑飞速发育的需求。

（3）帮助增加乳汁量：胎盘娩出后30~40h，乳汁的分泌进入以下过程，孕激素的消退→血液中泌乳素水平上升→乳糖含量升高增加了渗透压→水分大量地进入→乳汁的产量快速增加，即进入全能力产乳期（泌乳Ⅱ期）。

人体的乳糖酶，可以帮助婴儿消化分解乳糖。随着人类婴儿成长以及离乳，乳糖酶逐步减少，尤其在亚商和非洲裔人群中，由于乳糖酶减少而出现的"乳糖不耐受"基本可以认为是人类成年后的正常状态。因为几乎所有的成年哺乳动物（除了人类），食谱当中并无其他哺乳动物的乳汁，哺乳动物也只有在婴幼儿时期体内左会产生足够的乳糖酶，而离乳后，机体就失去了这个功能。先天的乳糖酶缺乏十分罕见，在人群中发病率仅为1/60000此类婴儿需要不含半乳糖的特殊的婴儿配方奶。

5. 矿物质　受到母体血液中储存的影响，在母乳中基本恒定，与母亲年龄、胎次、饮食甚至是补充剂关系并不大。

（1）铁：人乳汁中的铁含量平均0.5~1.0mg/L，铁参与血红蛋白的构成，携带氧。婴儿缺铁不仅会导致贫血，还会影响免疫力和骨的发育。各种动物乳汁中铁的含量都非常少，母乳中的高乳糖及维生素C会帮助铁的吸收，婴儿对母乳中铁的吸收率是牛乳中的5倍之高，市面上铁强化的配方奶只有4%的铁质被吸收。

母乳喂养的婴儿很少缺铁，除非母亲重度贫血。给一个正常健康的母乳喂养婴儿补充铁剂，多余的铁会结合乳汁中的乳铁蛋白，降低其抑菌功能，促进细菌（比如大肠杆菌）的繁殖，增加感染的风险。母乳中的铁足够健康足月婴儿前 6 个月的需要。在 6 个月之后，适当添加富含铁的辅食，以减少缺铁性贫血的发生概率。

（2）钙：钙、磷是骨骼和牙齿的重要组成部分，并对维持神经与肌肉兴奋性和细胞膜的正常功能有重要作用。母乳钙浓度大约 200~300mg/L，低于牛乳，但钙磷比例恰当，母乳中酪蛋白含量较少，脂肪也较易吸收而不易与钙结合，同时母乳中丰富的乳糖可在肠道中部分转变成乳酸，使肠道 pH 值降低，也有利于钙盐溶解而易被吸收，因此母乳中钙的吸收远高于牛乳，足以满足婴儿的需要。母亲食中的钙和母乳中钙浓度无明显相关，哺乳期女性骨密度下降，但离乳后骨密度增加，且较未哺乳女性高。

（3）钠：母乳中的钠在初乳中最高，以后逐渐降低，离乳时又会升高。有研究显示，母乳中的钠在母亲乳腺炎期间也会升高。

（4）锌：锌与新生儿智能发育、与免疫功能的关系越来越引起人们的重视。锌不足会引起婴儿皮肤病变、免疫功能低下和生长发育迟缓等，虽然母乳中的锌含量不高，但生物利用率最佳，母乳喂养儿很少会缺锌。

（5）镁：孕期长期使用硫酸镁的孕妇，在产后乳汁中镁含量高，停药后会逐步恢复正常。

6. 维生素

（1）水溶性维生素：水溶性维生素比脂溶性维生素更能明显地反映母亲的膳食水平，但母乳中维生素的含量与母体摄入量的关系因维生素种类的不同而有所不同。如当母亲口服大量维生素 C 时，乳汁中维生素 C 含量也增高，但到一定饱和量后，再增加膳食中的维生素 C 也不能使乳汁中的含量继续提高。母乳中 B 族维生素的含量能随着摄入量的增加持续升高，乳汁中如果缺乏 B 族维生素，婴儿亦易患脚气病。对于一个极度营养不良的女性来说，维生素补充剂会改善乳汁中的维生素含量，严格素食的母亲，如不摄入其他荤食（包括蛋类和奶类），乳汁里的维生素 B_{12} 需要额外补充。乳汁中的其他水溶性维生素含量也很丰富，对于营养良好的母亲，身体内的水溶性维生素通常可满足健康足月儿的需要，无须额外补充。

（2）脂溶性维生素：母乳中脂溶性维生素（维生素 A，维生素 D，维生素 E，维生素 K）受饮食影响较小，主要靠母亲体内的储存。

①维生素 A：母乳是维生素 A 的良好来源，母乳中维生素 A 的含量平均为 200Ud。母乳中的维生素 A 在出生的第一周内含量最高，以后逐渐下降。维生素 A 缺乏，是许多发展中国家中的幼儿严重的健康问题。儿童期缺乏维生素 A 会导致视盲症，增加死亡率和感染率，所以，对发展中国家的婴幼儿来说，延长母乳喂养的时间，即使是部分母乳喂养，也可以提供重要的维生素 A 来源。

②维生素 D：母乳中的维生素 D 含量范围是 5~20UL。初乳中的维生素 D 含量比成熟乳高。从历史上来看人类在生存中，获取维生素 D 的主要途径是利用阳光，将皮肤中的胆固醇暴露于 UV-B 中合成。然而影响皮肤合成维生素 D 的因素很多，例如人种、肤色、纬度、体质指数、空气污染程度等。母乳喂养的婴儿出现维生素 D 缺乏性佝偻病是少见的，但如果婴儿未摄入足够的维生素 D 或者缺乏充足的阳光暴露，这样的可能还是会发生。

有维生素 D 缺乏风险的人包括：A. 深色皮肤的婴儿。B. 接受日晒太少的婴儿（例如居住于高纬度地区，靠近极地，尤其在冬季）。C. 处于严重空气污染地区的婴儿。D. 母亲缺乏维生素 D。维生素 D 存量低的女性（如穿着衣物几乎覆盖全身者，或没有接触到任何阳光者、素食者等），在怀孕时应多补充维生素 D，确保胎儿的生长发育和储存量。不同的国家对此推荐有差异，澳大利亚国家卫生和医学研究委员会 2012 年发布的婴儿喂养指南建议推荐处于"有风险"的婴儿（例如深色皮肤以及衣物覆盖全身的母亲的婴儿）补充 400IU/d。美国疾病预防控制中心（CDC）的公共卫生专家为降低患皮肤癌的风险，建议减少在阳光下暴露的时间，美国儿科学会（AAP）在 2003 年发布维生素 D 的补充指南，建议所有婴儿每天至少摄入 200IU 的维生素 D，2008 年后，这个推荐量是每天 400IU。

③维生素 E：乳汁中含有丰富的维生素 E（生育酚），是一种重要的抗氧化剂，保护视网膜和肺当中的细

胞膜免受氧化损伤。初乳中的维生素 E、类胡萝卜素的含量都比牛乳或者配方奶当中含量高。

④维生素 K：维生素 K 是凝血因子合成所必需的，少量存在于人类母乳当中，初乳当中的维生素 K 为 2mg/L，成熟乳为 1mg/L。出生几天后，婴儿通常能够通过肠道细菌产生足够数量的维生素 K。然而，新生儿易发生维生素 K 缺乏症，直到大量母乳摄入，促进胃肠道细菌的定植，从而提高他们的低维生素 K 水平。母亲补充维生素 K 会增加母乳的维生素 K 水平和婴儿血浆维生素 K 水平。各个国家对于维生素 K 的管理略有不同，为了预防新生儿维生素 K 缺乏相关性出血，产后肌注 1~2mg 维生素 K 是较为通行的方法。也有国家采用出生时、产后 1 周、产后 6 周分别口服 1mg 维生素 K 的方式。

二、乳汁中生物活性成分

母乳不仅给婴儿提供营养，而且大部分成分同时兼具了特殊的功能。新生儿自身的免疫物质是逐步产生的，如：婴儿 SIgA 的成熟时间为出生后 4~12 个月，而溶菌酶和记忆 T 细胞均在生后 1~2 岁才形成，因此母乳中丰富的免疫物质弥补了婴儿自身的不足，特别是初乳，目前已知的生物活性成分至少有 13 种生长因子、68 种细胞因子、415 种蛋白、超过 1000 种低聚糖、大量细胞以及中链脂肪酸，母乳中这些种类丰富的活性因子是配方奶无法模拟的，并从各个层面发挥着婴幼儿的免疫调节功能。母乳的生物活性成分包括活性细胞、益生菌、部分蛋白质、脂肪、糖类等，这些成分除了构建婴儿的身体组织，还具有大量生物活性功能。

1.活性细胞母乳中含有各种免疫细胞，有白细胞（包括巨噬细胞、中性粒细胞、淋巴细胞等）和干细胞。白细胞被认为是通过细胞旁路进入母乳的，绝大部分是具有活力的白细胞，其种类和数量随着哺乳时间的改变而有所变化。初乳中白细胞占总细胞量的 13.2%~70.4%，而成熟乳中白细胞含量为 0~2%，母乳中的白细胞或可以作为乳儿疾病的诊断信号，而当母亲和/或婴儿发生感染时，白细胞含量可快速上升至总细胞量的 94%，且在病理特征表现前就可检测到免疫细胞水平的变化，母乳尤其是初乳中的免疫细胞还具有分泌细胞因子和趋化因子的作用，这些细胞因子释放到母乳中，通过哺乳进入新生儿和婴儿的胃肠道，直接发挥免疫效应，为易感期的新生儿和小婴儿提供重要的免疫保护。母乳中的 T 淋巴细胞和巨噬细胞已被活化，运动能力远远超过外周血白细胞的运动能力，具备有效的吞噬作用，补偿新生儿暂时的免疫功能不足。

（1）巨噬细胞：初乳中绝大部分白细胞为巨噬细胞和中性粒细胞，占白细胞 90% 左右，巨噬细胞和中性粒细胞的比例大约占到白细胞总数的 55%~60% 和 30%~40%，淋巴细胞仅占到 5%~10%。母乳中巨噬细胞来源于母亲的外周血单核细胞，通过乳腺上皮迁移至乳汁。这种细胞装满脂肪，有丰富的溶酶体、线粒体、内质网和核糖体，能够直接吞噬包裹病原体发挥其吞噬作用。除了吞噬作用，巨噬细胞还可以释放细胞因子，刺激新生儿粒细胞和巨噬细胞集落的生成；帮助新生儿肠道内未成熟的树突细胞分化为成熟树突状细胞，弥补新生儿 T 淋巴细胞功能不足，并促进其功能成熟。此外，母乳巨噬细胞内含有被吞噬的分泌型免疫球蛋白 A（SIgA），在与肠道中细菌相接触后可将 SIgA 释放出细胞外，参与免疫反应，抵抗病原体。

（2）中性粒细胞：母乳中性粒细胞具有吞噬及分泌生物活性因子的作用。新生儿自身中性粒细胞分泌及吞噬功能尚不成熟，母乳的中性粒细胞恰好能够补偿其暂时的功能缺失。

（3）淋巴细胞：母乳中淋巴细胞主要为活化的 T 淋巴细胞（＞80%），且两种淋巴细胞 CD4/CD8 比例与血清相似。它们可以弥补新生儿自身 T 淋巴细胞功能的不足，又能够促进新生儿 T 淋巴细胞成熟。动物实验表明，乳源淋巴细胞能够迁移到新生儿肠道、淋巴结、肝脾等，影响广泛。母乳 CD4 T 淋巴细胞呈现活性状态，直接识别外源性病原体，参与细胞免疫。此外还表达一种与免疫记忆有关的表面蛋白。人乳 B 淋巴细胞具有分泌免疫球蛋白的活性，主要分泌 SIgA 和 IgM。

（4）人母乳干细胞：人母乳干细胞（HSCS）被证明存在于母乳后，近年来受到学者们越来越多的关注。研究表明 HSCS 可以分化为具有合成分泌乳汁蛋白功能的乳腺上皮细胞。母乳中含有处于发育各阶段的不成熟细胞和功能细胞，反映了哺乳期乳腺上皮细胞分布层次和发育过程，将为乳腺生理学和病理学研究提供全面可靠的细胞来源。此外，母乳中的干细胞有较强的再生能力，而且取得比其他干细胞容易，或许可为将来治疗多种严重的新生儿疾病提供一定的研究方向。

2.益生菌母乳中含有多种益生菌：已经检测到的母乳中益生菌包括双歧杆菌、乳酸杆菌、梭状芽孢杆菌、肠球菌、肠杆菌和拟杆菌等。母乳喂养是有菌的喂养：一方面，婴儿吸吮母亲乳房时会吸入皮肤上的细菌，细菌进入婴儿肠道，繁殖的过程中消耗氧气，形成了缺氧环境，为厌氧的益生菌准备好定植和繁殖的肠道环境；另一方面，母乳中的益生菌随婴儿摄入到达结肠并迅速繁殖，建立起正常的肠道环境。益生菌主要附着在肠黏膜上，可以保护肠道不受有害菌的侵袭，并刺激增强肠道免疫功能；不少人体所需的营养素（如B族维生素等）是由益生菌在肠道内合成的，同时益生菌还可以大大提高钙、铁、锌的吸收率。

3. 免疫活性成分母乳中的免疫成分包括部分蛋白质（如SIgA、乳铁蛋白、粘蛋白、乳凝集素、溶菌酶、细胞因子及可溶性成分等）以及肽类、非蛋白氮、脂肪（如甘油三酯、游离脂肪酸）、糖类（如低聚糖）等。

（1）蛋白质以及肽类：母乳中的蛋白质除了为婴儿提供充足的能量来源以供其生长发育，还为婴儿提供非常多的独特作用，例如帮助消化、帮助婴儿抵御致病菌和病毒感染、发挥免疫调节功能等。

①α- 乳白蛋白：α- 乳白蛋白为人乳中最主要蛋白，占人乳总蛋白质含量的28%，占乳清蛋白总量的41%，牛乳中的α- 乳白蛋白含量很低，仅占总蛋白量的3%。相比牛乳蛋白来说，乳白蛋白分子小，更易消化吸收。

②免疫球蛋白A（IgA）：新生儿免疫功能未健全，对呼吸道、消化道等病原体的免疫力主要来源于乳汁，尤其是IgA。母乳中的IgA由母亲乳腺浆细胞产生，其中90%是SIgA，还含有少量IgM和IgG，后者在晚期母乳中更丰富。IgA包含多种特异性抗体，包括针对轮状病毒、大肠埃希菌、霍乱弧菌、沙门菌等肠道病原。初乳中轮状病毒IgA抗体滴度最高，并随哺乳期延长而降低至一个稳定水平，使得母乳喂养新生儿的轮状病毒腹泻的患病率明显低于人工喂养的婴儿；初乳中抗腺病毒、呼吸道合胞病毒的特异性SIgA阳性率亦显著高于成熟乳，对婴幼儿致病性大肠杆菌、大肠埃希菌感染有特异性保护作用. 大量研究证实，母乳喂养婴幼儿的中耳炎、新生儿败血症、过敏、婴儿猝死综合征（SIDS）等发病率明显下降，亦归功于初乳中大量SIgA的存在。

③乳铁蛋白：乳铁蛋白是乳汁中重要的乳清蛋白之一，占人乳总蛋白的10%~15%，含量仅次于α- 乳清蛋白，早产母乳中含量高于足月母乳，足月母乳的初乳中含量高，浓度可达7mg/ml，以后逐渐下降，成熟乳中约1mg/ml。乳铁蛋白对铁具有高度亲和性，通过与铁的螯合作用，与细菌竞争三价铁，从而抑制肠道细菌的生长；还可以刺激肠道黏膜细胞的增殖和分化，增加肠道黏膜的面积，增强肠道的吸收能力。水解后的乳铁蛋白功能肽除了杀菌外，还可以阻碍病毒的渗透和吸收。脱铁型乳铁蛋白被证明可以杀伤变形链球菌、肺炎链球菌、大肠埃希菌、霍乱弧菌、绿脓杆菌（铜绿假单胞菌）和白色念珠菌。近年有随机对照研究结果显示，乳铁蛋白可以预防细菌性败血症。

④乳凝集素：乳凝集素又称乳黏附素，是一种富含半氨酸，黏附在乳汁脂肪球膜表面的镶嵌型外周蛋白，促进多种组织内亡细胞的清除，包括巨细胞对周亡淋巴细胞的清除和哺乳期乳腺亡上皮细胞的清除；维护肠上皮细胞，促进树突状细胞的分泌外泌小体功能，促进乳腺分支形态的发生，促进血管形成。

⑤溶菌酶：溶菌酶又称胞壁质酶或N乙胞壁质聚糖水解酶，是母乳中具有抗感染活性的主要之一，是一种能水解革兰阳性菌中多糖的碱性酶，能水解降解革兰阳性菌细胞壁的肽聚糖，从面杀灭细菌；此外，溶菌酶分子与细菌细胞壁相互作用可激活细菌的自溶行为或者使细菌细胞壁通透性改变从而起到破坏细菌细胞壁的作用；溶菌酶还可以使病毒失活。溶菌酶在初乳中含量最高，随后下降，但随着哺乳期的延长浓度又逐渐升高，母乳喂养时间延长可以为婴儿提供更多保护因子。

⑥细胞因子：母乳中有多种细胞因子，在初乳和成熟乳中均可检测，能够通过肠道屏障发挥多种生物活性作用，部分细胞因子增强炎症反应、抵御感染，部分减轻炎症反应，部分可能与婴儿消化道发育、免疫功能调节以及营养吸收、过敏反应有密切关系，甚至能影响母乳中白细胞的功能。目前，初乳中已发现多种生长因子如表皮生长因子、胰岛素样生长因子、神经生长因子等，68种细胞因子如转化生长因子、白介素，可溶性等。母乳中表皮生长因子（EGF）含量在分娩后第一天最高，是婴儿肠道EGF主要来源。母乳中的EGF约为100ng/ml，在分娩后的第一个月逐渐下降。早产儿母乳中的EGF含量高于足月儿母乳50%~80%，可能有助于增加对新生儿肠道疾病，如坏死性小肠结肠炎（NEC）的防护作用。

⑦促红细胞生成素：促红细胞生成素是一种糖蛋白，有研究发现母乳中 EPO 的浓度随着产后时间延长而增加，除了增加红细胞生成，还是维护肠道紧密连接屏障的重要营养因子

⑧核苷酸：母乳当中还有丰富的核苷酸，是体内细胞的重要成分——DNA 和 RNA 合成的基本原料，人乳汁中的核苷酸的含量在产后 3 个月内变化很小，牛乳中核苷酸的含量很低。核苷酸能加速婴儿体格和神经发育，促进肠道的成熟；调整肠道微生物菌群的组成，在体内刺激益生菌双歧杆菌的生长，改善肠道的消化和吸收功能，并能减少婴儿腹泻的发生率；促进新生儿，尤其是早产儿脂蛋白和多不饱和脂肪酸的合成和分泌；此外，核苷酸对婴儿期发育不成熟的免疫系统具有调节作用，能降低婴儿期的细菌和病毒感染率。

⑨蛋白质降解多肽：蛋白质被酶消化后可产生一些小肽，这些小肽可以直接作用于肠道，亦可在被机体吸收后再发挥一定的生理作用。例如磷酸肽是酪蛋白的消化降解产物，可以影响矿物质和微量元素的吸收。酪蛋白和磷酸肽可以提高肠腔内钙的溶解度，从而提高钙离子的吸收率，还能影响体内锌的吸收。配方奶中来自牛乳蛋白的阿片样肽称为酪啡肽。酪啡肽的作用主要有以下几方面：①直接与肠道阿片样受体作用，减少了胃肠道的运动；②小肠和大肠内、外源性阿片样肽可以提高肠对于水和电解质的吸收，产生抗腹泻作用；③通过刺激胰岛素和促生长素抑制素的分泌影响营养成分的吸收。这就是为何配方奶婴儿大便成形，干燥甚至便秘的原因。

⑩游离氨基酸：母乳游离氨基酸中含量最丰富的是谷氨酸 / 谷氨酰胺和牛磺酸。研究表明：游离氨基酸的成分及总氨基酸含量随着哺乳时间的推移而有明显的改变，初乳中牛磺酸是最丰富的游离氨基酸，随着哺乳时间的推移，牛磺酸的含量可以下降或保持不变，谷氨酸 / 谷氨酰胺的浓度逐渐上升，成熟乳中谷氨酰胺成为最丰高的游离氨基酸，以及最丰富的蛋白结合氨基酸。

母乳中富含的这些游离氨基酸对新生儿及婴儿具有十分重要的意义。谷氨酸 / 谷氨酰胺具有重要的生理功能，主要表现为：A. 是与大脑兴奋性有关的一种重要的神经传递物质；B. 参加体内的三羧酸循环，是肠道中的主要能量物质；C. 是嘌呤、嘧啶生物合成的前体，并在保持机体的氮平衡中起作用；④提高机体对于锌的吸收能力。

牛磺酸是公认的条件必需氨基酸，它具有广泛的生理功能：A. 对生长发育的影响。B. 牛磺酸是中枢神经系统中最丰富的游离氨基酸之一，是脑发育的重要物质。胎儿脑中牛磺酸是成人脑的 2 倍多。C. 牛磺酸是产生正常的视觉功能所必需的。D. 促进脂质的吸收。如牛磺酸对新生儿棕酸和硬脂酸的吸收有促进作用。E. 减轻次级胆汁酸对人的毒性作用。在体外，牛磺酸可通过保护细胞膜，降低细胞死亡率，使细胞增殖作用增强。F. 防止急性二氧化氮引起的肺损伤，防止氧化剂气体和自由基对细胞膜的损伤。

（2）脂质：母乳中的脂质主要为甘油三酯，长链多不饱和脂肪酸，游离脂肪酸（FFA）和单甘酯。研究表明，母乳中甘油三酯在胃中水解，对病毒细菌等有强大的溶解清除作用，是保持胃肠道健康的最重要因素之一。FFA 和单甘酯通过破坏脂质双层，从而阻止革兰阳性和阴性菌、HIV、单纯疱疹病毒和真菌以及肠道寄生虫梨形鞭形虫和阿米巴原虫的生长。

（3）糖类：母乳中发挥免疫作用的糖类包括低聚糖、糖蛋白、糖肽和糖脂等。母乳中所含低聚糖的量比其他哺乳动物乳汁高 10~100 倍，而且种类繁多。母乳中低聚糖的含量仅次于乳糖和脂肪的固体成分，在整个哺乳期均可分泌，其中初乳的含量最丰富。早产儿母亲乳中低聚糖的含量要高于足月儿母亲。低聚糖不仅可清除病原菌，调节细胞免疫应答，还可以作为益生菌的益生元，促使益生菌（如双歧杆菌、乳酸杆菌）的增殖。低聚糖在肠道酵解产生短链脂肪酸，提高肠道内渗透压，同时刺激肠动，使肠道内容物吸取肠道内水分，结构松软，改善大便性状。

第二节　泌乳机制

乳房结构中乳头周围皮肤颜色较深的部分称为乳晕。在乳晕上分布着蒙哥马利腺体。这个腺体外观呈白色小突起，会分泌油脂以维持乳晕皮肤的健康，它还会分泌特殊的气味，用来吸引婴儿寻乳。当婴儿在寻找乳房时，就是靠这样的气味来引导方向。

分布在乳房内是丰富的乳腺泡及由结缔组织及脂肪支撑着的乳腺管，平均分布在乳房中，乳腺泡是由泌

乳细胞围成的小囊，有上百万个乳腺泡呈树状枝样的形成乳腺组织，右上方小圈内是乳腺泡的放大圆。泌乳激素促使这些细胞制造乳汁，乳腺泡周围被肌皮细胞包覆，当肌皮细胞收缩时可以将储存在乳泡内的乳汁挤出来，而催产素可以刺激这些肌皮细胞收缩，引发乳汁流出来的排乳反射。连接乳腺泡的小管子，称为乳腺管，它是输送乳汁的重要途径，也是存放乳汁的地方，乳汁充满在乳腺管中。

脂肪及其他组织影响乳房的形状，这也是造成乳房大小不同的最大因素，无论大小乳房，其中的乳房腺体组织数量都差不多，都可以产生充足的乳汁，即乳房的大小与一天乳汁产量的多少是没有绝对相关性的。

一、乳汁的产生及调节

当婴儿吸吮时，感觉刺激由乳头传至大脑，大脑的垂体后叶对此反应，分泌催产素；催产素经由血液到达乳房，促使乳腺泡周围的肌皮细胞收缩，使储存在乳腺泡中的乳汁经由乳腺管流出，有时乳汁甚至会喷出来，也称为排乳反射。

二、泌乳生理分期

乳腺是一个内分泌器官，在激素和刺激因子的相互作用下经历一系列的成长、分化、泌乳。乳腺发育，即乳腺在胚胎期、青春期、成人期的生长发育和内部结构的生长变化。乳腺的生长发育、功能分化和衰退都是随时间呈现动态变化的。泌乳是完成女性生殖周期生理功能的重要一环。孕期和哺乳期乳腺的变化阶段是：①乳腺发育期；②泌乳 I 期（也可认为是分泌分化期）；③泌乳 II 期（或分泌激活期）；④泌乳 III 期；⑤退化期（或离乳期、复旧期）。

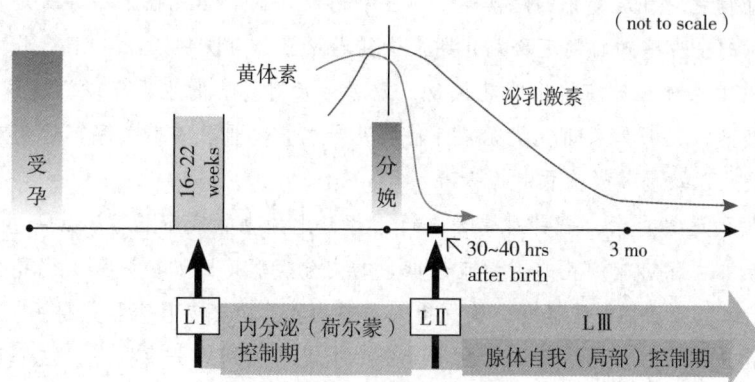

图 10-2 泌乳机制

怀孕期间的体内激素水平可以帮助乳腺为哺育婴儿做充分准备。分娩后，体内激素水平会有一系列奇妙的变化，通过神经内分泌反馈产生和运送乳汁，并调整乳汁的产量和成分，来迎合婴儿的生长发育。从孕16周开始乳腺就能够产生乳汁，泌乳 I 期会形成初乳。

1. 泌乳准备期　妊娠期和哺乳期是女性乳房再次发育的重要时期。女性一旦怀孕，她的体内经历着复杂的内分泌变化，雌激素、孕激素、泌乳素、胎盘泌乳素等协同作用，让乳腺组织再度发育，包括乳腺腺泡和导管。乳头变得更加凸出，乳晕颜色变深，乳房表面可以看到青色条索状静脉。

2. 泌乳 I 期　泌乳 I 期从孕中期大约16~22周开始到产后两天。泌乳素刺激乳腺细胞制造乳汁，所以怀孕中后期就开始制造初乳，但是高浓度的黄体素会抑制乳汁分泌，所以初乳的量很少，此阶段奶量与激素变化有关。

3. 泌乳 II 期　有认为泌乳 II 期为产后3~8天，也有的认为，产后乳汁从少量到大量分泌的变化时间宽泛，大部分是36~96小时，但12~128小时都有可能。乳腺细胞间隙关闭，产后胎盘娩出，产后胎盘娩出是泌乳 II 期的触发因素，此时，血浆中孕激素水平骤降，泌乳素大量释放并维持高水平，乳腺细胞分泌活跃，乳汁分泌开始充沛，乳房饱满。此阶段泌乳素越高，乳汁分泌越多，虽然此时激素水平变化会影响泌乳，同时也会因为刺激越多，激素水平回馈越多而增加乳汁分泌。

❖ 泌乳Ⅱ期延迟

有研究认为泌乳Ⅱ期在产后 72 小时也未有所表现，则被认为是泌乳Ⅱ期"延迟"，经充分母乳喂养支持后，婴儿无法从乳房获得足够的乳汁，也没有乳汁大量分泌的表现，应与专科医生配合，寻找原因。

可能有以下原因：

（1）母亲内分泌方面的原因，例如由于胎盘残留导致的产后孕激素高水平，脑垂体损伤导致的泌乳素水平低下，以及其他影响泌乳的激素紊乱如糖尿病，多囊卵巢，高雄激素，肥胖等。

（2）母亲存在乳腺组织不足，比如先天乳腺发育不良，或者缩乳术后乳腺腺体数量减少乳房结构改变等，尽管泌乳Ⅱ期可以正常触发，但因乳腺本身原因，也可能表现出无法产生大量的乳汁。

（3）一些没有明显内分泌和乳腺问题的母亲，可能在产后 3~4 天后仍无乳汁大量分泌的表现，婴儿表现出摄入母乳不足。有可能是因为乳汁移除欠佳甚至无效，例如婴儿含接和吸吮问题（先天性疾病，早产儿），哺乳时间和次数不足，母婴分离等等。

对于泌乳Ⅱ期"延迟"的判定是需要全面并谨慎评估的，但就目前来看，还需进一步探索。

首先，泌乳Ⅱ期是一个时间段，而非一个时间点。产后胎盘娩出后，孕激素的急速撤退，其他激素协同作用，如果母亲不存在内分泌问题，产后泌乳Ⅱ期会自然触发。从触发到乳房有大量乳汁分泌表现，每个母亲所需的时间并不相同。因此，规定一个时间点，比如 3 天，来判断泌乳Ⅱ期是否延迟并不恰当。

其次，通常使用于判定"泌乳Ⅱ期"延迟的指标包括：乳房肿胀，充盈感以及发紧的感觉，乳汁渗漏，乳汁外观变化等。然而母亲对乳房变化的感知是一种主观感受，而非客观临床指标变化。每个母亲的感觉并不相同，仅仅依察母亲的主观感知面判定泌乳Ⅱ期是否延迟可能会有误判。

以往关于泌乳量的重点往往放在挤出的乳计量，或者母亲对乳房的主观感受，这同样存在较大的偏差。母亲泌乳的目的哺育婴儿，判断母亲哺乳状况须评估婴儿摄入量和母乳喂养关系。还需观察婴儿的生理性体重下降与恢复、大小便，以及婴儿吸吮吞咽等情况。

对于存在泌乳Ⅱ期延迟的母亲，需针对原因进行治疗，比如去除残留胎盘。对一些慢性的内分泌疾病，需由专业医生进行诊治。去除影响泌乳的因素或者母亲的内分疾病（比如糖尿病）得到很好控制，母乳喂养也能得以持续。与此同时，应密切关注婴儿，确保摄入足够的乳汁，必要时需和儿科医生一起制定喂养方案。

4. 泌乳Ⅲ期　泌乳Ⅱ期之后，乳汁量从急剧上升变为缓慢增加到达平稳状态，这个时期为泌乳Ⅲ期。标志着成熟乳分泌的建立和维持。通常发生在产后 8~10 天。泌乳Ⅲ期整个过程可持续到最后一次喂养。

泌乳Ⅲ期，乳汁的分泌从主要由内分泌控制转为自分泌调节，即乳汁的生成量，由乳汁的移出量所决定。这个时期又被称为乳量的维持期。有很多理论解释这个时期乳汁合成的影响因素。目前主要有以下两个：

（1）泌乳反馈抑制因子：研究观察到乳汁的生成与移出量（比如婴儿的吸吮）密切相关。例如一位母亲每 6 小时才哺乳一次，她乳汁合成速率比每 90 分钟就哺乳一次的女性要低。泌乳反馈抑制因子（FIL）是乳汁中的一种复合物，其作用是调节乳汁的生成。如果乳房中乳汁没有得到及时地移出，乳房胀满，则乳腺细胞中的 FIL 增加，乳汁量下降；如果乳房中的乳汁被频繁的移出，FIL 减少，加速乳房中乳汁合成。

（2）泌乳素受体理论：泌乳素受体与泌乳素结合，泌乳细胞分泌乳汁。如果乳汁没有得到及时移出，增加了细胞间的压力，使细胞变形、阻碍了泌乳素受体和泌乳素的结合，会减少乳汁分泌。有研究认为早期频繁吸吮可以刺激乳腺中泌乳素受体的增加，可结合更多泌乳素，泌乳细胞产出更多乳汁。还有研究对比了初产妇和经产妇血清泌乳素水平和乳汁产量，认为经产妇曾有过哺乳经历，泌乳素受体形成更多，即使泌乳素水平较低，也会产出更多乳汁。

5. 复旧期：指分泌乳汁的乳腺上皮细胞因离乳而凋亡然后被脂肪细胞取代的过程。不同女性完全回乳的状况是不同的，通常界定在完全离乳约 40 天后。一项无对照性研究发现，女性哺乳时间越长，完全离乳时间也越久。一些女性在停止哺乳后一年以上仍发现有少量乳汁分泌。大多数情况下为正常现象，应建议不要挤压乳房，这会让乳房认为仍有"婴儿吸吮"而持续泌乳。必要时需找专业的乳腺医生进行检查。

三、激素对哺乳期的影响

激素是内分泌腺体分泌的化学产物，具有调节特定器官或组织的功能。全面了解哺乳激素及其功能将帮助你发现启动和持续泌乳的问题。哺乳期激素会影响乳汁的排出、产奶量、乳腺组织以及母亲生理的其他方面。乳房的发育、成熟和泌乳功能是由4种主要激素：雌激素、孕激素、泌乳素和催产素共同刺激的结果，还包括激素生长因子，如表皮生长因子（ErbB）、胰岛素样生长因子、成纤维细胞生长因子（FGF）、转化生长因子（TGFB）。

1. 雌激素　雌激素在卵巢、肾上腺和胎盘中产生。它刺激子宫、阴道和其他生殖器官的生长。雌激素影响女性第二性征的发展，例如独特的女性骨骼、身体轮廓和乳腺。在乳房中，这种激素会导致乳腺导管和导管之间的结缔组织生长。

2. 孕激素　孕激素在卵巢和胎盘中产生，与雌激素一起，孕激素可以维护和维持生殖道及月经周期，在整个孕期都维持在较高水平。这种激素对于维持妊娠至关重要，并有助于乳房中乳汁分泌细胞的发育。在孕期，孕激素有抑制泌乳素的作用。分娩后胎盘滞留或胎盘残留及其伴随的孕酮可影响二期乳汁的生成。泌乳素在孕期被母亲体内高水平的孕激素所抑制，阻碍了乳腺细胞大量泌乳。产后胎盘娩出，孕激素快速地下降，使得泌乳素水平上升，触发泌乳Ⅱ期。孕激素在产后前4天会下降至原来的1/10。如有胎盘残留，泌乳素水平受到抑制，不能正常触发泌乳Ⅱ期。

3. 泌乳素　泌乳素由垂体前叶分泌，对启动和维持泌乳都至关重要。妊娠期间，泌乳素水平增加10~20倍。泌乳素在孕期促进乳腺导管，乳腺腺泡和乳腺小叶的分化和成熟，但孕激素和雌激素的抑制作用可预防女性在妊娠期间泌乳。泌乳素受到下丘脑分泌的其他激素影响，多巴胺对泌乳素是抑制性调节。而促甲状腺激素释放激素、催产素、神经降压素直至产后，胎盘娩出，孕激素急速下降，解除了对泌乳素的抑制，泌乳素在24小时内，脉冲式分泌7~20次，血浆泌乳素水平在产后还会持续上升，它的脉冲式上升和下降与乳头受到刺激的频率、强度和持续时间有关。频繁吸吮会让母亲血浆中的泌乳素水平成倍增加、并大约在45分钟后达到峰值。当乳汁分泌进入稳定阶段，随着哺乳期的进展，泌乳素水平会逐渐下降。此时决定乳汁生成量的关键因素是乳汁的移出量——即婴儿吸吮越多，乳汁移出越多，乳汁生成越多。但是如果母亲持续哺乳，泌乳素的水平仍要高于不哺乳的女性。需要强调的是，在这个阶段的哺乳期女性当中，泌乳素水平的高低并不完全决定乳汁量的多少，增加移出量比提升泌乳素水平对乳汁量的增加更有效。

4. 催产素　又称缩宫素，在泌乳里也扮演着重要的角色。婴儿的吸吮会激发催产素。催产素作用于乳腺腺泡的肌上皮细胞，使肌上皮细胞收缩，引发喷乳反射。许多女性会在喷乳反射发生的同时，感到温暖，口渴，乳房酥麻感。经B超影像学发现，喷乳反射时，乳腺导管扩张，乳汁喷出。乳汁分泌进入稳定阶段后，每一次哺乳可能会有多个喷乳反射。催产素的分泌也呈脉冲式。在乳头受到刺激后的1分钟，催产素水平上升，在停止乳头刺激后的6分钟，催产素降到基线水平。这种脉冲式的分泌，在母亲的每次哺乳均会出现。当吸吮次数减少，母亲体内的催产素水平也会下降。

合成催产素是外源性形式，通常用于诱导或促进分娩。合成催产素的使用受到研究者的关注，因为内源性催产素和外源性催产素之间存在差异。合成催产素在诱导中的作用与母乳哺育的延迟发生和持续时间的减少有关。

催产素是一种社会归属激素，在人类的联结和信任中起着重要作用。它也被称为"母性激素"，因为它在母体行为的启动中起关键作用。研究人员发现，女性对压力的"偏好和友好反应"与催产素表达相关，其促进与其他女性的关系和对儿童的抚育。这种激素还与社交记忆和依恋，性行为和攻击性有关。有趣的是，精神社会障碍，包括自闭症和精神分裂症，可能与催产素表达受损有关。

催产素还能促进母亲子宫收缩，预防母亲产后出血。一些母亲在哺乳时，小腹会有轻微的疼痛感。母亲在哺乳时感觉口渴，身体里有一股暖流流过，这也被认为是催产素的作用。母亲想到婴儿，或者听到婴儿的哭声，体内催产素都可能上升，引发喷乳反射。剖宫产术后、经历分娩期压力等情况下，催产素分泌会减少。帮助母亲增加她的自信，使其获得放松而自然的状态，与婴儿紧密接触，助于催产素分泌。母乳喂养在一定程度上降低妈妈的产后抑郁症的风险，其机制或许与催产素的分泌带来的良好感觉有关。

5.其他激素 在哺乳期，许多激素在泌乳方面共同发挥着作用，例如生长激素、胰岛素在乳腺导管发育中发挥作用，糖皮质激素和甲状腺激素对乳汁分泌也很重要，这些激素可能会改变乳房对生育激素的反应，并通过改变哺乳期乳腺的营养供给来调节乳汁的合成和分泌。现阶段需要更多的研究来证实其相关机理。

第三节 支持母乳喂养的分娩实践

一、支持母乳喂养的政策

《成功促进母乳喂养十项措施》的第1条：制订书面的母乳哺育政策，并定期向所有医务人员传达政策内容。支持母乳哺育的医院实践是爱婴医院倡议（BFHI）的核心。支持性的医院实践和政策加强了母乳哺育的有效建立。在《成功促进母乳喂养十项措施》的基础上制订医院政策是提供这种支持环境的第一步。当有机会制订或审查母乳哺育政策时，应设法制订政策来减少顺利母乳哺育的障碍。此外，确保政策会常规传达到接触母乳哺育家庭的所有医院工作人员。这些人员不仅包括所有产科护理人员，还包括内科医生、医技人员和所有照顾母婴的相关科室医务人员。例如新生儿重症监护病房（NICU）、产房、儿科，以及急诊和外科，这些科室的工作人员都与母乳哺育的母亲有联系。为了确保母亲母乳哺育的决定得到支持，父母需要从医院员工和志愿者那里得到一致的、准确的和正向的信息。

二、有丰富知识储备的人员

对医院所有员工，教授为什么实施和如何实施母乳哺育政策。了解这些政策背后的原理和科学依据，可能会增加医护人员对这些政策的接受程度。此外，对这些人员进行基础培训，可提高母乳喂养护士或者泌乳顾问的工作效率和专注于处理疑难病例。基本的指导应该包括哺乳及含乳姿势、评估母乳哺育的效率，以及了解补充喂养的时机与方法。它还应该包括当婴儿无法母乳哺育时，比如当婴儿在NICU母婴分离时，教会母亲如何通过挤奶来收集乳汁。有丰富知识储备的工作人员可以确保在没有泌乳顾问的情况下，母亲能得到适当和持续的帮助。

三、提供分娩支持

在产后6周时，我们发现在分娩过程中得到心理支持的女性比那些没有得到支持的女性更有可能母乳哺育。这种支持可能来自产房的护士、助产士或者导乐。理想情况下，医院应鼓励女性选择一个有经验的分娩支持者，陪伴整个分娩和生产过程。在没有药物干预的分娩情况下，婴儿出生后会更警觉，反应也更灵敏，警觉和反应灵敏的婴儿通常在出生后1~2小时内就开始接受母乳哺育。

四、限制对分娩的干预

分娩过程中药物、麻醉和其他干预措施的使用会影响早期母乳哺育及母乳哺育的持续时间。分娩过程中的干预会使产后母乳哺育管理变得更困难，任何常规和非必要地将母亲和婴儿分离的政策都会干扰母乳哺育并与良好的医疗保健相矛盾。美国儿科学会建议将常规处理程序推迟至第一次母乳哺育完成后。女性需要被赋能，让她们在没有这些干预措施的情况下分娩。此外，她们还应该得到文化和情感上的支持。如果要实现这个常态的生育文化，就需要在怀孕和分娩之前就向年轻女性提出这一复杂问题。

由这些干预引起的并发症往往会"使异常现象正常化"，并导致婴儿困倦、嗜睡及不良的含乳和吸吮，也会使母亲对自己的孩子反应不那么敏感。避免增加非医学指征的人工干预及避免为减轻疼痛而进行的麻醉。使用呼吸、按摩、摇摆、散步、淋浴、泡浴、分娩球及其他舒缓方法可以帮助避免不必要的药物使用。

五、不必要的常规干预

分娩经历对母乳哺育有明显的影响。虽然分娩是正常的生理过程，但选择性引产和剖宫产率居高不下，许多女性由于对分娩疼痛恐惧，认为引产会加速产程或者使用药物分娩镇痛，甚至选择剖宫产来减少痛苦。

然而，人工催产素不同于临产时分泌的内源性催产素。人工催产素，是人工合成催产素，通过静脉注射（IV）来诱导或刺激宫缩。它具有抗利尿的作用，可引起产妇水肿（包括乳头和乳晕），水肿可持续2周，婴儿在水肿得到缓解之前不易有效含乳。当产妇联合使用硬膜外麻醉及静滴催产素时，可能会加重水肿。由于乳房水肿可能也会导致泌乳Ⅱ期的延迟。研究表明，分娩期间接受静脉注射硬膜外镇痛越多，产后第2天在母乳哺育时检测到的内源性催产素水平越低。在分娩过程中静滴催产素会提高配方奶喂养率，以及在 3 个月内终止母乳哺育的概率。

接受药物镇痛的产妇中，有超过 23% 的产妇比未接受药物的更容易出现泌乳延迟及喂养困难。在婴儿出生的过程中，限制使用不必要的干预可以帮助父母在母乳哺育上有一个良好的开端，采取这种方法需要父母自我学习并对他们的需求给予支持。

六、分娩期间的干预对母乳喂养的影响

分娩期间的干预可能会增加母乳哺育困难，例如会阴切开术和产钳助产。分娩后的干预包括清理呼吸道以及婴儿常规护理。

1. 会阴切开术　会阴切开术是在分娩过程中通过会阴切开来扩大产道出口的手术。这一过程增加了四度撕裂的风险，也就是撕裂达直肠黏膜，接受过外阴切开术的产妇通常很不舒适，尤其是当她们端坐位的时候。如果母亲坐着的时候感到疼痛，她就很难放松并让婴儿舒服哺乳。

2. 清理呼吸道　阴道分娩时，婴儿鼻子和口腔中的液体通常在分娩时被产道挤出。剖宫产分娩的婴儿通常需要把鼻子和口腔中的羊水清理出来。急产时清理呼吸道也是必要的。深度抽吸以后最好不要马上把婴儿放在母亲乳房上。这会导致一些婴儿将母乳哺育与第一次母乳哺育前的不适联系在一起，并在靠近乳房时做出消极的反应。

3. 阴道助产　分娩的并发症可能导致使用产钳或者负压吸引来帮助将婴儿从子宫中取出。这两种方法都增加了新生儿头颅血肿的风险，造成新生儿吃奶时的不适。新生儿黄疸的风险也更大，从而导致新生儿嗜睡，减少哺乳的机会。若损伤到面部神经甚至导致婴儿失去吸吮能力。

4. 将婴儿移至热辐射台　由于婴儿无法自我调节体温，婴儿出生后通常会被放置在热辐射台上。然而，当母亲和孩子肌肤接触时，通常不需要额外的保暖措施。与母亲肌肤接触的婴儿暖起来更快，以及表现出更强的吸吮能力。肌肤接触或者袋鼠式护理，可以保证体温的维持及减少体液的流失。新生儿出生后即刻肌肤接触是预防新生儿低体温的关键步骤。然而，重要的是正确地进行肌肤接触，以避免体温过低的可能性。要确保母亲和婴儿在温暖的环境下，并盖上毯子。当母亲或父亲抱着新生儿时，可以监测婴儿腋窝或者前额的体温。

5. 延迟首次母乳喂养　导致婴儿出生后延迟母乳哺育达 1 个多小时的标准程序有称体重、保暖、清理呼吸道、二次断脐及包扎、穿衣及包裹婴儿、测量身高以及频繁的血糖测试。母亲开始母乳哺育的时间越晚，她就越有可能给新生儿喂养配方奶粉。巨大儿延迟母乳哺育，会增加补充喂养的风险。这些婴儿由于体型的关系经常遭受反复的血糖测试（即使无低血糖症状），特别是当母亲患有妊娠期糖尿病时。那些剖宫产并且母婴分离的婴儿经常在第一次喂养时给予配方奶。应尽量避免不必要的母婴分离，而这种不必要的分离可能会阻碍后续的母乳哺育。

七、倡导出生后立即肌肤接触

肌肤接触（skin-to-skin contact），是指将未包裹的新生儿放在母亲裸露的胸腹部，与母亲直接接触，无需用衣服或者毯子隔开皮肤，在婴儿背部盖个毯子即可。母亲一般采用后躺半卧位的姿势，让新生儿自主含接乳房。肌肤接触时的新生儿会有一系列自发的本能行为，使得新生儿自己爬向乳房并开始吸吮。在很长的一段时间里，普遍采取的护理措施是出生后首先进行一系列新生儿常规护理，如测量体重和身长、擦除胎脂、按手脚印等，有一些母亲可能要单独在产后观察室观察 2 小时再开始哺乳，往往忽略了立即的母婴肌肤接触对新生儿和母亲的益处。2013 年 WHO 制定和发布了新生儿早期基本保健（early essential newborn care，EENC）指南。新生儿出生后立即彻底擦干，立刻开始母婴肌肤接触至少 90 分钟，完成第 1 次母乳喂养，延迟脐带结扎至生后 1~3 分钟，延迟洗澡至生后 24 小时，采用早产儿袋鼠式护理法等都是其重要内容。EENC 自 2016 年引入以来，在中国的实践还处于起步阶段。

2017 年 WHO 发布了《在提供孕产妇和新生儿服务的机构中保护、促进和支持母乳喂养》的新指南，2018 年"成功促进母乳喂养十措施"再次更新，同时再次强调了肌肤接触可以在产后 2~3 分钟内尽早开始，

评估与护理在皮肤接触的同时进行，不间断的肌肤接触最好能持续超过 1 个小时甚至更久，只要母婴双方都适应，就应该鼓励他们持续进行，同时采取合理的监测及安全预防措施，以便医护人员及时察觉、评估和应对任何母婴不适的信号。

肌肤接触无论是对婴儿，母亲和母乳喂养都会带来益处：肌肤接触可以让婴儿的生命体征更加稳定，提升婴儿的血糖和体温，同时也给婴儿带来了有益菌的定植，有助于子宫收缩，促进母亲的恢复和泌乳，可以提升纯母乳喂养率并延长母乳喂养的时间，增加母婴联结，显著减少了婴儿的哭泣，对新手父母来说，是安抚新生儿非常有效的方式。肌肤接触在产房内、手术室或者产后观察室以及产后病房都可以尽快开始。即使是剖宫产，也建议手术时进行生后立即母婴皮肤接触，但这时需要手术医生、麻醉师与助产人员更多的配合及手术设施的调整，并在确保母婴安全的前提下进行。实施产后母婴皮肤接触，促使婴儿发挥本能，在乳房上爬行并完成首次哺乳，这是个很自然而简单的过程，意义重大，产后第一个小时内开始母乳喂养可以显著降低新生儿死亡率。

为了达到最佳效果，同时符合我国的文化习俗，产科工作人员需要了解以下信息：

在分娩前的沟通中与母亲及其家人讨论产后肌肤接触和乳房上的爬行，提前准备合适的衣服和毯子。告知母婴至少需接触腹部和胸部的皮肤，母亲可穿前开扣衣服，确保其他部位保暖，婴儿的手脚和腹部需裸露，可给其盖毯子或穿可在胸腹部打开的衣服。母婴接触部位切忌有衣物和布料阻隔，不需要清洗或擦拭母亲乳房。抬高母亲的上半身，呈半卧位，让母亲处于舒适的体位，方便母婴视觉接触。告诉母亲观察婴儿表现，双手和手臂提供对婴儿必要的保护。培训工作人员和陪护家属对肌肤接触的母婴做好保护，尤其在母亲进入睡眠时，应有人看护。

婴儿出生以后，一些常规操作可在皮肤接触时进行，比如 Apgar 评分，断脐，注射疫苗、维生素 K 等。新生儿体检、称重、测体温等可以延迟至第一次母乳喂养完成后再进行。大多数健康足月婴儿可能在头 30 分钟舔乳头，大约 55 分钟以后开始吸吮，还有研究发现婴儿在到达母亲乳头之后，还要 45 分钟才会进行含接。母亲和医护人员需要更多的耐心来配合宝宝完成这个过程，将母亲的乳房强行塞进婴儿的口中并不利于婴儿的学习与探索。有的新生儿在产后第 1~2 个小时内可能没有进行含接而直接入睡，待其醒来，这个过程仍然可以持续。

如果母婴都经过充分尝试并且没有成功，或者比较疲惫，可以帮助母亲温和地将婴儿移动到更接近乳房的位置，母亲的乳头可以触碰婴儿的下巴和下嘴唇，这会使婴儿的嘴巴张大。对于在分娩过程中使用了镇痛药物或采取了其他可能干扰婴儿本能的操作，必须密切关注婴儿行为。

初乳含有大量免疫活性物质，提供免疫保护，对婴儿来说，第一次哺乳意义重大，应尽可能保护并让婴儿自主完成这第一次哺乳，而不仅仅是"第一口奶"。这是适应子宫外生存的首要需求，母婴的供需在此时相匹配。如因医学原因而导致母婴分离，产后即刻也需要开始挤奶，教会母亲手挤奶或配合正确使用吸奶器，也能挤出初乳供新生儿/早产儿使用。

第一次母乳喂养完成后再将母亲转移到产后病房休息。如果有一些母亲无法实现与婴儿皮肤接触、父亲可以提供持续的皮肤接触，可以教父母识别新生儿的正常表现，例如皮肤颜色变化、呼吸、体温等。皮肤接触时、需告知母亲和家庭，确保安全。在母亲胸前入睡时，注意头部偏向一侧，保持呼吸道通畅、大多数母亲使用 45° 角半卧位，这可以减少重力对婴儿头部的作用。如母亲需要平躺，则需有家人在旁看护。

八、提倡顺应喂养

鼓励产妇根据婴儿喂养信号，无限制地按婴儿需要喂养婴儿。按照严格的时间表喂养婴儿或者无视婴儿饥饿信号，产妇可能不会通过频繁地喂哺来刺激泌乳或者满足她的婴儿。在喂养不足的情况下，婴儿黄疸和低血糖的发生率会增加。临床将这种现象称作"饥饿性黄疸"，这表明黄疸是由于母乳哺育不当造成的。很多婴儿在产后的最初几天会表现出嗜睡，但并不需要被唤醒才能进食。应对婴儿进行喂养评估，避免让婴儿发展到体重急剧下降或胆红素水平上升的地步，这一点对于晚期早产儿尤其重要。

九、不提供非必需的补充物

美国儿科学会推荐在婴儿最初的 6 个月内，除了母乳以外，不添加任何其他的食物或液体。然而，给婴儿不必要的额外补充在许多医院还是非常普遍。婴儿需要接受补充剂的唯一时机是有特定的医疗需求时，如低血糖、体重减少 10% 或以上、有脱水的迹象、早产等等。当需要补充喂养时，第一选择应该是母亲挤出的初乳。

新生儿出生后频繁地进行母乳哺育，至少每 2~3 小时 1 次，通常 24 小时 8~12 次，或者根据饥饿信号按需喂养，不需要水或很少需要人工替代品。禁止给婴儿常规使用葡萄糖水或者婴儿配方奶粉。由于非医学原因给予补充喂养的婴儿会有过早停止母乳哺育的风险。补充物的使用对于母亲意味着仅仅靠母乳是不够的，这会削弱她对纯母乳喂养的信心。

十、不给婴儿人造奶嘴

在医院使用奶瓶会缩短纯母乳喂养的持续时间。婴儿吸吮人工奶嘴和吸吮乳房是不同的，因此，使用奶瓶和奶嘴会给部分婴儿带来混淆。虽然并不是所有的婴儿在给予人造奶嘴后都会混淆，但他们可能更喜欢更小、更长、更硬的乳胶或者硅胶乳头，就像婴儿的手指一样。当婴儿再次被放在乳房上时，则会改变婴儿的含乳。

支持母乳哺育的做法是避免使用奶瓶，即使需要补充，母亲也可以使用奶瓶和人造奶嘴以外的方法来喂养她的婴儿。建议在健康足月新生儿及晚期早产儿将杯喂作为母乳哺育的临时替代而不是瓶喂。乳房亲喂的新生儿咬肌运动最高，而瓶喂的咬肌运动最低，杯喂的咬肌运动位于乳房亲喂和瓶喂之间。且和配方奶喂养的婴儿相似，瓶喂比亲喂更容易导致婴儿过度摄食。改变一种文化是困难的，因为瓶喂是目前最常见的母乳哺育的补充喂养方式。

十一、母婴同室

鼓励母亲尽可能地和她的婴儿在一起，它们传递了母亲母乳哺育能力的信念，并提供了良好的母乳哺育照护。作为这些实践的一部分，母亲和婴儿应该从出生起就一直在一起，并在住院期间保持母婴同室。

以家庭为中心的产科护理实践应尽可能做到母婴同室。让婴儿和父母在一起可以增加他们照顾婴儿的信心，增强母亲的自我效能。父母能更好地了解婴儿营养和舒适的需求，学会识别婴儿的饥饿信号，从而更频繁的密集哺乳。婴儿则会减少哭泣，减少消耗。比起母婴分离的婴儿受到的惊吓更少，吃的却更多，体重增加更快。这不仅满足婴儿的需求，还使母乳哺育有一个良好的开端，通过频繁的乳房刺激和移除乳汁确保早期泌乳的建立。

第四节　母乳喂养常见问题及处理

一、哺乳期乳头问题及处理

乳头疼痛是哺乳母亲常见的问题，占到一些母乳喂养咨询门诊案例的 30%~40%。乳头疼痛不仅影响母亲的情绪，睡眠以及一般的日常活动，也是母亲终止纯母乳喂养的主要原因之一。部分乳头疼痛是损伤的前期表现，继续加重则表现为乳头的损伤，乳头损伤时相应部位丰富的神经末梢受损，造成乳头疼痛，故乳头损伤和乳头疼痛互相影响，常同时存在。有些母亲甚至在创伤已经愈合，但神经尚未完全修复的情况下，仍有乳头疼痛的感觉。乳头疼痛和损伤不但给母亲带来疼痛的不良感受而主观地缩短哺乳时间，因此而增加的精神压力也会影响乳汁分泌，从而客观上缩短哺乳时间，若处理不当或处理不及时则易继发乳汁淤积、乳腺炎。

（一）病因

乳头疼痛及损伤的原因包括不恰当的哺乳姿势和含乳不良、舌系带过短、感染、乳汁不足、乳腺炎、乳头扁平或凹陷、血管痉挛和婴儿口腔结构异常等。其中，哺乳姿势或含乳不良是最常见的原因，占所有乳头疼痛原因的 90%。正确含接时，乳头在婴儿口腔中处于软硬腭交界之处，婴儿靠舌头的滚动从母亲乳房里获得乳汁，不会挤压和损伤乳头。若含乳姿势不正确，乳头会受到挤压而产生疼痛，哺乳后可见乳头变形。

还有一些母亲调整体位及含乳姿势后乳头疼痛没有得到缓解，可能存在其他因素，研究中发现 89% 的乳头疼痛是多因素共同作用的结果，如舌系带短是乳头疼痛的第二大原因。但并非所有的婴儿的舌系带短都会造成母亲的乳头疼痛，部分可以很好地含接而不造成乳头疼痛。婴儿口腔内负压也是引起乳头疼痛的原因，在必要时需要评估婴儿吸吮时口腔负压的情况。还有部分乳头疼痛与感染有关，如真菌感染和亚急性乳腺炎。有些母亲因乳头小血管痉挛而出现乳头疼痛，症状以血管收缩引起皮肤颜色变化为特点、出现哺乳后后乳头由白到蓝或变红的颜色变化，此时的疼痛可为针刺样、抽搐样、灼热样，疼痛程度较为强烈。

（二）临床表现

乳头损伤的类型和严重程度受主观因素的影响，难以准确评估，关于乳头损伤的定义、分类、评估的方法也还没有统一的共识。较为常见的损伤类型为红肿、磨损、皲裂、裂伤、撕裂、水疱、膜疱、溃疡、糜烂、脱皮以及是否合并感染，是否有分泌物、脓液等。

（三）处理

目前尚缺乏关于乳头疼痛以及乳头损伤治疗方面的高质量的研究，在仅有的少数高质量的研究中发现，对于短期的乳头损伤，仅调整含乳姿势而不做特别干预，或适当排出乳汁，与使用药膏如羊脂膏等药物相比较，前者更有效。

乳头疼痛的处理原则是对因及对症处理，关键是找到原因。若存在含乳不良的问题可及时调整，指导采用婴儿主导的母乳喂养方法；根据母亲乳头发育异常的不同类型，予以个体化指导；若婴儿口腔解剖方面存在问题，转至儿科医生诊治；有条件亲喂时尽量避免使用吸乳器等哺乳辅助设备，若确实需要使用，则根据乳房的特点、乳头的大小选择合适的吸乳器罩杯，避免乳房尤其是乳头的损伤。在对症处理上，可以使用如羊毛脂、乳头保护罩、水凝胶等，每次哺乳结束也可外涂乳汁。

在乳头损伤的治疗中若忽视了发生原因，损伤有可能反复发生。在寻找原因并加以纠正的同时，还需注意乳头局部损伤可能封闭乳孔的开口，继而造成乳汁淤积。若未合并乳汁淤积，疼痛不明显，则不需额外处理，此时调整含接姿势最为关键，恰当的含接可以减少乳头继续损伤的机会。为乳头损伤的修复创造条件。合并乳汁淤积则需要尽快移除乳汁，若乳头损伤持续存在且影响哺乳，则需要找乳腺专科医生进行医学处理。

二、乳汁淤积

乳汁淤积是常见的离乳原因，直接影响母乳喂养。当哺乳期母亲分泌的乳汁，因为导管阻塞而积存在乳腺导管系统中无法排出，表现为突然发生的乳房局部胀痛，伴或不伴发热，是乳汁淤积的常见情况。

（一）病因

乳汁凝结堵塞乳管的过程与血栓形成具有相似性——当液体在光滑且管径相同的道内均匀流动时，各流层的流速、压力、温度越接近，越不容易形成湍流，液体则不易沉积、也就不易堵塞管腔。

本病发生主要有以下因素：

1.解剖学因素 根据发生部位不同可分为乳腺导管异常以及乳头异常。乳腺导管异常表现为乳腺导管局部细窄或走行扭曲、管壁粗糙，由于乳汁的脂肪成分为非亲水性，容易附壁而造成部分导管阻塞，若持续附壁造成乳管完全阻塞时，乳汁淤积随之产生。因为乳腺内结构复杂，简单地采用手法按摩，施以外力，不仅不利于乳汁的排出，更有损伤乳腺的风险。乳头异常表现为乳头扁平、凹陷，乳头局部损伤、皲裂、溃疡、角化等。当乳头扁平、凹陷时，有可能合并乳孔狭窄或开口扭曲、方向改变，继而乳汁流动速度减慢，乳汁内物质易沉积，造成乳汁淤积；当乳头局部损伤、皲裂、溃疡、角化时，破损组织或损伤后修复组织均有可能覆盖乳孔，造成乳汁无法排出而发生乳汁淤积。

2.乳汁成分因素 双侧乳房、不同乳孔、不同时间的乳汁成分是不一样的。乳汁中含有蛋白质、脂肪、碳水化合物和各种矿物质等多种成分，若乳汁过于稠厚，或其中各成分比例发生变化可造成乳汁沉积。临床上常见堵塞物形态为白色颗粒状结晶样、质硬，有的呈短棒状奶酪样，有的则细长黏稠。

3.环境因素 有研究发现，乳管阻塞常发生于冬季，当哺乳母亲的乳房与外界的温差增大时乳汁成分易沉积，形成乳栓样物质而造成乳汁淤积。

4.母亲因素 胸罩过紧；压力作用；乳头的发育异常、水肿、炎症以及损伤等都可能造成乳汁排出不畅而导致乳汁淤积。

5.婴儿因素 婴儿口腔解剖结构异常（舌、唇系带短、腭裂）婴儿神经功能缺陷，均可导致乳汁不能有效移除或乳头损伤，进而发展成乳汁淤积。

6.母婴疲劳的因素 按时哺乳等不正确的喂养模式；喂养次数突然改变；含接不良、哺乳时间过短或过长致使母亲劳或者乳头损伤；母亲或婴儿在夜间睡眠时间延长；乳汁分泌过多；亲喂改为使用奶嘴或奶瓶；母婴分离；吸奶器使用不当；突然离乳等。可能是多种原因同时存在的，需要——排查并针对性解决。

（二）临床表现

乳汁淤积常表现为突发的乳房局部胀痛，哺乳后缓解不明显。临床检查可在乳房胀痛部位触及明显肿块，肿块的特点较为明确、具体，边界清楚，甚至有些淤积的肿块表面可部位见到索条状突起。乳汁淤积初起无发热，无局部皮肤发红，若此时母亲前往医院就诊，实验室检查白细胞以及中性粒细胞可正常或稍高。若继续哺乳、自行手挤奶的方法不能有效缓解乳房肿痛，部分母亲的情况可能会继续加重。如出现乳房局部皮肤红肿、发热，应及时就医，此时实验室检查可发现白细胞和中性粒细胞升高。乳汁淤积时超声检查提示为局部的乳管扩张，无明显液性暗区，有些仅显示局部回声增强甚至减低。

（三）乳汁淤积的预防及处理

预防乳汁淤积需要帮助母亲和婴儿有效的含接，及时排出乳汁，减少乳房被挤压的机会，调整心情，保证营养，避免乳头感染、损伤。若婴儿口腔解剖学结构异常，则需转诊至专科医生。

通常，局部的乳汁淤积通过正常的哺乳等家庭护理，淤积会缓解并逐渐消退，无须特殊处理。目前盛行的手法通乳是通过对乳房病灶局部加压，间接作用于乳腺导管，期望可解决乳腺导管的阻塞。但是这种非医疗专业的操作，极易造成乳腺导管管壁损伤，继发物理性炎症反应，使管壁粗糙，反而反复出现乳汁淤积。若局部组织损伤严重，淤积的乳汁可溢出导管进入间质，继发更严重的乳腺炎症。

如果母亲出现乳汁淤积，经过频繁哺乳等家庭护理无法缓解，合并疼痛等情况，需到医院进一步诊治。医院治疗乳汁淤积，特别是反复发作的难治性乳汁淤积，处理原则是找出病因，进行个体化的治疗。乳汁淤积的直接原因是乳管堵塞，去除堵塞是治疗的关键。若能找到一种直接疏通乳腺导管的方法，不仅可以有效避免乳腺按摩的负面影响，还可以从根本上去除乳管内阻塞物，从而使乳汁淤积得到有效治疗，同时大大降低哺乳期急性乳腺炎的发生。若在监测中发现乳房局部红肿，伴体温升高等乳腺炎的征象，医生需要及时进行干预。在乳汁淤积阶段，不需要使用抗生素治疗。

乳汁淤积期间，婴儿有效地吸吮发挥了重要的作用。多次调整不同姿势后哺乳，淤积的肿块可缓慢消退，也有些母亲采用婴儿下巴对着淤积肿块吸吮的方式取得了一定的效果。在不损伤乳头、乳房的情况下，适当增加哺乳的次数，或者先喂乳汁淤积侧，哺乳时轻柔的按压肿块，也是可以尝试的选择。但需注意自行按压乳房时，避免过度用力，以免造成乳房组织损伤。对于合并患侧乳头损伤的母亲，为减少患侧直接喂养的时间，可以先自行刺激健侧乳头乳晕，待有喷乳反射时，再进行患侧哺乳，哺乳时婴儿含乳要正确，以避免乳头继续损伤。

三、哺乳期乳腺炎

产后6个月内乳腺炎的发生率大约为20%，常发生在产后4~6周内，以初产妇多见。

（一）乳腺炎的病因

1.细菌感染 凝固酶阴性葡萄球菌、草绿色链球菌和棒状杆菌在乳腺炎的病原生物学中扮演着重要的角色。在健康母亲以及亚急性乳腺炎和急性乳腺炎母亲的乳汁中均存在多种细菌，它们可参与机体的基础代谢，生物合成、降解，参与氨基酸、核苷酸甚至脂质的合成以及免疫协调作用。健康母亲乳汁中的细菌处于平衡状态，而乳汁中菌群失调表现为细菌的多样性降低，而金黄色葡萄球菌、表皮葡萄球菌等条件致病菌以及需氧菌的数量明显增多，那些促进细菌定殖的代谢途径及促进感染进展的作用占优势，继而母亲会出现相应的感染症状。这种乳汁内菌群失调是一种内源性感染的方式。

2.乳汁淤积　乳汁淤积也是哺乳期乳腺炎的常见原因，以往认为乳汁是细菌良好的培养基，淤积的乳汁可促进细菌的生长，继而发展成乳腺炎。虽然乳腺炎母亲的乳汁中可能存在致病菌，但乳汁中乳铁蛋白和分泌型IgA等抗感染成分会相应的升高，以帮助机体杀灭致病菌，促进菌群的平衡。当乳汁淤积时，乳汁流动减弱，细菌释放的肠毒素、外毒素等会破坏乳腺上皮细胞而促进炎症反应的发生。乳汁淤积的诱发因素，如乳汁量过多、哺乳时间间隔过长、定时哺乳、突然断奶、外力导致的乳房受伤、乳房受压、无效含接等，也可能导致哺乳期乳腺炎。

3.机体抵抗力　母亲营养不良，精神压力大、疲惫，母亲或婴儿患病一方面会降低母亲的机体抵抗力，抗感染能力减弱，另一方面会促进菌群失调，是哺乳期乳腺炎的诱因。

（二）定义与分类

哺乳期乳腺炎的分类方法尚未统一。在病理学上，有学者认为哺乳期乳腺炎是发生于乳腺小叶结缔组织的急性炎症；也有学者认为其不能仅局限于乳腺间质的炎症，还应包含乳头、乳晕以及乳腺导管的炎症；在乳腺炎的病原学研究方面，根据乳汁中的白细胞及细菌计数将哺乳期乳腺炎分为乳汁淤积、非感染性乳腺炎和感染性乳腺炎。目前，多数学者认为哺乳期乳腺炎是指在哺乳期乳腺发生的炎症反应，不一定存在细菌的感染。例如，当乳房肿胀或乳汁淤积时，无细菌感染，但机体发生了炎症反应，也可称为哺乳期乳腺炎，因此认为乳期乳腺炎包含从乳房肿胀、乳汁淤积到非感染性乳腺炎、感染性乳腺炎以及乳腺脓肿的全过程。

根据临床症状结合病原学资料分为急性乳腺炎和亚急性乳腺炎。急性乳腺炎是指乳房局部出现红、肿、热、痛的表现，常为金黄色葡萄球菌或链球菌引起，亚急性乳腺炎仅有局部肿胀或疼痛的表现，既往常被认为是真菌感染。无乳房局部红肿表现、无全身症状，仅表现为放射至下背部的乳房疼痛的哺乳母亲的乳汁中、表皮葡萄球菌、金黄色葡萄球菌、链球菌、棒状杆菌等凝固酶阴性葡萄球菌的细菌计数比无疼痛母亲乳汁中高，提示亚急性乳腺炎可能是菌群失调的一种临床表现。

（三）临床表现

目前，基于乳汁中白细胞计数、细菌培养以及PCR检测在临床应用上的局限性，哺乳期乳腺炎的诊断以临床表现为主，辅以实验室检查以及乳腺超声检查。哺乳期乳腺炎临床上常表现为乳腺皮肤局部红肿、疼痛、皮温升高、触诊质韧、患侧腋下淋巴结可肿大，伴或不伴发热，体温可升至38.5℃以上，实验室检查可见白细胞、中性粒细胞百分比、C反应蛋白升高，乳腺超声检查表现为腺体局部回声增强或减低。需要强调的是，患有哺乳期乳腺炎的母亲临床表现各不相同，并不是以上症状均具备方可进行诊断。

（四）处理

关于哺乳期乳腺炎的治疗，关键是在对症支持治疗的基础上，频繁有效排出感染乳汁，在对症支持治疗中，需要母亲充分的休息，保证足够而均衡的营养摄入。哺乳或者挤奶前热敷促进乳汁流出，哺乳或者挤奶后冷敷减轻疼痛水肿等方法，可减少炎性渗出，促进组织修复，加强炎性物质吸收，减轻母亲疼痛感等，是乳腺炎的辅助治疗方法。高热持续时间长也可能造成水、电解质失调，此时需要严密监测电解质水平。若母亲高热、肌肉酸痛、乏力、没有精力继续哺乳，可在医生指导下，选用解热镇痛药物退热处理，可选择的安全用药有对乙酰氨基酚和布洛芬。因乳腺炎的母亲存在个体差异，需要根据具体情况进行个体化治疗。对于较为复杂的特殊情况，可能结合其他方法，例如抗感染后再进行局部治疗。需要乳腺专科医生综合评估并决定下一步治疗方案。

值得注意的是，按摩并非是所有乳汁淤积以及乳腺炎治疗的必要手段，而且暴力按摩有造成乳腺组织损伤，继而感染加重形成复杂脓肿的风险，因此切忌无医疗指征、长时间、多次粗暴按摩。同时还要警惕乳腺炎与其他疾病的鉴别，防止过度按摩，盲目按摩而延误病情，按摩后手挤奶无效或者症状加重，需及时进一步评估和制定相应的诊治方案。

（五）乳腺炎期间的母乳喂养支持

哺乳母亲如果出现乳房局部的红、肿、热、痛，经哺乳及一般家庭护理24小时内无缓解，需及时到医院就诊。没有证据表明，母亲在患乳腺炎期间继续哺乳对足月健康婴儿存在风险，相反，乳腺炎期间停止哺乳会增加进展为乳腺脓肿的风险，因此，母亲乳腺炎期间，应鼓励其继续哺乳。部分患病母亲手挤奶时，可以看到相应乳孔有黄绿色稠厚的乳汁分泌，目前尚缺乏对这种乳汁的成分分析和细菌培养的相关研究，尚无证据表明黄绿色的乳汁会对健康婴儿产生不良影响。有些母亲在乳腺炎期间，乳汁中 Na^+ 含量增加，乳汁会有偏咸的味道，有些婴儿因不适应这种味道而拒绝乳汁，在这种情况下不要勉强婴儿，由婴儿自己决定是否继续吸吮患侧乳房。

乳汁移出在乳腺炎的治疗过程中起到重要的作用，有效排出感染乳汁是治疗的关键。亲喂是乳汁移出的最佳方式，哺乳同时用手轻轻按压炎症部位，可以协助排出感染乳汁。若亲喂无法进行，也可配合手挤奶或者吸奶器吸奶的方法，切忌患侧乳房停止排乳。需要使用抗生素时，医生需尽量选择哺乳期安全药物推荐给母亲，并向其提供该药物的相关研究资料，向母亲讲解抗生素使用以及母乳喂养的利弊，请母亲知情选择。当病情急、重，急需应用有效抗生素控制病情，但是母亲对哺乳安全级别高的药物过敏时，应首先考虑治疗母亲疾病，并评估婴儿的健康状态、月龄等，综合考虑后提供母亲患病期间的喂养方案。例如指导母亲有效地排出乳汁，以维持泌乳，母亲在患病期间，一方面要面对身体上的不适，担心乳腺炎反复发作，有可能影响生活，另一方面还可能因家庭、社会、工作等多方面的压力而做出回乳的决定。此时，需要与母亲一起分析乳腺炎的所有可能因素，为母亲提供相关指导，以防乳腺炎再发，消除母亲的顾虑，并支持母亲的决定。

最为关键的预防方法是，改善婴儿在乳房上的含接、避免乳头损伤、保证乳汁被婴儿有效移除，不限制的按需喂养。当婴儿吃奶无法缓解乳房胀满的情况时，利用乳汁分泌的负反馈调节机制，适当保持乳房充盈，必要时使用手挤奶或者吸奶器适当移除少量乳汁避免过度胀满，在二者之间保持平衡，确保乳汁产量与婴儿正常移除量匹配。这需要一定的时间，需要耐心，避免因担心而过度排乳导致过度产奶，反而增加乳腺炎风险。

四、识别可能需要补充喂养的婴儿

早期给予足够的皮肤接触机会，最佳的母乳喂养支持，经过产后 72 小时的磨合，大多数的母婴都能够成功建立母乳喂养，除非有医学指征，否则应劝阻母亲及其家人不要给婴儿添加母乳之外的其他食物和液体（包括水），早期的添加会破坏母乳喂养。除了良好的母乳喂养和管理，专业人员也需识别出需要进行补充喂养的婴儿，找到母婴双方都可能存在的引起哺乳效果不佳的原因并进行持续改善。需要考虑补充喂养的婴儿可能存在以下情况：

（一）婴儿因素

1.经科学喂养评估和支持改进，确实有摄入不足的症状或体征的婴儿。

（1）婴儿有明显脱水的临床或者实验室证据，例如高钠血症、嗜睡，因为各种原因（解剖结构异常、神经系统疾病、其他疾病等）无法进行乳房喂养等。

（2）胎便排出延迟，第 5 天（120 小时）以后仍然有胎便排出（大便未转黄）或者存在结晶尿，伴随体重持续下降。

（3）产后第 5 天（120 小时）之后、体重丢失 ≥ 8% ~10%，并且没有体重回升的趋势。

（4）经儿科医生评估存在生长曲线异常的婴儿。

2.某些高胆红素血症的婴儿：尽管经过合适的哺乳改进措施黄疸仍旧在 5 天开始出现，同时伴随体重持续丢失，大便排出不足，结晶尿仍旧存在。

3.经由实验室检查明确的（非床边筛查的）无症状低血糖、经过频繁而适当地哺乳无效的婴儿。健康足月的婴儿不需要常规查血糖，有风险因素的婴儿需要监测并通过频繁哺乳等改善措施避免出现低血糖。一过性无症状低血糖婴儿，经过频繁哺乳好转，没有证据证明会影响生长发育和健康，不需要额外补充喂养。有症状的低血糖婴儿应接受静脉葡萄糖治疗，所有的治疗过程中，母乳喂养应当持续。

4.极少数先天性代谢异常的婴儿，需要特殊代乳品喂养。

（二）母亲因素

1.母亲因各种原因（例如原发疾病、分娩并发症等）没有大量分泌乳汁的迹象，或者有乳房病理状况、先前的乳房手术等情况，且婴儿有摄入不足的表现。开始补充喂养之前，需要评估婴儿的含接和乳汁转移的具体情况。

2.使用某些药物或者各种原因导致的母婴分离，无法提供乳汁造成短时间母乳喂养中断，或者母亲有某些特殊问题例如 HIV 感染等。使用一些特殊药物例如化疗药物或者放射性碘等，需要丢弃母亲的乳汁，但这样的情况极少见，争取使用哺乳期更安全的药物是更好的方案。

3.如果母亲因为急救、特殊疾病、病重等情况无法照顾婴儿，婴儿需要补充喂养。

4.少数情况下，母亲哺乳疼痛且无法忍受。找到疼痛的原因非常重要，产后早期最常见的是乳头损伤导致的疼痛，可能还有感染等其他原因，在无法亲喂的情况下，母亲需要手挤或者吸出乳汁补充喂养，并在恢复后尽快恢复乳房喂养。

5.乳腺科确诊原发性乳腺组织不足，母亲没有乳汁大量分泌的迹象。这样的母婴在产后早期正常皮肤接触，频繁哺乳，确保最佳的母乳喂养实践基础上，如果确实存在摄入不足的表现，充分改善喂养无效，则需考虑补充喂养。

WHO 首先推荐亲母乳汁，如母亲无法哺乳，则推荐使用其他女性的乳汁，如母乳库的乳汁。由于 WHO 建议基于全球，对一些无母乳库可用、安全水源无法保障的国家和地区，使用配方奶相比其他母亲的乳汁风险大大增加。但直接使用其他母亲的乳汁也存在使婴儿暴露于某些传染病的可能性，母乳喂养医学会建议使用其他母亲乳汁的母亲及家庭：首先，需要知情选择；其次，建议捐赠者进行医疗筛查；最后，乳汁需要安全处理，推荐家庭使用巴氏消毒。当捐赠乳汁不可得时使用配方奶。告知母亲和家人，权衡补充喂养的好处与潜在的风险，以及提供恢复乳房喂养的支持。

第五节 正常离乳

一、WHO 推荐的离乳时间

母乳喂养是最自然和最优的哺育婴儿的方法，没有母乳喂养的母婴会面临许多长期和短期的健康风险。为保护和促进母乳喂养，1981 年第 34 届世界卫生大会通过了《国际母乳代用品销售守则》。2002 年世界卫生组织和联合国儿童基金会联合制定了《婴幼儿喂养全球战略》，并明确指出：母乳喂养是为婴儿健康生长与发育提供理想食品的一种无与伦比的方法。作为一项全球公共卫生建议，在生命的最初 6 个月应纯母乳喂养，以实现婴儿的最佳生长、发育和健康。之后，为满足其不断发展的营养需要，婴儿应获得安全的营养和食品补充，同时继续母乳喂养至 2 岁或 2 岁以上。离乳时间的确立是在满足婴儿营养和发育的需求基础上建立的。根据人类学家的观察，结合灵长类哺乳动物的研究，从体重增长 4 倍、达到成人体重的 1/3、灵长类哺乳动物孕期长短、第一颗恒牙萌出时间等计算，人类离乳时间约是 2.5~7 年。

二、离乳的概念

离乳不单单是一个行为，而是一个婴儿从乳房以外的地方得到食物的过程。正常情况下，加入固体食物是离乳的开始，同时继续哺乳，直到逐渐增加固体食物数量、终止哺乳。然后母亲乳房进入复旧期。从生理的角度来看，是一个涉及了营养、免疫、微生物、生化、心理等复杂因素的调节过程。以往离乳通常指回奶、断奶。回奶仅仅是指使母亲乳房不再产生乳汁的行为；断奶是指婴儿离断了乳汁从其他食物中获取营养。回奶和断奶都给人一种突然的感觉，其实婴儿从一种喂养方式转换到另外一种喂养方式需要一个较长时间过渡。

三、离乳误区

因为社会工业化进程的加速，人们的生活节奏也因此而加快。很多人没有意识到母乳喂养的重要性及配方奶的危害，放大和假设出很多哺乳的禁忌证，比如发热、感冒、药物治疗、乳腺炎等，认为配方奶比生病母亲产生的乳汁要安全，离乳是简单的一次性事件。这些误解使得母婴在完全可以继续母乳喂养的时候而快速中断哺乳，从而给母婴带来许多痛苦。其实大多时候，人们实际进入了离乳的误区。哺乳的真正禁忌绝非人类常态，比如婴儿先天性代谢性疾病，本身就是罕见的。

乳汁不足、孩子大了、母亲患病乳汁质量不佳等因素其实都构不成离乳的理由。在突然离乳时，许多母亲会被建议与婴儿分离几天到一周，或在乳头上涂抹辣根、蒜汁、洋葱、姜等刺激性食物的汁水以吓唬婴儿；历史上还有离乳期束胸的记载。这些方法因为会造成母婴身体和心理的损害，现在已经不再被推荐。

四、离乳的类型

离乳可分为正常离乳和非正常离乳两种类型。自然离乳和逐渐离乳属于正常离乳，突然离乳属于非正常离乳。

1. 自然离乳　自然离乳是孩子主导的离乳方式，即听从孩子的需求而离乳。表现为传统的固体食物的添加，即家庭使用勺喂提供特定的婴儿食物，随月龄逐渐增加婴儿食物的量，减少奶量摄入的过程。近年来，由婴儿主导的离乳逐渐被提出来，并被越来越多的母亲接受，这种方式包含两个方面，即允许婴儿自行摄入家庭食物，鼓励婴儿自己把控摄食速度和量。将主动权交给婴儿，强调了婴儿在摄食行为中的主导作用。有研究认为，在纯母乳喂养期间实践以婴儿为主导的母乳喂养的母亲，更愿意使用这种由婴儿主导的离乳方式，并对离乳和喂养的焦虑程度大大降低。由婴儿主导的离乳方式考虑到孩子之间的差异，让他们以自己的步调成长，依自己的时间表来离乳。自然离乳是值得推荐的离乳方式。所有孩子都会因为长大而不再要求哺乳，但因为个体差异很大，所以自然离乳的年龄会有很大差别。自然离乳是最符合生理规律的离乳方式。

2. 逐渐离乳　逐渐离乳是由母亲主导的、渐进式的离乳。这种方法可以避免乳房胀痛和降低乳腺炎的风险，通过逐渐减少哺乳次数和当感觉乳房胀痛时排出少量乳汁，逐渐减少乳汁产量，尽量舒适地离乳。如果孩子对于替代食品不能适应而出现过敏或者生病，母亲还可以在此过程中恢复哺乳，延缓离乳的时间。在离乳期间要给予孩子特别的关注，以更多的时间陪伴孩子。当婴儿逐渐进食固体食物之后，随生长发育，母乳的需求量就会减少，营养功能慢慢地降低，取而代之的是情感链接和免疫功能，从断离母乳本身来说，难度是越来越小的，但母亲需要考虑更多的并不是营养来源的问题，而是用其他的方式来替代母乳亲喂给予婴儿的安抚需求。

3. 非正常离乳　非正常离乳是由于主观或客观原因引起母婴分离而造成的离乳，如母亲生病或上班等，主要指突然离乳，母婴都要经历程度不等的痛苦阶段，应尽量避免。

离乳不单单是一个行为，而是一个婴儿从乳房以外的地方得到食物的过程。是一个涉及了营养、免疫、微生物、生化、心理等复杂因素的调节过程。突然离乳因其会造成母婴不适，仅建议具有哺乳禁忌证的女性使用。自然离乳和逐渐离乳是最符合生理规律的离乳方式。

（龚雪）

第十一章　0~6岁婴幼儿养育的健康教育与健康促进

学习目标

识记

1. 儿童保健的主要内容

2. 儿童发育里程碑

3. 儿童发育预警征

4. 儿童免疫规划时间表、疫苗种类与预防的疾病

5. 儿童心理行为发育阶段及特点

理解

1. 儿童保健的重要性

2. 个体发育差异与发育预警征

3. 养育风格与养育环境对幼儿发育的影响

4. 儿童早期教育与发育

运用

1. 辅食添加的健康教育

2. 饮食习惯的健康教育

3. 不良行为习惯的家庭干预

4. 家庭安全与意外事故预防

第一节　0~6岁婴幼儿健康教育的主要内容

儿童保健是促进儿童发育、早期进行危机干预的重要工作。虽然近一个世纪以来医疗技术发生了飞速进展，大规模的儿童死亡和传染病暴发已得到了相当控制，但发育迟缓、营养不良、意外伤害等仍然是儿童面临的主要健康问题。中国近几十年来一直非常重视儿童的保健，从曾经的体格检查，到现在生理、心理、社会等多个维度全方位进行儿童保健。根据2017年《全国儿童保健工作规范》的相关要求，儿童保健工作是卫生工作的重要组成部分，属于公共卫生范畴。

儿童保健主要对象为0~6岁儿童，根据不同年龄儿童生理和心理发育特点，提供基本保健服务，包括出生缺陷筛查与管理（包括新生儿疾病筛查）、生长发育监测、喂养与营养指导、早期综合发展、心理行为发育评估与指导、免疫规划、常见疾病防治、健康安全保护、健康教育与健康促进等。

一、儿童保健的概念和重要性

儿童保健就是根据婴幼儿的发展规律进行有组织、有目的、丰富环境的活动和刺激，促进婴幼儿智能、体格、情感和社会交往能力的全面发展。

0~6岁，特别是0~3岁是婴幼儿生长发育和性格形成的关键时期，也是大脑发育最快、可塑性最强的时期。因此，0~6岁是儿童保健和儿童早期发展的重要阶段。儿童保健不仅要保证儿童正常的体格生长（生命的量），在对儿童生长发育监测过程中，通过评估儿童正常神经、心理及行为发育等，对家长开展的一系列健康教育，可以帮助家长更好地了解自己的孩子，认识到每一个孩子都是一个独立的生命体，保障实现儿童的最大潜能（生命的质量），为日后学龄期乃至青春期的教养提供强大的家庭动力，促进儿童生理、心理、社会的全面发展。

每位儿童自出生起即可在当地医院或社区建立儿童健康档案。儿童健康档案记录儿童生长发育的各项情况，通过档案管理，可以观察到儿童生长的连续性，对资料的分析与处理也帮助当地卫生人员掌握整体地区的儿童生长发育情况，找出危害儿童健康的主要因素，从而采取必要的防护措施，提高儿童的健康水平。

二、儿童保健的内容

儿童保健最基本的频率为：1岁以内婴儿每年4

次，1~2 岁儿童每年 2 次，3 岁以上儿童每年 1 次，简称为"421"。在实际临床工作中，大部分的妇幼保健院和综合医院的保健门诊多采用 6 月龄内每月 1 次，6 月龄至 1 岁每 2 个月 1 次，1~2 岁每 3 个月 1 次，2~3 岁每半年 1 次，3 岁后每年 1 次。高危儿需要根据具体情况增加儿童保健次数。

（一）常规的儿童保健项目

1. 体重、身长（高）、头围

每次儿童保健均会测量以上数据，绘制生长曲线图，评估儿童体格发育是否正常，同时为医生和营养师的营养指导提供重要参考依据。

2. 体格检查

每次儿童保健医生都会为每一名儿童进行面色、皮肤、前囟、颈部包块、胸腹部、四肢、肛门、外生殖器等全面的体格检查，及时发现问题，及早干预，保障儿童的体格生长发育。

3. 神经心理发育测评

神经心理发育包括感知、运动、语言、情感、思维、判断和意志性格等方面。神经心理发育测试是对儿童神经心理发育的监测与评估，主要从大运动、精细动作、语言、适应能力、社会交往等方面了解儿童身心健康状况。神经心理发育测试可帮助了解儿童各年龄段的神经心理发育是否适宜，及早发现儿童生长发育中的神经心理的偏离及性格发育中的偏异。神经心理发育测试还可以及早发现脑瘫、孤独症等疾病，以便及早采取相应的治疗与干预措施。

通过定期神经心理发育测试，动态地评价儿童的记忆、语言、思维、运动、心理行为的发育状况，再针对测试结果给予一对一的科学指导，为儿童提供科学、个体化的早期综合发展需要，促进儿童体格发育、心理行为健康、潜能的开发，使儿童身心健康，均衡全面地发展。

神经心理发育测评分为两大类：筛查类和诊断类。

（1）筛查类　包括新生儿行为评定、0~1 岁神经运动 20 项检查、丹佛智能发育筛查、早期语言发育进程、ABC 孤独症测评等。该项检查的目的在于通过个人社交能力观察儿童对周围人的回应、料理自己生活的能力，通过精细运动来观察儿童的手眼协调能力，语言能区反应儿童言语接受、理解和表达能力，大运动反应儿童抬头、翻身、坐、步行和跳跃能力。

①新生儿行为评定（NBNA）：该方法是吸取美国布雷受顿新生儿行为估价评分和法国阿米尔梯·桑神经运动测定方法的优点，结合中国儿科医生的临床经验建立的，共分为 5 个部分：行为能力 6 项、被动肌张力 4 项、主动肌张力 4 项、原始反射 3 项、一般估价 3 项，每项评分为三个分度，即 0、1、2，满分为 40 分，35 分以下为异常。该方法只适用于足月新生儿，早产儿需要等胎龄满 40 周以后测查，因为早产儿肌张力较低，该测查评分低下不能反映其正常与否，但早产儿可有视听反应。足月新生儿可从出生后 3 天开始测查，如果评分低于 35 分，7 天应重复，仍不正常者，12~14 天再检查，该日龄测查有评估预后的意义。NBNA 法工具简单经济，测评方法和评分容易掌握，反复检查对新生儿无害，易于推广普及。

②0~1 岁神经运动 20 项检查（INMA）：0~1 岁神经运动检查，对早产儿和所有高危儿极其重要。从新生儿开始做视听能力、主动和被动肌张力，以及神经反射等检查，有利于早期智能的发展。对脑损伤严重的新生儿，在 3~4 个月可以发现脑瘫的早期表现，通过早期干预可能预防或减轻脑瘫的发生；对可疑异常的婴儿，通过定期检查，可及时发现微小脑功能异常，通过早期干预预防或减轻智力落后行为等问题的发生。该项检查一共有 20 项：视觉追踪红球、视觉追踪说话人脸、听觉反应、颈肢反射、持续手握拳、拉坐姿势和头竖立、俯卧抬头和肘支撑、围巾征、内收肌角、腘窝角、足背屈角、独坐、手主动抓握、翻身、主动爬、膝反射、侧面支撑反应、降落伞反应、立位悬垂反应、俯卧位悬垂反应。

③丹佛智能发育筛查（DDST）：这是由美国丹佛学者弗兰肯堡与多兹编制的简明发育筛查工具，主要针对 0~6 岁看似正常而可能有问题的儿童。量表共有 104 个项目，排列在 0~6 岁范围内，分 4 个能区：大运动项目表明小儿坐、走和跳跃的能力；精细运动-适应性项目表明小儿看、用手取物和图画的能力；语言项目表明小儿听、理解和运用语言的能力；个人-社会项目表明小儿对周围人的应答能力和料理自己生活的能力。测试结果分为正常、可疑、异常和无法解释。该量表检查物件及操作简单、易于掌握、测查用时少、小儿易于合作，多用于大面积调查工作的初步筛查和门诊的快速初步筛查，该

筛查不能提示诊断，筛查出异常和可疑后，要进行进一步的检查，以明确诊断、进行干预治疗。

④早期语言发育进程量表（ELMS）：该量表适用于 0~36 月龄，测试项目部分接受家长报告，通过家长报告、直接观察以及直接测试儿童来收集信息。主要测试：语言与语音表达、听觉感受和理解、视觉相关的理解和表达。第三部分"与视觉相关的理解和表达"只适用于 0~19 月龄的儿童。

⑤ ABC 孤独症行为量表：该量表由 KRUG 编制，适用于 8 个月到 28 岁孤独症患者的筛查、辅助诊断。表中有 57 项自闭症儿童的行为特征，包括感觉能力（S）、交往能力（R）、运动能力（B）、语言能力（L）和自我照顾能力（S）5 个方面。要求参与评定的家长与儿童至少共同生活 3~6 周，或填写者与儿童生活至少半年以上的教师。评分时进行"是"与"否"的判定，累积"是"的积分，总分 ≥ 31 分为自闭症筛查界限分，总分 > 53 分为自闭症诊断界限分。

（2）诊断类 包括 0~6 岁儿童心理行为发育评估、韦氏学龄前儿童智力测评、韦氏儿童智力测评、格塞尔发育诊断量表等。用于诊断性智力测验，通过行为观察，可以尽早发现儿童异常发育情况，对早期诊断和开展早期治疗干预以及提高康复的有效率均有重要意义。

①0~6 岁儿童心理行为发育评估：该量表根据 0~6 岁儿童心理行为发育特点，分为 5 个能区：大动作、精细动作、适应能力、语言及社交行为。大运动能区主要指头颈部、躯干和四肢幅度较大的运动。精细运动能区主要是指手的动作，以及随之而来的手眼配合能力。适应能力能区主要指婴幼儿对外界刺激的分析和综合能力，适应能力是在视觉、听觉、大运动和精细运动发展的基础上所形成的综合判断能力。语言能区是人类特有的心理活动。社交行为能区是指社会交往能力、生活自理能力、适应外界要求的能力。该量表共分 28 个年龄组，1~12 个月每个月一组，15~36 个月每 3 个月一组，42~84 个月每 6 个月一组，完成可得出小儿的智能和发育商。这套量表领域齐全、操作简单、评分明确，能客观评价婴幼儿的发育情况，在神经心理发育诊断中具有可靠性和实用性，对早期发现发育异常儿童有重要价值，目前在我国儿童保健领域广泛应用。

②韦氏学龄前儿童智力测评（WIPPSI）与韦氏儿童智力测评（WISC）：是一个普遍用于全世界而广受重视的评估。不少研究结果均支持韦氏全面智商之概念，量表的个别分部测验亦可测试某些独特能力。它是由美国医学心理学家大卫·韦克斯勒于 1949 年开始主持编制的系列智力测验量表，是目前世界上应用最广泛的智力测验量表。该量表于 1981 年由湖南医科大学龚耀先教授等主持修订。WIPPSI 主要用于 48~78 个月幼儿，主要提供 4 个辅助指数：语言接收能力、非语言能力、认知效率、一般认知能力。WISC 主要用于 6~16 岁儿童包括 14 个分测验，提供 4 个合成分：言语理解指数、知觉推理指数、工作记忆指数、加工速度指数和总智商。

③格塞尔发育诊断量表（GDS）：由美国耶鲁大学的格塞尔及其同事制定的婴幼儿发展测量工具。该发育量表适用于 0~6 岁，主要评价中枢神经系统的功能，识别神经肌肉或感觉系统是否有缺陷，及时发现发育中的异常，对高危儿发现他们的行为随后的变化，对孤独症、发育迟缓具有诊断价值。此表专业性很强，能较为准确地判断小儿的发育水平，常用于诊断发育水平、评定智力残疾。量表测试能区主要包括适应性、大运动、精细动作、语言和个人 – 社交行为。

神经心理发育测评一般都是孩子有家长的陪同，家长可以看到测评的过程和项目，使家长了解儿童能力，密切亲子关系。另外，项目测评中有些环节的测评目的是为了测试孩子的某项能力，是不能在家盲目训练的，家长可能会误解，需要及时指出。如 INMA 中对一月龄小儿测评拉坐和竖头，是为了测评孩子的肌力发育，并非代表可以在家对一月龄婴儿进行坐姿训练。

4. 五官保健

定期进行口腔、眼及耳鼻喉保健，及时发现儿童在发育过程中的问题，如弱视、先天性聋哑、继发性耳聋等，及时治疗，避免因延误治疗给儿童造成永久性的后遗症。婴儿于出生后 72 小时内、3 月龄应常规进行耳声发射的听力筛查。这种检查需要婴儿在睡眠状态下进行，可以早期判断婴儿是否是先天性听力损害。听力受损的婴儿要尽早针对病因进行治疗，对无法根治听力损失已成定局的儿童，要尽量在一岁前进行听力补偿，可以大幅度避免残疾。此外，在婴儿期听力筛查通过的儿童，也应在一周岁、二周岁、三周岁做复查，以免发生继发性耳聋未及时干预造成不良后果。

5. 儿童、家庭、社会环境测评及健康教育

包括气质测评、父母养育方式、家庭环境测评等。定期对儿童、家庭成员及环境进行相关的评估，给予父母有效的养育指导、促进良好的家庭功能，有助于儿童各种社会能力、社会技能的形成，对于培养儿童正确的行为方式有着十分重要的作用。

（1）中国儿童气质测评量表 该量表中的气质维度有9个：活动水平、节律性、区别性、适应性、反应强度、心境特点、持久性、注意分散、反应阈。根据气质理论及9个维度的得分情况，儿童气质共分为5个类型：容易抚育型、抚养困难型、发动缓慢型、中间偏平易型、中间偏麻烦型。

（2）父母养育方式评价量表（EMBU） 是瑞典学者帕瑞斯等于1980年编制的用以评价父母教养态度和行为的问卷，该量表提供了一种探讨父母教养方式与子女心理健康关系的有利而客观的工具，同时也为探讨心理疾病的病因学提供了一条途径，可用来探讨父母教养方式对人格形成的影响，从而使更多的子女在良好的教养环境中成长，并形成健全的人格。该量表共有81个条目和两个附加条目，涉及父母15种教养行为：辱骂、剥夺、惩罚、羞辱、拒绝、过度保护、过度干涉、宽容、情感、行为取向、归罪、鼓励、偏爱同胞、偏爱被试和非特异性行为。

（3）家庭环境测评（HOME） 由Caldwell等于1984年编制，目的是测量儿童环境中的刺激质量以及对儿童成长的支持，分为0~3岁、3~6岁、6~10岁、10~14岁共4套，可通过专业人员上门对家长进行访谈，以及对儿童进行观察来进行测评。

6. 早期综合发展训练

定期对初生到学龄前期这一阶段的儿童，根据其神经心理发育特点，进行有目的、有计划、提供丰富的环境和刺激的活动，促进儿童体格和智能的全面发展，培养良好的人格品质。

7. 血常规

6~8个月的婴儿检查一次血常规，一岁以后的儿童每半年检查一次血常规。因为0~6月龄纯母乳喂养的宝宝，随着月龄增大，自身储备的矿物质比如铁、钙等逐渐减少，不能满足儿童生长发育的需要，完善血常规检查，及时了解儿童有无贫血及铁储备情况，有利于指导儿童的营养与喂养。

（二）高危儿及生长发育偏离的儿童保健项目

1. 此类儿童除了进行常规健康检查以外，还需要加强对智力发育监测、早产儿眼底检查、听力监测、运动发育评估（Peabody运动量表）等监测。同时，建立专案管理、专人负责、定期随访、追踪记录。

2. 儿童早期干预及康复：对高危儿及生长发育偏离的儿童导致的运动发育落后、语言发育落后、构音障碍等进行早发现、早评定、早干预、减少由于脑损伤等原因所致的疾病和残障的发生。

3. 儿童心理行为干预：定期对儿童进行心理行为发育评估，早期识别儿童心理行为发育偏离，儿童常见心理行为问题包括：遗尿症、屏气发作、吮指、咬指甲、分离焦虑、抽动障碍、学习障碍等。对此类儿童根据个体化原则给予科学的行为干预、心理咨询、指导和随访，促进儿童身心全面发展。

（三）特殊医学检查

1. 头颅核磁共振（MRI）

核磁共振无创、无辐射，软组织及空间分辨率高，能观察婴幼儿脑髓鞘化进程，发现脑沟回发育的细微差异，虽然低剂量CT技术发展很快，但婴幼儿对CT剂量耐受性较差，易受辐射损伤，因此，对婴幼儿脑发育、脑损伤的评估，核磁共振为首选的影像学方法。

2. 颅脑超声（CUS）

颅脑超声是最早用于新生儿颅内疾病诊断的影像学技术，借助该技术能直观诊断新生儿颅内出血，是新生儿颅内疾病诊断发展的里程碑。超声检查无创、便捷，可作为高危新生儿多种类型脑损伤和颅脑疾病的筛查诊断依据。超声对脑室周围及脑室内出血诊断敏感性最高，是首选的筛查和检查手段。此类出血是早产儿特征性的出血类型，在各类颅内出血中所占比例最大。

3. 脑电图（EEG）

脑电图也是儿童与新生儿专业常用的检查方法之一，主要用于对脑发育的评价以及疾病状态下脑电功能紊乱的检查。脑电图虽然不能确诊是哪种类型的脑损伤，但可以提示脑损伤的严重程度，因此适用于各类脑损伤，有益于临床诊治和评估预后。

4. 遗传代谢性疾病筛查

目前遗传病的检测技术有第二代测序技术、拷贝数检测技术等。第二代测序技术目前主要包括全基因组测序、全外显子测序、疾病靶向序列测序技术（DTS）。第二代测序技术，是应用最广泛的临床诊断方法，包括癫痫、神经发育障碍性疾病、先天性遗传代谢病、线粒体病、共济失调、遗传性痉挛性截瘫、神经肌肉病等。拷贝数检测技术目前主要包括染色体芯片检测、多重连接探针扩增技术。其中，染色体芯片检测还包括比较基因组杂交芯片以及单核苷酸芯片。比较基因组杂交芯片在美国，对于发育迟缓、智力障碍、孤独症谱系疾病及多发性先天畸形的患儿，是常规一线的细胞遗传学检测方法。但目前因价格过高，在国内还尚未普及。

这些特殊检查，虽然不是儿童常规的保健检查项目，但对于高危儿、发育迟缓、可疑染色体疾病、有遗传病家族史的儿童是重要的诊断和干预依据。在临床中，需要接受这些特殊检查的儿童，基本上都是各种常规性筛查、检查中疑似或高度疑似的，多经历过时间长度不等的排查病因周期，家长多具有不同程度的焦虑，加之这些儿科特殊情况，发生率不高，家长的知晓率低，应对信息严重不对称等，都容易引发家庭危机。在健康教育时，应对这些家长做心理评估，必要时请相关心理专科进行家长危机干预。这些检查报告多具备一些家长看不懂的专业名词，如大脑脱髓鞘、侧脑室增宽等，容易引起家长的误解和焦虑，应做好相应的解释与心理干预。

第二节 0~1岁婴儿期养育的健康教育

一、0~1岁婴儿生长发育情况

新生儿正常体重为2.5~4.0kg。生后前3个月婴儿体重增加最快，每月约增750~900g，到3月龄时一般为出生体重的两倍；前6个月平均每月增重600g左右；7~12个月平均每月增重500g，1岁时体重约为出生时体重的3倍。健康婴儿的体重无论增长或减少均不应超过正常体重的10%，超过20%就是肥胖症，低于平均指标15%以上，应考虑营养不良或其他原因。

婴儿在生后前3个月身长每月平均长3~3.5cm，4~6个月每月平均长2cm，7~12个月每月平均长1~1.5cm。在1岁时约增加半个身长。小儿在1岁内生长最快，如喂养不当，耽误了生长发育，很难赶上同龄儿童。

头围是头的最大围径，用以反映2岁以内儿童脑发育和颅骨生长的程度，是筛查婴幼儿潜在脑发育或神经系统功能异常的常用指标。新生儿的头围平均为34cm，1岁时平均为46cm。

胸围为平乳头下缘经肩胛骨下角绕胸一周的长度，反映胸廓、胸背部肌肉、皮下脂肪和肺的生长。出生时胸围比头围小1~2cm，平均为32cm，在婴儿期增长最快，一岁末胸围与头围相等，大约为46cm。

二、0~1岁婴儿饮食的健康教育

1. 喂奶的常见问题

0~6月龄婴儿的饮食主要是奶，在我国常见的形式有纯母乳喂养、混合喂养和人工喂养。原则上新生儿进行母乳喂养，母乳是婴儿天然最优的食品，推荐母乳喂养至少6个月，有关和母乳喂养、混合喂养和人工喂养的内容，详见第九章。新生儿出现眼屎等现象多见于泪囊的泪道不通畅所致，可轻轻按摩婴儿目内眦至鼻梁方向，帮助泪道通畅，与所食用的奶粉和乳母的饮食结构没有关系，不是"上火"，不要给婴儿服用任何"降火、去火"的民间保健茶，如七星茶等，以免损伤婴儿肠道及肝肾功能；不要用中药汤剂或中草药给婴儿洗澡或泡澡，如艾叶草洗澡等，以免婴儿发生过敏反应；不要给新生儿及3月龄以下婴儿在无特殊医嘱情况下喂食各种葡萄糖水或白开水、矿泉水、果汁等，以免影响母乳喂养。新生儿出现腹泻、发热、呕吐等异常现象时，应了解腹泻与乳母饮食没有关系，需第一时间就医，不要盲目在家自行服用各种"民间偏方"，以免延误治疗危及生命。对于一些可以帮助新生儿肠道菌群建立的益生菌等保健品、药品等，可在医嘱指导下适量使用。母乳确实不足的新生儿可搭配配方奶混合喂养，不能食用米汤、豆浆等民间认可的"营养品"，更不能用米汤、豆浆、菜汁、果汁等冲调配方奶。除此以外，常见喂奶的情况是吐奶、呛奶和大月龄婴儿断夜奶的问题。

（1）吐奶　吐奶一般来说都是正常现象，如果只是轻微的吐奶，不需要采取特别的治疗，可以调整喂奶的姿势、避免喂奶太急太快，避免在婴儿大哭后喂奶，在喂奶后轻拍宝宝后背帮助吃奶时产生的气体排出，俗称"拍嗝"，拍嗝的姿势见图11-1。

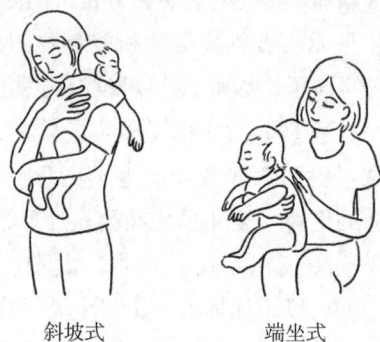

斜坡式　　　　端坐式

图11-1　拍嗝的姿势

生理性吐奶或生理性溢奶，常见于6个月内的宝宝，这是因为宝宝的胃仍为接近水平位，不易储存食物，胃与食管的括约肌发育不完善所致。吐奶的高峰期通常是满月后至3、4月龄，只要吐奶的次数不多、量不大、婴儿生长发育指标正常、婴儿的精神、食欲、睡眠、运动等均未受影响，即为生理性溢奶，为正常现象，无须干预，随着月龄增加会自然好转至消失。但如果宝宝吐奶量大、反复且无规律，呕吐物颜色异常，伴有发热、精神差、喷射性呕吐时，可能是病理性因素，应及时就医。喂奶时应保持正确的姿势，将婴儿身体倾斜45°并抬高头部，应在平稳安静时喂奶，不能吃得太急。人工喂养的宝宝奶嘴大小要合适，奶温适宜，喝完奶及时拍嗝，不要急于将宝宝平放。此外，少部分婴儿对乳母饮食中的某种食物过敏（多为蛋白质类饮食），可能仅表现为吐奶或轻度腹泻，身高体重发育缓慢或正常，容易被误诊，应在门诊儿保健康教育过程中注意问诊，认真观察，可指导乳母进行"饮食回避-激发试验"辅助确定是否对某种食物过敏，乳母停止摄入该食物即可。

（2）呛奶　呛奶是由于奶液进入了婴儿气管，引起婴儿反射性呛咳。如果呛奶后呼吸较为顺畅，仅为咳嗽，可以让宝宝俯卧或侧卧在大人腿上，上身前倾并轻轻拍打背部，让气管内的奶流出，不要立即竖抱，可能导致奶水通过气管呛进肺部，引发吸入性肺炎。如果呛奶严重，已经出现嘴唇、面部青紫，呼吸困难等，请立即拨打120，并及时清理口腔、鼻腔液体，将宝宝俯卧置于腿上，上身前倾，用力拍打背部。

预防呛奶的措施有：不能等饿急了才喂奶，吃得急就容易呛，吃奶时应控制出奶量，奶量过大也容易呛奶；同时尽量避免宝宝平卧吃奶，不仅容易呛奶也容易发生中耳炎等，吃奶时应保持环境安静，避免哭闹逗笑。此外，如果婴儿尤其是3月龄以下小婴儿，呛奶后发生总是口周吐白沫、嗜睡、四肢冰凉等现象，体温可能升高也可能完全正常，应立即就医，可能发生了新生儿肺炎。

（3）断夜奶　断夜奶与婴儿的饮食、作息都有关系。断夜奶有一个369原则，即断夜奶必须要满3月龄，6月龄以后可以断掉夜奶，9月龄以后不需要夜奶。一般在婴儿第一个乳牙萌出后，就要开始计划断夜奶。夜奶可能造成婴儿过早发生龋齿，是现在乳牙发生"奶瓶龋"的重要原因。

要戒掉夜奶，首先应当在白天养成规律喂养，避免奶睡的习惯，形成"睡觉-吃奶"的行为习惯会导致婴儿睡眠时无论是否饥饿都习惯性要吃奶。其次睡前的那一顿奶应保证摄入充足，减少婴儿夜间的饥饿感。同时每晚逐渐延长喂奶的间隔时间。对大多数孩子而言，断夜奶都伴随着哭泣和反复，这是正常的情况。在婴儿夜间醒来哭闹想要吃奶时，不要第一时间就喂奶，应当逐渐延长孩子哭闹到最后给奶的间隔时间。在这个延长的过程中，我们要给予除了喂奶之外的安抚方法，包括抚摸、轻拍等。最后，断夜奶要全家人保持一致，给予妈妈充分的鼓励和支持，中间抱哄、拍睡的过程应多让爸爸参与。

对于6月龄以上已添加辅食的婴儿来说，夜间吃奶不一定是饥饿，可能是寻找安全感、行为惯性等的一种表现。家长应予以正确识别，母乳喂养的孩子，夜奶吃奶的时间长于5分钟或人工喂养的孩子每次吃奶量均超过90ml，是因为孩子生理性饥饿引起的，这种说明尚未到断夜奶的最佳时机，可以在白天多吃多喂、加大临睡前奶量等方法减少夜间饥饿的可能性，再行断奶。通常已经添加辅食的孩子，因为不再容易饥饿，断夜奶会相对容易。一般母乳喂养的婴儿夜奶比人工喂养的婴儿难以推断，也会有反复的现象，都是正常的。断夜奶的个体差异较大，有的孩子仅一晚上，有的可能是一个比较长的过程，耗费几个月也是可能的，不应急躁。

2. 猛涨期与厌奶期

猛涨期是婴儿时期常见的现象，可能从新生儿期到1岁内多次出现，每次持续2~3天甚至1周。应告诉家长猛涨期最容易出现的时期：生后7~10天；2~3周；4~6周；3个月；4个月；6个月；9个月前后。教会家长识别猛涨期的三大信号：吃奶需求增加、睡眠倒退、情绪烦躁。在猛涨期，孩子各个系统的生长需要供给更多的能量和营养，饭量会变大，不停地想吃奶，大概每隔1小时需要喂一次奶，尤其是母乳喂养的孩子，这可能导致母乳喂养的妈妈怀疑自身泌乳量下降，从而盲目添加奶粉。喂奶粉的宝宝以及已经添加辅食的宝宝，也会要求吃更多奶或食物，孩子要么刚吃完就饿了，要么吃完平时的量还要求继续吃。睡眠也开始变得不踏实，经常在夜里闹腾，睡眠质量变差。孩子情绪波动大，如果不给吃就厉害地哭闹。经过猛涨期后，孩子就会变得安静、睡觉时间变长，体重也有所增长。

厌奶就是孩子突然奶量减少，胃口不佳甚至产生抗拒喝奶。大部分孩子4~6个月会发生这种现象，也可能出现在3~4月龄、6~10月龄。厌奶期是阶段性的，只要孩子精神好，发育指标基本上在正常范围之内就不必太担心。可能是孩子逐渐长大，吃奶效率增加，短时间就能吃饱，或需求已经暂时不旺盛导致，也可能是婴儿过度紧张、兴奋、疲劳等情况引起。3月龄以上的婴儿已经开始好奇这个世界，吃奶不专心，容易分神也是导致"厌奶"的原因。

虽然是一个常见的生理性现象，但是仍值得注意分辨原因，喂奶时保持安静，不要让孩子过度劳累兴奋，此外，妈妈母乳味道的改变（如妈妈摄入了巧克力、酒精类食物、辛辣食物等）也会导致部分敏感的婴儿拒奶。排除了疾病或哺乳等原因，通常孩子"厌奶"可能是身体发育速度变慢，暂时需求不旺盛，一般孩子都会自然过渡，等到"猛涨期"到来又会需求旺盛。

3. 辅食添加（婴儿食物转换方法）的健康教育

小婴儿是无法吸收代谢淀粉类食物的，尤其是3月龄以下的孩子，因此民间对没有母乳的婴儿喂米汤、面汤、豆浆等做法都是相当危险的，可能造成婴儿长期慢性腹泻、营养严重不良乃至死亡。根据营养学会的推荐，婴儿平均在第6月龄添加辅食。美国儿科学会建议在4~6个月时，根据婴儿的成长信号判断是否可以添加辅食：①对大人进食感兴趣；②头能抬高竖稳，可以独坐或靠坐；③体重在6.5~7kg以上；④挺舌反射消失；⑤每天奶量超过1000ml，或母乳较规律，可间隔大约4小时。发育较为超前的婴儿，可以根据这个信号适当提前添加辅食，但不能早于4月龄。添加辅食是为了让婴儿更好的发育，到6月龄左右，婴儿身体出生携带的储存铁蛋白已经消耗殆尽，铁元素是血红蛋白合成的重要原料，是生长发育的重要营养素之一，应该教育家长添加辅食应强化铁。因此推荐首先应从含铁米粉开始，逐步添加菜泥、果泥、肉泥、蛋黄等。添加辅食应由少到多，由细到粗，又稀到稠，由一种到多种，添加详情见表11-1。

表 11-1　婴儿食物转换方法

	6 月龄	7~9 月龄	10~12 月龄
食物形状	泥状食物	末状食物	丁块状食物
餐次	乳类 5~6 次 / 日；尝试其他食物	乳类 4~5 次 / 日；进食其他食物 1~2 餐	乳类 2~3 次 / 日；进食其他食物 2~3 餐
乳类	纯母乳 / 部分母乳 / 配方奶 800~1000ml/d，逐渐减少夜间哺乳	母乳 / 部分母乳 / 配方奶 800ml/d	部分母乳 / 配方奶 600~800ml/d
谷类	选择强化铁的米粉，用水或奶调配，开始少量尝试，逐渐增加到每天 1 餐	强化铁的米粉、稠粥或面条，30~50g/d	软饭或面食，50~75g/d
蔬菜水果类	开始尝试蔬菜泥 1~2 勺，然后尝试水果泥 1~2 勺，2 次 / 日	碎菜 25~50g/d，水果 20~30g/d	碎菜 50~100g/d，水果 50g/d
肉类	尝试添加	开始添加肉泥、肝泥、动物血等动物性食品	添加动物肝脏、动物血、鱼虾、鸡鸭肉、红肉，25~50g/d

（续表）

	6 月龄	7~9 月龄	10~12 月龄
蛋类	暂不添加	开始添加蛋黄，每日自 1/4 个逐渐增加至 1 个	1 个鸡蛋
喂养技术	用勺喂食	与成人共同进餐，开始学习用手自我喂食；用手拿"条状"食物，学习咀嚼	学习自己用勺进食、用杯子喝奶；与成人同桌进餐 1~2 次 / 日

婴儿辅食添加的健康教育，是 1 岁内婴儿饮食健康教育的重要内容。临床上对 4 月龄以上的婴儿，应逐渐开展对家长辅食添加的指导，为 6 月龄的正式辅食添加做准备。4~6 个月的小婴儿，可以每天给他用勺子压一点果汁，如葡萄、苹果、橙子的汁液等，给他舔食，不能超过婴儿勺的一小勺，目的是适应除了奶以外的食物口味，观察孩子挺舌反射是否消失。

辅食添加要选择孩子健康的时间，如果有生病的状态，应适当推迟到疾病康复，但最晚不能超过 8 月龄大，否则可能在未来引起喂养困难。食物的做法、形状、可以添加的种类，应给家长展示图片、食物模型等，帮助家长理解什么是块状食物、如何做手指粗的食物。

4. 食物过敏与饮食回避 – 激发试验

过敏是未满周岁的婴儿常见的养育现象，可能有多种原因，父母是过敏体质，或患有过敏性鼻炎等疾病的，均会大幅增加后代过敏的可能。过敏常见的症状有：湿疹、流眼泪、频繁打喷嚏、慢性腹泻、便血、便秘、呕吐、吐奶、皮肤起红疹、烦躁哭闹等。有的孩子过敏症状不典型或仅单一表现为吐奶或轻度腹泻等症状，容易被家长忽略。食物不耐受与食物过敏在家长中常混淆，食物不耐受是难以消化代谢某种食物，与消化系统有关，通常与吃的量有关，如乳糖不耐受，会造成吸收困难、胃肠道负担重，引起呕吐、腹胀、腹痛、轻度腹泻等消化道症状。而食物过敏涉及免疫系统，无论吃多吃少都可能激发身体免疫系统反应，引起全身多器官脏器受累，导致营养不良、体重不增、生长发育迟缓，严重者可引起贫血、呼吸衰竭、休克甚至死亡。因此，如果发现孩子平常生活出现上述异常情况，或儿童保健时发现发育停滞、曲线下降等，应足够重视，认真排查原因。

婴儿最常见的过敏原是牛奶蛋白，提倡母乳喂养可以降低过敏婴儿过敏的发病率。但不是说母乳喂养的孩子一定不会发生过敏，有个别孩子会发生对母亲所摄入的蛋白质过敏的现象。除了牛奶以外，其他的蛋白质也有过敏的可能性，为了减少过敏的发生，辅食添加涉及蛋白质的都谨慎，通常鸡蛋蛋白在 10 月龄以上再尝试添加，也就是吃全蛋，对于过敏体质或有过敏史的孩子来说，尽量在 1 岁后再添加。除此以外，生活中常见的可引起过敏的蛋白质还有海鲜、鱼类、花生等坚果类、牛肉等，在辅食添加时应遵循"72 小时原则"，即新添加一种食物后，观察 72 小时，没有出现异常情况，再添加下一种。不可同时新添加几种食物，以免无法辨别究竟对哪种食物发生过敏或不耐受。此外，1 岁内婴儿的肠道消化能力还比较弱，尽量不要在一餐里混合太多食物，一餐的食物成分从一种添加至 2~3 种后即可，丰富食谱可体现在每餐所吃食物种类均不同，而不是多种食物放在一餐里吃，会增大孩子食物不耐受的情况。

在养育中，如果发现或怀疑孩子过敏，可在医院做食物过敏源检测，但这种方法对婴儿期的孩子并不是很准，可能造成检测后发现数十种食物均过敏，让家长一时焦虑不知如何喂养。可指导家长做饮食回避 – 激发试验来推测过敏源。对怀疑母乳过敏的孩子，让母亲停止摄入一切蛋白质 1~2 天，看孩子症状是否缓解，如果有缓解，可推测确实是蛋白质过敏。此时，指导母亲在日常饮食中再次摄入蛋白质，但是一次仅选择一种，如果母亲摄入这种蛋白质食物 2~3 天，孩子症状未再加重，说明是安全的，再添加下一种，直到出现导致孩子症状突然加重的食物为止，这种食物就是引发孩子过敏的食物，母乳妈妈只要不摄入这种食物即可。对已经添加辅食的孩子，怀疑食物过敏也可以仿照这种方法，找出辅食中究竟哪种食物造成孩子过敏。对于配方奶喂养的孩子，如果发现是对牛奶蛋白过敏，可指导家长选择游离氨基酸配方及深度水解奶粉，至少在 1 岁内回避蛋白质饮食。

大部分孩子的过敏情况均会随着月龄增加、发育完善而自行缓解，回避饮食数月后均会得到大幅改善，绝大多数食物也在孩子1岁后能逐渐耐受适应不再过敏，未来终身对此种食物过敏的概率是很低的。应指导家长不必过分担忧，也不要在家盲目采用小剂量食物耐受法来帮助孩子脱敏，脱敏剂量不好掌握，严重可导致孩子过敏症状越来越重，甚至死亡。过敏症状是1岁内婴儿常见症状，对很多孩子可以说是成长的必经之路，医生让采取回避饮食也是为了避免过敏原刺激不成熟的免疫系统多次发作，影响孩子发育，应遵医嘱严格饮食回避。饮食回避的时间：水果类至少回避半年、一般饮食类型建议回避6~12个月再评估，花生坚果类回避1~2年后再评估。

三、婴儿期睡眠的健康教育

1. 睡眠时长

婴儿期是人类一生中睡眠时长最大的时期，新生儿刚出生时一般每日睡眠约20小时左右，随着神经系统的发育，睡眠时间会逐渐缩短，白天醒着的时间逐渐增多。一般婴儿平均晚上睡10~12小时，白天小睡2~3次。0~3个月婴儿的睡眠时常每天平均为14~17小时，4~12个月，每天平均12~15小时，均包括白天的小睡。良好充足的睡眠有利于婴儿生长激素的分泌，促进发育。

2. 昼夜节律

刚出生的小婴儿一般没有昼夜节律的概念，良好的睡眠习惯从出生起即可培养。白天婴儿无论是否小睡，均不必过分强调环境安静、光线可稍暗但不必太黑，家人可正常说话、看电视、吃饭等，日常生活噪音均可存在。夜间睡眠应避免睡前过度兴奋，睡觉前可以采用固定程序，如洗手、洗脸、听音乐或听故事、换睡衣（睡袋）、关灯等，孩子入睡以后保持安静，给孩子营造昼夜节律的氛围，中途孩子醒了不应打开大灯，可仅开一盏小夜灯，由一位家人陪伴照护即可。对于6月龄内的小月龄孩子来说，形成昼夜节律个体差异较大。有的孩子3月龄左右即开始有规律地白天小睡和夜间睡眠，有的孩子到1岁左右也没形成规律，与孩子发育的个体差异、遗传、家长的引导、家庭环境的客观原因等均有一定关系。昼夜节律的形成对睡眠习惯的养成和保持有很重要的意义，一方面可以减轻家庭育儿体力的消耗，另一方面也促使孩子养成良好睡眠习惯。

3. 睡眠倒退期

婴儿到4月龄左右会出现睡眠倒退期，一些平时睡眠不错的宝宝，突然在这个月份的睡眠中频繁醒来，经过检查后排除了疾病原因，体格发育也正常。这种现象一般与婴儿的大运动发育有关，在1岁内大运动发育的时间段都有可能反复出现，但主要原因是因为宝宝的睡眠模式由婴儿睡眠模式向成人睡眠模式转换导致的，这是一种正常的现象。处于睡眠倒退期的婴儿，首先家长不应该焦虑，这种现象不会影响孩子发育，家长可以继续延用之前对宝宝有效的安抚方式，但不要增加安抚强度（时长和频次），或是又引入新的更强的安抚方式，这可能将情况变得更糟，对于以前没有奶睡的孩子，慎用奶睡手段。可以给予白天充足的运动，充分满足大运动发育所需的运动量，给孩子充分的爬、翻身等自由活动的时间和条件。

4. 睡眠与饮食

新生儿及小月龄婴儿的睡眠可能受饮食的影响。通常纯母乳喂养的婴儿睡眠较浅，一般2小时左右即苏醒需要喂奶，这是因为母乳好消化，吸收快，且这种睡眠形态促进宝宝早期神经系统发育，是正常现象，无须担忧是母乳不够孩子没吃饱。混合喂养或人工喂养的婴儿，一般睡眠较深，通常睡着可持续3小时及以上，是因为配方奶不好消化，所以不容易饿，且配方奶促进宝宝深睡眠，不易醒来。因此睡眠时间可受进食影响，每个孩子之间也可能存在个体差异，不必强行对比别的宝宝。

5. 睡眠衣着与惊跳反射

婴儿期睡觉易惊醒是造成睡眠节律不易形成的原因之一。睡觉容易惊醒，可考虑是夜间大小便刺激，使婴幼儿觉得不舒服而惊醒；也可是睡梦中听到外界的声音刺激，或者有蚊虫叮咬，或者突然觉得饥饿等正常生理现象引起。也可由于缺钙导致夜间手足搐溺、发热、腹痛等异常现象引起。家长应该仔细观察婴幼儿易惊醒的具体情况、综合评估并给予相应的处理。3月龄以下的婴儿，睡眠中会发生"用力挣"的现象，是宝宝发育的生理性现象，不是便秘。

小月龄婴儿，尤其是新生儿，可采用襁褓式包被帮助婴儿适应刚从母亲体内出来的不适感，使用包被包住婴儿的手，可以控制惊跳反射。包被不宜裹太紧，尤其是婴儿的腿部，要能较自由地活动，婴儿期下肢呈O型腿样姿势是正常的，是保护婴儿尚未发育成熟的髋关节的，不可盲目拉直捆绑，可能造成髋关节永久性发育不良。有婴儿不愿意包手的，也不予勉强。惊跳反射一般多见于3个月内的小月龄孩子，多随着成长发育逐渐消失。孩子裹包被时间长短因人而异，在孩子适应后就可以解除包被，正常睡眠，不必强行包裹到满月。

满月后的孩子可以选择一款合适的睡袋，1岁内婴儿推荐蘑菇型睡袋，1岁以上能熟练走路的孩子可更换成分腿式睡袋。睡袋的选择要不影响孩子活动、不能过厚或过重，尽量薄一点，天气凉可以加盖被子，不要选择过于松软的，或体形较大的睡袋，容易堵塞孩子呼吸道造成危险，也不要选择非纯棉面料的，容易引起皮肤过敏等。

夏季入睡可以选择蚊帐或用无烟蚊香以减少蚊虫叮咬。睡前洗漱，更换尿布，给婴儿换上干净衣物或睡袋，尽量在睡前吃奶半小时后再睡觉，入睡前不要饱食。对于3月龄以内的小婴儿可以抱哄入睡或适当奶睡，6月龄以上孩子尽量不奶睡、不抱哄、不拍，培养自主入睡的习惯。

6. 哄睡

小月龄婴儿可能会有在摇篮、推婴儿车入睡快且睡眠时间较长的现象，这是因为在摇晃、颠簸的婴儿车或摇篮里，狭小的空间让婴儿找到子宫里的"参照点"，加快进入放松状态，缓慢移动的婴儿车，会让婴儿感觉平静有安全感，在一定程度上可以安抚婴儿。其次，有的婴儿喜欢听着吹风机、抽油烟机的嗡嗡声、流水声等入睡，这些声音叫作"白噪音"，也能安抚婴儿快速入睡。这些是3月龄以下小婴儿有效的哄睡手段，尤其是新生儿时期。适度使用可以减轻新手父母育儿的焦虑感，但"推车哄睡"、奶睡、抱哄睡等手段相当于构造睡眠联想，长久使用可能使宝宝养成不良的睡眠习惯。如果婴儿习惯了被照顾着入睡（即被抱着、摇晃、喂奶、抚摸），那么在孩子一个睡眠周期结束后（通常在快速眼动期后），他会醒来，然后希望环境里有同样的照顾才可以再次入睡。这个睡眠联想的环境，是孩子醒来后再次入睡的关键，俗称"接觉"。因此这些方法仅作为小月龄婴儿的暂时性替

代方法，后期仍然需要家长逐渐引导自然入睡和接觉。

通常婴儿的安抚强度和睡眠习惯的建立可能经过：奶睡→抱睡→行进中睡眠（抱着散步或坐车）→肢体接触、声音陪伴→语音、声音→自主入睡。虽然并不是所有婴儿睡眠习惯的建立都会经历每一个阶段，且每个阶段经历的时间个体差异较大，对家长而言可能会觉得自己孩子"难带""睡渣"，从而产生焦虑情绪，因此儿保中应对家长有正确的引导：出现这些现象是正常的，这些睡眠联想对小月龄的婴儿来说可能是必经之路，可以慢慢引导，待孩子自然成长，随着神经系统发育的逐渐完善，家长客观条件的正确引导，良好睡眠习惯的建立是可以预见的。

7. 睡眠安全

新生儿及1岁内婴儿的床上，不要日常放置毛绒玩具，睡的床褥不宜过于柔软，不推荐使用床围，6个月以内的小婴儿不需要睡枕头，民间用的各种"定型枕"均不推荐使用。这些常见育儿误区均可能导致新生儿猝死综合征发生。对尚无法自由翻身、上臂力量、颈肩力量薄弱的小月龄婴儿，应重视睡眠安全，推荐与婴儿"同室不同床"，倡导与父母分开睡，婴儿的床可靠近父母的床方便夜间照顾。对家庭条件有限必须要与父母同床睡眠的，指导家长"同床不同被"，给婴儿单独准备被褥，夜间睡眠不可与父母盖同一条被子，以免发生窒息。小婴儿喜欢入睡时怀抱毛绒玩具等的，在家长看护下入睡后拿走玩具，尤其是3月龄以下的小婴儿，以免不慎堵塞口鼻。

8. 睡眠中的正常现象

睡眠中出汗是婴儿很常见的现象，多见于睡前活动太大、环境过热或睡前吃过高热量的食物等，一般来说是正常现象，尤其是小月龄婴儿，自身的体温调节能力很差，家长更应注意少穿少盖，必要时空调降温等措施，以免发生"焐热综合征"导致婴儿死亡。但如果安静状态下、环境温度适宜，婴儿仍大量出汗，且伴有哭闹、烦躁、食欲减退等现象，应及时去医院就医。

0~6个月婴儿由于喉软骨发育不成熟的问题，会有睡觉"呼噜噜"的声音，喉咙仿佛有痰，属于正常现象，一般在6~12个月逐渐消失。如果孩子1岁后睡觉仍然"打呼噜"，应及时排除感冒、睡前哭

闹、体重超重等原因，若发现孩子睡眠时有呼吸暂停的现象，则应该去医院就诊，排除腺样体肥大、气管异物、呼吸道发育畸形等情况。

四、正确对待婴儿哭闹

小月龄的婴儿，只能用哭声来表达自己的需求，因此无论是饥饿、寒冷、炎热、不适等都会哭闹。应教育家长，在新生儿哭闹的第一时间应予以响应，认真排查哭闹的原因，如尿布是否更换、是否饿了、衣物是否穿太多等。对于母乳喂养的母亲来说，新生儿频繁哭闹可能导致妈妈体力不支，影响母亲身体恢复和母乳喂养，加大产后抑郁症的可能性。因此，健康教育的内容应面向全家人，特别是孩子的父亲。将育儿的体力消耗、初为父母的焦虑等均摊到家庭成员中，有利于家庭和谐。

哄睡需要注意的是，不要采用大力摇晃婴儿的做法，婴儿的大脑非常娇嫩，大力摇晃入睡会造成婴儿大脑撞向自己的颅骨，造成"婴儿摇晃综合征"，可造成婴儿智力残疾乃至死亡。哄睡时婴儿趴在家长肩上或抱在怀里，摇晃是家长身体的轻轻摇晃，并非抱着摇晃婴儿。

有的孩子哭闹并非是有任何不适，可能只是寻求安全感，希望能多抱他，这是婴儿早期正常的心理发育过程，对此期的婴儿哭闹应科学对待，及时响应，家人体力允许的情况下，可多抱幼儿。民间有部分老人会觉得孩子会"抱习惯"，因此希望早早训练孩子独立入睡、少抱才好带等观点，这是不科学的。1岁内的婴儿是心理发育安全感的重要时期，对尚无语言能力的婴儿及时响应需求，有利于婴儿心理发育。若家中人手较少，为减少体力消耗，在排除了哭闹的常见原因后，也可在婴儿身旁用握手、亲亲、近距离说话等形式响应孩子的哭闹需求。由于新生儿视力发育不完善，只能看见很近距离或颜色特别鲜艳的物品，3个月以内的孩子几乎看不清楚人脸，因此，小月龄的宝宝对安全感的需求高度依赖于触摸和嗅觉，远距离的对孩子说话等无法安抚幼儿。

大部分孩子在满月后，2~4月龄期间会突然变得"喜欢哭闹"，平常月子里安静的孩子在此期间变得整天哭闹不止，抱着才能睡或放下就醒等现象让家长困扰不已。通常是因为此阶段的孩子，在

发育上进入"肠绞痛"期。由于小月龄婴儿消化系统发育的不完善，肠蠕动并非如成年人一样是一直向肛门单向蠕动的，可能会出现部分肠管或全肠管来回蠕动或逆向蠕动的情况，造成婴儿腹痛不止。这是生理性的肠绞痛，不会影响婴儿发育，除了常"莫名哭闹"以外，没有呕吐、腹泻、精神萎靡等其他伴发症状，生长发育的各项指标均无影响。几乎80%的孩子在成长过程中有此现象，可以说是成长的"必经之路"。因此，此期可以指导家长采用"飞机抱"（图11-2），以及多在家给孩子做排气操（肠操），最常见的是骑自行车姿势辅助孩子蹬腿或将孩子大腿交替压向腹部的方式，这些手法可促进排气，帮助缓解肠绞痛和肠痉挛（图11-3）。

飞机抱

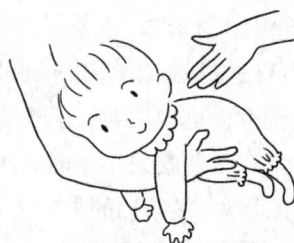

图 11-2　飞机抱

蹬车运动

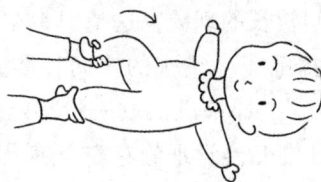

图 11-3　排气操－蹬车运动

还有部分孩子有定时哭闹的现象，多见于黄昏或凌晨，无原因的几乎每天都在同一时间哭闹，非常难哄，但哭闹一会后能自行停止，生长发育各项指标均正常，这种现象称为"黄昏焦虑症"，可能与婴儿神经系统发育尚未完善有关，属于生理性现象，多在婴儿6个月大以后自然减少或消失。出现这种情况应教育家长不用紧张，此现象不会影响生长发育，无其他伴发症状，如果家里人可以忍耐，则可静待孩子长大一点自然好转，如果家长因此很困扰，可指导家长通过抱、哄、做婴儿操或训练昼夜节律、调节婴儿睡眠时间等形式缓解。

五、婴儿的着装与出行

1. 婴儿的衣着厚度

婴幼儿皮肤的温度调节能力尚未健全，应该根据季节气温的变化及时调整婴幼儿衣服的厚薄。不应给新生儿及婴幼儿穿过多衣物，尤其是家中有恒温保暖设备或非寒冬的情况，过多衣物可能导致新生儿焐热综合征，甚至致命。在中国传统风俗的影响下，大多数新生儿是由祖父母指导养育，而代谢退化的老年人对温度的敏感程度远远落后于代谢旺盛期的婴儿。因此，应教育家属以孩子父亲或母亲这种青壮年为参考，与父母所穿衣物差不多就行。

2. 衣物材质与款式选择

衣物的材质要选择纯棉透气的，尤其是贴身穿的衣物尽量不要选择珊瑚绒等容易掉毛的材质，以免刺激婴儿呼吸道。衣物勤换洗，夏季应至少每天更换一套。衣物以没有纽扣的和尚服为最佳。若有纽扣，应逐一检查扣子的松紧，是否牢固，松脱的扣子容易被婴儿误入口腔滑脱至气管造成气道梗阻。为方便更换尿布和清洁外阴，3月龄以内婴儿推荐衣物为上下装。

3. 不要给婴儿佩戴饰物

民间有为庆祝新生儿诞生，给孩子穿戴各种金银玉器或佩戴某些"辟邪"的饰品等风俗，应在有此风俗的地区或家庭加强健康教育：新生儿及婴幼儿，考虑到安全，不推荐日常佩戴饰物，银手镯、长命锁、辟邪锁针等常见民间饰品均可能成为新生儿的安全隐患，且金银饰品非常容易藏匿细菌等微生物，对处在口欲期的宝宝来说不亚于随身佩戴了一个细菌大本营。

4. 多裸露婴儿的手足

新生儿和婴儿原则上不建议穿袜子、戴帽子和手套，尤其是居家环境，在家中有取暖设备或天气温度适宜的时候，婴儿感知世界主要依靠手足等末梢，穿戴袜子手套等，会削弱婴儿对事物的感受。尽量不穿袜子、手套在家中爬或光脚走等，促进婴儿手足接触物体，有利于神经系统发育。此外，除非极端天气或家中温度很低，否则不建议给婴儿戴帽子，不过度保护有助于婴儿建立良好的免疫系统，增强抵抗力。

5. 婴儿出行的工具

新生儿可以在天气良好的情况下出门散步，有微风吹过的暖和天气也不必盖头巾等物品。为减轻父母负担，小月龄婴儿可使用背巾或婴儿车出行。4个月以上会抬头、脖子能竖立的婴儿可使用背凳。背凳的选择应能保证婴儿的背部有硬物贴合，坐的凳子弧度合适，能保证婴儿双腿自然弯曲为O型腿样姿势。婴儿推车要注意小月龄婴儿应保证婴儿车的硬度，不可过于柔软，以免伤害脊柱发育，遮阳棚在夏季不应过于遮阳，造成婴儿车密闭局部高温，增加中暑的风险。

需要带婴儿坐私家车时，务必保证有婴儿提篮（3月龄内）和婴儿安全座椅（3月龄以上）。目前世界上很多发达国家将婴儿安全座椅做立法要求，我国尚未普及，应适时做好此方面健康教育：婴儿及12岁以下儿童，不可怀抱坐车，不可坐在副驾驶位置，不可佩戴成人安全带，在发生交通意外时，上述常见错误将造成宝宝重伤或致命。应选择适合年龄的安全座椅，按要求调整好高度和松紧度，从小培养宝宝坐在安全座椅上，避免交通意外造成的次生灾害。

6. 婴儿出行避蚊的方法

夏季出行时，2月龄以下的婴儿可采用蚊帐等物理避蚊法，2月龄以上的婴儿可适当喷洒驱蚊水来防止蚊虫叮咬。≥2月龄的婴儿可以选择避蚊胺（DEET）、驱蚊酯（IR3535）。避蚊胺是使用最广泛的驱蚊剂，不同浓度驱蚊持续时间也不同，但并不是浓度越高越好，超过50%浓度后驱蚊效果并不会随之增强，30%浓度可驱蚊6小时，推荐浓度10%~30%，但不能用在孩子手和眼上，喷洒请注意避开。7.5%浓度的驱蚊酯可维持10~60分钟驱蚊效果。6月龄以上的婴儿可以选择派卡瑞丁，20%浓度可驱蚊7小时。在选择驱蚊液时应注意查看产品的成分和浓度，选择合适年龄使用的驱蚊液，有的成分适合大年龄的孩子，如柠檬桉油，通常用于3岁以上的儿童。驱蚊液并非持续时间越久越好，出行可以带上随时补喷，喷洒时要避免接触到孩子的手和眼睛，为避免1岁内婴儿对驱蚊液过敏，可以喷洒在孩子的衣物、鞋子、出行婴儿车等处，减少与皮肤的接触。

六、婴儿的清洁与大小便护理

1. 婴儿的清洁

新生儿无早产或其他高危情况或疾病的，一般与母亲一同出院。新生儿的大小便较多，除了及时更换尿不湿外，也应教育家属在每次大便后给婴儿流水清洗外阴和肛周，必要时可涂护臀膏，防止新生儿红臀或尿布疹。清洁新生儿的外阴无论男女均要求从上到下擦洗，尽量使用流水冲洗。女宝宝的外阴唇会有一层很薄的白色分泌物，是隔绝细菌保护阴道不受感染的，原则上不必特意掰开清洁，但如果粘到大便，应及时掰开清洁干净。男宝宝在洗澡时应注意清洁包皮。新生儿包皮过长一般是生理性的，大部分可随着发育减轻或消失，不必着急早期做包皮手术，但需清洁到位。

健康足月新生儿，在条件允许的情况下，推荐或隔日/每日洗澡1次，促进新生儿血液循环，可辅助睡眠、神经系统的发育和吃奶。洗澡一般安排在白天较暖和的时间段，洗澡前至少半小时不吃奶，洗澡时婴儿是苏醒状态，时间长度一般不超过5分钟，不必每次都用婴儿沐浴露等清洁用品，正常清水洗即可。有的新生儿出生胎脂较重的，指导家属每次洗澡前后涂抹婴儿润肤油，等慢慢溶解胎脂，在每天洗澡时逐次清水洗净，不可盲目用手抠或用大量沐浴露、洗发膏等。头上的胎脂、胎发稀少的也可用婴儿润肤油涂抹后逐次洗净，胎发浓密的，可剪短胎发再洗。婴儿的头皮娇嫩，剃头容易造成头皮损伤，有的剃头后损伤婴儿毛囊，造成婴儿长出来的头发部分缺失的现象，医学上并不推荐给婴儿剃头，有此风俗或新生儿胎发浓密影响清洁的，可指导家属用专用婴儿理发器剪短即可。洗澡完后可根据情况进行婴儿抚触。婴儿抚触可促进神经系统发育、增进食欲、促进睡眠、增进亲子关系。婴儿抚触比较专业，一般在妇幼保健类医院对准父母有专门的培训课程，可在产检或婴儿刚出生时对准父母进行推荐学习。

2. 脐带护理

新生儿脐带一般在出生后1周左右自然脱落。在脱落前均可沾水，不必在洗澡时用特殊胶贴包裹或顾忌脐带未脱就不洗澡。每天洗澡完后用碘伏棉签沿脐带根部环行消毒一次即可。绝大部分新生儿的脐带都是自行脱落。脐带化脓、新生儿有发热（体温＞37.5℃）或直到满月脐带都未脱落等现象的，应立即去医院就诊。新生儿在日常中不慎抓到或抓掉脐带造成脐带根部出血的，可在家用碘伏进行消毒

后观察，这种情况一般会自然止血且出血不多，若持续渗血按压脐部也不能止血的，应去医院进行相应处理。

3. 大小便的观察与护理

新生儿大小便是检查新生儿摄入是否满足发育需要的重要观测指标。新生儿由于肾脏浓缩功能尚未发育完善，因此小便一般较多。在出生后的24小时内开始排尿，此时由于在开奶早期，妈妈的乳汁为初乳，并不多，新生儿的胃容量也很小，因此尿较少。在新生儿奶量逐渐加大后，尿液频繁，纸尿裤平均一天需更换6~8次，夜间也需更换至少1~2次。新生儿的大便频率和颜色与摄入的奶有关，可以采用大便比色卡等图片形式教育。纯母乳喂养的婴儿，因母乳消化吸收率高，容易饿，睡眠浅，吃奶次数也较频繁，因此大便较频繁，一般4~6次/日，大便颜色为金黄色，无臭味，颜色及气味均接近鸡蛋羹；混合喂养的婴儿，一般大便次数为2~3次/日，母乳的比例越小的，大便频率越少，大便为黄色，较暗淡，黏稠度较母乳喂养的婴儿高；人工喂养的婴儿，一般大便次数为1~2次/日，呈土黄色，黏稠度高，有一定臭味。婴儿每日大小便频率及量若无异常，每次吃奶后有满足感，发育指标测评符合月龄，则说明摄入足够，满足婴儿发育需求。

初次做父母的，应教育及评估是否会识别婴儿已尿湿以及是否会更换尿布、擦洗等。男女宝宝的会阴清洁均遵循从上到下的原则，从尿道口到肛门，不可逆行。勤更换尿布是预防新生儿尿布疹的最有力措施，现在大多家庭选择用一次性纸尿裤，有尿线可提示家长，对个别家庭认为纸尿裤会不透气，采用旧衣服、旧床单等做尿布的做法应及时予以观念纠正。旧的床单等无法做到彻底的清洁消毒，可能造成新生儿皮肤过敏、毛孔堵塞，且棉布类的材质在吸收了新生儿尿液后会立即回渗皮肤，不利于预防新生儿红臀。采用清洁医用纱布或新棉布做尿布的家庭，应予以指导换洗的频率要非常高，尿湿的第一时间就要更换，否则就会立即回渗，刺激皮肤。为预防新生儿臀红，也可在每次更换尿布或清洁外阴后，涂抹护臀膏等，给婴儿皮肤形成保护层，更容易经手、尿液、粪便等污渍浸渍皮肤。涂抹的护臀膏要温和不含激素，膏体细腻，涂抹厚薄均匀，涂抹范围女婴应包括大阴唇。

七、婴儿的运动发育及家庭训练

1.尊重婴儿的运动发育规律

婴儿大运动的发育遵循"二抬四翻六会坐"的大致规律，8个月左右婴儿会有想爬的现象。婴儿爬行是从"腹爬"开始，并不是一开始就能像成年人这样爬行，应该给婴儿穿宽松、薄款的衣物，给予足够爬行活动空间，多探索尝试。爬是大运动发育的里程碑，对幼儿肌肉发育、脊柱发育、神经系统、平衡觉等发育有重要影响，应该尽量创造条件和环境，促使孩子多爬。有的幼儿可能出现没有爬即开始学走路的现象，也是正常现象。学会爬以后大约10月龄开始，幼儿有扶站的现象，抓住某样物品或家长的手自己站立起来。该现象可能有较大个体差异，有的幼儿仅7个月左右就能扶站，有的则在11月龄才出现，对此应该教育家长不要过分着急。早于10月龄的幼儿不主张家长在家硬拉幼儿站立，可能造成下肢发育不良，易形成"O"型腿。能在10月龄以前无外力自主扶站的幼儿，说明下肢发育已经足够承受体重，可让幼儿自我成长。扶站后在1岁左右幼儿开始学习行走，最开始的现象为"巡航"，即幼儿扶着家中低矮家具行走的现象，此期可以指导家长将危险物品收好，给予幼儿自由巡航的空间，锻炼下肢力量，为独走做准备。从爬到走是一个大运动逐渐成熟的过程，应多给予环境和条件支持，少抱，多给幼儿自由活动空间。

2.婴儿大运动的家庭训练

为促进婴儿的生长发育，可以指导和培训家长，在家庭中给幼儿展开身体大运动、精细运动的训练，有助于儿童运动、神经系统、社会交往、语言等的发育，促进亲子关系，有利于家庭未来对婴幼儿的教导和养育。大运动的训练包括：头部稳定性训练、翻身训练、爬行训练、跪立训练、行走训练；精细运动的训练包括：手握摇铃训练、取悬吊的玩具、准确抓握训练、手指运动训练、扔掉再拿训练、双手交替训练、抓握训练、对击玩具、捏取训练、锻炼食指、从握紧到放手、滚筒训练等。在临床中，根据婴儿的月龄，以每个3月龄为阶段，为家长展开相应训练项目的培训与演示，增加亲子关系，有利于家庭亲子活动的早期建立。

八、眼耳鼻喉保健

1.眼保健

儿童的视力并不是出生就和正常人一样，刚出生的婴儿视力几乎为0，在0~6岁是一个动态的发育期，也是儿童视觉发育的关键时期。视力的发育规律为：新生儿：光感；1~2月：0.01；6月：0.06~0.08；1岁：0.2~0.25；2岁：0.4~0.5；3岁：0.5~0.6；4岁：0.6~0.8；5~6岁：0.8~1.0，见图11-4，也就是说幼儿视力达到1.0至少已经5岁，近视的参考应当考虑婴幼儿视力发育的范围，不应以成人视力作为参照。该时期眼部疾病的发生对儿童视力危害极大，且该年龄段的眼部异常儿童常常不能主动告知，若不能及时发现，错过最佳治疗时期，可能导致不可逆的视力障碍，形成终身视力残疾。

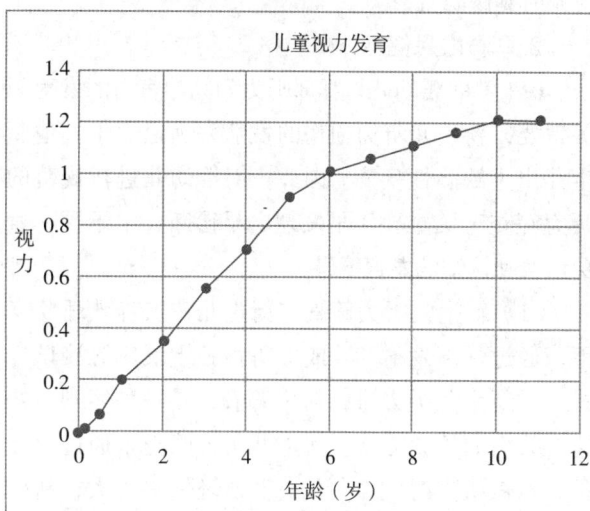

图11-4　儿童视力发育进展表

健康儿童应当于满月、3、6、8和12月龄进行常规眼科检查。早产儿易患早产儿视网膜病变，可致盲，应遵医嘱进行眼底检查。若发现儿童眼红、流泪、大量分泌物、眼球结构疑似不正常、双眼不等大、睁眼困难、瞳孔区异常反光等，应当及时就诊。此时最常见的问题是先天性鼻泪管阻塞、结膜炎，及早发现仅需做一些简单的常规治疗即可恢复，如泪道冲洗等。同时也是先天性白内障、青光眼、早产儿视网膜病变等治疗的时机。

过强的光对于视网膜有损伤作用，不建议长时间盯着强光看，如太阳光、照明灯光的光源、浴霸等。但有的家长对看强光有些误解，认为1岁以内的儿童由于不能看强光，连家里正常的照明都不敢开，这个做法是错误的，维持婴儿视力发育应保持良好的环境亮度，白天保证室内光线明亮，长时间在照明环境不足的环境下玩耍的孩子，后期发生近视的概率会增加。

儿童揉眼分为生理性揉眼和病理性揉眼，正常儿童常规会在睡前、刚醒后，甚至饿了、发脾气时揉眼。生理性的揉眼可不予以制止，但要注意指甲的长度以避免抓伤眼部和面部。病理性的揉眼发生在儿童眼部有异常的时候，包括眼睑湿疹、麦粒肿（睑腺炎）、霰粒肿（睑板腺囊肿）、结膜炎、角膜炎、鼻泪管阻塞、倒睫（大部分儿童的倒睫三岁前并不会引起眼部不适，但需注意不能剪眼睫毛，以免眼睫毛变得较硬损伤眼部而引起眼部不适甚至感染）等。病理性的揉眼不仅限于生理性揉眼的时段，会出现在任何时段。家长无法正确分辨可疑情况时，应及时到医院就诊。

2. 耳鼻喉保健

0~1岁的婴幼儿，耳部听力问题与言语的发育至关重要，新生儿听力损伤的发病率远远高于其他新生儿出生缺陷性疾病。因此，对婴幼儿进行规范的听力筛查至关重要，早发现、早诊断、早干预，避免语言和认知的发育障碍。

（1）新生儿听力筛查　新生儿在安静熟睡状态下，通过耳声发射和（或）听性脑干反应等测试方式，对新生儿听力进行初步筛查，是一种客观、快速、无痛的检查方式。新生儿听力筛查未通过可能是儿童做检查时配合欠佳，测试环境噪音大，新生儿耳道残存羊水、胎粪，测试仪器误差等因素导致，并不一定就是孩子的听力有问题，家长勿需焦虑，但务必遵医嘱准时复查，明确宝宝听力情况。

对于确实有听力障碍的婴儿应该尽早针对病因，对可纠正性听觉障碍患儿进行相应的药物、手术治疗。在听力损失已无法挽回时，及时进行听力补偿或重建，对永久性感音神经性听觉障碍患儿，应首选佩戴助听器，一般可在6月龄开始验配并定期进行调试及评估，以达到助听器效果优化。对双侧重度或极重度感音神经性听力障碍患儿，应用助听器效果甚微或无明显效果，要进行人工耳蜗术前评估，考虑进行人工耳蜗植入。同时到专门聋儿康复机构进行听觉-言语康复训练，由专门机构的专业人员深入社区开展社区-家庭康复指导。

（2）婴儿耳朵的日常护理　①定期清洁耳郭结痂，耳部裸露出的皮肤组织需涂抹保湿护肤品，预防湿疹。②洗头、游泳时注意外耳道防水，如不小心进水，轻拍倒出，用棉签轻轻擦拭外耳道口即可。③定期儿保检查，如发现大量耵聍栓塞不易排出，需及时处理。④如婴幼儿近期有感冒，频繁呛奶，夜间烦躁哭闹等不适，需医院就诊明确有无耳部感染。

（3）"耳屎"的清洁护理　"耳屎"是外耳道皮肤耵聍腺分泌的物质逐渐堆积而成。因为婴幼儿的腺体分泌旺盛，加上婴幼儿的耳道相对狭窄，说话与咀嚼能力尚未成熟，下颌关节运动力量不够，故"耳屎"不容易排出。正常"耳屎"可在外耳道壁形成一层保护层，保护皮肤组织，同时吸附和阻挡外界灰尘、细菌、昆虫等异物，对婴幼儿的耳道、鼓膜起到一定保护作用。故"耳屎"一般都不清理。但"耳屎"在某些情况下也需要处理：如大量堆积造成耵聍栓塞，导致婴幼儿不适；进水后耵聍膨胀，继发耳部感染；对听力测试、内窥镜检查等干扰检查结果。即使需要处理"耳屎"，对婴儿期的孩子来说配合度较差，也应在医院由专业人员处置，家长不要在家盲目给孩子"挖耳朵"。

九、口腔健康与长牙期的健康教育

1. 婴儿的口腔清洁

婴幼从出生后就进行日常口腔清洁保健。在未长牙时，婴儿几乎以奶为主食，家长应每晚为婴幼儿擦拭口腔，用干净的纱布包裹家长的食指沾凉白开帮助婴幼儿清洗口腔，洗去牙床上的附着物。可以帮助维护口腔健康，避免细菌、真菌的定植、繁殖，此外，也有助于孩子以后养成刷牙的好习惯。乳牙萌出的早晚、速度有较大个体差异，平均来说6月龄萌出第一颗乳牙，具体萌出顺序见图11-5。牙齿萌出后，可用纱布或软毛刷轻轻地为婴幼儿擦洗口腔和牙齿，萌出的乳牙应每天清洁一次。当多颗牙齿萌出后，家长可用指套刷或软毛刷每天为婴幼儿刷牙2次，并确保清洁上下颌所有的牙面，特别是接近牙龈缘的部位，预防龋齿应从婴儿期做起。

1岁以内的婴幼儿因口腔容积小、唾液分泌量大，又有出牙对牙龈的刺激，大多都会有流涎现象。随着儿童的发育成长，15个月开始，就很少出现流口水的现象，如果2岁以后的儿童还在流口水，就可能是异常的病症表现，需要就医以明确病因并采取相应治疗措施。

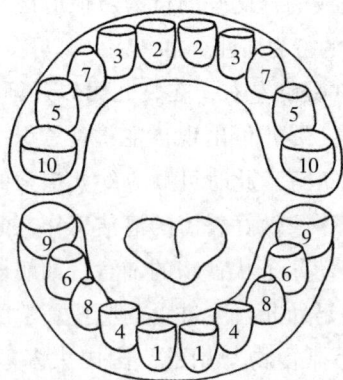

图 11-5　乳牙萌出顺序

2. 长牙期的护理

长牙期绝大多数婴儿会牙龈发痒，喜欢啃咬东西，这是正常的生理现象，一般在萌出上下门牙时多见。1 岁内婴儿也是口欲期的高峰，大量口水加上好动、喜欢用口腔探索世界，非常容易造成细菌等有害菌感染。此时应勤擦拭口周，预防口周因口水浸滞而发炎。有戴口水巾的，应勤换口水巾，做好家庭清洁，但不要过度使用清洁消毒剂，会干扰孩子免疫力的形成。不必苛责过于干净，实际上滥用消毒液会造成孩子更容易生病、抵抗力下降。长牙期喜欢啃咬东西的现象，可以给孩子一点磨牙饼干。磨牙饼干的选购必须是合格的婴儿食品，不添加蔗糖。这种饼干适合啃咬磨牙，质地应较硬，咬下来呈粉末状，不会呈块状，以免孩子啃咬中不慎误入气管，造成呼吸道梗阻。护士在做相应指导时，应详细说明，描述合格磨牙饼干的形状、性状。此外，磨牙胶也是一个选择，磨牙胶要选择不含双酚 A 的专用婴儿牙胶，不能随意用积木、玩具等替代。个别孩子在长牙的萌出期有低烧的现象，体温多不超过 38℃，饮食睡眠等均正常，通常 1~2 天后能自然恢复，可提前告知家长，以免引发焦虑。

乳牙萌出是 1 岁内婴儿口腔保健的重点。有的家长因为害怕没有乳牙的幼儿咀嚼困难，长期给孩子喂过于精细的食物，这是不利于乳牙发育的。与老人家掉牙所不同，即使乳牙未萌出的婴儿，牙龈里也有牙胚存在，是具备一定研磨能力的，家长应循序渐进添加辅食的碎状、块状食物，训练孩子的咀嚼功能。咀嚼能力的培养，可以促进乳牙萌出、面部肌肉发育、有利于淀粉酶分泌促进食物消化吸收，

也对日后语言的发育有重要影响。

3. 舌系带的观察与处理

有个别婴儿有舌系带短的现象。舌系带是舌头正下方细长的黏膜组织，它就像一个"带子"一样，将舌头和口底链接在一起。出生前，舌系带是舌头向前长的生长的标志，舌头就沿着系带向前生长。出生之后起到固定舌头在嘴巴里面的作用。一般来说，舌系带的作用可有可无，长一点也无所谓，但如果舌系带太短了，会限制舌头的运动。正常婴儿的舌头，应该是呈"U"形，见图 11-6。舌系带过短的婴儿舌头向前伸时，越过下门牙（下中切牙）的长度 < 2mm，舌头呈"W"形，见图 11-7；或舌头向上抬时，没法够到上牙槽，或者呈"V"形，见图 11-8；还有的婴儿舌头无法伸出，舌系带已经到舌尖了，见图 11-9。

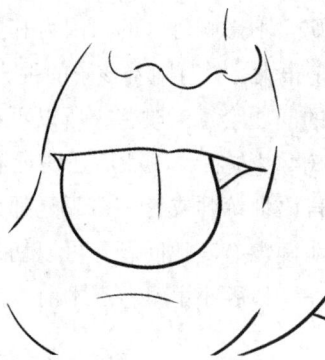

图 11-6　正常舌头形状

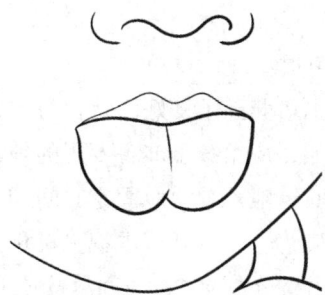

图 11-7　舌系带过短"W"形

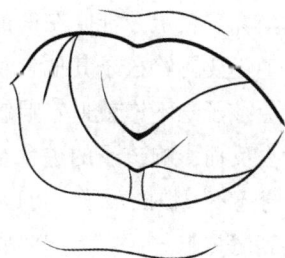

图 11-8　舌系带过短上抬"V"形

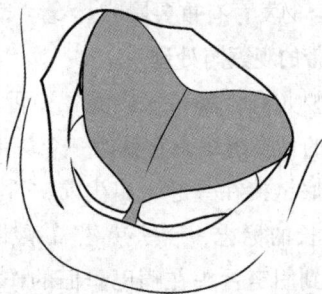

图 11-9　舌系带连到舌尖

舌系带过短会影响婴儿衔乳，继而造成母乳喂养困难，母亲乳头易破损的问题，同时也可能影响孩子发音，继而造成语言发育迟缓。舌系带过短目前并没有明确的诊断和治疗标准，对 6 个月以内的宝宝，明确是舌系带短导致的影响吃母乳，建议切舌系带。一般不麻醉，或根据舌系带的类型，由医生诊断后决定是否麻醉，几分钟就切完，基本不流血，切完就能吃奶。不影响母乳的，因为其影响发音的可能性也不是很大，并且随着孩子的舌头逐渐生长，舌系带过短的问题会逐渐改善，所以不建议切。如果孩子长大（4 岁左右）说话后还明显有发音的问题，建议请言语训练师或者言语康复师评估孩子的情况，如果明确没有其他问题，可以切，此时需麻醉，类同于一个口腔小手术，有术前术后对饮食的要求。

十、婴儿期行为习惯的培养

1. 饮食习惯

为了从小培养孩子良好的饮食习惯，从第一天添加辅食开始，应给孩子准备专用的辅食餐椅、专用的儿童餐具，喂养辅食应固定时间和地点，吃饭时保持环境安静，不要开着电视、玩玩具等，避免儿童的注意力被分散。进食时间尽量在 15~20 分钟，超过时间就收走食物，养成孩子专心进食的习惯。对大月龄的孩子，发给零食也应该在固定餐椅上，培养孩子养成坐在餐椅上才能吃东西的好习惯，离开餐椅了，尽量不要再给孩子其他食物。民间很多祖父母为了避免孩子吃不饱就追着喂饭的行为是不妥的，长期下去反而影响孩子的进食量。对刚刚接触辅食对坐餐椅还不习惯的孩子，可以适当抱着喂，之后逐渐转移到餐椅上。在行为上要养成避免幼儿期不吃饭吃零食的习惯，应该重视 6 月龄辅食添加饮食习惯的培养。幼儿的行为习惯应尽量在 1 岁前行为的被动发展期养成，行为的驱动力不是靠孩子长大后的说教完成的，良好的行为习惯应该是一个无意识都会保持的行为惯性。

大约 10 月龄左右，在婴儿可以逐渐添加块状、条状食物时，婴儿可出现自主饮食意识，例如抢勺子、自己抓饭等。此时可顺应幼儿探索的需求，给他洗干净双手，做好餐椅的清洁工作，戴上干净的围兜，给予幼儿条状食物的辅食，如胡萝卜条、土豆块等，满足幼儿自主进食的愿望。学习进食一般来说是从手抓食物开始的，国内大多家庭是祖父母参与育儿的，会认为小年龄的孩子自己吃"不干净""吃得到处都是"，从而剥夺孩子自我成长的过程。自主进食从手抓逐渐到可以握勺子，孩子在这个过程中逐渐熟练手眼嘴协调一致，对精细动作的发育有积极影响，从心理发育来说也培养了孩子的自信心。应正面引导家长接受孩子成长过程中的"脏"，在食物的制作上也尽量选择成型的食材，米饭等可以用模具制作成块状的方便孩子抓握，汤汁单独盛放在碗里用吸管喝或直接喝，注意食物的温度。

烹饪方法要简单，对幼儿来说什么食物都是"好吃"的，尽量不要选煎炸，尽量用煮或蒸。不放调味品，保护孩子味觉。按照营养学推荐，1 岁内孩子的饮食不要放盐，2 岁内孩子不要吃糖，老年人所认为的"不放盐孩子没力气的说法"是错误的，1 岁内孩子并不要那么多盐，过早摄入盐或糖等可能造成孩子重口味的习惯，为他成年后罹患高血压、糖尿病等各种慢性病埋下隐患。护士在教育家长培养孩子饮食习惯时，应指导家庭全体成员在幼儿进食时避免说"这个不好吃""不放盐就不好吃""孩子不吃是因为不好吃"等语句。婴儿虽然还不会说话，但能精确感知周围环境，发现每个家庭成员的养育态度、家庭成员的矛盾或养育差异，这对未来幼儿行为习惯的引导非常不利。在行为习惯的培养上，家庭成员应保持一致。

美国儿科学会建议 6 月龄以上的宝宝就要开始学习使用杯子，在 1 岁前停止使用奶瓶，最晚不应该超过 18 个月。学用杯子不仅能提高眼、手、嘴的协调能力，防止奶瓶对宝宝口腔牙齿的不良影响。从开始学习到完全习惯用杯子这个过程不是一蹴而就的，通常建议学饮杯的进阶之路是：鸭嘴杯→吸管杯→防漏杯→敞口杯，但不是绝对的，有的宝宝可能跳过某阶段，应该根据每个宝宝的适应力给予合适指导。给宝宝选择学饮杯要考虑材质，最好是 PP 或 PPSU 材料，不含双酚 A，要防呛、防漏、耐摔、轻便、耐高温和易清洗。

从添加辅食开始即开始养成饮水的好习惯。给孩子准备一个合适的杯子，最开始在里面装饮用水、逐渐过渡到装奶和水，最后完全不用奶瓶。1 岁内的婴儿一般饮水要选用干净的白开水，不喝饮料、浓缩果汁，鲜果榨汁也尽量避免，在 6 月龄以后改为直接吃水果。加工类饮品含糖分过多，影响孩子口腔健康且容易养成嗜甜品的不良习惯，鲜榨果汁破坏了水果的细胞壁，也容易造成糖分聚集，且损失了大量的维生素和膳食纤维。

除此以外，也要养成餐前洗手的习惯，吃饭前收拾玩具、洗手、坐在辅食餐椅里等待 2~3 分钟，可以帮助幼儿养成良好的卫生习惯，学会控制自己的欲求，提高对食物的期待。利用一日三餐逐渐培养幼儿不挑食、不浪费、尊重他人等餐桌礼仪。

2. 睡眠

白天小睡可以不关窗帘或不关灯，保持日常亮度，夜间睡觉尽量不开灯。晚上开灯睡觉对儿童有不良影响，因为人体存在正常昼夜节律与光照有关。白天明亮时适合活动，晚上黑暗时适合睡眠，光照对人体激素分泌会有较大影响，特别是褪黑素。褪黑素在夜间 2~3 点是分泌高峰期，可以延缓衰老、抗氧化、调节免疫力，是人体必不可少的重要激素。长期开灯睡觉，可能会影响小月龄孩子褪黑素分泌，造成发育问题，也会对孩子睡眠节律与睡眠质量产生不良影响，从而导致婴幼儿容易惊醒、易哭闹，甚至比同龄孩子更容易感染的现象。对于尚未断夜奶的小月龄孩子来说，可以在房间中放置亮度很低的夜灯或采用感应式小夜灯的方式来平衡睡眠中家长对光线的需求，方便照顾幼儿。婴儿半夜惊醒、吃奶、哭闹等尽量不开大灯，仍保持小夜灯照明，由一位家长照护幼儿或轮流照护，尽量保持环境安静、光线暗，诱导孩子睡眠。

3. 排便习惯

婴儿是没有大小便控制能力的，1 岁内均不开展任何大小便训练。按照传统的养育习惯，此期应该教育家长不要给婴儿把屎把尿。有的家长认为每天定时定点给孩子把屎把尿可以有助于孩子早日学

会大小便，其实不然。大小便训练依赖于发育，宝宝在尚未能够自主如厕时，括约肌及神经系统还没有完全发育好，长期把屎把尿会影响括约肌的发育，容易导致成年后的痔疮形成，影响宝宝的脊椎、髋关节等发育。

4. 婴幼儿认生行为

一般来说，婴儿 2~3 个月的时候，见人就笑，让谁抱都不会拒绝，到了 4、5 个月大的时候，宝宝开始认知这个世界，会对陌生人的脸注视更长的时间。随着宝宝的不断长大，大脑发育逐渐完善，他们的记忆和认知能力也随之发展。孩子能够区分认识与不认识的人。从 6 个月大开始，除了几位关系亲密的家人，其他人只是靠近一点，就会引起宝宝的扭头闪躲，面对陌生人时，宝宝会抗拒尖叫和号啕大哭，这说明孩子进入了"认生期"，怕生，是孩子认知能力发展的第一个重要里程碑，是非常正常的现象。但每个孩子"怕生"的程度和反应，是不一样的。有的孩子会突然满脸严肃和紧张，有的直接开哭根本止不住，有的反而会跃跃欲试、盯着陌生人，甚至主动和陌生人互动。这是因为每个孩子的气质不一样，通俗的说，就是宝宝天生的脾气或性情，对于 5 岁以下的孩子，相当一部分的"怕生"行为都来自于遗传。但后天性格发育也会有影响，有研究表明：1 岁半时"怕生"的孩子，到了 4 岁大概依然会"怕生"，但到了 6 岁以后，就会出现分化。也就是说，孩子 6 岁后还怕不怕生，很大程度上就取决于家长的引导和教育了。

家长应该认识到"认生"是孩子认知发育的必经之路，生活中不要因此给孩子贴上"不礼貌"等标签，也不要强行要求幼儿"打招呼"，这些都会给幼儿带来压力和焦虑。幼年"认生"与成年后的"不会社交"无相关性，家长不要认为开朗大方才是"好"性格，也不必焦虑"懂社交"要从孩子抓起。顺应每个孩子的自然发育，正确的家庭引导才是有利幼儿成长的。

十一、婴儿期常见疾病的健康教育

1. 黄疸

新生儿黄疸是新生儿观察的重点。一般来说，足月的新生儿发生病理性黄疸的概率是很小的。生理性黄疸在出生后 3~4 天开始出现，应教育排黄是

一个自然过程，有一定时间，但是也不可盲目忽视。黄疸消退的时间因人而异，有的时间很长需 2~3 个月，有的很短，约 1~2 周。只要不是病理性黄疸，黄疸并不会影响孩子的生长发育。病理性黄疸，一般在产后 24 小时即开始出现，除了皮肤发黄以外，还多伴有喂养不良、嗜睡、大小便排出量少、黄疸面积大且进展迅速等，严重可能发生核黄疸导致新生儿脑损伤，需要及时诊治。指导新手父母观察新生儿黄疸是否正常的方法是：每天在家自然光线下，将婴儿的手背与婴儿的脸做颜色对比。一般生理性黄疸的发黄满足从上到下、头胸部较重四肢较轻的规律，因此，如果发现婴儿的手脚与脸、上身颜色均一致且黄，需及时返回医院测黄疸。部分新生儿表现为黄疸只在脸部和胸部，但经久不散、颜色较深、同时伴有嗜睡、吃奶不好、食欲不振、精神萎靡等现象，也应予以重视，及时返院检查。还有部分婴儿在母乳时发生母乳性黄疸，原则上母乳性黄疸不会影响婴儿发育，除退黄较慢外，婴儿的饮食、睡眠、发育指标、意识状态等均与其他婴儿一致，可不予干预，自然退黄。无论是否为病理性黄疸，均不推荐应用药物退黄，如双黄连口服液等。排黄主要是通过婴儿的大便完成，纯母乳喂养可促进婴儿排黄，口服妈咪爱等益生菌也可辅助婴儿排黄。黄疸消退不理想或消退后复黄的婴儿，需要住院进行蓝光治疗，住院前后应对家庭做好关于母乳喂养、母婴分离情况的相关健康教育，包括如何挤奶、储奶、乳头混淆的常见处理手段等。

通常满月后大部分婴儿黄疸已消退，但个别婴儿仍有黄疸现象，在排除病理性情况以外，多可在 3 月龄以前自然消退。满月后常见的正常黄疸多见于母乳性黄疸。理论上母乳可以帮助婴儿退黄疸，但个别孩子母乳喂养出现黄疸消退变慢，黄疸可持续 3~12 周，目前推测与母乳中一些酶物质有关。母乳性黄疸目前缺乏特异性诊断方法，一般采用停止母乳 3~5 天后黄疸明显消退来判断。如果在医生排除胆道梗阻、溶血、感染、代谢等疾病因素后，宝宝看似健康，生长曲线正常，但两周后黄疸持续不退，这种情况下可能会被诊断为母乳性黄疸。只要宝宝体重增加正常，则可告诉家长不必太过担心，绝大部分母乳性黄疸的孩子没必要停止母乳喂养。即使需要蓝光治疗黄疸，仍然可以继续母乳喂养，只是暂时母婴分离会让母乳妈妈产生焦虑和情绪低落，

另一方面频繁挤奶也会增加母乳妈妈的疲劳感。母乳性黄疸，不是一种疾病，这是生理性黄疸的延续，是正常发育过程中的现象，可指导继续母乳喂养，密切观察黄疸情况，定期监测随访，不可在家盲目用所谓"退黄药"，如茵栀黄口服液等已经被国家禁止用于幼儿，黄疸是一个生理现象，只需要接受密切观察与随访，即使治疗也是选择蓝光之类，绝对不推荐口服药物类退黄。

2. 婴儿大小便与便秘、腹泻

刚出生的新生儿因进食少，尿量也相对较少，一天只有 4~5 次。几天后可迅速增加，6 个月以前可达 20~30 次。6 月龄后随着辅食添加，肾脏功能发育逐渐成熟，一天排尿约 15 次左右，进入幼儿期，随着膀胱容积增大，收缩能力增强，小便次数逐渐减少，但个体差异较大。

婴幼儿大便次数在个体间差异较大，取决于喂养方式、胃肠功能发育成熟时间等因素的影响。一般母乳喂养的婴幼儿大便呈金黄色、稀糊状，大便次数较多，新生儿期一天可达 6~8 次，甚至更多，但生长发育正常。随着年龄增长，大便次数会逐渐减少并逐渐规律，尤其是 6 月龄后会明显减少。配方奶喂养的婴幼儿，大便相对较干，大便次数相对较少，约 2~3 次 / 天。观察婴幼儿大便是否正常，最主要是观察大便性状、颜色是否正常，大便次数是否突然增多，只要婴幼儿没有不适，精神状态良好，就不必担心。如患儿出现腹胀、便秘、食欲减退等消化道症状，建议及时去儿科门诊就诊，让儿科医师查体，寻找引起消化道紊乱原因，对症治疗。

对于婴儿期便秘的判断，有的家长误解为婴儿也应与成人一样每天至少有一次大便，孩子一旦没有排便就判定为"便秘"，但其实婴儿在添加辅食前，是有可能发生好几天不排便的正常现象的，称之为"攒肚"。攒肚通常代表食物被消化吸收殆尽，没有产生足够量的食物残渣，因此不会形成大便，有的孩子甚至长达一周多不解大便，但这种情况通常只发生在纯母乳喂养阶段。便秘的判断不是以孩子的排便次数来观察的，而是排便的状态：是否有用力感，是否排便时哭泣、惊叫，大便是否看起来很干、很硬，排便完毕肛门周围是否发红或肿胀等。如果孩子好几天不大便，但排便轻松、大便软、无硬结等，说明仅是食物过于精细、残渣少造成的，不是消化系统的问题。对于大便性状和颜色的健康

教育，可采用图片法，颜色与形状不正常均应该去医院就诊。

腹泻的发生通常在未添加辅食的婴儿身上容易被家长忽略，因为此时婴儿的大便本就不成形，轻度腹泻难以就排便性状判断。6月龄以下宝宝，如果发生排大便次数增多，一天超过3次就可以视为腹泻，应及时去医院就诊。有的孩子一次的量可能分几次大便，这种情况多见于3月龄以下婴儿。判断是否是同一次大便：通常这几次时间间隔短，有的甚至刚穿上干净尿布就又拉了，其次是每一次的排便量较少，未到孩子日常一次量，那么这种情况也仅算大便一次。

腹泻的婴幼儿应鼓励进食、少量多餐，暂时避免油腻肉食类食物，可选择清淡粥饭或流质食物，必要时遵医嘱口服补盐液。因幼儿极易出现电解质紊乱和脱水，民间盲目"禁食"极有可能造成幼儿脱水而致生命危险，要对家长强调，无论腹泻轻重均不应禁食。

另外2岁内幼儿因肠道发育不完善，容易造成肠套叠。如果发生孩子排果酱样大便或大便看起来有明显黏液等现象，应立即就医，有可能发生幼儿急症之一——肠套叠。排果酱样便表明肠道已有一定程度坏死，已经发生了肠出血。肠套叠如果发现及时，治疗得当，可完全不影响孩子生长发育，甚至无须手术，仅依靠空气灌肠即可复位。但有的孩子在肠套叠早期或轻度套叠时表现不典型，仅表现为哭闹不止、呕吐等现象，而哭闹和呕吐也是1岁内婴儿养育常见的现象，很多家长容易忽略，进而导致较为严重的后果。指导家长观察异常情况：正常的哭闹或呕吐多不影响精神和睡眠，不影响正常进食，哭闹经过抱哄等大多可以缓解至消失；如果孩子持续哭闹，往常的抱哄手段皆没有用，或孩子发生呕吐、无食欲、精神欠佳等，或家长摸到孩子腹部有可疑硬块，均为不正常的现象，应立即去医院检查，不必在家观察了。

3. 婴儿臀红

婴儿臀红亦称婴儿尿布皮炎，是婴儿常见和多发的皮肤病。表现为臀部、肛周、会阴部皮肤发红，出现斑丘疹和疱疹，皮肤糜烂和渗液严重者可蔓延至男婴的阴囊、女婴的大阴唇、大腿内侧、腰骶部，极易发生感染，引起皮肤溃疡。婴儿臀红一般分为3度：仅局限于部分皮肤潮红为Ⅰ度；出现局部皮肤

潮红，有皮疹并向周围蔓延为Ⅱ度；局部皮肤溃疡为Ⅲ度，一般会伴发真菌或细菌感染。臀红是婴儿期常见的养育问题，发生原因基本上以清洁护理不足为主。

婴儿臀红应以预防为主，勤换尿不湿，婴儿每次大便后均应用水洗干净、擦干无水分再换上干净的纸尿裤，洗完澡也应注意皮肤皱褶处是否已经擦干无水分。即使纸尿裤也应及时更换，每2~3小时应予以更换，哪怕上面的尿液并不多。对于臀红预防，现在已不主张用爽身粉等粉剂，可能导致毛孔堵塞等。对于0~6月龄的小婴儿，因为排尿、排便频繁，可指导家长在每次清洁完大小便后，涂抹护臀膏等油脂类膏剂，可以保护皮肤层免受尿液等浸渍，减少臀红的发生。

已经发生臀红的，严重程度为Ⅰ、Ⅱ度的，加强皮肤清洁频率，同时可涂抹鞣酸等外用药膏，在天气或室温允许的情况下，可每天清洁完后保持10分钟左右不穿尿不湿和下身衣服，加强皮肤透气，Ⅲ度臀红应前往医院就诊。

4. 婴儿湿疹与痱子

婴儿湿疹是1岁内婴儿最常见的皮肤病之一，多发生在6月龄以下婴儿，发病率和症状多随着年龄增加而降低和改善。湿疹是一种变态反应性疾病，与机体免疫系统有关。婴儿期湿疹可能与过敏、消化功能紊乱、免疫系统失调有关，通常并没有很明确的原因。

湿疹与痱子从外观上相似，症状上也类似，都是以瘙痒为主，但是护理重点有很大不同。湿疹需要保湿，应给婴儿患处皮损涂抹专用的保湿霜等，以免加重皮损。而痱子需要保持皮肤干燥，要勤换洗、多晾干。痱子一般与季节有密切关系，空气温度、湿度较大的夏季易高发，通常冬季少见，而湿疹一般多无明显季节原因。家长鉴别有困难的，应及时去医院请专业医生诊断。通常痱子发生是单纯的皮肤问题，夏季家庭有降温设备的，如空调、风扇等，应指导家长正确使用，不要盲目认为孩子不热，或者孩子不能吹空调。只要保持干燥、温度适宜、皮肤不要出汗等痱子很快会好转。湿疹则是一种慢性皮肤病，好转较慢，如果急性期可以涂抹尤卓尔软膏等弱激素类外用药，缓解皮肤瘙痒，避免宝宝过度抓挠。湿疹没有特效治疗方法，只能静待孩子成长，通常都会自行好转。弱激素外用药对婴

儿是安全的，家长不必担心，即使湿疹严重需较长时间使用，在正确使用范围内均不会对孩子的健康带来影响。

十二、免疫规划与疫苗接种的健康教育

婴儿出生无接种禁忌症的会在 24 小时内接种乙肝疫苗，有的医院也包括卡介苗的接种。自首次疫苗接种起，就应该安排家长参加免疫规划和疫苗接种的健康教育，对国家的一类、二类疫苗，疫苗的种类与预防的传染病、国家免疫规划疫苗接种表、疫苗接种的重要性和必要性等展开较为详细地说明。由于疫苗接种基本上持续到满 6 岁，其中周岁前的接种频率较高，应该重视在此期开展对家长的健康教育：①预防接种是控制传染病最经济、最有效的手段。②及时完成免疫接种，帮助宝宝在母传抗体消失前，建立有效疾病预防体系。③指导家长尽可能按照儿童免疫规划程序进行预防接种。④儿童离开原居住地期间，由现居住地承担预防接种工作的接种单位负责接种。⑤二类疫苗是对一类疫苗的重要补充，从预防疾病的角度来说没有轻重之分，推荐有经济条件的家庭，重视二类疫苗的接种。⑥疫苗的接种占相当比例，才能形成人群免疫屏障，降低病原体传播速度和范围，因此没有接种禁忌证的儿童都应该接受免疫，预防疾病人人有责。有关免疫规划与疫苗接种的相关知识，见本章拓展章节内容。

十三、婴儿期依恋关系的建立

依恋关系是与特定对象之间的情感连接，它发生在婴儿和经常与之接触关系最密切的成人之间，依恋关系的发生，经常是母亲与婴儿之间关系的质量，由母亲的敏感性和母亲角色的双重因素所决定。依恋关系的建立对婴儿人格、性格的发育具有深远的影响。

1. 依恋发展的阶段

根据心理学家鲍尔黛和艾斯沃斯等的研究，依恋的发展可有 4 个阶段：①无差别的社会反应阶段（从出生至 3 个月）：此时婴儿对人基本无差别，喜欢所有的人喜欢听所有人的声音，注视所有人的脸。②差别的社会反应阶段（3~6 个月）：此时的婴儿对人的反应有了区别，对母亲更为偏爱，但这时婴儿不怕生。③特殊的情感连接阶段（6 个月~2 岁）：此时婴儿对母亲的存在特别关注，特别愿意和母亲在一起，当母亲离开时则哭闹不让离开，别人不能替代使之快乐。与此同时，婴儿对陌生人的态度变化很大，见到陌生人大多不再微笑，而是紧张、恐惧，产生怯生。④目标调整的伙伴关系阶段（2 岁以后）：2 岁后婴儿能认识并理解母亲的情感、需要、愿望，并知道交往时应考虑母亲的需要和兴趣，调整自己的情绪和行为反应。这时婴儿与母亲在空间上的临近性逐渐变得不那么重要，母亲需要离开一段时间，婴儿会表现出理解而不会大声哭闹。

2. 依恋关系的类型

婴儿和母亲的依恋关系主要有三种类型：①安全型依恋：与母亲在一起时，婴儿能安静的玩耍，并不总是依偎在母亲身边，只是偶然需要靠近或接触，婴儿对母亲微笑或和母亲有距离交谈。母亲在场使婴儿感到足够的安全，能在陌生的环境中进行积极的探索和操作，对陌生人的反应也比较积极，这类婴儿占到 65~70%。②回避型依恋：这类婴儿对母亲在不在场都无所谓，母亲离开时他们并不表示反抗，很少紧张或有不安表现，母亲回来时也往往不予理会，表示忽略而不是高兴，这类婴儿约占 20%。③反抗型依恋：这类婴儿当母亲离开时表现得非常苦恼，极力反抗，但当母亲回来时，她对母亲的态度又是矛盾的，既寻求与母亲的接触，但同时又反抗与母亲的接触，这种矛盾依恋约占 10%~15%。

3. 母亲的关爱态度与依恋类型

使婴儿产生依恋的关键性因素，并不仅仅是母亲使婴儿的需要得到满足，婴儿与母亲在一起的时间绝对量也不能单纯决定依恋的性质。依恋是在婴儿和母亲的相互交往和情感交流过程中逐渐形成的，在这一过程中，母亲对婴儿所发出信号的敏感性和其对婴儿是否关爱是最重要的方面。不同依恋型婴儿的母亲与婴儿交往时的态度和行为具有明显的不同：①安全型依恋婴儿的母亲：这种母亲是负责任的、敏感的、充满爱心的，他们对婴儿发出的各种信号、需要非常敏感，并给予迅速的反应，主动调节自己的行为以适应婴儿，富有充满感情和积极的情绪表达，与婴儿的接触总是充满爱抚，积极鼓励婴儿探索周围环境和事物，并在他们需要的时候给予他们帮助和保护，喜欢与婴儿密切身体接触（如拥抱、亲吻），并从中感到快乐和喜悦。②回避型依恋婴儿的母亲：对婴儿发出的各种信号及需要不敏感，常不能及时意识到或忽视，对婴儿的密切身体接触很少，对孩子没兴趣，对婴儿不是充满感情，而是怒气冲天，经常生气发火。③反抗型依恋婴儿的母亲：对婴儿好像有兴趣，也愿意接触婴儿甚至有密切的身体接触，但对婴儿的信号需求常理解错误或琢磨不定，做不出及时、恰当的反应，对待婴儿的行为态度也多变、不稳定，对婴儿的态度和方式依赖于自己的心境和情绪好坏。这些依恋类型在一定的频数和持续时间下发生改变。

安全依恋感的建立，对婴儿以后的人格完善起着重要的作用，看护人在很大程度上起着塑造婴儿如何看世界的作用。在临床上，护士应在儿保时借助观察、询问或相关量表的方法，结合家庭情况，指导父母调整自己的行为和孩子建立安全依恋的关系，并巩固和加强这种关系。母婴安全依恋一旦建立，婴儿会经常欢笑少哭闹，情绪欢快活跃，好探索，有助于婴儿形成积极健康的情绪情感，养成自信勇敢的人格特质。

十四、儿童发育预警征

儿童保健的重要任务之一是早期发现发育异常的儿童，通过早期干预达到更好的效果。1岁内的婴儿，如在儿童保健时配合度不好，哭闹不休或情绪烦躁，应加大在此年龄段对家长的健康教育，在家庭养育中，注意观察是否已经发生一些不良征兆。虽然这些征兆不一定绝对代表一定有病，但是可指导家长识别这些表现，并及时带孩子来医院就诊，以排查情况。儿童发育预警征通常指6岁内，但3岁内的预警征更重要，具体见表11-2。

表11-2　儿童发育预警征

年龄	预警征	年龄	预警征
满月	对大的声音没有反应 对强烈的光线没有反应 不能轻松地吸吮或吞咽	2岁	不会说三个物品的名称 不会按吩咐做简单事情 不会用勺吃饭 不会扶着栏杆上楼梯或台阶
3月龄	对很大声音没有反应 逗笑时不发音或不会笑 不注视人脸 不追视移动的人或物品 俯卧时不会抬头	2岁半	不会说2~3个字的短语 兴趣单一、刻板 不会示意大小便 不会跑
6月龄	发音少，不会笑出声 不会伸手及抓物 紧握拳不松开 不能扶坐	3岁	不会说自己的名字 不会玩拿棍当马骑的假想游戏 不会模仿画画 不会双脚跳
8月龄	听到声音无应答 不会区分生人和熟人 双手间不会传递玩具 不会独坐	4岁	不会说带形容词的句子 不能按要求等待或轮流 不会独立穿衣 不会单脚站立
12月龄	呼唤名字无反应 不会模仿"再见"或"欢迎"动作 不会用拇指食指对捏小物品 不会扶墙站立	5岁	不能简单叙述事情的经过 不知道自己的性别 不会用筷子吃饭 不会单脚跳
18月龄	不会有意识地叫爸爸或妈妈 不会按要求指人或物 与人无目光对视 不会独走	6岁	不会表达自己的感受或想法 不会玩角色扮演的集体游戏 不会画方形 不会奔跑

第三节 1~3 岁幼儿期养育的健康教育

一、1~3 岁幼儿生长发育情况

一岁后进入幼儿期，身高、体重的生长速度较 1 岁前减慢，体重全年增加 2.5~3.0kg，平均每月增长约 0.25kg。至 2 岁时体重约 12kg，为出生时的 4 倍。2 岁以后的体重每年增长 2.3kg 左右，增长的速度趋于缓慢。幼儿期身长 1~2 岁全年增加 10cm 左右，2~3 岁平均增加约 7~8cm，在整个幼儿期共增长 25cm。因此，3 岁时身长约为 100cm，为出生时身长的 2 倍。2 岁时头围平均为 48cm，2 岁以内测量最有价值。胸围第 2 年约增加 3cm，3~12 岁胸围平均每年增加 1cm。

二、1~3 岁幼儿饮食的健康教育

儿童满 1 岁后，食物种类可以更加丰富，各种高蛋白或海鲜类食物都可以逐渐尝试，并添加到幼儿的食谱中。1~2 岁间是奶制品与辅食的逐渐替代期，幼儿逐渐从婴儿期的以奶类为主转变到幼儿期的以辅食为主奶类为辅的状态。

1~2 岁的儿童：每日奶量 500~600ml，谷物类 50~100g，蔬菜类 50~150g，水果 50~150g，鸡蛋 25~50g，鱼、虾、猪、鸡、鸭肉或动物肝脏、动物血等肉禽鱼类 50~75g，盐 0~1.5g，油 5~15g。2~3 岁的儿童：每日奶量 350~500ml。一日三餐两点：谷类 75~125g，薯类适量；蔬菜 100~200g，水果 100~200g，鸡蛋 50g，肉禽鱼类 50~75g，大豆 5~15g，坚果适量，盐 < 2g，建议每日饮水量 600~700ml。原则上 3 岁内幼儿不给予含蔗糖成分的饮料，包括浓缩果汁和牛奶，除了白开水以外，摄入的其他饮品均要查看食物成分是否含有蔗糖。

在健康教育中，护士应该把握对营养物质摄入教育方法的，采用以做好的例食或食物模具等更为直观的方式教育家长，也要结合家庭情况，如人口、饮食结构、饮食禁忌等做有针对性的指导。对于不足 2 岁的幼儿，可能出现家长反馈幼儿无法吃完膳食推荐的量，护士应该以幼儿的生长发育情况、家庭情况等，具体分析原因，以及在幼儿食量有限的情况下，指导饮食选择的重点。例如，配方奶或母乳在 2 岁前仍然作为幼儿重要的食物来源之一，在食量有限的情况下应考虑优先保证奶的摄入。

儿童挑食偏食的坏习惯很常见，除了儿童自身的原因之外，家长也有部分的原因。例如家长一味地满足儿童不合理的要求，特别是在零食方面，认为儿童吃饭没吃好，就要吃零食来补充；或是家长本身也存在挑食，并且潜移默化地影响了儿童，比如很多家长觉得猪肝很腥，就不愿意做给儿童吃，或者在儿童面前说什么不好吃等。对于挑食的儿童，食物口味应该清淡，种类应该丰富。在纠正儿童挑食的过程中，家长应保持耐心，不要强迫进食，这样会给儿童带来心理负担。同时父母应该改善厨艺，有条件可以在家为幼儿制作一些卡通人物形象的包子、馒头，用蔬菜汁混合和为幼儿准备的五彩饭等，也可增进幼儿食欲。在菜品多样化上下功夫，不能因为儿童喜欢吃某一种食物，就经常做给儿童吃，食物种类应该经常变化。可以将儿童不喜欢吃的食物与喜欢吃的食物混合烹饪，并逐步增加不喜欢食物的比例，当儿童吃了以前很少吃或者不吃的食物时，可以适当表扬儿童。家长以身作则，烹饪美味可口的饭菜以及正确的引导才能纠正儿童挑食的坏习惯。

三、1~3 岁幼儿睡眠的健康教育

1 岁以上幼儿平均每天睡眠时间为 11~14 小时，包括白天的午觉，已基本上具有较为规律的睡眠作息时间，1 岁后幼儿也多能整晚入睡，不再需要吃夜奶或半夜醒来不能自行接觉。保障充足的睡眠和睡眠的连续性有助于生长激素的分泌，对幼儿成长发育至关重要。尚未形成的规律睡眠或有其他不良睡眠习惯的，护士应帮助家庭寻找原因，开展相应健康教育，促进规律作息养成。

1~3 岁儿童最常出现的睡眠问题包括夜惊、梦魇。夜惊发作时主要表现为反复发作的从睡眠中不完全醒来，对发作完全或部分不能回忆，发作时表现为突然的惊恐，典型的是发作开始时突然害怕、尖叫，伴有瞳孔放大、心率加快、呼吸加快以及出汗等。此时我们应该避免唤醒儿童，防止儿童情绪激动。不和他讨论夜惊发作，减少焦虑情绪的产生，保证儿童充足的睡眠，可以定时提前唤醒儿童以减少夜惊的发作。梦魇发生的原因可能与家庭压力或者应激因素、焦虑障碍、睡眠不足以及药物等有关。儿童因噩梦而惊醒，梦境内容往往涉及威胁生命安全、伤害身体的情境，从噩梦中醒来，幼儿马上清醒，能与外界清晰对答。当噩梦发生时家长应安慰儿童，缓解儿童紧张情绪，给足儿童安全感。

四、1-3岁幼儿运动发育的健康教育

1岁后大多幼儿开始学习走路。学习走路一般遵循双手扶站→双手扶走（巡航）→固定物品单手扶站和扶走→牵手走→独站→独走。这是一个自然发育的过程，应鼓励和创造条件让幼儿学习，尽量不要硬拉幼儿手臂学走，这种情况即使学会走路，平衡力发育也不太好。学走路就是一个学摔跤的过程，不要因为怕孩子摔跤就过度保护，给予环境安全即可。不要在家庭使用学步车等辅助走路的工具，学步车的轮子圆滑，速度过快，幼儿可不费力气就能到处滑动，难以把握速度，容易造成安全事故，也不利于对走路时下肢力度的掌握。且学步车需要兜着幼儿走路，造成幼儿习惯踮着脚尖走，这种学步车反而造成幼儿走路姿势不良，走路倾斜、小缓冲步伐或踮着脚走，对运动发育不利。可以选用一些助步车，助步车是推车性质，轮子较大且不光滑，需要幼儿有一定外力才能推动，这种助步车不会对幼儿的走路姿势产生影响，可以辅助幼儿学习掌握下肢用力的协调性，作为幼儿牵手走与独走间的过渡，减轻家长运动压力，尤其是以老人育儿为主的家庭。

在学习平路行走以后，幼儿开始有学习爬楼梯的行为，表现为反复要求上下楼梯，乐此不疲。此时家长可以牵着幼儿的手让他学习上下楼梯，也可以教幼儿自己握住栏杆上下。

五、孤独症的早期预警征

儿童孤独症也称儿童自闭症，是一类以社会交往障碍、沟通障碍和局限性、刻板性、重复性行为为主要特征的心理发育障碍，是广泛性发育障碍中最有代表性的疾病。目前在我国的发病率逐渐增高，

成为儿童保健不可忽视的问题。儿童孤独症起病于3岁前，其中约2/3的患儿出生后逐渐起病，约1/3的患儿经历了1~2年正常发育后退行性起病。孤独症是一种终身性疾病，患儿严重时可终身生活不能自理，是目前儿童发育中重要的精神残疾。孤独症目前无法治愈，也没有有效的治疗手段，仅能通过系列的康复训练，不断提高幼儿的社会适应性和生活自理能力。通常孤独症行为干预时间越早效果越好，一般3岁内是黄金期，6岁内效果良好，超过6岁因大脑发育速度显著变慢造成康复的效果不佳。国际上普遍认为幼儿期的行为发育仍有很大空间，除非很典型的孤独症，否则3岁内幼儿不下孤独症诊断，只写疑似。但一旦在3岁以上才确诊，也耽误了康复干预的第一个黄金期。因此，在国内普遍认为对疑似孤独症的幼儿，即使无法确诊，也应早期干预，待3岁后明确诊断，无论是否确诊也没有耽误幼儿康复的黄金期。因此，开展早期儿童孤独症的筛查，早期干预可疑儿童，争取康复黄金期对于儿童孤独症患儿及家庭极为重要。

由于孤独症没有可靠的实验室检查手段，筛查过程也是通过填写量表的方式，诊断过程高度依赖于行为观察和分析，通常需经历反复多次的问诊、观察、家庭随访才能明确，因此确诊是一个较为漫长的过程。在健康教育中加强家长对儿童孤独症预警征的掌握，有助于及时发现问题，在诊断中对医生的问诊也有非常重要的意义。

一般来说，儿童如若出现以下症状，则应该引起家长重视，见图11-10。

（1）社会交往障碍　儿童对目光回避、对呼唤缺少反应、缺乏与人交往的兴趣、难以理解他人情绪和想法、不懂得社交规则、不能够根据社交场景和线索调整自己的社交行为、难以建立友谊。

（2）交流障碍　儿童交流的表情、动作、姿势很少，且儿童的语言发育迟缓，语言形式及内容异常，语调、语速异常，言语运用能力受损。

（3）兴趣狭窄和刻板重复的行为方式　儿童兴趣范围比较狭窄，行为常常刻板重复，倾向于使用僵化刻板、墨守成规的方式去应付日常生活。

（4）情绪及行为异常　儿童常存在自笑、情绪不稳定、冲动攻击、自伤等行为。

（5）认知发展不平衡　儿童音乐、机械记忆（尤其文字记忆）、计算能力相对较好，甚至超常。

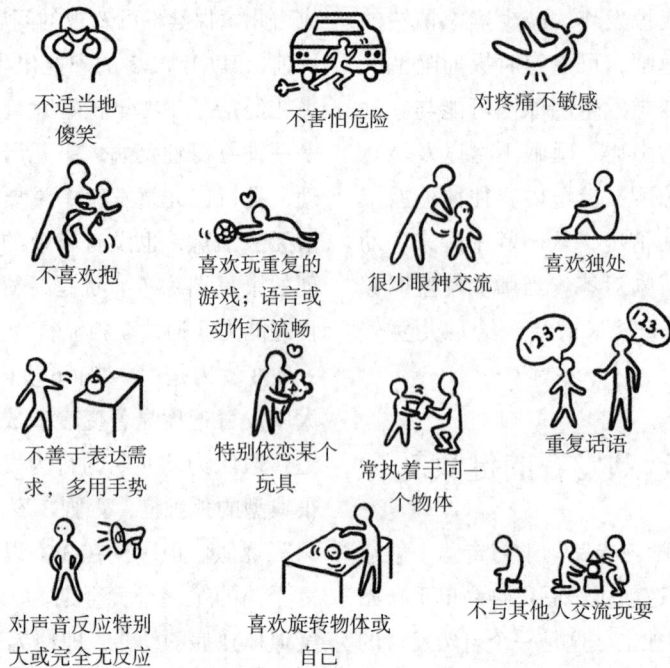

图 11-10 常见的孤独症表现

六、正常语言发育特征与语言和运动发育预警征

语言与运动的发育是幼儿期重要的发展内容，尤其是语言发育。逐渐学会说话是 1~3 岁幼儿最具有里程碑性质的事件，从学会说话开始，幼儿的养育才算真正进入到社会化的过程。可以说行为的社会化是从语言社会化开始的。语言发育迟缓也是幼儿期常见的现象，有的幼儿是单纯的"说话晚"，其他发育指标和听懂大人的话是基本没问题的，有的幼儿，说话晚可能是一些重大神经、精神疾病，甚至遗传病。因此，帮助家长识别语言发育预警征，也有利于家长的养育更明确，促进家长及时发现问题，及时就诊和干预。幼儿期正常的语言发育见下表，幼儿期语言与运动发育预警征见表 11-3、11-4。

表 11-3 幼儿期正常的语言发育

年龄	语言发育特点
1~3 个月	发出没有意识的咕咕声，主要是宝宝的口腔活动发出的，没有特殊语言含义
4~6 个月	如果有人跟他说话，会咿咿呀呀地回应，发出笑声 会因为高兴而尖叫 哭闹时，大人的安抚声会让他停止哭闹或转移注意力

（续表）

年龄	语言发育特点
6~9 个月	会发出一串的牙牙学语声 会转向声源，如电视、说话声 知道自己的名字 会模仿大人的声音
1 岁	出现有意义的词，如爸爸、妈妈 会挥手再见 会模仿简单的声音，如汪汪
1 岁半	词汇增多，可以使用简单词汇与人互动，表达意思 会了解别人给予的简单指令，如亲亲、抱抱 会模仿说单字，如猫、狗
2 岁	会用词汇或不完整句子提要求，如喝水、给我 会重复句子的最后一两个字 会认识电视上常见的物品
3 岁	会说出完整的句子，包含至少 3 个词

表 11-4 幼儿期语言与运动发育预警征

年龄	语言运动发育预警征
1~1 岁半	不能表现多种情感：愤怒、高兴、恐惧 不会爬 不会独站
1 岁半~2 岁	不会独立走路 不试着讲话或重复词语 对一些常见词不理解 对简单的问题，不能用"是"或"不是"回答

（续表）

年龄	语言运动发育预警征
2~3岁	不能自如地走，经常会摔倒，不能在成人帮助下爬台阶 不能提问题 不能指着熟悉的物品并说出它的名称，不能说2~3个字的句子 不能根据一个特征把熟悉的物品分类，如把吃的东西和玩具分开 不喜欢和小朋友玩

除此以外，3岁内幼儿在语言发育中可能会出现"口吃"的现象，这是因为幼儿的语言能力滞后于大脑想要表达的内容而出现的。80%的幼儿"口吃"都会随着成长发育自动消失，家长不要过于焦虑，反复提醒，加大幼儿紧张心理，应平淡看待幼儿在学说话过程中出现"口吃"的现象。一般正常的语言不流畅与异常性口吃的区别见表11-5，出现下列异常口吃先兆时，应指导家长及时去医院就诊干预。

表11-5　正常与异常口吃对比表

正常的不流畅	异常的口吃先兆
重复一个词或短语 （"他拿走了，拿走了，拿走了"）	随着年龄增长，单词的重复增加 （"我不，不，不想要这个"）
经常使用填充词 （"嗯、呃、就是、然后"等）	音节的异常加长 （如"我 woooooo 在家"）
说话时没有明显的情绪不安或没有肢体的异常动作	说话时会有一些肢体上的异常动作和痛苦表现
说话时没有其他的异常行为	伴有一些口吃"副行为" （如拍手、眨眼、清喉咙等）
说话时没有负面的反应和行为	说话时伴有负面的反应和行为
没有口吃家族史	有口吃家族史
语言不流畅时间少于6个月	语言不流畅时间超过6个月

七、口腔保健与氟防龋

1周岁以上幼儿大部分已经萌出多颗乳牙，乳牙通常于2.5岁左右萌齐。从萌出第一颗牙开始就要重视口腔健康与口腔习惯的养成。每年应定期带幼儿做口腔保健，及时发现龋坏。一旦明确龋齿，应尽早带幼儿进行补牙，以免影响幼儿进食，耽误生长发育。有的幼儿不及时治疗龋齿，可能导致严重的齿龈炎、口腔炎等，甚至影响下颌骨发育。保护幼儿乳牙健康对萌出恒牙有很重要的意义，护士应及时纠正家长错误观点：如"反正乳牙都要换，烂了就烂了，以后换了就好了"。龋坏的乳牙可能造成恒牙萌出受限、萌出牙齿畸形、口腔牙齿排列错乱，不仅影响幼儿颜面发育，而且萌出的恒牙脱矿、牙釉质发育不良，长出来的恒牙有条纹或斑点，在以后更容易发生龋齿，甚至终身口腔疾病。

保护幼儿乳牙的有效手段之一是"氟防龋"，2岁及以上幼儿可以每年去口腔科涂氟1~2次，进行"氟防龋"，以保护幼儿乳牙。儿保时可以对家长开展涂氟意义的健康教育：①抑制有害细菌：氟可以直接抑制口腔中细菌生长所需要的能量代谢，抑制细菌向牙面黏附，抑制细菌代谢过程中多种酶的活动，使细菌生长、代谢紊乱或停止。②增强牙齿抵抗力：氟与牙齿釉面结构中的羟基磷灰石结合后，可降低釉质表面的溶解度，增强对酸的抵抗力。所以，防龋涂氟就如同给牙齿穿上一层保护衣，可以有效保护牙齿，预防龋坏。③坚固牙齿：对儿童新萌出的牙齿加强钙化，使它们变得坚固，可预防牙齿发生不完全钙化。④修复蛀牙：如果儿童的小乳牙发生早期龋齿，涂氟后可有再钙化的作用。因此，有一定的修复龋齿的作用，也可减少治疗牙齿的费用。⑤减少过敏：现在有很多儿童的牙齿对冷、热、酸等味道的食物过敏，牙齿经过涂氟后，可防止牙本质过敏。

八、眼、耳鼻喉保健

1. 眼保健

1~3岁儿童眼部视力及屈光发育均较快，也是视功能建立的关键时期，需注意一些发育性疾病，如弱视、屈光不正等，此时建议每半年做一次常规眼部体检。该年龄段较多的问题为散光、结膜炎。同时该年龄段应注意眼部外伤，避免儿童接触利器、让儿童在安全地方玩耍。体检发现儿童散光时，需要根据散光的大小、散光轴向、儿童年龄的大小、是否伴随视物行为异常或视力异常、是否伴随斜视等来决定散光是否需要矫正。若发现散光，建议至正规医疗结构进一步检查评估，同时需注意培养良好的用眼习惯。平时生活在家庭发现幼儿视物距离过近、瞳孔区发白、畏光、眼位偏斜或歪头视物等，均为异常表现，应及时就诊。

此外，弱视的筛查与预防也是幼儿期非常重要的眼保健内容。弱视是一种眼部发育异常，发生在视觉发育关键期内（0~6岁），由于异常视觉经验导致儿童最佳矫正视力低于同龄儿童视力的下限，或双眼最佳矫正视力相差两行及以上，并且眼部无器质性病变。目前我国3亿儿童中，约有1000万弱视儿童，通过早发现早治疗，弱视对儿童视力的影响几乎是可以逆转的。弱视若不能及时发现，错过最佳治疗期（7岁以前），可能导致不可逆的视力障碍，形成终身视力残疾（矫正视力低于0.1为低视力，矫正视力低于0.04为盲人）。弱视与近视有着非常本质的差别，近视是可以通过戴眼镜等将视力矫正到正常的，弱视一旦形成即使戴眼镜也几乎无法矫正视力。因此家长应高度重视6岁前的视力筛查，早期发现、早期干预弱视。

弱视由4种原因引起：单眼斜视，屈光参差，高度屈光不正，形觉剥夺。对于眼部外观不正常的，比如上睑下垂、眼睛斜，应尽快到医院检查。但大部分弱视的儿童在眼外观和日常行为中都无法肉眼发现视力差，外观上与正常儿童并没有差别，所以要强调，常规的眼部体检的重要性，需要进行专业的眼病眼部检查才能发现，建议常规每半年左右进行一次眼部体检。目前我国儿童弱视的主要原因是屈光不正。因此，不主张给2岁内幼儿看电视、玩手机等电子屏幕，2岁上每日屏幕接触累积时间不得超过1个小时，连续使用应控制在20分钟内。此外形觉剥夺也是造成弱视的一个重要原因。形觉剥夺是指在婴幼儿时期由于先天性白内障、角膜白斑、上睑下垂等眼病遮挡瞳孔，致使光刺激不正常进入眼内，剥夺了该眼黄斑接受正常光刺激的机会，使

得处于发育阶段的黄斑由于生理性视刺激不足，造成发育不良或停滞。除了幼儿眼睛先天的问题以外，幼儿在发生结膜炎、麦粒肿等，家长可能为幼儿患眼涂药，会拿干净纱布等遮住患眼，这种遮眼超过半日，就会造成患眼因形觉剥夺引发弱视。因此，眼科一般不予儿童包扎治疗，如确需包扎，则包双眼，以免双眼黄斑感光不对称，造成弱视。健康教育中应告知家长，幼儿出现急性眼病不要盲目在家涂药医治，应及时去小儿眼科就诊。

2. 耳鼻喉保健

1~3岁幼儿的五官开始逐步发育，由于耳鼻咽喉腔是开放性的器官，时时刻刻与外界密切接触，此年龄段，儿童对其充满好奇，应多多关注各腔隙的卫生情况以及异物的置入。呼吸道异物易发生于儿童，尤其1~3岁。幼儿磨牙尚未成长，咳嗽反射不健全，性格多好动，对颗粒状物（如花生、瓜子、豆类、小钉、玩具小零件等）好奇，喜欢将其塞进鼻腔、口咽腔。教育孩子勿将细小物件放入口、鼻。家长应管理好孩子的食物以及玩具，3岁以下儿童，尽量避免喂食瓜子、核桃、花生等，吃东西时不要嬉戏打闹，不可恐吓或打骂。

有的幼儿耳前有"小孔"，这是先天性耳前瘘管，单耳双耳均可以出现。是胎儿在胚胎发育期，形成耳郭的第一、第二腮弓时由于融合不良或第一腮沟封闭不全即引起，长大后也不会闭合。先天性耳前瘘管对儿童听力无影响，一般平时没有自觉症状，有时候分泌一种白色乳酪样分泌物，可以有臭味。有耳前瘘管的患儿应指导家长重视清洁护理，对于没有感染的耳前瘘管不必处理，平时保持瘘口以及周围皮肤清洁，勿挤压瘘口；如瘘口周围皮肤出现红肿，触摸耳部时儿童哭闹、抗拒则考虑继发感染，可能需要手术切开引流排脓，应来医院就诊。

九、幼儿期行为习惯的培养

1. 饮食习惯

良好的习惯从0岁起培养，1~3岁是重要的行为发展强化期，尤其是日常生活习惯。这个时期要促使幼儿主动养成良好的饮食习惯。幼儿期因为胃容量还比较小，无法一次性吃大量的食物，加上幼儿活泼好动，消化道的各种括约肌还比较松弛，饱食容易引起幼儿呕吐，因此全天食物分配执行三餐两

点或三餐三点制，少食多餐，减轻幼儿消化道负担，减少幼儿呼吸道梗阻等照护事故。1岁后要逐渐引导饮食定时，在安静状态下进食，不能边玩边吃或边跑边吃。尽量过渡到不再喂食，鼓励自己进食。在健康教育中，护士应根据幼儿的发育情况和家庭具体情况，协助家长制定一日饮食，并根据家庭饮食习惯和作息时间，制定进食的时间、种类和量，让家长的养育更有可操作性。同时应指导家长，对幼儿现有的不良饮食习惯，如何改良的建议和意见。

2. 卫生习惯

指导家长1岁后开始用牙刷给幼儿刷牙，开始建立规律的口腔清洁习惯。1岁半以前清水刷牙即可。1岁半以后开始使用牙膏。牙膏应该选择幼儿专用含氟牙膏，含氟牙膏更能有效防龋齿。由于小年龄孩子还不会"漱口"这个技能，因此选择的含氟牙膏应该是幼儿专用可吞服牙膏，微量氟摄入是安全的，应指导家长正确使用，避免焦虑。选择儿童喜爱口味的低泡含氟牙膏。牙膏用量：3岁以前使用米粒大小，3~6岁使用绿豆大小。2岁前，一天至少刷牙1次，2岁后早晚各1次，积极培养幼儿的刷牙习惯。幼儿乳牙萌出及清洁口腔要求见下表11-6。

表11-6 不同年龄乳牙萌出与口腔清洁表

年龄	0~6个月	6~7个月	1岁半	2~3岁	3~6岁
萌出阶段	牙齿未萌出	第一颗乳牙萌出	第一颗乳磨牙萌出	乳牙全部萌出	20颗乳牙
口腔清洁要求	每晚用纱布替婴幼儿清洁口腔	早晚替婴幼儿清洁口腔，用纱布或指套牙刷沾白开水刷牙，不使用牙膏	早晚用牙刷沾白开水替婴幼儿刷牙，不需要使用牙膏	在家长监督下儿童开始学习自己早晚刷牙。家长每晚替儿童补刷牙1次、开始使用牙线清洁牙间隙	儿童自己早晚使用儿童含氟牙膏刷牙，饭后漱口。每晚家长替儿童补刷牙1次。使用牙线清洁牙间隙

除了口腔习惯以外，幼儿应在此期养成饭前便后洗手的习惯。每天吃饭前都要求孩子洗手，教会孩子逐步正确掌握"七步洗手法"，能说出不洗手的害处。教育孩子爱干净讲卫生，不捡东西吃，不随意舔食物品。

3. 社会性适应行为训练——大小便训练

大小便训练是幼儿期重要的社会性适应行为训练内容。排便习惯的培养一般不要早于18月龄。小月龄的幼儿，膀胱的神经反射还未成熟，是无法控制自己大小便的，如厕训练开始过早的幼儿，更容易发生焦虑和行为反复（即学会了如厕也经常会尿裤子）。学习如何控制大小便对幼儿来说是其面对的第一个社会压力，不良处理可能造成幼儿较大的心理创伤，为未来的心理、人格发育埋下巨大隐患，对此家长应有正确的认识，不必焦虑和与其他幼儿比较。幼儿的如厕训练有较大个体差异，从18月龄到5岁皆有可能，家长应重视对幼儿发育的观察，选择合适的时机开展训练。

一般18月龄以上的幼儿有如下表现的，即表示已经做好准备，可以开始排便训练：①可以自己自由行走和奔跑，熟练蹲下–站起。②学会自己上下拉裤子。③开始对别人上厕所的行为感到有兴趣，也理解"上厕所"的意思。④白天活动时可以保持排尿间隔2个小时左右，午睡时也能保持尿不湿干燥。⑤能自己在一个位置上安静地坐足至少2分钟。⑥能听懂家长的一些话，并且自己把尿布拉脏时，会通过发出声音或动作等各种方式提示家长。

排便训练一开始都是不习惯的，要帮助孩子习惯这个过程，有的孩子可能会恐惧成年人厕所，害怕掉进去、冲水声等。可以给他买一个专用幼儿马桶，可以让孩子自己挑选，让他有一个过渡期。家长可以把他拉了大便的尿不湿扔进去，给他说这是"粑粑"，让孩子建立拉大便和马桶的关系。最开始可能幼儿只把新马桶当成一个玩具，这是正常的过程，不要干扰孩子对马桶的探索与好奇，等他习惯以后，可以试着让他穿着尿布坐在马桶上，或脱下尿布在上面排便。每天在早餐、午餐或洗澡前后，都可以让幼儿试着坐一会儿马桶，让他习惯每天的生活中增加一个排便的过程。同时家长也可以记录每次宝宝排便的时间，最好对排便时间有个大致的掌握，也好做出预判，快到时间了可以提示幼儿要不要去排便，这样也能帮助建立排便规律。

引导幼儿如厕训练还可以采取绘本教育法，给幼儿看学上厕所的绘本，教会幼儿如何识别自己的排便需求。或者给幼儿准备训练裤，在夏季等气温合适的时候，将尿不湿换成训练裤，训练裤可以容纳幼儿一次小便的量，可以反复清洗使用，尿湿了不会打湿地板，但是也不会像尿不湿一样有立即吸湿的功效，能让孩子感受到自己"尿裤子"的不适感，建立上厕所信号与排便之间的反射。超过3岁仍然不会排便的幼儿，一般多不是膀胱或直肠神经系统发育尚未完成的原因，而是可能有不喜欢开始新行为、固有习惯不愿意改变等心理，可以给他穿训练裤，在他尿裤子或拉脏了以后，与家长参与"洗裤子"的过程，建立"自己的事自己负责"的观念，辅助幼儿认识到不能再拉在身上这件事，促使他愿意改变固有习惯。

大小便行为的发育过程大致为：夜间不再大便→白天大便后示意家长→白天能控制大便→白天控制小便→夜间能控制小便。通常最晚5岁都能完成白天大小便训练。在学会如厕之后到幼儿完全不会发生夜尿，可能还有一个较长的时间，有的儿童甚至在学龄期还有尿床的现象，但通常也能在8岁左右自然消失，家长不必太过焦虑。尿床对孩子的心理也是一个不良刺激，在幼儿期完成了如厕训练但仍有夜间尿床的，应视幼儿发育情况，在幼儿未做好准备的情况下，遵照幼儿的意见，在夜间睡觉时穿上纸尿裤。

大小便训练是一个较为漫长的过程，家长要学会通过观察幼儿的行为活动，寻找合适的时机对儿童进行如厕训练，培养排便、排尿控制意愿。如厕训练完成后有的孩子会反复，出现尿裤子等现象，在5岁前都是正常的。排便训练不能急于求成，要多鼓励多示范，男宝宝由父亲教，女宝宝母亲多示范，当儿童做得不好时，不能责备、打骂，应耐心引导，反复强化训练。护士在开展相关健康教育时不仅需要帮助家长给幼儿选择合适的训练方法，也要适时评估家长的焦虑状况，进行相关家庭心理干预。

4. 不良行为的干预——吃手、啃指甲

对于口唇期时间较长的幼儿，此期还有吃手的习惯。吃手可能影响幼儿乳牙萌出和口腔发育，细菌定植易造成感染，更容易患手足口病或轮状病毒腹泻等。吸吮指甲甚至吸吮出血，首先应排除儿童是否缺乏微量元素等疾病因素。其次，应教育家长吸吮指甲的行为更多的是儿童心中压力较大，感到焦虑的表现。

在1岁后可适当引导孩子不再吃手，如限制吃手时间和场合，直到完全戒除。吃手的行为有的幼儿可能戒除较晚，但大多数孩子能在2岁前戒除，最晚不能超过4岁，否则可能造成颜面发育不良（如地包天）。戒吃手应以引导为主，不要采用民间的抹辣椒水或打骂等行为，这种行为负强化可能引发幼儿焦虑，造成更严重的吃手依赖。吃手是一个心理发育的自然过程，这个行为的消退也有其必然过程，适度引导基本都可自然消退。如果幼儿超过2岁此行为仍然非常严重没有消失的迹象，或曾经已经消失又复现，可能是一种心理创伤表现，可能是父母忽略了儿童的需求或者对儿童的关心不够、家庭突发事件、不良养育环境、焦虑和压力情绪过重导致。家长应更多的陪伴儿童，鼓励儿童用手做一些小事情，并给予奖励，强化儿童用手的习惯，增加幼儿手部的活动，可以通过转移注意力（消退法），或者告诉幼儿吃手、吸吮指甲的危害，鼓励儿童只要不吃手、不啃指甲，就给孩子相应的奖励（代币制），帮助儿童走出心理的困境，必要时应及时带幼儿去相应心理科室就诊，及时干预。

5. 不良行为的干预——哭闹、性格不好、脾气暴躁

首先，应排除生理原因导致的儿童性格不好，脾气暴躁。身体缺乏必要的微量元素如缺乏维生素D时，儿童会出现易激惹的现象。其次，1~3岁的儿童已经有了自我意识和想法，但语言表达能力不足，当儿童缺乏安全感、与父母缺乏感情沟通、好奇心得不到满足或是模仿家长行为反应、家长对其的过分溺爱等情况下，会出现不同程度的逆反心理，往往想要通过发脾气、哭闹等行为引起大人的注意，达到自己的目的或发泄不满的情绪。

发生不良情绪时，首先应保护好儿童，使其不能伤害自己，家长也需要控制好自己的情绪，避免正面冲突，如果家长过于激动，也会影响儿童的情绪。遇到过激的不良行为问题时，可以采用冷处理的方法，使儿童先冷静下来。其次，家长可以通过转移注意力的方式，使儿童情绪平息下来。最后，可以根据自己孩子的性格特点，慢慢地、耐心地与孩子讲道理，正确引导孩子，告诉他发脾气不是一个好的办法，启发孩子思考什么方式才能更好地达到自己的目的或宣泄自己不良的情绪。

十、幼儿期常见病症的健康教育

1岁以上的幼儿，母乳中的抗体基本已消失殆尽，而自己的免疫系统还未发育成熟。幼儿的免疫力一般经历两个发育峰值，2岁和5岁，5岁后幼儿的免疫系统基本达到成人水平。因此1~2岁的幼儿是最容易生病的阶段。幼儿常见的疾病症状有发热、皮疹、久咳、流涕等。

1. 发热与皮疹

（1）幼儿急疹　2岁内幼儿最常见的发热疾病是幼儿急疹，又称婴儿玫瑰疹，是婴幼儿常见的一种急性发热发疹性疾病。这是一种自限性疾病，由人类疱疹病毒引起。这种疾病的特点是高热不退，突然发热达到39~41℃，但幼儿饮食、睡眠、精神状态多无异常，发热持续3~5天后热度突然下降，退热后24小时内皮肤出现玫瑰红色的斑丘疹。这种疾病是大多数孩子自出生后第一次发热，常引起新手父母的严重恐慌。幼儿急疹没有特异性检验方法，只有少数医院可用病毒分离法进行诊断，也无疫苗可以预防，基本上是自限性疾病，多不引起并发症，烧退后的疹子也无须特殊处理，在1~2天后即可自然消退。幼儿急疹在临床上多依赖于医生经验诊断，由于疾病特点是"热退疹出"，是一个典型的"马后炮"疾病，因此难以避免幼儿父母要求医生开具抗生素甚至输液治疗的情况。若怀疑为幼儿急疹，一般不需特殊药物即可自愈，仅在高热引发幼儿不适时，口服退热药对症治疗即可，应开展对家长的健康教育，通常发热的首要病因对于幼儿来说以病毒为多见，抗生素是无法杀灭病毒的，滥用抗生素可能造成幼儿体质变差、抵抗力薄弱等。

（2）麻疹　麻疹是由麻疹病毒感染所致的急性呼吸道传染病，这种病也会出疹，但麻疹出疹时并未退热，反而引起机体温度更高，通常在发热3~4天后开始出疹，由于这是一种烈性传染病，家里有多个子女的应做好隔离工作，需要将患病的幼儿隔离直到皮疹出现后5天。与幼儿急疹不同的是，麻疹传染性强，并发症常见，常可引发肺炎甚至神经系统症状，有死亡的风险，需要医生对症处理，无须额外的抗病毒治疗。麻疹有"麻风"或"麻腮风"疫苗可预防，近年来已大幅降低该病发病率，只要按时接种疫苗，发生该病风险并不高。

（3）水痘　水痘也是一种较为常见的会引发高热的传染病，一般发热后24小时出疹，皮疹向心性分布，手脚处水痘很少。水痘最初是红色的斑疹，迅速发展成丘疹，之后水痘逐渐变为充满透明液体的疱疹，幼儿会觉得皮肤很痒，如果不停抓挠，水痘会破溃结痂。与麻疹类似，水痘也有相应预防的疫苗，但是为国家二类疫苗，需要家长自主选择，接种过疫苗的幼儿其发病率大幅下降。

（4）川崎病　川崎病是一种黏膜皮肤淋巴结综合征，相对发病率较低，但因川崎病对心血管系统有损害，尤其是引发冠状动脉并发症可能性大，可以对幼儿的心血管系统带来终身性伤害，一旦发生需要引起家长高度重视。川崎病的皮疹没有什么特别的症状，一般是布满全身的红斑，比较特殊的是，川崎病会引发会阴部的红斑，会在皮疹长出的48小时之内脱皮，患病早期幼儿的手脚处会出现硬性水肿，等到后期指甲周围会有脱皮现象。川崎病发热会持续5天及以上，常为突发高热，体温高于39℃。同时有结膜充血、口腔黏膜弥漫性充血等症状。舌头呈杨梅舌（舌面光滑、肉红色，舌乳头肿大、充血），川崎病临床表现缺乏特异性，早期诊断非常困难，但是高热5天是川崎病诊断条件中的一个重要指标。

除此以外，普通感冒、急性扁桃体炎等也会引发幼儿高热。在健康教育时，护士应耐心解释家长疑惑，民间认为高热会"烧坏脑子"，是错误的观念，并不是高热"烧坏"了脑子，"烧傻了"的根本原因是致病菌感染，高热只是人体处于自我保护的一种症状。因此，在幼儿母传抗体消失前及时接种疫苗，帮助幼儿建立一定的免疫系统是预防重大疾病的有效措施，例如麻疹、水痘、流脑等均可以接种疫苗。高热的健康教育可以指导家长正确服用儿童专用退热药，如布洛芬混悬液（美林）或对乙酰氨基酚缓释片（泰诺林），同时也应解释相应疾病的临床特点，避免家长对高热产生焦虑。幼儿疾病严重程度与发热温度无直接关系，应注意观察幼儿的精神状态，幼儿精神状态一旦发生异常，如嗜睡、食欲明显减退、精神萎靡等，均应第一时间就诊。此外，应指导家长任何高热3~5天不退，均应及时来医院做进一步检查，排除个别少见但后果严重的疾病，如川崎病。

2. 热性惊厥

热性惊厥是一种发生于 6 月龄~5 岁婴幼儿的儿童常见急症，以 3 岁以下幼儿多见。热性惊厥通常出现的时间在发热开始后 12 小时内，在体温骤升（38~40℃）之时，突然出现短暂的全身性惊厥发作，意识突然丧失、眼球上翻、凝视或斜视、面肌或四肢肌强直、牙关紧闭、呼吸暂停、面色口唇发绀，发作时间可持续数秒至几分钟。热性惊厥通常有家族高热惊厥史，可分为单纯性热性惊厥和复杂性热性惊厥。复杂性热性惊厥发作时间较长，一般超过 15 分钟，或一次热程中发作总次数超过 2 次。单纯热性惊厥预后良好，终身发作次数一般小于 5 次，不遗留神经系统后遗症，不影响认知及智力，大多无须药物特殊干预。复杂性热性惊厥可反复发作，可能发展为癫痫，对智力、认知及行为可能存在影响，需要医疗干预。出现热性惊厥，家长应保持冷静，解开患儿衣服，尤其是领口，保持呼吸道通畅；并将患儿置为侧卧位，防止误吸；切勿强行打开口腔，勿在惊厥发作时喂服药物或液体，勿给幼儿口腔塞毛巾、棍子等异物，谨防出现呼吸道梗阻（即使幼儿抽搐中发生口舌咬伤也没关系，但填塞毛巾等预防舌头咬伤的措施却可致生命危险）；观察并记录惊厥发生的形式及持续的时间，并及时送医。复杂性热性惊厥的孩子，应注意日后发热早期降温（体温＞38℃即开始服药降温）。

3. 久咳

咳嗽是一种人体的保护性反射，呼吸系统有异物或炎症的情况下均会引起咳嗽。有的家长看到幼儿咳嗽就急于止咳，应该明确咳嗽只是身体的一种表现，并不是原因，治疗咳嗽应明确真正的原因。一般感冒所引起的咳嗽多不超过半个月即可自愈，不需要特殊治疗。幼儿急性咳嗽可能是呼吸道分泌物刺激引起，幼儿尚不会咳痰，分泌物不能有效排出。一般中枢性止咳药如右美沙芬等是禁用于幼儿的，幼儿咳嗽可以用一些黏液松解剂，如氨溴索等，帮助稀释痰液，容易咳出。如果幼儿咳嗽超过 14 天仍无好转，则可能为慢性咳嗽。长期慢性咳嗽可能导致幼儿气管－支气管发育不良，应及时寻找原因，及时治疗。久咳在幼儿期常见于两种情况，第一是气道异物，有体积微小的异物误入幼儿支气管，刺激支气管引起的咳嗽，这种咳嗽不伴有其他伴随症状，单纯干咳。梗阻为不完全梗阻，并不影响幼儿呼吸，也不会有明显呼吸困难。第二种情况为过敏性咳嗽，这是一种以咳嗽为主要表现，与过敏相关的慢性疾病，多由于幼儿感冒、食物过敏或其他呼吸道疾病诱发，幼儿一般有食物或药物过敏史。过敏性咳嗽一般少痰或无痰，幼儿无其他不适，仅表现为咳嗽，可以遵医嘱应用一些抗过敏药物，如氯雷他定糖浆、孟鲁司特钠咀嚼片等。

4. 流涕

流鼻涕也是幼儿常见的症状，一般多见于感冒。幼儿因为鼻腔发育不成熟，感冒易引发鼻炎、鼻窦炎或者过敏性鼻炎，造成长期慢性流涕。一般单纯的感冒流涕是 3~5 天，如果幼儿感冒其他症状已完全消失，感冒周期超过 2 周仍然流涕，可能是引发了鼻炎、鼻窦炎或者过敏性鼻炎，导致鼻腔分泌物以及结痂增多，此时需要给予鼻腔清洁。小婴儿可用生理性海水滴剂以及鼻喷雾剂软化结痂，刺激打喷嚏排出，或较多难排时，待其软化后吸鼻器轻轻吸出。大龄幼儿可用生理性海盐水鼻喷剂清洁清洗鼻腔；配合较佳的儿童可用洗鼻器直接加入生理盐水或者专业洗鼻盐水冲洗。生理盐水清洗鼻腔是现在过敏性鼻炎的可靠、有效治疗手段，无创无药物作用，对于幼儿鼻炎是首选的方法。但有个别幼儿可能因为恐惧、害怕或清洗鼻腔不适而哭闹和拒绝，可以采用家长示范或绘本、奖励等方法，让幼儿多次尝试从而习惯鼻腔清洗。在幼儿哭闹时不可强制清洗，可能造成鼻黏膜出血、呛咳，加大幼儿对清洗鼻腔的恐惧。

5. 腹泻

幼儿腹泻一般以感染性腹泻为主，其中最重要的致病菌为轮状病毒。轮状病毒每年在夏秋冬季流行，又称为秋季腹泻，民间俗称"秋痢"。其感染途径为粪－口途径，轮状病毒感染多见于 2 岁内婴幼儿，以腹泻为主，腹泻呈水样便，一天可拉数十次之多，严重可出现脱水症状，伴发热，发热持续 1~2 天，病程一般为 6~7 天。腹泻的幼儿应做好补水护理，可遵医嘱口服补盐液以防脱水，该病一般为自限性疾病，可自然好转，做好对症处理即可。腹泻严重的幼儿，可服用蒙脱石散，该药为粉剂，不溶于水，不能消化吸收，不经血液循环，对幼儿来说安全性较高，能贴附在肠道黏膜上起到一定保护和修复作用，同时对消化道内的病毒、病菌及其产生的毒素有固定、抑制作用，缓解腹泻症状。该药在控制住腹泻症状后应及时停药，以免用药过度造成幼儿便秘。

幼儿腹泻可通过化验大便基本能得出是否有明确细菌或病毒感染，开展有针对性的治疗。治疗幼儿腹泻常用的药物有抗生素、益生菌和蒙脱石散。抗生素与益生菌不可同服，益生菌也属于抗生素杀灭的范围，应指导家长在抗生素疗程完成后或不需要使用抗生素时，再使用益生菌；蒙脱石散黏附肠道壁，可能造成药物吸收不良，一般应与抗生素等治疗药物间隔使用。

幼儿腹泻以预防为主，对于1~2岁低龄幼儿，尚处于口唇期的过渡期，家庭应做好常规的清洁打扫，幼儿啃食的玩具等每日清洗、晾晒，衣物等夏季每日更换，冬季最好在最外层穿一层薄"罩衣"，方便每日清洗更换。清洗晾晒不主张过分使用消毒剂，以免破坏正常菌群，导致幼儿免疫力发育更为缓慢。对于发生传染类疾病的幼儿，应指导家长对其日常用品做好消毒处理，以免反复交叉感染。有疫苗可以用于预防的，应做相应的推荐。例如对于轮状病毒，有口服疫苗，属于二类疫苗，可以指导接种，有效预防轮状病毒感染导致的腹泻，接种疫苗后即使感染该病毒，也是轻症型，可大幅改善腹泻症状。

第四节 3~6岁学龄前期养育的健康教育

一、3~6岁儿童生长发育情况

3~6岁儿童体格生长较前期慢，趋于平稳。一般体重增长每年约2kg，身高增长每年6~8cm；头围增长速度减慢，5岁头围约为50cm，15岁时为53~54cm，与成人接近。

二、3~6岁儿童饮食的健康教育

此期幼儿已能熟练进食，日常膳食种类也大为丰富，基本上可以与成年人同吃。膳食结构推荐每日奶量350~500ml，三餐两点，谷类100~150g，薯类适量，蔬菜150~300g，水果150~250g，鸡蛋50g，肉禽鱼类50~75g，大豆10~20g，坚果适量，盐<3g，建议每日饮水量700~800ml，饮用纯净水，少喝含糖饮料。此时幼儿进食的工具逐渐从勺子转到学会用筷子。根据儿童精细运动的发育，可指导家长为孩子购买学习筷等工具，辅助儿童逐渐学会使用筷子。

三、3~6岁儿童睡眠的健康教育

3~5岁儿童平均每天睡眠10~13小时，包括白天的午睡。5~6岁儿童平均9~11小时。5岁以上儿童可能已没有午睡的生理习惯，有的幼儿可能3岁以后即没有了午睡的习惯，也是正常的，应不予强迫。是否需要午睡是由幼儿神经系统发育成熟度决定的，发育较快成熟较早的幼儿，已不需要白天午睡来给予神经系统休息的时间，只要夜间的睡眠时间和质量能保证也是可以的。应该加强幼儿园等托幼机构的健康教育，对于已没有午睡习惯的幼儿，可以采取集中管理，单独给一个教室和室内玩具，让幼儿在其他孩子午睡的时间自主玩耍，尊重每个幼儿发育的差异。

四、注意缺陷多动症的早期预警

注意力缺陷障碍（ADHD）是儿童时期最常见的心理行为障碍之一。主要表现为与年龄不相称的注意力缺陷、多动和冲动等核心症状，常伴有学习困难及情绪障碍。该疾病进行早期治疗和行为干预，可以减轻症状，减少对社会适应和学业的影响。ADHD的核心症状是：注意力不集中、注意持续时间短暂、活动过多和情绪冲动，甚至造成儿童的学业困难和人际关系不良，影响儿童的正常社会功能。预警征具体如下：

（1）注意缺陷 注意力缺陷是最主要的症状，表现为注意持续时间短暂，比如儿童在玩积木或做游戏时，往往显得不专心；儿童专心听课或专心做作业时间短暂，老师布置作业常常听不清，以致作业出现遗漏、解释错误。他们对各种外界刺激都有反应，但不能过滤无关刺激，生活中不注意细节，常常丢三落四，如遗失玩具、学习用品或其他随身物品，与别人交谈时心不在焉，不能专注于主题。

（2）活动过多和情绪行为冲动 儿童常常不能保持安静，小动作很多，难以从事安静的活动，常不分场合到处奔跑喧闹玩耍。

（3）情绪行为冲动 儿童做事凭兴趣、缺乏思考。在别人讲话时不断插言，老师问题还未说完便迫不及待地抢先回答；喜欢招惹别人、不顾及后果，为此常与同伴发生争斗；不能耐心排队等待；情绪不稳定，容易过度兴奋，或因受挫折而情绪低沉，出现反抗和攻击性行为；要求必须立刻满足，否则就哭闹、发脾气。

（4）神经发育异常表现 儿童在精细动作、协调运动等方面发育不良，如对指运动、系鞋带和扣扣子不灵巧，左右分辨困难等。

由于该疾病的一些临床表现可能普通正常儿童亦可能有，家长难以鉴别，建议通过健康教育的方式，教会家长识别核心症状与预警征，若出现，应及时到儿科相关门诊就诊，进行详细的诊断排查。

五、六龄牙的萌出与龋齿预防

第一颗恒牙会在6岁左右萌出，俗称"六龄牙"。在六龄牙之后，依序还要生长出两对恒齿：即第二臼齿和第三臼齿。不过这两对臼齿要到12岁以后方会萌生，有的人终生也不生长第三臼齿。故12岁以前，孩子的咀嚼功能，在很大程度上将由六龄牙来承担和完成。

六龄牙是恒牙中龋齿发生率最高的，这跟它萌出年龄较低有很大关系。六龄牙与第二乳磨牙外观相似，加上六龄牙萌出的时候儿童并没有明显的乳牙掉落恒牙替代的现象，家长极易混淆，会误以为是乳牙。保持良好的口腔清洁习惯是预防龋齿的重要日常手段，常规的口腔检查和换牙记录也很有必要。一般5岁内儿童精细动作尚不足以达到清洁口腔的程度，因此5岁前幼儿刷牙必须在家长的辅助或监督下完成。家长应在日常协助幼儿刷牙时观察恒牙的生长情况，记录儿童恒牙更换的情况。在六龄牙萌出后，家长应及时带幼儿去专门的口腔科就诊，进行"窝沟封闭"，对这颗恒牙的缝隙沟壑进行填塞，减少食物残渣的掉落，是预防龋齿的有效手段。除了每天早晚使用含氟牙膏刷牙以外，年满6岁的儿童也应教会其使用牙线等辅助清洁工具。

窝沟封闭的意义：每个人口腔内后边大牙的咬合面（咀嚼食物的一面）是凹凸不平的，凹陷的部位就叫窝沟。如果发育不好，这些窝沟非常深，食物嵌塞进去会滋生细菌，很容易发生龋齿（蛀牙）。而窝沟封闭是指不损伤牙体组织的前提下，将窝沟封闭材料涂布于牙冠咬合面、颊舌面的窝沟点隙，使它流入并渗透窝沟后固化变硬，形成一层保护性的屏障，覆盖在窝沟上，阻止致龋细菌及酸性代谢产物对牙体的侵蚀，从而达到预防窝沟龋的方法。一旦窝沟封闭后，窝沟内原有的细菌就没有了营养供给，会逐渐死亡，另一方面就是细菌不能再进入窝沟。所以窝沟封闭手术是防止龋齿的有效方法。窝沟封闭更是无痛、无创伤的，实际原理就是用高分子材料将牙齿的沟填平，使牙齿表面光滑易清洁。

六、视力、耳鼻喉保健

1. 视力保健

3~6岁儿童视力仍然在迅速增长，是培养良好用眼习惯的关键时期，此时可能会出现一些眼部发育性疾病，如弱视、斜视等，该时期也是斜弱视治疗的关键时期，若错过该时期，效果便会大打折扣，建议每半年做一次常规眼部体检。若出现眯眼、偏头、歪头、频繁眨眼、闭一眼看东西、夜视力差等视物行为异常，建议及时就医。

视力检查是视力保健的最重要手段。对儿童视力筛查要求进行电子验光。对于电子验光单怎么看，护士应该进行基本的教育指导。见图11-11。

电脑验光并不绝对代表儿童视力的发育情况，有一定误差，对疑似近视等屈光不正的患儿，医生可能要求散瞳验光。散瞳验光又叫睫状肌麻痹验光，是为了获得准确的屈光度，以便给儿童最准确的矫正，如果不散瞳的话，往往会使近视眼的度数比实际偏高，远视眼的度数比实际偏低，散光度数不准确。对于14岁以下的儿童，尤其是第一次验光，都建议散瞳验光。散瞳可能带来的看近不清、怕光等症状在药物失效后会完全缓解，只有少部分儿童可能会对散瞳药物过敏或引起其他不适。幼儿散瞳可能有快散和慢散，慢散对低龄幼儿的视力诊断参考价值更大，但时间也较久，可能有1周左右。部分家长害怕散了瞳会近视，其实是一个认识上的误区，散瞳药物药效过了以后，对眼部的影响就完全消失了，同时研究表明，散瞳药中的阿托品，对近视防控有一定的作用。

	S	C	A
<R>	−2.75	−1.0	174
	−2.75	−1.0	174
	−2.75	−1.0	174
<L>	−1.50	+0.00	0
	−1.75	+0.00	0
	−1.75	+0.00	0

VD=12（后顶点距离：镜片后曲面距角膜顶点的距离）
PD=60（瞳距：双眼瞳孔中间距离）

	球镜（S）近视或远视度数	柱镜（C）散光度数	轴位（A）散光度数的方向
右眼（OD 或 R）	−2.75	−1.0	174
左眼（OS 或 L）	−1.75	+0.0	0

− 表示近视，+ 表示远视

图 11-11　电脑验光参数解释

近视是屈光不正的一种，也是最常见的情况，是指平行光线通过屈光系统后成像在视网膜前，通常近视分为调节痉挛性近视（也就是我们说的假性近视）和真性近视，调节痉挛性近视目前被认为是真性近视的前奏，一旦真性近视，便是不可逆的改变，同时近视度数越高，近视相关并发症发生率也会更高。导致近视的环境因素包括长时间近距离用眼、过度使用电子视频产品、户外活动少、读写习惯不良、采光照明不佳、高糖饮食等。有的父母表示在环境上已经非常注意但孩子仍近视，给家长带来很大心理负担。实际上环境只是一个诱因，近视有遗传倾向，对于父母近视的儿童，近视发生的可能会大一些，尤其是病理性近视的父母（近视度数大于 600 度），后代近视的概率大大增加。对于有高度近视家庭的儿童，可能在 3~6 岁就开始发病，除了加强视力筛查以外，从孩子 3 岁开始，每年做快速散瞳验光（检查生理性远视储备）每年测量眼轴，监测近视基因激活状况。通常近视基因尚未激活时，每年眼轴增长 0.15mm 左右。当近视基因激活以后，每年增长超过 0.2mm，在近视的快速进展期，眼轴每年增长甚至超过 0.5mm。通常父母双方近视的度数越低，孩子近视的年龄可能越晚。如果孩子在 6 岁之前，快速散瞳之后的远视不足 150 度，说明生理性远视储备不足，很难逃脱近视。

针对不同家庭，近视的防治目标有所差异。对于父母近视度数不高或没有近视家族史的，儿童的视力保健目标是预防近视，成年后裸眼视力是 1.0 以上，日常可不佩戴眼镜。对于有高度近视家族史的家庭，近视防治的目标是通过持续的近视抑制治疗，在孩子青春期结束之后，眼轴压制在 25mm 以下，

近视度数压制在 600 度以下，成年后不会因高度近视给生活或工作带来影响。不重视控制眼轴的生长，不仅带来成年后近视度数很高，而且造成眼底视网膜血管极度拉伸，容易造成视网膜脱落引发失明。对于无任何家族史和环境因素，在 4 岁前就有近视、弱视产生的，这种幼儿可能是先天性眼球发育不良，近视可能难以避免，这种情况应做好家长的心理干预和健康知识的教育，其近视防控目标同有高度近视家族史的儿童。

为防控近视，应在用眼习惯和环境上进行干预：①限制电子视频产品使用时间，电子视频产品单次不超过 20 分钟每天不超过 1 小时，2 岁以下不接触电子视频产品。②正确的读写习惯，握笔的指尖离笔尖一寸、胸部离桌子一拳、书本离眼一尺。③在采光充足、照明良好的环境下用眼。④限制单次近距离注视时间，近距离注视 40 分钟左右，建议让眼睛休息 5~10 分钟，我们所说的休息是指尽量远眺，看电视手机不能休息眼睛。⑤增加户外活动时间，每天两小时以上的户外活动时间能有效预防近视，尤其是在阳光下活动。⑥家长需主动减轻儿童课外学习负担。⑦避免不良用眼行为，如边走路边看书、躺着看书等。⑧保障充足睡眠和均衡营养，避免大量高糖饮食。⑨定期带儿童检查眼睛，改变"重治轻防"的观念。⑩一旦发现近视，需到正规医疗机构进一步检查，佩戴合格的屈光矫正产品。

近视防控的健康教育在临床上常被忽视，很多家长对于视力发育知识缺乏，"重治轻防"。近视防控目标不明，有的高度近视家庭对儿童不能戴眼镜过于执着，不带幼儿视力筛查，不重视眼轴测量和干预，认为戴眼镜度数会越来越大等，对近视不积极治疗和干

预，反而造成儿童视力发育受损，造成难以挽回的损失。护士在临床中应该开展有针对性的健康教育。

2. 耳鼻喉保健

3~6岁儿童免疫功能尚不成熟，随着户外游玩以及就读幼儿园，耳鼻咽喉腔的感染和过敏疾病逐渐增多，加上扁桃体和腺样体的病理性增生，导致上气道堵塞征象，如鼻塞、打鼾、口呼吸、"黑眼圈"腺样体面容等。

在儿保中要善于发现儿童耳鼻喉的一些慢性疾病。如有无打呼噜，有无长期打喷嚏、流涕或出现"熊猫眼"。有的家长误以为"打呼噜"代表睡得好，其实不然。儿童偶有的打鼾，可能是感冒"鼻塞"、白天玩耍太累导致。但是频繁"打呼噜"，就要考虑病理性的问题。由于长期气道的堵塞，身体处于慢性缺氧的环境，大脑得不到足够的氧气，机体发育逐渐出现异常。由于睡眠质量差、睡眠不足、频繁觉醒，让睡眠中产生的智力、行为、生长发育等相关激素分泌不足，而导致儿童出现异常的变化，比如腺样体面容、多动、性格暴躁、记忆力差、生长发育迟缓等。

腺样体，又称咽扁桃体，位于鼻咽部顶后壁，为咽淋巴环内环的淋巴结构组织。正常生理情况下，1岁开始增生，6~7岁至发育高峰，11~12岁开始萎缩，成人基本萎缩完毕。正常腺样体因上呼吸的反复发炎而发生病理性的增生，称为腺样体肥大，常与慢性扁桃体炎合并存在。腺样体肥大的儿童由于长期张口呼吸，致使面骨发育发生障碍，上颌骨边长，腭骨高拱，牙列不齐，上切牙突出，唇厚，缺乏表情，称为"腺样体面容"。对于症状不太严重，有上呼吸道炎症的儿童，如有鼻窦炎、过敏性鼻炎，可以在医生指导下积极治疗原发病，使用鼻喷糖皮质激素、口服抗过敏药物等，能明显缓解儿童打鼾的症状。对于腺样体和（或）扁桃体肥大引起的打呼噜，出现夜间憋闷甚至呼吸暂停，在医生建议下可以考虑手术治疗。

七、儿童常见行为习惯的培养与干预

1. 食欲差

如果儿童不是因为病理性因素导致的食欲差，例如感冒发热、缺锌等情况，就应该观察儿童平时的饮食及习惯。对于食欲差的儿童，我们可以选择

增加活动量，如果原来有一定活动量，可适当增加强度，使其产生饥饿感。同时我们要确保儿童在两餐之间不吃零食，只提供水，否则零食会影响儿童正餐的饭量，家长不应把零食当作给儿童的奖励，这样儿童会以为零食是最好的食物。进餐时应保持良好的饮食习惯，固定进餐地点，不允许走来走去，也不能边看边吃或者边跑边吃，避免儿童注意力被分散，减少进食过程中的干扰。家长也要注重食物的色、香、味、形的搭配，促进儿童的食欲。儿童好奇心强，喜欢吃花样多变和色彩鲜明的食物，味觉灵敏，对食物滋味和冷热感受很敏感。对于食欲差的儿童，家长不要强迫进食，只要儿童的进食量比原来多，就要及时表扬、鼓励儿童，使儿童的良好进食行为得到正强化。最后，家长可以让儿童加入做饭的过程中，包括带儿童进行采摘、洗菜等，使儿童对食物产生好奇，知道食物来之不易，也可一定程度上改善儿童的观念。如果儿童因为食欲差，严重影响营养摄入，导致营养不良甚至发育迟缓，就需要尽早到医院就医，进行专业指导。

2. 爱吃零食

零食是儿童很偏爱的食物，儿童是否可以吃零食有很多不同的观点。零食的优点：给幼儿不同性状、形状、颜色等刺激，提高幼儿的适应能力，合适形状的零食也能增强孩子精细运动的发展，满足儿童的好奇心，开阔其眼界。但过度的零食可能导致儿童偏食、挑食，膳食结构不合理，影响生长发育。是否可以吃零食可以说是一个家庭长盛不衰的话题。零食可以吃但不能养成吃零食就不吃饭或者少吃饭的习惯，应该有一个度的把握。

如果有家长烦恼孩子吃零食的问题，可给予相应的指导。如果儿童的生理发育、体格等并无异常，零食并未影响儿童三餐的正常进食量，可以不予干预。家庭只需要强调吃零食的原则和规矩，例如每天只能吃多少、在什么时间范围可以吃、接受一定惩罚——如果影响了正餐摄入就会被减掉零食等，也可以促进3~6岁儿童规则意识、自控力的培养。如果儿童的发育曲线不理想甚至出现大幅下降，零食已经显著影响了儿童的正餐进食种类和数量，这种情况应该予以家庭干预，让孩子不吃零食。首先创造一个没有零食的环境，家长不能主动给儿童购买零食，家里不应该随时存放零食。其次，应当保证儿童在正餐时摄入足够的食物，其热量足以满足儿

童3~4小时的需求，避免儿童在两餐之间饥饿。家长应树立正确的饮食观念，食物口味应清淡，避免过度加工，同时可给予儿童一定的选择权利，在做饭时让儿童点菜，在一定程度上满足儿童的合理需求。最后，家里的大人们应保持一致，要避免爸爸妈妈在给儿童戒零食，而爷爷奶奶、外公外婆却悄悄给儿童吃零食，全家人上下应保持一致，共同纠正儿童爱吃零食的习惯。

除了行为习惯以外，3~6岁儿童饮食推荐是三餐两点制的，也就是有"点心"时间。这种时候对于偏爱零食的儿童，可以设立为家庭"零食时间"，给予儿童一定量的坚果、水果等健康食物。为幼儿选择零食，尽量不要选择深加工的食物，如薯片、饼干、果脯、肉铺等，这些零食的盐分、糖分、油脂量均较高，不利于幼儿味觉的保护，同时这些加工类零食营养成分低，也不利于膳食平衡。3岁以上幼儿绝大多数已经上幼儿园，对于零食的行为习惯，也应该加强幼儿园的指导，幼儿全天的大部分时间都在幼儿园度过，幼儿园也应给孩子树立良好的习惯，不给孩子发放深加工的零食，从学校教育的层面给幼儿传递不吃零食是好习惯的观念。

3. 分床睡习惯的培养

3~6岁儿童是否分床睡应依据儿童个体情况而定。3~6岁属于儿童期的学前期阶段。3岁以前儿童要与主要抚养人建立依赖关系，学会处理分离焦虑。安全性依恋的儿童在2岁就与主要抚养者建立了特殊的情感联结，积极需求接近；儿童会积极寻求与父母一起睡，获得情感支持。与此同时，儿童已具备了客体永久性，分离焦虑也随之出现了；分床会使儿童焦虑、情绪不满，甚至吵闹，安全型依赖儿童分离焦虑会逐渐下降，逐步适应独睡。

与父母分床或分房睡除了考虑幼儿的发展，也要考虑夫妻关系。心理和社会关系学是不支持母亲独自带幼儿睡而父亲分开去另一个房间睡的，父亲独睡时间过长，可能已难以参与幼儿养育，促使"丧偶式育儿"，父子亲子关系不足，不利于幼儿的家庭教育。

3岁以上的幼儿已有一定语言和思维能力，可以与幼儿通过讲绘本等方式，引导幼儿愿意自己独立睡的意识。给幼儿布置属于他的房间，让他挑选他喜欢的窗帘、床单，给房间里摆放他的玩具架、绘本架等，营造这是属于他的空间意识。此外，自小

与父母同床的幼儿，可以先采取购买小床与父母分床但不分房睡，逐步过渡到分房睡。到6岁步入学龄期，儿童开始学会独立，分房睡是比较理想的时间。

2~6岁是性别认同的关键期，儿童应认识到自己性别与异性父母不一样，认同异性父母，并且形成自己性别的坚定性。分床和分房的时机也应积极把握，季节上应多选择夏季等天气较热的时间开始尝试。已经分房睡的孩子，可能出现行为倒退，尤其是冬季又想去与父母同睡，这在最开始分房睡的几年都是正常的现象，可能是怕黑、寒冷、天气热、不习惯或单纯地想与父母睡等，应接纳孩子的行为，询问孩子原因，打造合适的环境，如给房间安置脚灯或小夜灯、给孩子房间安置呼叫器并教会使用、根据温度选择适合的被子等，并多多引导和鼓励。分床睡不能操之过急，欲速则不达，应符合儿童个体心理发展速度，视每个儿童具体情况而定。

4. 儿童社会适应性行为与性教育

按照儿童生理发展规律，3~6岁是一段性别敏感期，孩子会对自己或他人的身体器官以及如何出生、情感、婚姻感兴趣，按照心理学之父弗洛伊德的人格发展阶段来说，3~6岁的儿童正处于俄狄浦斯期的阶段，在此阶段，儿童开始有了性别意识，更愿意与异性父母亲密，排斥同性父母，同时触摸自己的性器官能获得比较多的满足。从年龄上说，3岁时，就可以对孩子进行性别引导，有性别意识后，就要开始进行性教育。

如何进行性教育：①家长要正确认识性教育，不要因为自己错误的观念，误导孩子。许多家长在孩子问起自己是如何出生的时，总是搪塞孩子，觉得孩子追根溯源的问时，自己会觉得很尴尬。但许多孩子会因为家长一句玩笑话，对自我价值产生怀疑，认为自己真的是"从垃圾桶捡来的"，从而产生心理创伤，或是因为家长遮掩的态度，对性产生更大的疑惑与好奇。②教育是随时随地可以进行的，不是刻板的，当平时的生活场景中出现相关的问题时，就可以进行性教育。比如，在平时玩玩具、买衣服时，就可以自然而然地告诉孩子男孩、女孩的差别，有利于孩子建立性别认同。孩子有些坏习惯，如喜欢观察别人上厕所，对性器官好奇、触摸等，需要正确的引导，而不是一味地回避、甚至打骂。家长对孩子不仅需要心理健康教育，也要对孩子进行生理卫生的教育。③儿童性教育的方式要得

当，很多家长苦恼于给孩子进行性教育时，自己也讲了很多，但是仍然觉得孩子没有听懂，或是自己总是讲不明白。孩子在 3~6 岁时，智力发育不完全，可以用动画或是讲故事、绘本的方式，让孩子了解性。同时为了使孩子更好地保护自己，可以采用"红绿灯"的方法，即绿灯是可以触碰的地方，红灯是不可以触碰的地方，通常是胸部、屁股以及生殖器官。或者告诉孩子，穿游泳衣的部位，不能让人触碰（除了家长洗澡的时候）。与孩子建立良好的关系，当孩子犯错时，家长选择训斥、责骂的方法，会使孩子与家长之间的言语交流以及近身观察的机会减少，家长更难保护好孩子，孩子虽小，家长若是耐心与孩子讲道理，告诉孩子什么是对、什么是错，孩子也会慢慢接受理解，在遇到困难时，也会更愿意与家长沟通。④3~6 岁的儿童正处于上幼儿园的阶段，大部分时间都在幼儿园内，性教育不只是家长单独的教育，而是要与老师沟通孩子在园的情况，充分了解自己孩子的个体发展的状况，更有利于对孩子的健康教育。

在有了性别意识以后，除了性别意思相应知识的教育，还应该适时告诉幼儿一些性别社会规则。例如，男生不能进女厕所，家里有异性长辈洗澡、如厕等不应该围观等，大一点的孩子逐渐引导自己独立洗澡或仅由同性父母协助，进一步来强化幼儿在性别上的社会适应性。

八、学龄前期常见疾病的健康教育

1. 手足口病

手足口病是由肠道病毒引起的传染病，多发生于 5 岁以下儿童，表现口痛、厌食、低热、手、足、口腔等部位出现小疱疹或小溃疡。本病是自限性疾病，一般不需要抗病毒治疗，多数患儿 7~10 天自愈，少数患儿可引起心肌炎、肺水肿、无菌性脑膜脑炎等并发症。个别重症患儿病情发展快，导致死亡。

患有手足口病的孩子，口腔内和皮肤都会长疹子，口腔内部的黏膜疹常常长在舌头上，最开始是小斑点，后来发展成水疱。皮肤上的疹子主要长在宝宝的手指背面、手指指缝、手掌、手臂、脚趾背面、脚侧面、脚底、脚跟、大腿和屁股上，不疼不痒，一般 3~4 天会消退。手足口病可能有发热但一般不会引发高热，孩子体温常低于 38.5℃。因为口腔疼痛，孩子会拒绝进食。此时食物应当以温冷的流质半流质为主，可以在症状最严重的几天只喝牛奶，待口痛缓解再吃其他软糯食物。不要吃水果果汁，酸性可能会加重疼痛，此外已经会"漱口"的儿童还可以给予较为温和的漱口水，加强口腔护理，促进创面愈合。手足口病是传染病，需要适当隔离，家庭有两个及以上幼儿的，最好与患病幼儿隔开几天，并指导家长做好家庭环境的消毒处理。家长注意为患儿及时补充水分，观察体温和精神状态的变化。必要时积极就医。此外，患有手足口病的幼儿，在康复后的数月内有指（趾）甲脱落的现象，可能是一个或几个，掉落后会自行生长，应给家长做好这方面的健康指导，以免引发焦虑。

手足口病以预防为主，在患病高发季节少带幼儿接触公共娱乐设施，如摇摇、海洋球馆、滑滑梯等，即使去玩耍家长也应做好相应清洁工作，玩耍前后给幼儿及时洗手。此外，针对手足口其中一种可能引发幼儿并发症的 EV71 病毒，我国已研发了相应疫苗，属于二类疫苗，也可指导家长予以接种。

2. 诺如病毒感染

诺如病毒是一种传染性极强的病毒，是成人和儿童胃肠炎最常见的病因，常在幼儿园聚集爆发。高发秋冬季，以呕吐腹泻为主，有 2~48 小时的潜伏期，是一种自限性疾病，通常可自愈。主要传播方式是粪–口途径，也可以通过污染的水源、食物、物品、空气等传播。最常见的症状是腹泻、呕吐、反胃、恶心和胃痛，可能引起发热、头痛和全身酸痛等。儿童患者多出现呕吐症状，成人则腹泻较多。

食物和饮料很容易被诺如病毒污染，因为病毒很小，而且摄入 10~100 个病毒就能使人发病，而一次呕吐就可以排出数以亿计的病毒量，病毒可通过气溶胶极速扩散传播，很容易造成爆发，爆发期间空气和污染物也是不容忽视的传播媒介。尽管病毒在人体外很难繁殖，但是一旦存在食品或水中，就能引起疾病。

诺如病毒感染在儿童患者以呕吐多见，呕吐次数可达一日数十次，吃什么吐什么，大多医院没有该病毒特异性检测方法，通常以症状为主进行诊断，如果发生呕吐，次数多，但血常规、大便常规等均正常，病程在 60 小时以内，可以诊断为诺如病毒感染。该病毒成年人均易感，如果幼儿发病后家长随后也出现腹泻症状，也可证实是诺如病毒感染。

诺如病毒病程较短，急性呕吐期一般为2~3天，没有特异性的治疗方法，一般仅对症处理，大多数患者症状较轻，很少会出现重症或死亡病例。如频繁呕吐或腹泻，可导致脱水，引起严重的健康问题，对幼儿应做好常规补液工作，大量呕吐无法进食的可以通过静脉方式补充。

诺如病毒极为稳定，一般的消毒剂和消毒方法难以杀灭。疑似诺如病毒感染的幼儿应禁止入学，待痊愈再入院。托幼机构有疑似诺如病毒感染的幼儿，应用含氯消毒剂，如"84消毒剂"等进行广泛的消杀工作，包括物体表明、清洁地板、空气消杀等。

诺如病毒极易变异，且抗体没有明显的保护作用，尤其是长期免疫作用，所以极易出现反复感染，也就无法用疫苗控制爆发。预防诺如病毒感染应加强环境卫生，幼儿园等托幼机构要建立日常消毒管理制度，让幼儿喝温开水，禁止在幼儿园生食贝类等海产品，饭前便后给幼儿流水洗手，高发季节尽量少组织幼儿开展外出集体活动，对呕吐疑似患儿立即隔离，第一时间启动全面消杀工作。疑似诺如病毒感染的患儿应指导做好家庭隔离，尤其是家中有老人和其他幼儿的。

3.过敏性鼻炎

又称变态反应性鼻炎，是一组症候群，表现为易感个体接触致敏原后，机体的免疫活性细胞和细胞因子等参与的，以发作性喷嚏、流涕和鼻塞为主要症状的鼻黏膜慢性炎症性疾病。我国儿童主要在2岁后高发，随着年龄增大，发病率增加，4岁以上发病率明显增加，到8岁左右，发病率高达14%，由于空气污染等因素，城市患病率显著高于农村。

过敏性鼻炎常与感冒混淆，这种病属于慢性疾病，鼻腔黏膜长期充血有分泌物，在长期刺激中，儿童可能发生以下体征，家长日常生活如果发现这些体征应警惕儿童患有过敏性疾病，应及时来医院检查治疗。

（1）眼部发痒、反复揉眼睛，结膜充血。

（2）反复弹舌头、清嗓子或晨起干呕。

（3）连续打喷嚏、长期流清鼻涕、儿童总诉鼻子痒等。

（4）过敏性皱褶　在鼻子中下的1/3处有一条横向的皱纹，这是用手反复向上揉鼻造成的，因为这部分正好是鼻软骨处，多次向上揉搓会产生痕迹。

见图11-12。

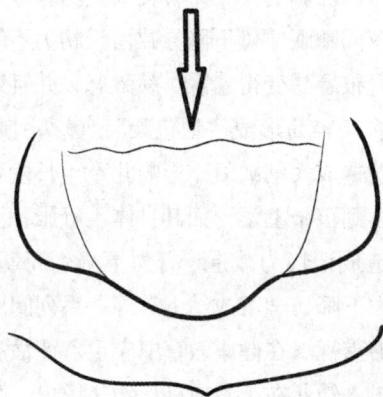

图11-12　过敏性褶皱

（5）过敏性敬礼征　患儿为缓解鼻痒和使鼻腔通畅而用手掌或手指向上揉鼻的动作。见图11-13。

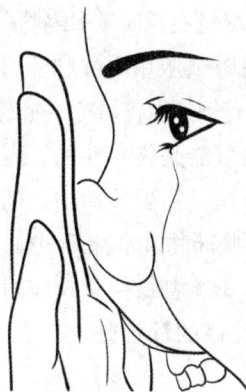

图11-13　过敏性敬礼征

（6）过敏性黑眼圈　又称变异性暗影或"熊猫眼"，是因鼻甲肿大、压迫，导致下眼睑的静脉回流不畅，出现淤血、扩张，表现出眼眶下水肿和发黑，越黑越大则预示病情越重。见图11-14。

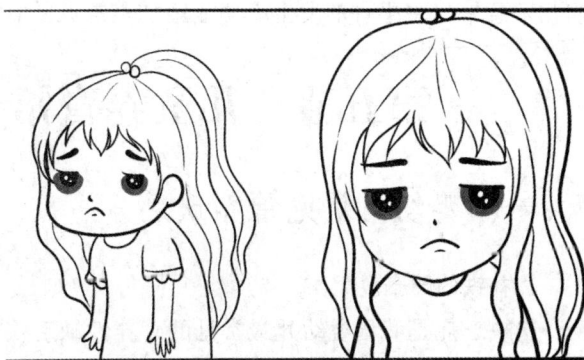

图11-14　过敏性黑眼圈

有的过敏性鼻炎幼儿的表现可能不明显，仅表现为睡觉打呼噜等，也应引起重视。

过敏性鼻炎等过敏性疾病，可能诱发幼儿支气管哮喘、鼻息肉、鼻窦炎、中耳炎等。鼻塞导致幼儿张口呼吸、夜间睡眠质量下降导致白天精力不够，幼儿疲劳，脾气很容易变得暴躁、易激怒，并且影响幼儿颜面部发育，容易形成"地包天"。鼻塞引起吸氧受阻，还可能造成大脑缺氧，影响儿童生长发育，长期忽视可持续到孩子上学，而其身体不舒服，注意力无法集中，造成记忆力减退、智力下降、周期性头痛、头昏、视力下降、学习成绩下滑等一系列问题，应引起家长足够重视。在健康教育中应重点评估有过敏性疾病家族史、幼儿在 1 岁前有食物过敏史、婴儿早期接触过牛奶的孩子，这些均为患过敏性鼻炎、过敏性咳嗽的高发人群，教会家长识别这些过敏性体征。对诊断明确的儿童，教育家长正确洗鼻腔，遵医嘱应用一些激素类鼻喷剂，如丙酸氟替卡松、布地奈德鼻喷雾剂等，鼻喷剂尽量避免向鼻中隔喷药，以免引发鼻出血。必要时遵医嘱服用西替利嗪、氯雷他定糖浆等。长期使用还有例如孟鲁司特钠咀嚼片等。

过敏性疾病可能是终身性的，应以临床症状缓解为主要处理方法。需要长期治疗的，应遵医嘱服用相应药物，这些药物基本都经过临床大样本检验，对孩子生长发育影响甚微，家长应明确过敏性疾病不控制对儿童发育的危害是大于药物所带来的影响的。

九、儿童意外伤害的预防

当儿童进入幼儿期，能独立行走、奔跑，儿童的活动范围增加、自主性增强、好奇心重。但儿童的认知、判断、控制能力和避险能力较低，从而导致儿童意外伤害事件的发生率明显增加。常见的意外伤害包括溺水、烧（烫）伤、跌落伤、中毒、窒息等，家长应做到放手不离眼，大胆又心细，以减少儿童意外事件的发生。护士应指导家长开展家庭养育环境的高危自查，帮助家长有针对性的改善家庭环境和养育习惯，减少儿童发生意外伤害的概率。家庭安全自评见表 11-7。

表 11-7 意外伤害环境自评表

年龄段	自评要点
2 岁以前	小孩子睡觉时，嘴巴和鼻子要在被子外面，天冷时也要这样
	花生米、瓜子、豌豆等坚果类食物捣碎后才能喂给小孩子
	热水瓶、装有热水或热汤的锅和火炉都要放在孩子不容易拿到的地方
	电源插座要放在孩子不容易接触到的地方
	酒精、汽油、清洁剂、农药、灭鼠药等有毒物品不能装在饮料瓶或者食品袋里，并且要放在孩子拿不到的地方
	不要把孩子一个人留在家里
2~5 岁	没有大人陪同，孩子不在马路上行走或玩耍
	没有大人陪同，孩子不在池塘、江河里或井边、大水缸边玩耍
	不给孩子玩剪刀、小刀等锐利物品，以及小玻璃球等玩具
	经常给孩子讲交通安全、火灾预防等知识

由于气道异物是 3 岁内婴幼儿常见的照护意外，严重的气道异物可能导致幼儿致死或致残，因此处于婴幼儿养育期的家长，应鼓励参加家庭急救训练，教会家长婴幼儿气道异物梗阻的知识，学会海姆立克急救法。此外，家中有患有慢性病的老年人的，长期服用降压药、降糖药等，应该置于幼儿无法接触的地方，日常锁起来，以免幼儿不慎误服带来严重后果。

第五节 儿童养育常见问题的健康教育专题

一、婴幼儿常见营养缺乏

1.补铁的健康教育

铁缺乏症是我国婴幼儿最常见的营养性缺乏疾病，目前我国的患病率仍显著高于发达国家，我国婴儿中铁缺乏症和缺铁性贫血的发病率为 44.7% 和 20.5%，显著高于幼儿和学龄前期儿童，农村儿童整体发病率高于城市。婴儿期缺铁可导致生长发育和智力受损，免疫力下降和食欲下降。缺铁的原因是多样的，先天储存铁不足、铁摄入量不足、生长发育过快、早产儿等，再加上母乳是贫铁食物——纯母乳喂养的孩子虽然铁吸收率高，但铁含量低。铁的补充在膳食中主要靠摄入血红素铁，即肉类食物、肝脏、动物血等，这些食物通常都在婴儿中后期才添加，因此婴儿期容易发生缺铁的现象。

避免婴儿出现缺铁的有效手段是及时添加辅食，

在婴儿 3 月龄或 6 月龄通过血常规中的血红蛋白数值推测身体铁含量。及时指导家长添加强化铁米粉来补充铁，在可以摄入肉质饮食后尽量给婴儿每天至少安排一次肉类食物，如瘦肉、猪血、猪肝等。此外黄豆也是较好的补铁食物，含量和吸收率均较高，也可以作为婴儿食物的种类。由于婴儿期孩子的消化吸收功能尚薄弱，铁剂对胃肠道有一定刺激作用，一般不作为常规补充，首选以膳食调整为主。如果经膳食指导，仍出现缺铁的临床症状，应及时开展铁代谢检测以明确诊断，遵医嘱口服补铁。

2. 钙与维生素 D 的健康教育

补钙是民间长盛不衰的育儿话题，但很多人将钙缺乏和维生素 D 缺乏混为一谈。通常情况下，婴幼儿只要在饮食中摄入足够的含钙食品，在维生素 D 充足的情况下是不会缺钙的。

婴儿期每日钙需求量为 200~250mg，通常是 500~800ml 母乳或配方奶，1~3 岁幼儿每日需求量大约是 600mg，4~6 岁每日所需约为 800mg。奶制品是重要的钙摄入来源，只要婴幼儿摄入足够的奶类，一般钙含量是能保证的。口服钙剂吸收对消化道负担较重，容易引发婴幼儿便秘等副作用。枕秃、夜惊等不是缺钙的明确临床表现，现在多见的骨密度测量也不是可靠依据。骨密度因缺乏婴幼儿常规数据而无法准确判断，现存的骨密度测定多采用的是成人的参考值，在实际中误差较大，有的孩子在短期内生长发育迅速也会出现有骨密度大幅降低甚至 0 的现象。缺钙的诊断需要医生根据临床表现、生长发育情况及辅助实验室检查来推断，在没有明确症状或诊断的情况下，不推荐常规口服补钙。

维生素 D 的重要功能是调整钙磷代谢，通俗的理解就是调控钙的吸收。人群中普遍缺乏的是维生素 D，这导致我们膳食中的钙没有很好地被吸收和利用。婴儿自出生起即可以给予每天 400IU 的维生素 D，缺乏日照、户外运动不足是我国儿童维生素 D 缺乏的最主要高危因素。因此在处日照极为缺乏或因主客观条件不能经常外出户外活动的婴儿，可在医生指导下适当增加维生素 D 的补充量。维生素 D 为脂溶性维生素，具有蓄积效应，虽然重要，也不可长期过量服用，可能发生维生素 D 过度。

婴幼儿期乃至整个生长期，维生素 D 的摄入都是很重要的，可以显著提高身体钙的吸收与储存能力，童年的钙含量可以对成年后因钙消耗、自然衰减等造成的骨质疏松等钙缺乏症产生深远影响，因此骨骼健康应从儿童期开始。维生素 D 推荐从出生后开始服用，男性至青春期结束，女性推荐终身服用。有需要补充维生素 A 的，可给予维生素 AD 合剂，也就是民间所说的鱼肝油，但通常维生素 A 在膳食中含量较为广泛且对大多数孩子来说吸收代谢障碍不大，因此并未作为常规的补充剂。维生素 A 也是脂溶性维生素，有蓄积中毒的风险，有需要补充的，应指导家长及时地间隔或更替为单纯的维生素 D，临床常用的形式的为 AD 合剂与单纯维 D 各服用 1 个月。

此外需要向家长强调一些常见的饮食补钙误区：骨头汤不补钙，骨头汤里以油脂为主，钙在熬汤的过程中只有微量释放，可以忽略不计。吃鸡蛋壳也不能补钙，鸡蛋壳虽然含钙，但是无法通过人体消化吸收，鸡蛋壳本身也不够干净卫生，有食品安全的隐患。

婴儿宏量与微量元素缺乏是影响婴儿生长发育的重要原因，在临床上应重视症状、养育习惯、养育观念的评估和教育，对于不易缺乏的其他元素，一般不予常规检查，在出现临床症状或高度怀疑时予以检查，用来辅助诊断。婴儿饮食的健康教育是 1 岁内婴儿健康教育的重点之一，也是护士跟家长之间建立良好护患关系的最佳桥梁。作为首次做父母的新手家庭，良好的健康教育与养育指导，增强了家庭抚育后代的能力，也促使了护患信赖，为以后开展行为干预方式、家庭教育等方面的健康教育内容打下基础。

二、生长发育个体差异与异常的健康教育

生长发育监测与异常的早期干预是儿童保健的重要任务，在发育监测的过程中，加强幼儿家长对自己孩子的了解，开展针对性的家庭教育指导，可以有效避免育儿焦虑、家庭因素引发的儿童发育迟缓等，增强家长在学龄期儿童入学后家庭教育的能力。每个孩子都是一个独立的生命体，也就意味着每个孩子都有自己独特的发育个体差异。行为发育的进程随着年龄增加差距拉大，与参考年龄相比可能相差半年甚至一年，总体发育是符合螺旋式上升的，这个螺旋成长叫作纵向差异。也就是说对于一

些行为现象，有的孩子 5 岁出现，有的孩子要 5 岁半，而某些行为现象有的孩子 2 岁才消失，有的孩子 1 岁半就已经自然消退。还有一种发育差异叫作横向差异，即行为年龄与参考的年龄大约一致，但是孩子本身基于性格或其他方面影响，行为发育进程中的螺旋中轴线可能呈现偏左或偏右的现象。

儿童保健不仅需要通过一系列专业量表、测评来评估是否出现发育上的问题以及一些重大疾病，还要重视对儿童养育环境、家庭养育结构和父母养育风格的判断，针对家长开展养育知识的健康教育，指导家长掌握不同年龄阶段重要发育能区的预警征与危害，儿童基本的发育心理阶段以及家庭教育环境对儿童发育的影响。

发育迟缓是临床上 6 岁内幼儿最常见的发育异常。发育迟缓通常有运动发育迟缓、语言发育迟缓等，常与儿童孤独症、智力发育缺陷、注意力缺陷障碍等幼儿常见终身性疾病有一定关联，因此在临床上应该加强重视。需要明确的是，发育迟缓与疾病之间并没有绝对关系，某一方面的发育迟缓除了疾病以外，与幼儿的遗传、家庭环境、养育人都有很大关联，在排除疾病的可能性以外，大部分发育迟缓是儿童家庭养育环境的问题。但儿童发育迟缓在低龄幼儿里难以与真正疾病相鉴别，除了医务人员要不断加强业务能力、鉴别诊断的能力外，也要注意自己的措辞。对于尚未确诊但发育迟缓的幼儿，原则上要求相应干预，是为了帮助幼儿神经系统发育与社会适应性发展，健康教育的措辞既要让家长认识到问题的严重性，也不要让家长有孩子是有问题、是残疾孩子的观念。在健康教育中应注意不要轻易把发育迟缓与疾病等同，引起家长不必要的焦虑，一旦幼儿日后并未确诊这些疾病，将会严重打击家长对儿保的重视和对医务人员的信任度，尤其是一些严重依赖行为观察诊断的疾病，如孤独症谱系，年龄越小越难鉴别，而这些疾病恰好又需要较深入的干预和健康教育，护患沟通的交流技巧应该得到高度重视。

生长发育的差异来着很多方面，遗传、养育环境、养育态度、家庭结构均有重要影响。儿童保健中针对幼儿的具体情况，帮助家长更为了解幼儿的发育，提出有针对性、有实践性的建议。

1. 遗传

遗传在婴幼儿、儿童的发育中占有很重要的地位，有的学者甚至认为人的发育 70% 是取决于遗传，只有 30% 来自于养育环境。遗传在幼儿的体格发育、性格养成、行为习惯的培养上都有不可忽略的因素。体格发育的早晚快慢常受遗传影响，在幼儿出现身高、体重等增长缓慢或暂时性停滞、曲线虽然未到异常但给予常规的处理措施和健康指导等仍未明显改善，血常规等辅助检查均无营养缺乏、先天性疾病等现象，应询问父母幼年中发育是否出现过类似情况。有的家庭整体都属于晚发育，在幼年时增长缓慢，到青春期才开始快速增长，而有的家庭基本在青春期前就完成了身高、体重等的大部分发育，在成年后与青春期前差异并不大。在发育曲线中，有的幼儿属于稳步增长型，每个月或每个季度均缓慢增加，曲线向上平滑生长，有的幼儿则是某个月猛涨一下，保持水平线几个月再涨一下，曲线呈向上的微小波浪。在相应的饮食上家长也会明显观察到幼儿某个时期胃口很好，食量很大，食欲就会有一定回退，整体食量相较于之前仍然属于增长，但不再继续增加，即维持现状。但这种发育的个体差异只在正常范围内波动，发育曲线不会偏离过多，其增长曲线也基本保持，不会有大幅滑落的现象。因此对增长曲线的解读不应过于刻板，生长评价要善于观察分析。

除了体格发育外，智力发育、行为习惯等均有一定遗传关系。通常如果父母是生活规律、膳食平衡的家长，不仅从环境上善于从言传身教中影响幼儿，这些行为习惯也会通过遗传的方式传递给幼儿，这样的幼儿在同等条件下，更容易养成好习惯。

2. 体型与发育差异

指导家长可以从更多其他不同的方向来理解孩子的个性或者特性，威廉·H·谢尔登博士的体型心理学可以提供父母理解孩子的一种思路。按照谢尔登博士的观点，一个人的体型很大程度上决定了他的行为。也就是说，尽管我们必须要考虑到环境的影响，但是，不论环境影响如何，我们先天的体型主导了我们可能会出现哪些行为特征。而且不仅如此，不论一个人的身高和体重如何、饮食有何变化、目前处于什么年龄段，他最基本的个性特征在整个成长过程中并不会有太大的变化。按照体型心理学体系的看法，一个人的体型决定了他的行为，依照这一套体系，只要我们观察孩子的体型是什么样子，就可以相当准确的推测出这个孩子会有什么样的行为表现。大体上体型分为三个不同类型，分别是圆型、方型和长型。

圆型的人身体浑圆而柔软；方型的人身体方正而硬实；长型的人偏瘦长、纤弱而细腻。这三个体型之间，有一个重要区别：一旦遇到困扰，圆型的人会去找人帮忙，方型的人会动手寻求解决方法，而长型的人则退缩一边，且不愿被人打扰。

圆型的人，最大的快乐就是吃，什么都愿意吃，也十分容易入睡，喜欢别人，别人也喜欢他，对人热心而友善。

方型的孩子对吃的热情稍低，但是也有相当好的胃口，最喜欢的是运动竞赛类的活动，通常来说也是一个能睡的孩子，会有不少朋友，往往是一个天生的领袖，很喜欢带领他人。

长型的孩子食欲非常小，比较挑食，很少的食物就可以满足其需要，这个需要量可能比父母想象的要远远少得多，是尽可能少的动和尽可能少的吃，去听、去想、去观察是最能让他愉快的事情。不仅不爱吃，还难以入睡，可一旦入睡后，往往早上又醒不来，不肯起床。长型的孩子非常需要自己的私人空间，喜欢一个人独处，不喜欢跟人打交道，如果他能有自己的选择，宁愿不和别人有什么来往，他和老师之间的相处远比和其他孩子要好得多。

在情绪表达方面，圆型的孩子往往无拘无束地表达自己的情感；方型的孩子，最善于通过显示力量来表达情绪，喜欢跟人竞争，主导局势，指挥他人和征服他人；而长型的孩子，很难宣泄自己的情绪，要安抚这样的孩子十分不容易，因为他们很难接受身体接触式的抚慰。

总的来说，圆型的孩子是典型的愉快的、友善的、易于适应的孩子，几乎跟每个人都能融洽相处；方型的孩子在上学之前的这个阶段，还没有学会把他的强大能量导入正轨之中、变得让人易于接受之前，很可能是一个让父母极为头疼的麻烦，他精力充沛，需要大量的活动玩耍时间、大量的户外活动；长型的孩子比其他孩子更容易患上各种敏感症，这类孩子对人太过敏感，太胆怯，与人交往不成熟，很难令他交到朋友。

在家长的教养方面，圆型的孩子热心和友善，不要对他要求太多。方型的孩子是一个精力无限的"闯祸精"，需要尽量采取措施保护好东西不被其损坏，以及保护好孩子不受伤害，家庭的环境要尽可

能安全，危险的物品和药品等应该上锁或尽量放到更高的地方，要给这样的孩子提供足够的空间和材料，让他们玩耍；长型的孩子可能是一个发育晚熟的孩子，在儿童发展早期可能发育迟缓，但不用担心，这类孩子在长久的发育中也能以某种形式逐渐追赶上来，甚至超越那些发育起步很早的孩子，他们尽管幼年时没什么运动细胞、不开朗、太羞怯，甚至敏感而耿耿于怀，但也能察觉自己与别的孩子的差距，家长应该欣赏和鼓励，不要把他与别的孩子对比。

需要注意的是，一个人不可能完全只属于这一种或者那一种类型，而是兼有我们讲述的所有三种基本体型的综合体，一定要重视遗传特性和环境之间的交互影响对于孩子的作用。

3.家庭结构与幼儿发育差异

家庭是社会的细胞，是整个社会的基础，家庭的功能之一就是抚育下一代。在家庭发展周期中，生育第一个孩子是一个重要的里程碑事件，这一年是夫妻双方容易因经济、家庭关系、育儿矛盾等引发婚姻危机的关键期。儿保中的健康教育不仅能帮助父母、祖父母育儿知识的更新，对缓解家庭矛盾也有着非常重要的意义。

在中国国情下，中国是全世界隔代育儿量最大的国家，隔代育儿在中国有广泛的群众基础，是中国最常见的育儿形式之一。而现今全世界众多儿童心理学、教育学家所关注的幼儿发展多集中在核心家庭，关于隔代育儿的研究较少，可提供实践指导的内容也相对较少。作为儿保医务人员，应该加强自身专业知识的学习，充分认识到家庭结构的不同、幼儿主要照护人的区别是儿童成长发育与教养的重要影响因素，在临床上应该重视养育指导与幼儿家庭环境相结合。

（1）直系家庭结构 这是目前中国最常见的育儿家庭，俗称"421"或"422"家庭，即老人与年轻父母同住，帮助照顾幼儿，一家三代同堂。现代社会生活节奏加快，竞争越来越激烈，年轻人承担着经济重担，在精力上无暇照顾幼儿，且大多数年轻父母是独生子女，在抚养子女方面缺乏经验，不得不向父母寻求帮助。这种家庭结构育儿的优势是有助于发挥祖辈育儿的人生经验，弥补年轻父母照看幼儿经验的不足，为职场忙碌的年轻父母解决后顾之忧，同时儿孙绕膝的家庭生活也缓解了老人的

孤独感。有研究证实，白天幼儿由祖父母照顾，待父母下班后回家陪伴幼儿，与核心家庭父母全天亲自教养成长的幼儿，其发育差异不大。说明下班后对幼儿的陪伴、玩耍和夜间陪伴入睡等并不会影响亲子关系和依恋关系的发展。幼儿养育中的问题，年轻的父母也多可以及时干预，在长辈的溺爱与放手中取得平衡。

但这种养育模式，家庭居住人口较多，关系较为复杂，儿童养育在长辈与小辈中容易因认知、习惯等偏差而产生家庭矛盾。在指导这种家庭时，应当考虑祖父母是重要的受众，其认知、经验、习惯与生活背景均会对养育幼儿有影响，护士在进行健康教育时除了要多为长辈普及现代各种育儿知识，还要善于将新的育儿观念与陈旧的观念产生的时代与生活背景相区别，让老人真正懂得为什么曾经的育儿措施现在不能用了。

（2）核心家庭育儿 这种家庭是年轻父母独立养育幼儿，育儿环境较为单纯，家庭人物关系简单，年轻父母的学习力大多也超越老一代，对信息获取的能力也较强，可以快速学会各种育儿知识，对新的育儿理念也呈开明的积极接受的态度，是一种比较理想的育儿家庭模式。这种环境下成长的幼儿一般亲子关系、依恋关系、神经运动心理发育等多无较大问题。

这种家庭结构对社会资源的支持更为依赖，如托儿所、幼托中心、保姆等。按照中国的国情，绝大多数地区需要幼儿年满3岁才能入幼儿园，在幼儿满3岁前，需要有一个全职家长全天候参与育儿，中国家庭通常是女性。由于父亲是整个家庭的经济支持，必然会消耗大量的时间在工作中，在没有祖父母可以协助的情况下，社会资源不完善的地区或经济压力较大的家庭，可能出现育儿母亲过于耗竭的现象，尤其是需要花费最大关注度的婴儿期，容易诱发产后抑郁症。同时这种家庭育儿模式对全职妈妈的职业发展是一个重大打击，有的女性可能终身不再有机会重返职场，给全职妈妈带来一定经济和社会压力。随着幼儿逐渐成长，母亲无法顺利重新找到工作，家庭角色的冲突与失衡也更容易发生家庭危机。人口较少的家庭结构对家庭事件的应对也会出现人手不足等问题，如幼儿生病、父母生病等，尤其是二胎家庭。同时，这种家庭因为没有长辈的育儿经验的指导，在一些生活细节上也可能应对不

足，因此对这种家庭开展的健康教育要更多考虑如何指导父亲参与育儿，指导家庭获得社会资源的支持，缓解目前育儿压力和焦虑，内容要更为生活化、细节化。例如介绍可靠的托幼机构、辅食的添加可以开设亲子厨房，让父母在指导下亲自体验和参与制作过程。

（3）留守儿童家庭 父母因为各种原因无法亲自育儿，由祖父母代替育儿。这种留守有两种常见形式，第一是父母与长辈、幼儿同城异地，工作日由祖父母育儿，周末由父母亲自育儿；第二种是父母与幼儿、长辈完全异地、跨市或跨省，甚至跨国，是绝对意义上的隔代育儿和留守儿童。这种育儿形式通常祖父母是幼儿的主要照护人，优点是父母有足够的工作时间，在经济压力上得到一定缓解，缺点是父母的参与力度和时间不足，长辈过分溺爱，不利于幼儿健康成长，教育方法落后阻碍幼儿成长，阻碍幼儿接受新事物，泯灭幼儿好奇心，不利于幼儿个性的养成。

这种养育环境的幼儿，由于缺乏父母亲自教养，对幼儿的发育问题发现不及时，容易出现语言、运动等发育迟缓，这种发育迟缓一般与疾病无关，通常是家庭养育环境导致。这种绝对隔代育儿的环境造成祖父母的心理压力偏大，害怕发生各种意外事故、安全问题等，为避免风险，很多祖父母倾向于非常谨慎地育儿。如因为怕幼儿到处爬或啃咬东西引起生病，总是愿意抱着幼儿或局限幼儿活动空间，造成幼儿大运动发育迟缓；给幼儿穿过多衣物造成幼儿活动不便，影响大运动发育；老人家不喜欢说话或总喜欢看电视等习惯，阻碍幼儿语言的发育与学习；不喜欢幼儿弄脏衣服就一直抱着喂饭、追着喂饭等，不愿意让幼儿尝试，影响精细运动的发育和行为习惯的养成；怕幼儿没长牙咬不动就长期给予过于软的食物，影响咀嚼能力和口腔肌肉的发育，造成幼儿语言发育迟缓；害怕被别的小朋友欺负等就不带幼儿参与同龄人的玩耍社交，造成幼儿社交困难，社会性适应能力差等。

此外这种养育模式容易造成亲子隔阂，儿童发展早期（尤其是1岁内）过早离开父母身边也容易埋下心理不健康的隐患。因此，在健康教育中，护士应该加强对这种家庭养育模式的预防性干预，更多关注幼儿各项发育预警征，对疑似发育迟缓的幼儿及时指导医疗干预和家庭干预。指导祖父母打造安

全的家庭环境，减轻意外安全事故的概率，缓解育儿压力，同时有意识帮助家庭分析父母能亲自参与育儿的形式和时间、利用网络开展家庭亲子活动等，缓解幼儿与父母之间的疏离。

（4）单亲家庭结构　这种家庭结构随着社会的进一步发展逐渐增多。单亲育儿的形式是由夫妻分居、离异或丧偶所造成的由父亲或母亲独自育儿的家庭形式。离异是目前社会最常见的单亲家庭原因，此外父母双方有一方是军人从事国家军警工作或边防工作的，或长期接受驻外国、外地工作的，都会出现家庭实质育儿模式是单亲家庭的问题。单亲家庭的幼儿在体格发育与神经系统发育上多无较大影响，但这种家庭的幼儿更容易出现心理问题、行为问题如打人、说脏话等，应重视儿童心理发展与家庭干预。

因各种原因造成的单亲家庭，幼儿有由父亲或母亲独立育儿的，有与自己父母合住三代同堂育儿的。独立育儿的单亲家庭，通常以女性为主，这种家庭的母亲在幼儿入园前基本无法工作，需要高度的社会资源配合以及一定的经济实力。由于幼儿1岁前建立依恋关系的对象主要是母亲，因此家庭缺少父亲角色影响暂时不大，但长远来说，缺少父亲的家庭角色更容易导致幼儿在其他的性格发育、社会行为习惯、心理发育等方面带来一定的影响。三代同堂由祖父母同住照顾幼儿的单亲家庭，在幼儿的生活照顾上可以更充分，母亲或父亲有更大可能性外出工作获得经济收入，但应该注意到祖父母平时对幼儿的日常影响，不要在幼儿面前提父母负面的词，尤其是家里缺失的角色，抹黑父亲或母亲对幼儿的心理成长极为不利。同时，随着幼儿的成长，家庭成员在教养原则上要达成一致，由母亲为主要养育人的不要因为孩子缺少父爱就过于溺爱孩子或过于严苛，在交由父亲陪伴的时间段要有信息往来，明确幼儿的行为习惯、买玩具等消耗品，不要给幼儿养成可以利用这种家庭关系撒谎讨要自己心仪物品的习惯。

不管是哪种家庭结构，在条件允许的情况下，应尽量保证幼儿有固定的照护人，如果父母无法具备稳定陪伴幼儿的条件，由祖父母养育的，则也应尽量固定为同一个长辈，不要频繁带幼儿搬家、更换养育环境、不要频繁更换保姆或育儿阿姨，尤其是1岁内婴儿，尚处在安全感与依恋关系建立的关键期，频繁更换环境或养育人，容易让幼儿无从适应，安全感缺失。即使由祖父母养育的幼儿，也依然可以建立依恋关系，只是这个依恋人并不是母亲而已，依恋关系对幼儿早期心理发育至关重要，对于无法亲自照顾幼儿的父母和家庭，护士应针对性的健康教育，考虑到家庭的实际情况，帮助幼儿顺利完成这个心理适应期。

4. 养育风格与发育差异

1967年，鲍姆林德提出养育方式与孩子的行为之间存在密切的关系。她将父母的养育风格分为了四类，并持续研究着不同养育风格对孩子的影响。1983年，Maccoby和Martin将养育风格大致分为以下四类，见图11-15。

（1）高回应、低要求：放纵型养育　放纵型实际就是"允许"。这类父母表现出对养育孩子的高度热情和很弱的控制。对于孩子来说，他们的行为更像是朋友而非父母。放纵型的父母，家庭中几乎没有规则，对孩子也有很少的期望或指导，非常类似我们所听到的"散养"或"放养"。他们是爱和自由的倡导者，往往对孩子的要求不高，也很少主动去控制孩子的行为，并且令孩子对行为的边界感到很模糊。这样的家庭容易出现俗称"熊孩子"的现象，他们对规则意识淡漠，容易发生行为问题，不及时干预可能随着年龄增长，在学龄期或青春期父母已无法正常教导孩子的情况，也更容易发生学习障碍、行为不良等情况。

（2）低回应、高要求：专制型养育　专制型的父母更像是独裁者，他们对于孩子采取高度和严格的控制，但回应程度和热情程度比较低。在养育方面，他们会采取严格的纪律和规则，和孩子的谈判及沟通相对较少。这类父母对孩子也有很高的期望，但是对于规则的灵活度有限，经常使用惩罚，在管教孩子的时候，也通常只是单向沟通。这样的孩子往往内向、胆怯，容易发生焦虑和抑郁。与父母的沟通不足和沟通能力发育的不足都可能导致幼儿在学龄期、青春期出现更多的心理问题。

（3）低回应、低要求：忽略型养育　忽略型的父母对于孩子的养育存在很低的热情，同时他们也不会过多控制孩子，因此，更谈不上任何特定的管教风格。这类父母容易让孩子拥有过多的自由，而且由于他们对孩子既不要求也不回应，因此容易导致孩子的行为问题且可能导致抑郁。相较于那些在充满着爱和接纳的家庭环境中成长的人，忽略型父母养育出的孩子，对于问题的处理效率也较为低下。

（4）高回应、高要求：权威性养育 鲍姆林德认为，权威型父母对孩子的成长表现出高度的热情，又表现出高水平的控制力。在养育方面他们倾向于对孩子寄予很高的期望，同时向孩子清楚的说明规则，并常常与孩子们交流。研究发现，权威型父母的养育会促进孩子在能力、成熟度、自信和自控能力等方面的发展，因此，目前学界认为权威型的养育方式可能是最有效的。然而，必须承认的是，这种养育方式对父母的精力和时间要求是最高的。

这四种养育风格最推荐的是权威型，最需要避免的是忽略型。在实际工作中，护士要能分析家庭的养育风格，从而找到行为发育差异的根本原因，引导家庭养育风格向好的方向转变。

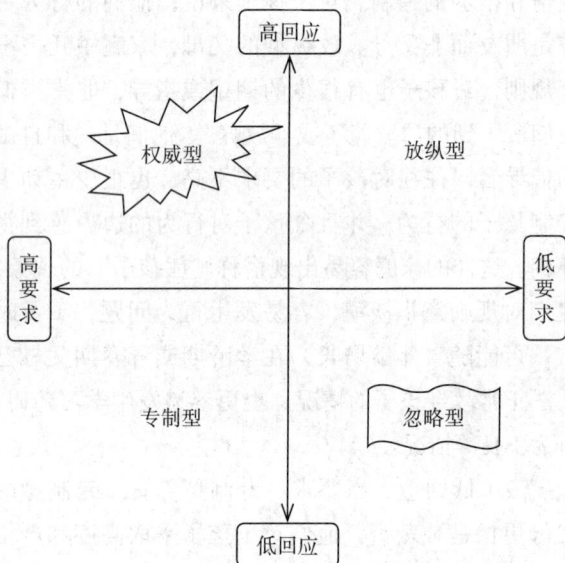

图 11-15　四种养育风格

5. 男女性别差异与发育

生活中常会发现女孩比男孩"开窍早"的现象，这是否说明男女性别差异会影响智力，其实不然。理查德·林恩的研究发现：在孩子 11 岁之前，女孩的智商得分平均比男孩高 1 分，而在 11~16 岁之间，男孩子们开始发力，直到 16 岁以后，男孩子们的智商会比女孩子平均高 1.8 分。说明男孩女孩之间的智商虽然有所差异，但这种差异真的太小，可以忽略不计。男女性别差异可能只是一些发育能区早晚的差异，到成年后，是几乎一致的。了解这种能区上发育的差异，有助于家长更加了解自己的孩子。

（1）0~1 岁婴儿期 男孩的兴趣在于"物"，女孩的兴趣在于"人"。

从婴儿时期开始，男女性别的差异就开始显现，这个阶段的男孩更好动，看中"自己和物品的联系"，女孩子则更好静，看中"自己和他人的联系"。因此男孩在身体运动上更活跃，醒着的时间也更长，对移动的物体更感兴趣，对外界物体之间的接触与互动更感兴趣。而女孩身体协调性更好，更能接收听觉刺激，也更倾向于张嘴发声，更擅长眼神沟通，对社交刺激也更敏感。具体表现就是，男孩"精力旺盛""睡的少"，女孩"更黏人"。这个时候家长可以多陪伴男宝宝玩耍，尽可能"放电"，给敏感的女宝宝更多的安抚和拥抱。

（2）2~6 岁学龄前期 男孩聚焦于探索，女孩倾向于交际。

这个阶段男孩女孩的兴趣差别较为明显，男孩擅长探索和聚焦，社交能力方面"领导力"要更突出，女孩兴趣广泛，"沟通力"更强。男孩对积木组合类的玩具更在行，越来越聚焦于具体领域，对于感兴趣的事物有更深入的探究欲，倾向于"大群体社交"，展现领导能力。女孩开始有审美意识，喜欢"美感强"的玩具，兴趣领域比较广，甚至还愿意尝试一些男孩喜欢做的事，更喜欢"小群体社交"，人际交流时间比男孩多 2/3。这个阶段的女孩"更懂事"，男孩感觉"开窍晚"，很大程度上是因为女孩子智能发育体现多与社交相关，更容易被大人们注意与认可。

（3）6~10 岁小学早期 男孩逻辑能力强，女孩统筹能力棒。

到小学后，男孩女孩之间的区别就更明显了，男孩对于思维、逻辑能力更强；女孩的社交、统筹能力更佳。男孩更擅长画出标准图形，更加擅长逻辑推理，更擅长从多个事件之中总结规律。女孩更擅长语言表达，复述故事以及生活事件，对于完成精确具体的任务也更擅长，同时也具备更好的时间、精力、钱等资源的协调能力。这个时期，家长会有一种"男孩突然变聪明"的感觉，一些科目（比如说数学）会激发男孩的潜能；女孩则会表现得"更成熟"，像一个"小大人"，甚至能帮忙父母分担一些日常家务。

了解各个阶段孩子的性别差异，能帮助我们更好地去理解他们，去帮助培养他们的潜能。但男孩和女孩，在智能培养上不应该有性别差异，家长可以给孩子提供更多可能性，帮助孩子的全面发展。"性别的刻板印象"会耽误了孩子全面化的智能发展。在玩具方面，可以给女孩提供"看起来不那么女生"的玩具，比如说车、积木等，锻炼女孩的逻辑能力和思维能力。给男孩可以提供机会锻炼语言表达与社交技能，比如安排他做一些公开的表达，甚至一边玩玩具的时候一边引导进行故事性的描述。在兴趣培养这方面，也可以提供多类型的体验机会，让孩子自己对比和挑选。家长也可以观察，孩子的兴趣点在哪里，优势在哪里，然后加以引导。

6. 独生子女与多子女家庭的发育差异

随着二胎时代到来，我国进入了一个生育小高峰，越来越多的家庭选择生"二胎"，独生子女和多子女家庭并存是当下家庭发展常态。独生子女由于没有同家庭别的孩子对比，家长对发育迟缓、发育障碍的意识更加薄弱，基本上只能靠回忆自己的成长经历或父母讲述自己幼年同年龄段的情况来判断。而第一个孩子往往凝聚父母和家人高度的关注，更容易被溺爱，可能带来一系列行为问题。

中国经历了近40年的计划生育"一孩"政策，这个政策不仅是改变了中国几千年来多子多福的文化观念，而且给家庭育儿也带来了巨大变化。现在能够生育"二胎"的，大多是计划生育时代下的独生子女，他们的成长中缺少同胞手足，他们的父母也同样没有养育两个及以上孩子的经验，如何平衡二孩关系以及怎么看待家中两个孩子成长的差异，成为现代家庭新的问题与探讨领域。

（1）年龄差距　"二胎"与"老大"的年龄差距是第一个区别点。年龄差距小于3岁的，同胞手足的连带感更深，差不多的年龄也就意味着对同年龄段的玩具、食物等拥有同等的兴趣，他们几乎一起长大，一起分享或争抢玩具、食物等。在老大3岁前尚未发育成熟个人意识以前，有一个需要与他分享父母关爱的同胞手足，在心理上的适应性更高，但这对父母和家庭资源的要求也更高，相当于需要同时密切照顾两个孩子，容易造成家庭照顾倦怠。

在老大上学/上幼儿园才生育老二，相比之下，父母有了喘息的机会，基本上是"一个孩子一个孩子"带大的，但这种情况的老大已经有足够的自我意识，能够深刻感受到父母的关爱"被分享"，毕竟

老二在婴儿期更需要得到更多的照顾和关爱。这种情况下，老大就会有"被抛弃""被忽略"的感受，内心体验更深刻。建议这种生育二胎的家庭，在孕前、孕期就逐渐培养老大的哥哥姐姐意识，父母可以让老大参与给老二起名字、选衣服等，或者让他挑选他愿意分享的玩具等，让他们更早一点适应家庭成员的增加和变动，提前告知他弟弟或妹妹出生后爸爸妈妈会做些什么。

年龄差距小的孩子，在发育上有相互影响和带动的作用，比如老大可以影响老二更早学会说话、学会爬或者走等等，同时对于一些发育较慢的老大，老二也能促进哥哥姐姐的语言、运动等发育，家里有两个孩子也帮助幼儿社交能力、团队和群体意识的培养。

（2）出生顺序与性格、智力发育　大家普遍认为，老大更谨慎更周全，弟弟妹妹们更"精"，具有冒险精神；老大追求完美，老二善于交际、叛逆等等。但其实智商、性格和出生顺序并没有关系。老大保守有责任感，是因为作为家里最大的孩子，最早承担父母期望，面对弟弟或妹妹的竞争，会遇到挑战和挫折，从而形成害怕竞争、保守谨慎的人格。为了达到父母的期望，老大不得不做出表率，所以老大通常有较强的责任心和成就动机。相对于弟弟妹妹，老大的规矩意识、服从性都会更高，是父母眼中的好孩子。关于次子的研究，中外的很多结论是相反的。提出出生顺序理论的奥地利心理学家阿德勒认为，次子为了努力寻求自己的地位，习惯了竞争，同时还具有强烈的反抗性。老二没有老大的"权威"，为了获得关注，老二要迎合父母和其他兄弟姐妹的爱好，所以他们在性格上更外向，更善于社交，这就是阿德勒认为的次子性格特征。因为次子的安全感和存在感不强，也有些研究表明老二反而会不自信、更内向，内心也有反抗的情绪。

无论老大年龄有多大，家庭对这方面的准备有多充分，老二的出生都会对老大是一个心理冲击，大多家庭都表示老大出现了不同程度的行为退化，如已经戒奶瓶很久的宝宝重新要吃奶瓶、已经会走路的宝宝突然很喜欢让人抱着走、已经会自己如厕的孩子尿湿在身上等，都是常见的行为退化的现象。对于老大已经上小学的学龄期孩子，可能还会出现上课不专心、跟同学吵架或打架、作业不完成等情况，年幼的孩子可能还会出现暂时性的发育迟缓或发育停滞现象，尤

其是神经运动和语言发育上的。应该指导家长在老二刚出生的时候，给老大较为宽松的环境，加强对老大的关爱和理解，已经较大年龄的孩子可以多通过语言进行沟通，给孩子适应期。让他参与老二的育儿过程，比如老大可以帮忙递杯子、奶瓶、帮妈妈把脏尿布扔到垃圾桶里之类的，老大在参与的过程中，体会自己刚出生时也曾得到过这样的关爱，每个孩子在婴儿期都是这样被照顾的，也可以帮助老大适应弟弟妹妹的存在，增加家庭责任感。

（3）家庭养育指导　出生顺序直接影响的是父母对两个孩子的养育方式。英国心理学博士 Kevin Leman 在《出生顺序》一书中提及：父母花费大量的时间与他们最大的孩子一起阅读和玩耍，但是随着其他孩子的出生，这种时间会逐渐减少。也就是说，父母为第一个孩子花费的时间更多，第一次做父母总是更紧张，更愿意多尝试，而到了老二，很多标准都降低了，重视程度也没第一个孩子高，所谓"一胎照书养，二胎当猪养"。另外，父母对待孩子的方式也与其性别有关，比如就算女儿是老大，也会多一些宽容和宠爱，或者家中唯一的男孩无论是排行第几，都会不自觉的要求他照顾姐姐妹妹。

所以，孩子们会形成不同的行为特征，归根到底是父母养育方式的不同，而父母养育方式会受到出生顺序的影响。

在家庭养育中不要给排行不同的孩子贴标签，更不要让孩子必须接受出生顺序带来的影响。不要给老大贴标签，例如，提醒哥哥或姐姐要照顾弟弟或妹妹，要给弟弟做表率。老大自己能做到这些，家长可以表示很欣慰，但这一切行为的动机不应该是作为"老大"这个身份的要求，而是在日积月累的相处中积累的亲情。同时不要总是对老二妥协，让哥哥姐姐让步，不能让他们养成靠着宠爱和小聪明去实现目的的习惯，这对于老大来说，也是不公平的。

不管是什么样的育儿模式和观念，幼儿大体都遵照发育框架来发展，见图 11-16。发育里程碑虽然因幼儿发育个体差异有所不同，但基本上一个里程碑出现的时间误差不会超过 3~6 个月，对家长开展发育里程碑的健康教育，让家长记录幼儿发育过程中这些里程碑出现的时间，有助于儿科医生判断发育情况的，也有利于开展有针对性的家庭指导，如果某个里程碑迟迟没有出现，家长应引起足够重视，及时带幼儿就诊。

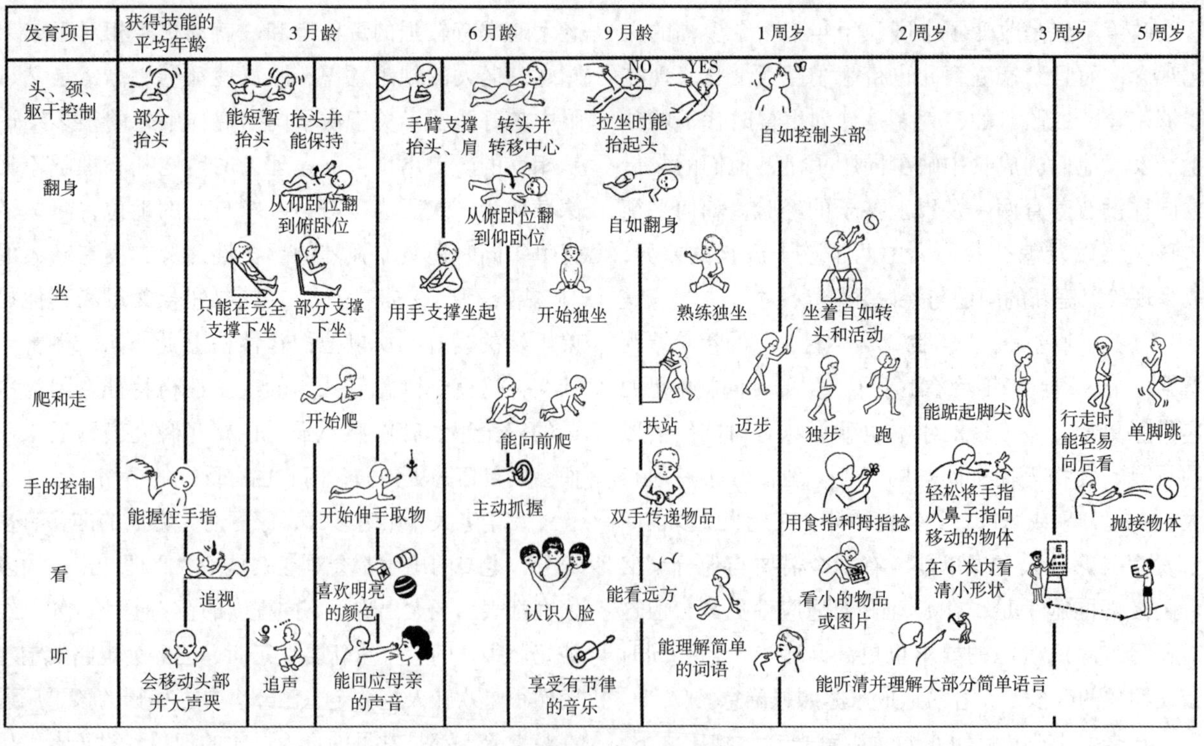

图 11-16　0~5 岁幼儿发育里程碑

三、儿童的智力发育、语言发育与家庭教育

1. 智力发育与家庭教育

智力是使人能顺利地从事多种活动所必需的各种认知能力的有机结合，其中，以抽象思维能力为核心。智力的概念最初作为一个哲学概念，与精神、意识、理智和理性等概念并没有明确的区分。20世纪初，随着心理测验学的兴起，心理学家们纷纷根据自己的观点给智力下定义，并以此为理论依据去设计和进行测验。长期以来，在什么是智力的问题上，争论不休，迄今尚没有一个统一的学说，归纳起来，大致有以下几种不同的看法：①智力是适应新情境的能力。②智力是指一种学习能力。③智力是指抽象的思维能力。④智力是从事艰难复杂、抽象、敏捷和创造性的活动，并能集中精力保持情绪稳定以从事这种活动的能力。⑤智力是一个人能够为着某些目标而行动、能够思考和有效地适应环境这三种能力的综合表现。此外也有人认为，智力就是智力测验所测量的东西，或认为智力即解决某种智力问题的能力。

在现代社会中，绝大部分儿童已经没有饥饿威胁，家长对如何发展儿童智力逐渐重视，甚至成为儿童养育的主流话题，在临床中，如何指导家庭发展儿童智力，并帮助幼儿建立良好行为习惯，为性格的培养和人格的健全发育有着重要影响。在家庭中，可以从以下几个方面来开展幼儿智力培育。

（1）培养儿童的认知能力、观察能力和人际交往能力。

日常生活中家长可以多培养儿童的观察能力，比如花草树木、高楼建筑、商店物品等等，大自然中的所有东西都可以成为孩子的观察对象，让孩子增长知识的同时还可以锻炼他们的认知能力和观察能力。

儿童都喜欢玩过家家、躲猫猫等游戏，此阶段父母应鼓励儿童进行集体游戏，增加儿童之间的互动，促进儿童的人际交往能力。同时，父母多带儿童参加社交活动，为儿童提供社交的机会。其次，父母以身作则，利用节假日、周末走亲访友，为儿童亲身示范。在家中，父母可以陪伴儿童进行角色扮演，这样既可以锻炼孩子的思考、观察、理解能

力，同时还能够丰富儿童的语言能力，一举多得。

（2）培养儿童的兴趣爱好，肯定儿童的学习能力和好奇心。

家长在抚养儿童的过程中，要善于观察和发现儿童感兴趣的事物，并正确引导。3~6岁的儿童喜欢重复听或者复述同样的故事，喜欢问为什么？家长一定要耐心陪伴、倾听和解答，满足儿童的好奇心，呵护儿童的求知欲，满足儿童的学习需求。

（3）培养儿童运动能力。

每天户外活动2小时以上，可有效预防青少年近视的发生率。运动习惯的培养，既有利于促进儿童体格的健康发展，又有利于儿童宣泄负面情绪，对儿童的耐受力和情绪调节能力起到积极的作用。

（4）鼓励儿童参与家庭事务。

根据儿童的年龄段，家长为其选择适宜的家务劳动，让儿童养成参与家务劳动的习惯，体会劳动的价值和意义。儿童参与家庭事务的管理，允许儿童发言，尊重儿童的决定权，让儿童体会作为家庭成员的责任和乐趣。

（5）为儿童营造积极向上、民主的家庭氛围。

3~6岁要立规矩，适度满足儿童的合理要求，适时训练和培养儿童的延迟满足，对不合理的要求要给予制止，并让儿童明白为什么？家庭教育理念要保持一致，否则会让儿童产生混乱，养成一些不良的行为习惯。家庭成员之间保持有效沟通，可定期开展家庭会议，逐步让儿童养成用语言表达自己需求的习惯。父母为儿童营造良好的家庭氛围，促进儿童身心健康全面发展。

2. 语言发育与家庭教育

语言发育也是儿童早期发育的一个重点，现在语言发育迟缓的幼儿越来越多，儿童语言发育并不一定是疾病问题，更多的是家庭语言环境的问题。很多家长认为只要在家正常说话幼儿自己就能掌握语言，这是不正确的。婴儿大约8个月开始无意识的叫"爸爸"或"妈妈"，这是语言启蒙的最初阶段。1岁以后，有的幼儿善于模仿和观察，喜欢与人亲近，喜欢观察大人说话，这些都令这些孩子更容易开口说话，尤其是女孩。在学说话的过程中，有的孩子是模仿一点实践一点，学会一个词马上就说出来，反复如此积累就学会了更多的词或短语，到2岁后自然组成句子，这个过程在家长看来就是"自然"学会的过程。这种孩子看起来学说话很积极，反馈

及时足够，家长更有兴趣教说话。但有的孩子积累期很长，他听到或家长主动教一个词，并不会马上模仿和说出来，在相当长一个时间段里只会"爸爸妈妈"这种叠词。这种幼儿通常需要"刻意"教，有意识地教词语、短语甚至句子，以男孩多见。这种幼儿早期因为语言反馈不足，尤其是2岁前，容易给家长造成挫败心理，觉得自己说了这么多孩子一个词都不模仿，就不怎么教了。实际上这种孩子在积累到一定程度以后也会说出来，家长不应该懈怠教的过程。接受自己的孩子是"自然"学习型或"刻意"教会型，指导家长在家庭对幼儿进行语言教育。不管是哪一型，都需要家长多对幼儿说话，多进行互动交流，在幼儿2岁以后，尽量减少生活叠词，逐渐过渡到正常使用的词汇，如"吃饭饭"到"吃饭"。这种说话不能被看电视或动画片替代。有的家长，尤其是老年人，以为给孩子看电视可以增长词汇和见识，有助于语言发育，实际上在幼儿语言发育早期，电视作为一种单向信息传递工具，是无法教会幼儿说话的，说话必须要在日常对话的反馈中习得。在幼儿能熟练语言表达后，在学龄期，看电视才能展现一定的拓宽幼儿词汇量的作用。

幼儿早期语言发育是高度依赖环境刺激的，家长说得多孩子才能掌握得多。此外，也要注意家庭语言的多样性也会影响幼儿学说话。有的家庭有几个家庭成员就有几种方言，方言过多会让幼儿对同一词语发音的混淆，导致幼儿语言发育迟缓。家庭最好统一1~2种方言，或者教幼儿说话的时候，只教一种方言。有的家长可能会有疑惑，觉得既然那么多幼儿能在国外多语种环境下掌握双语或多语，为什么家中有几个方言反而会干扰孩子语言发育。这是因为汉语及汉语绝大部分的方言都属于低频语言，其发音频谱基本上在2000赫兹以内，而英语、德语等属于中高频语言，同一频谱的语言所产生的语言输入刺激是类似的，容易混淆，而不同频谱在幼儿的大脑中所产生的刺激不同，幼儿能轻松分辨，所以幼儿能同时学会英语和普通话，却很难同时学会四川方言和河南方言。正因为儿童的语言发育高度依赖于环境的刺激和输入，因此，想要提早进行外语启蒙的家长应该注意，幼儿自然学会一门外语，需要保持日常生活使用该外语进行生活化输入不能低于整个语言输入的1/3，换言之，要有足够的家庭语言环境刺激，保证语言的有效输入是学习语言的

关键，讲双语的父母或家庭成员中有以这门外语作为主要生活语言的，是最合适的教育者，希望靠一个语言早教班，一周一次课就能说一口流利外语的想法对幼儿来说是不现实的。

语言发育除了模仿和发音，还对认知、逻辑、记忆力等发育有一定要求，有的幼儿并不是不会发音，是不知道怎么讲出来，思维能力不足。这种幼儿应指导家庭开展一定的思维逻辑训练，比如"太阳是红色的、月亮是弯弯的、石头是硬的、饼干是脆的"等等，让幼儿有更多的词汇，并且将这些词汇与实际生活联系起来，丰富语言表达。此外也可以多教幼儿背诗歌、童谣、儿歌等，加强语感和语言体验。

语言除了听和说，还有读和写。儿童的家庭语言环境是决定孩子阅读写作能力、和入学后学业成绩的关键，比"智商""性别""动机"更加重要。语言环境中，特别重要的不仅仅是听说环境，更是读写环境。什么是"读写语言环境"呢？是家里有很多的书？还是爸爸妈妈的词汇量很大？是练习题很多，还是非常重视孩子识字？其实，以上的指标都部分反映了孩子的家庭语言环境，但并不是全部。儿童的语言学习本身就是一个复杂的过程，可以指导家长按以下清单（表11-8）来测评和给孩子准备一个足够良好的家庭读写语言环境。

表11-8 家庭语言环境自评表

我的孩子有
至少1本识字书
游戏识字卡
可以用来写字画画的蜡笔和铅笔
可以用来写字画画的纸或本子
至少一本儿童/童谣书
至少10本绘本
至少20本绘本
至少50本绘本
识字软件/app，并一周至少学习1次
其他识字书本或资料
我（包括其他家庭成员）可以做到……
每周跟孩子一起至少读1本绘本
每周跟孩子一起至少读4本绘本
每周都会给孩子教新词语
几乎每天都会给孩子教新词语

（续表）

每周至少有 1 次跟孩子的深入思考对话（"你猜猜冰淇淋是怎么做的？"）	答案"是"，得 1 分；答案"否"，得 0 分。（"我"指的是家长）
几乎每天都跟孩子有深入思考对话	0~10 家庭读写环境较差，需要马上改变
帮助孩子学习儿歌和童谣	11~19 家庭读写环境初具规模，但仍然有不少改进的空间
进行有趣的文字游戏（猜谜语、接龙等）	20~29 家庭读写环境不错，个别地方可以适当改善
鼓励孩子用完整的句子说话，不是单独的词语	30~37 家庭读写环境优秀，具备了几乎所有重要的要素
至少每 2 个月带孩子去一次图书馆或书店	

我的孩子看到

我在家读书和杂志等纸媒（不是手机阅读）至少每周 1 次

我在家读书和杂志等纸媒，几乎每天 1 次

我自己

自己是一个很好的阅读者

有很大的词汇量

在孩子 1 岁前，就跟孩子一起读绘本

非常享受跟孩子一起读绘本

对如何帮助孩子的学业已经有较初步的规划

（过去或现在）我会帮助我的孩子……

学习说或唱出简单的儿歌

读绘本时，帮助他们找出学过的词

读绘本时，根据上下文猜出生词的意思，给阅读技巧打基础

读绘本后，鼓励他们进行复述

读绘本后，进行一些简单的书面拓展活动（比如：给主角写一封简单的信、画一幅画）

写自己的名字

写亲戚朋友的名字

教孩子朗朗上口的诗歌

进行简单的控笔训练

进行简单的写字练习

四、儿童早教与儿童敏感期

现在越来越多的家长开始关注和重视儿童早教，希望孩子不要"输在起跑线上"，中国的育儿焦虑可以说是广泛存在的，由此产生的误区也是很多。早教是指婴幼儿的早期教育，广义上来说，凡是能让孩子增进见闻、提高能力、助推成长的都可以算是早教。早教不等同于早教机构，实际上更应该重视的是婴幼儿的家庭教养，陪伴与养育是任何机构、课程都无法替代的早教。早教机构的优点是有针对性系统性的课程，有专业的老师和教具，可以作为家庭教育的指导参考和学习体验。但早教也不是超前教育，儿童发育是要遵循一定规律的，尊重这些规律，养育过程中的不当加速，所谓的激发潜能，可能是适得其反的。要加强家长对儿童早期心理与认知发育的了解，提一些适合这个年龄段一些家庭游戏的建议，指导家长多从家庭陪伴、家庭游戏等着手，重视养育的过程而非单纯知识的学习。

开展正确的家庭早教，需要家长加强对幼儿的了解，可以参考蒙托梭利儿童发育阶段敏感期来指导，见表 11-9，也可以通过美国耶鲁大学的罗伯特·斯腾伯格博士研究中"20 项孩子日常生活"中的表现观察儿童的行为来推测其兴趣爱好或天赋，见表 11-10。

表 11-9　儿童各阶段敏感期

年龄	阶段	行为	建议
0~3 个月	光感敏感期	适应白天和晚上的光线差异	给宝宝多看黑白图
4~7 个月	味觉发育敏感期	感觉到甜、咸、酸等味觉	添加辅食，注意饮食的清淡，保护好宝宝味觉的敏感程度
4~12 个月	口腔的敏感期	喜欢吃手、啃手	洗干净手或可以啃咬的物品，供宝宝尽情"啃咬"
6~12 个月	手臂发育敏感期	喜欢扔东西，最早期的手眼协调，喜欢用手抓、触摸物品。	确保安全，让他扔个够

（续表）

年龄	阶段	行为	建议
1~2 岁	动作发育敏感期（大肌肉发育）	喜欢扶、站、努力行走	孩子已经会走路，活泼好动，给予他充分的空间，确保安全让他自己走
1.5~4 岁	细微事物敏感期（精细运动发育）	捏叶子、摆弄手绢、撕纸等	让宝贝观察不打扰，细心品质，培养精细运动
1.5~2.5 岁	语言敏感期	咿咿呀呀学语	多和他说话、讲故事、看绘本等
2~4 岁	秩序敏感期	要遵照一定顺序和习惯，打破了就哭闹	提供有序环境
2.5~6 岁	社会规范敏感期	交朋友，喜欢参与群体活动	和更多的孩子接触
3.5~4.5 岁	书写敏感期	涂涂画画	多肯定，提供材料
4.5~5.5 岁	阅读敏感期	爱看书	布置一个充满阅读氛围的环境
6~9 岁	文化敏感期	起于 3 岁，6~9 岁想探究事物奥秘的强烈需求	提供丰富的文化资讯，延展至关怀世界

表 11-10　20 项孩子日常生活行为表

观测孩子的 20 项行为

1. 他在背诗和有韵律的句子时很出色

2. 他很注意你在愁闷或高兴时的情绪变化，并做出反应

3. 他常常问诸如"时间从什么时候开始""为什么小行星不会撞到地球"这样的问题

4. 凡是他走过一遍的地方，他很少迷路

5. 他走路姿势很协调，随着音乐所做的动作很优美

6. 他唱歌时音阶很准

7. 他经常会问"打雷、闪电和下雨"是怎么回事

8. 你如果用词用错了，他会给你纠正

9. 他很早就会系鞋带，很早就会骑车

10. 他特别喜欢扮演什么角色或编出剧情

11. 外出旅行时，他能记住沿途标记，说"我们曾到过这里"

12. 他喜欢听各种乐器，并能辨别它们发生的声音

13. 他画地图画得很好，路线清楚

14. 他善于模仿各种身体动作及面部表情

15. 他善于把各种杂乱的东西按规律分类

16. 他善于把动作和情感联系起来，譬如他说"我们做这件事兴高采烈"

17. 他能精彩地讲故事

18. 他对不同的声音发表评论

19. 他常说某某像某某

20. 对别人能完成与不能完成的事他能做出准确的评价

如果孩子在 1、8、17 条表现突出，代表他可能有很好的语言天赋

如果孩子在 6、12、18 条表现突出，代表他可能有很好的音乐才能

如果孩子在 3、7、15 条表现突出，代表他可能在数学、逻辑方面有天赋

如果孩子在 4、11、13 条表现突出，代表他有很好的空间方面的才能

如果孩子在 5、9、14 条条表现突出，代表他有很好的身体动觉才能

如果孩子在 10、16、20 条表现突出，代表他有很好的自我认识才能

如果孩子在 2、10、19 条表现突出，代表他很好的认识他人的才能

儿童敏感期是指儿童在连续相接短暂的时间里，会有某种强烈的自然行为，在此期间内，对某一种知识或技巧有着非常感觉，孩子会出现大量的、有意识性的活动，在这个时期进行顺应的养育，事半功倍，可以大大提高幼儿的早期发展效果。儿童心理的发展，有些方面是错过时机就无法弥补，即存在着关键期，如光刺激。但是更多方面并非绝对地不能补救，只是错过时机后，要付出更多的努力加以弥补。让家长了解敏感期的大致时间可以帮助家长理解幼儿出现的各种行为，顺应这种发育过程，采纳合适的家庭教育。

需要注意的是，并不是每个幼儿在发育敏感期的行为表现都那么明显，有的幼儿可能完全没有这些表现，也可以在相应年龄段进行引导和尝试。如果错过了敏感期，不代表幼儿再也没有机会学会，只是发展速度比较缓慢，学习某种知识技能可能会比较困难，但也完全可以弥补，家长不应该对此感到焦虑。

五、二胎家庭（多子女家庭）关系的平衡

随着二胎政策的放开，现在二胎的家庭越来越多。但在家庭养育的过程中，总是存在一些不当的养育方法，而引发孩子们的亲情、教育、心理等方面的问题。那么如何平衡对孩子的爱，使他们关系亲密，在生活中互相帮扶、互相照料呢？

很多家长在决定要二胎之前，会告诉自己公平地对待每个孩子。但是，在实际生活中，父母会不经意地"偏心"，或者"不公平"地对待孩子，而且"偏心"往往在无意识下便发生了，并不是故意使然，这种"不公平"带给两个孩子的都是伤害。对于不受偏爱的孩子，在得不到满足时，会变得敏感、不相信他人、安全感缺失，难与他人建立亲密关系。对于被偏爱的孩子则会养成以自我为中心的性格，缺乏同理心和与他人分享的能力。如何公平对待孩子呢？首先，在孩子们发生矛盾时，不要主观地当裁判，来自于父母的判断，往往会使两个孩子都认为父母偏向对方，让孩子觉得委屈。家长可以主持家庭会议，让两个孩子自己商量怎么解决矛盾，孩子们在解决问题的过程中会发现，争执、吵闹是没有用的，心平气和的商量、合作才能顺利地解决

问题。其次，孩子们之间的公平是相对的，不是绝对的。家长要发现孩子心理上的需求，而不仅仅是物质上的需要。孩子更在意的是他内心的感受，家长对自己的爱、对自己的态度是敷衍还是温柔，孩子都是可以敏锐地感受到的。所以，在养育过程中，家长对孩子们应真正倾听其内心的需求，给孩子需要的、专属的爱。孩子感受到家长对自己专属的爱时，对于无意间感受到的不公平事件，也不会给其造成太大的创伤。最后，切勿同时批评一个孩子、表扬另一个孩子，或是将两个孩子进行比较。每一个孩子都是独一无二的，都有自己不同的个性，家长要关注自己孩子的特性，多对孩子的优点进行表扬、鼓励，这样可以让孩子感受到自己在家长心目中的分量，认为自己是重要的，是被认可的，培养孩子的自我认同感。家长有意无意地将两个孩子进行比较，会给孩子的心理造成创伤，孩子会认为自己在父母心中不如兄弟姐妹重要，会让孩子缺失安全感，也可能会激发孩子嫉妒怨恨的心理，从而影响孩子之间的关系。

六、第一个叛逆期和第二个叛逆期

1. 第一个叛逆期

人的第一个叛逆期多出现在 1 岁半到 3 岁之间，平均 2 岁。这个时候家长发现原本乖乖的孩子变得无理取闹起来，例如总说"不要不要"，不愿分享物品（认为那是自己的），执拗顽固，吃饼干掉一块或碗筷摆错地方都要大哭大闹等，这些都标志着孩子进入了人生的第一个叛逆期，这个时期被称为"Terrible Two"，也就是常说的"可怕的两岁"。

出现这种现象是因为这个年龄段的孩子，社交属性还没有完全建立起来。他们有了一定的自我意识，但还不懂得去理解别人的感受和想法，所以习惯"以自我为中心"，用自己的需求和欲望出发去做事，一举一动就会显得有些"自私"。现在他觉得自己是最重要的，别人的需要他都不关心，所以也不会为别人做什么。自我的得到感和满足感优先于他人。其次，2 岁的孩子还不能很好地控制自己的行为和情绪。比如他们控制肌肉的能力有限，有时候明明想自己拿牛奶喝，结果因为拿牛奶盒的力气太大，常常弄洒牛奶，当妈妈拿走他手里的牛奶盒，阻止他的"浪费行为"时，又会因为自己被阻止了，感

到愤怒和挫败；但此时，2岁左右的他还不能很好地控制自己的情绪，所以很容易采用尖叫、大哭、打滚、扔东西等方式表达自己的不满。

针对2岁孩子的这种特点，要引导家长认识，首先这是成长的必经之路，有的孩子会表现得更明显、有的孩子不太明显而已。其次不必担心孩子会从此开始变得越来越无法无天，只要顺应这个阶段孩子的发展特点，加以引导，就能安然度过这个叛逆期。

（1）耐心和理解 婴儿期的孩子是觉得自己和母亲是一体的，此期自我意识逐渐萌芽，孩子逐渐认识到"我"和"你"的不同，想要自主探索和学习，代表着孩子在成长，家长应该理解这并不是孩子故意要和家长做对。

（2）教会幼儿求助 2岁左右的孩子，不愿意轻易接受改变。对于身边的人和事物，都有很强的固定思维，当他们遇到困难的时候，也会用那个固定思维试着自己解决，如果解决不了，就会通过尖叫、乱扔东西等表达自己的不满。这个时候，要让孩子学会向大人求助，在孩子需要帮助时出现，并教会孩子说"帮帮我"，孩子就有可能记住这样的方式。等下次再遇到困难的时候，也许就会用这三个字来取代惊声尖叫。

（3）多让孩子参与选择 多问孩子"你要这样，还是那样"。比如孩子不肯吃饭，你可以问他：你要现在吃还是一会吃？你要吃包子，还是要吃饺子？尊重他的自我意识。

（4）对幼儿的过激行为保持冷静 当孩子有令人不快的行为时，首先家长要先保持冷静，试着泰然自若地回应他们的过激行为，比如幼儿撒泼打滚，不给予关注也不给予批评，让他自己发泄情绪，对这种行为不要有任何强化，让他明白这种行为无法带来任何反馈，逐渐消退这种负面行为。如果孩子生气的时候，家长也跟着失控了，那么一方面，孩子清楚地知道这样可以惹你生气，下回冷不防他就故意用这种方法气你，来获得自我存在感；另一方面，孩子日后可能会模仿家长发脾气。

（5）坚持原则和底线 对于原则性的事情，家长要坚守底线，顺着孩子闹，想要什么就给什么，如果一直向孩子妥协，相当于就是告诉孩子闹可以得到一切，行为发育会更加失控。

（6）适当放手，给孩子自我处理的空间 只要能保证孩子的安全，家长可以试着放手让孩子做他

想做的事，一方面能避免很多不必要的争吵，减少孩子的对立情绪，另一方面，孩子有更多的机会可以实现自己的想法，获得成就感，这也是培养孩子自信心的一种方式。

对语言发育较早的幼儿，可以更多通过语言沟通的方式来合理引导情绪，让幼儿学会用语言来表达自己的伤心、失望或者愤怒，也可以减缓负面行为的表现。对于一些语言发育迟缓的幼儿，这个时期可能幼儿的表现更为闹心，这是因为无法用语言来表达情绪，只能用肢体来传达，幼儿的情绪管理更难。可以引导幼儿发脾气时要去固定的地方，如家庭指定一个椅子为"冷静椅"，发脾气的时候就要坐在上面2分钟等方法，帮助幼儿缓解情绪。此时虽然这些幼儿语言能力不足，但是理解能力是没问题的，家长应该做的语言沟通仍然要有，不能有孩子不会说所以就听不懂的想法。讲道理虽然在这个年龄段还非常困难，幼儿的道德发育尚未发展到这个阶段，但是仍然不影响家长对幼儿正确的引导，该教育的内容还是应当进行。

2. 第二个叛逆期

当孩子到了6岁之后，又开始迎来独立意识飞速发展的第二个时期，离开了幼儿园，开始了小学生活，新的环境，新的学习内容，孩子觉得自己长大了。具体表现为唱反调、顶嘴，而且自尊心很强，很多事情想由着自己性子来，跟父母的冲突也开始多了起来。比如吃不吃蔬菜、能不能出去玩、什么时候做作业……一句话不对头，坏脾气马上就来了。这个阶段的孩子，叛逆的源头在于对父母设立的规则的不满。这个时候可以建议家长：

（1）谨慎评价孩子 这个时期的孩子，虽然问题很多，但也很爱面子，开始注意别人对自己的评价，特别是父母的评价。如果出现一些小毛病，闯一些小祸，父母就开始指责抱怨，甚至给孩子贴各种各样的标签，如：淘气包、调皮鬼、闯祸精……孩子的表现也会随着这些负面标签变得越来越差。这个时期，父母要懂得给孩子留面子，即使做错了事情，批评也应该对事不对人。

（2）信任孩子 这个时期的孩子，也格外渴望得到父母的认可和尊重，同时也很在意自己在家庭中的地位和价值，所以爸爸妈妈要懂得适度放权给孩子，让孩子参与家中他能理解事情的决策，比如出去玩，征求孩子的意见；给孩子买文具，让孩

子自己挑选等等，让孩子感受到你对他的重视和信任。

（3）客观看待孩子顶嘴　6岁左右的孩子，开始学会顶嘴，很多家长觉得这是很不应该的，其实顶嘴并不完全是坏事，反而是孩子成长的一个标志，是他们表达自己的一种方式，家长要懂得从孩子的反驳中看到他的需求和感受。

七、婴幼儿、儿童用药安全与家庭护理安全的健康教育

1. 婴幼儿、儿童的病情观察指导

绝大多数幼儿生病是以发热为主要症状的，小月龄婴儿由于神经系统等发育不完善，生病可能不会出现发热的现象，容易被家长忽略。婴幼儿发热的原因有很多，积食、环境温度高、接种疫苗后、感冒、普通病毒感染、细菌感染等均可能导致幼儿发热。体温的高低与病情的严重性并无相关性。婴幼儿疾病应以"精神状态"观察为主。所谓精神状态良好和无异常是指，幼儿日常的吃、喝、玩耍、睡眠等无影响或无明显改变，只要幼儿日常这些活动与生病前没有差异，可能仅为普通疾病，多为自限性，有自愈倾向，如幼儿急疹等，家长可不必着急去医院，可在家观察1~2天再说。如果幼儿并未发热或体温低于38℃，但精神萎靡、不思饮食、嗜睡等，仍属于异常现象，应立即就医。鉴于高热与皮疹之间有很多相互联系，应教育家长记录幼儿发热时间、频率、发热是否有间歇、皮疹时是否已经退热等。幼儿除了精神状态以外，还有一些情况应该及时去医院就诊：发热中出皮疹；发热超过3天；服用退热药后无法退到正常体温或没有明显退热；会说话的幼儿主诉肢体或关节疼痛；幼儿颈项、腹股沟、腹部等有异常包块或硬物等。

2. 用药选择

婴幼儿及儿童用药要尽量选择专门的儿童剂型。需要教育家长，幼儿不是缩小版成人，有很多生理功能等均没有成年人完善成熟，服用成年人剂型减量的做法非常危险。儿童用药的种类、剂型、剂量在0岁、2岁、6岁均有较大差别，使用药品应该遵医嘱用药，尤其是家中老人带孩子的，要做好相应家庭药物知识普及，不擅自给幼儿服用成人药物。在剂量

上，6岁内的儿童，尤其是3岁以内的幼儿，应尽量参照说明书的公斤体重数计算药物剂量而非年龄。

3. 物理降温

物理降温是备受家长喜爱的降温方式，但现在研究证实，物理降温的可靠性没有药物作用好，并不是首选的方式。不是首选并不代表绝对不可以，小月龄宝宝发热温度不超过38.5℃，幼儿精神无异常，喜欢玩水的情况下，可以适当采用温水擦浴和洗澡的方式辅助降温，有一定效果，但体温超过39℃不推荐洗澡，因此此时体温过高，洗澡给幼儿心肺功能带来较大消耗，容易发生晕厥、脱水等。超过39℃的发热首选药物降温，口服布洛芬或对乙酰氨基酚。物理降温是温水擦浴或沐浴，并不是民间的酒精擦浴甚至冷水冲淋。酒精可通过皮肤吸收，小婴儿新陈代谢旺盛，酒精擦浴极有可能造成酒精中毒，因此物理降温严禁使用酒精。

4. 中药、中成药、中药灌肠、小儿推拿

有的家长过于迷信中医，孩子一生病就觉得吃中药才是安全的，绝对没有副作用的，实际上是不正确的。中药制剂有相当多并无专用小儿剂型，其配方以成年人为参照，有些成分是幼儿禁用的，如含有罂粟壳、生半夏等。中药及中成药一样有用药禁忌和药物相互反应，且很多也具有明确的副作用，并不像民间传闻一样高效无害，使用中成药、中药也应该像西药一样谨慎。

此外，中药灌肠这种看起来无创的方法也应尽量避免，灌肠无法准确掌握药物用量，会加大药物不良反应的风险，可能造成婴幼儿药物中毒所致肝肾衰竭等不可逆损伤。

小儿推拿近年来也非常风靡，小儿推拿能治疗和改善幼儿多种亚健康状态，如夜惊、消化不良、食欲不振等，虽然小儿推拿的确有良好的作用，但需要家长注意，小儿推拿等小儿中医保健均属于相当专业的医学操作，需要有扎实的理论功底和操作技术，即使从事成人中医保健的专业医生也并不具备操作小儿的专业知识和技术，更不是非医学专业培训几天就能从事的，选择这些中医疗法应该去专业中医医院或综合医院相关科室就诊，不要盲目带幼儿去外面没有任何医学资质的"灸堂""推拿门诊"等地方。

5. 退热药

退热药主要是解热镇痛抗炎药，以对乙酰氨基

酚和布洛芬为代表。3月龄以上婴儿发热可用对乙酰氨基酚，临床上多采用婴幼儿专用的混悬液，如泰诺林，6月龄以上婴儿发热可用布洛芬，婴幼儿专用混悬液如美林。3月龄以下婴儿原则上不会发生发热的情况，如果有发热，应立即去医院就诊。

退热药的服用：一般婴幼儿发热至39℃即可以用药物降温，或幼儿虽然体温并未到39℃，但发热引起了明显不适，食欲下降或精神萎靡，也可以服用退热药。如果服用后1小时，症状仍未改善，无论温度是否降至正常都应去医院就诊。

在婴幼儿中应用退热药多为混悬液，在服药后15分钟内不要大量饮水，可能导致药物成分稀释而减轻药效。退热药应严格按照相应的说明书剂量服用，一日不得超过4次，不得超剂量服药和重复成分用药。美林和泰诺林均为混悬液剂型，开瓶后30天有效，如果超过30天，药物成分会挥发失效，造成服药退热效果不良，可能导致病情误判，因此应指导家长在药瓶上记录开瓶日期。退热药仅服用一种，且不得重复、交替服用。如果需更换退热药，那么后面都使用这种，交替服用可能增大药物过量风险，带来生命危险。服药半小时、1小时应该重测体温，家长应记录每次发热的时间、服药时间、退热时间和体温维持正常的持续时间以供医生参考。

6. 感冒药

感冒药通常为复方制剂，小儿用的例如小儿氨酚黄那敏颗粒、小儿伪麻美芬滴剂等，这些复方制剂含有多种针对感冒症状的成分，如对乙酰氨基酚、右美沙芬、马来酸氨苯那敏、人工牛黄、伪麻黄碱、苯海拉明等。这一类药对12岁以下儿童普通感冒没有多大作用，反而容易带来更高的风险。美国FDA不推荐6岁内儿童使用复方感冒制剂，2岁以内禁用，6岁以上儿童也是根据情况谨慎选择。不仅感冒药，其他幼儿需要服用的药物都尽量选择单方制剂，谨慎使用复方制剂，尤其是6岁内低龄幼儿。除此以外，国内还有很多中成药，里面也添加了西药的这些缓解感冒症状的成分，家长不要擅自选择，使用前均需认真核对成分表。已经服用布洛芬等解热镇痛药的，不可以再使用这些复方感冒药，以免药物过量，造成肝肾永久性伤害甚至死亡。

考虑到普通感冒并不是威胁生命的疾病，且具有自限性，通常幼儿能在2周内自愈，建议家长不必冒险服药来"治疗"感冒。仅需对症即可，也就是发热可服用单方的布洛芬混悬液，流涕可采用洗鼻液、吸鼻器，咳嗽可遵医嘱采用家庭雾化或喷剂等方法缓解，对症处理的作用是让孩子舒适点，等待自然好转。

7. 抗感染药物

幼儿在明确细菌感染的情况下选择使用抗生素等抗感染药，通常需要医生问诊及结合相关血常规等检查结果诊断。幼儿服用抗生素多选择头孢类。头孢类抗生素种类繁多，医生多从低代开始使用，药物使用种类和剂量应遵医嘱，准确给医生提供幼儿的体重信息。需要强调，利巴韦林等抗病毒药物和庆大霉素等氨基糖苷类抗生素，在民间滥用广泛，这些药物均不建议婴幼儿使用。利巴韦林对普通呼吸道病毒感染、手足口病等都没有疗效，且有溶血性贫血、致癌风险。庆大霉素在任何治疗方案下，都具有较严重的耳毒性和肾毒性。没有做耳聋基因筛查的人群慎用，庆大霉素可致眩晕、耳鸣、耳聋等。肾毒性表现为肾损伤或急性肾衰竭，严重的因尿毒症死亡。而且我国目前没有雾化剂型的庆大霉素，雾化使用庆大霉素属于不规范用药，风险更高。

8. 皮肤护理类药物

普通的皮肤护理可以选择专用的婴儿润肤露或润肤霜，有湿疹或其他皮肤病时可选择弱激素类的药物，如丁酸氢化可的松软膏（尤卓尔）等，选择药物类药膏时，请家长务必去正规药店或医院购买，标明为"国药准字"的药品，请勿选择"消字号""妆字号"药膏，对一些民间偏方、宣称不含有激素却对湿疹有奇效的药膏，千万不能盲目使用。没有经过审批的药物，成分不明，反而很有可能含有强效的激素，长期使用会对儿童产生很大的影响。如果家长发现幼儿有皮肤湿疹或红点，使用了某种号称不含激素但效果非常好的药膏、水剂等，皮肤问题在1~2天内彻底或相当明显的好转，这时应该怀疑该护肤品里可能添加了对婴儿不利的强激素类药物，应不再使用。

除了以上这些家庭常用的药物和护理手段的认识误区，还有一些药物容易有认识误区，见表11-11。也建议在临床中加强对家长的健康教育，不要在家擅自给幼儿使用药物，也不要在幼儿生病时因为焦虑要求儿科医生开具这些药物。

表 11-11 婴幼儿常见禁用或慎用药

种类	药名	禁用 / 不建议使用	原因
感冒药物	小儿伪麻美芬滴剂	儿童禁用	含有的伪麻黄碱,是神经兴奋剂的一种;右美沙芬,大剂量使用有抑制呼吸的风险,这两种成分对于2岁以下的孩子来说,没有明确的安全剂量。类似的药物还有美敏伪麻溶液,同样禁用于2岁以下儿童
	小儿氨酚烷胺颗粒	1岁以下禁用	缺乏新生儿和1岁以下婴儿安全性和有效性的数据。药品含有金刚烷胺,过量服用有兴奋、胡言乱语、惊厥、心律失常等症
	小儿氨酚黄那敏	建议2岁以下不要用,6岁以下不推荐用	属于复方感冒药,其中含有的退热成分"对乙酰氨基酚",在很多感冒药中都会出现,与同样含有对乙酰氨基酚的退热药同吃,容易用药过量,造成肝损伤。美国食品药品管理局(FDA)建议感冒复方制剂不要用于2岁以下儿童,而国际权威医学资讯查询系统建议6岁以下的孩子都应该避免使用,6~12岁的孩子也不要用
咳嗽药物	含有可待因的止咳药(如复方甘草片、强力止咳露等)	18岁以下禁用	可待因和吗啡都是从罂粟壳里提取的,长期使用这类药品止咳,可引起依赖性和成瘾性,甚至危及生命。药监局将含有可待因的感冒咳嗽药品列入18岁以下禁用黑名单。除明确标注了可待因成分的药品外,还有一些标注了罂粟壳、阿片酊等成分的药品,也含有可待因、吗啡的类似成分,有类似不良反应
	含有异丙嗪(非那根)的止咳药	2岁以下禁用	副作用大,可能导致2岁以下孩子呼吸抑制甚至死亡。欧美多个权威机构也曾提出警告,禁止用于2岁以下儿童镇咳
退热药物	尼美舒利	12岁以下禁用	可造成儿童肝脏和中枢神经系统损伤。国家药监局禁止用于12岁以下儿童
	安痛定	任何情况都不建议用	安痛定为氨基比林与巴比妥钠的复方制剂,容易引起白细胞减少症和过敏性休克,造成死亡
	赖氨匹林	16岁以下慎用,3个月以下禁用	16岁以下的儿童使用可能出现严重的脑部不良反应——瑞氏综合征,出现惊厥、呕吐等症状,甚至会昏迷,严重时可能直接导致死亡,建议在任何情况下都不要轻易使用
	安乃近	18岁以下禁用	为氨基比林与亚硫酸钠的复方制剂,容易引起血小板减少性紫癜、自身免疫性溶血、再生障碍性贫血、过敏性休克,有致死风险。国家药监局明确指出,安乃近类药物禁用于18岁以下青少年儿童
止呕吐药	藿香正气水	儿童慎用	酒精含量通常在40%~50%,无论内服外用,都存在很大的风险。同类药品藿香正气口服液也要慎用,虽然不含酒精,但药品成分中的生半夏,在国家药监局的《医疗用毒性药品管理办法》中,也被列为"毒性中药品种"
退黄疸药	茵栀黄注射液	新生儿、婴幼儿禁用	可引起胃肠道出血、肾功能异常的不良反应;其中含有金银花提取物,更是容易引发新生儿溶血,曾有致死先例
	茵栀黄口服液	新生儿不推荐使用	可能会出现腹泻、便血、呕吐,对新生儿肠胃有较大损伤,不建议使用
	匹多莫德	3岁以下禁用	安全性与有效性尚未得到验证,存在消化系统损害、皮肤损害、神经系统损害等多种不良反应
保健品	保婴丹	不建议使用	早期的保婴丹含有朱砂、雄黄等重金属成分,后来虽然这些药物被剔除,但是剩下的依然有冰片、法半夏、钩藤等等,这些成分均具有神经系统毒性和肝毒性,过量使用甚至可能会引起宝宝呼吸抑制

（续表）

种类	药名	禁用／不建议使用	原因
"海淘"药物	日本面包超人系列	慎用	该药属于复方感冒药，2岁以下不要用，6岁以下不推荐使用。目前在售的绿色版，主要成分是马来酸氯苯那敏、麻黄碱，还有甘草。红色和粉红色版，主要成分是马来酸氯苯那敏、麻黄碱和对乙酰氨基酚。和小儿氨酚黄那敏一样，容易出现相同成分叠加，对孩子的身体造成损害的可能
	美国无糖 Delsym 止咳药	建议4岁以下禁用	主要成分是右美沙芬，有抑制呼吸的风险。药品官网也明确提醒：4岁以下儿童不要使用，美国儿科学会的建议则扩大到6岁以下孩子都不推荐使用
	德国诺华 Otriven 婴儿感冒鼻塞专用滴鼻液	慎用	主要成分是赛洛唑啉，会引起流鼻血、加重鼻炎。在国内，3岁以下孩子禁用，4~6岁在医生指导下使用，6岁以上可以使用，而国外的建议也是12岁以上才可以使用

八、入园准备与分离焦虑

除少数幼儿园会招收3岁下的幼托班，大部分孩子是3岁左右开始上幼儿园，入园是幼儿社会化教育的重要一步，也是学前教育的重要场所。幼儿第一次离开家庭，会面临很多适应问题，其中最常见的就是分离焦虑。幼儿入园分离焦虑，是每个孩子都会经历的一个过程。每年新生入园时最常见的一个场景就是学校门口哭声一片，孩子嘴里喊着不要上幼儿园，手也紧紧拉着家长的衣服，任何安抚看起来都无济于事，这就是典型的分离焦虑。

幼儿的分离焦虑是指幼儿从自己熟悉的家庭生活环境进入到幼儿园生活后，由于所处环境改变，也没有父母亲人陪伴，连活动方式和行为规则要求等都发生了变化，对感知和心理造成影响，让孩子没有了安全感，从而产生一系列不适应的表现。每个孩子分离焦虑的程度不一，这跟先天的性格和家庭环境、教育等有较大的关系。

1. 幼儿入园分离焦虑表现

①入园的时候，出现哭闹反抗等行为，入园后持续不停哭闹。②一整天不停追问老师，爸爸妈妈是否马上来接自己了。③站或坐在教室门口，观望校门外的情况；默默流泪，不跟老师和小朋友交流，老师问他什么都不回答。④产生极强的依恋心理，认准一个老师后几乎寸步不离，所有的事情只请那位老师帮忙，别人碰一下就会马上哭起来。⑤产生一些特殊嗜好，如把家里的毛巾或者妈妈的物品随时拿在手里，已经改掉的小习惯又出现了。⑥抵触、

攻击性极强，会打小朋友和老师。⑦故意无理取闹，躺在地上或者破坏教室里的玩具和物品等。⑧个别严重的幼儿还可能出现哭闹几乎一整天，不进食不喝水的情况。总之，由于个体差异，每个孩子表现出来的情况和适应时长各不相同。

分离焦虑持续的时长一般几天至1个月。有的孩子适应能力较强，分离焦虑的表现相比之下没有那么严重，几天就基本能适应幼儿园的生活，能较快地与同伴、老师友好相处，而有的孩子则需要久一些时间去适应，这也与平常父母的交流方式和行为方法息息相关。

2. 出现分离焦虑的原因

（1）环境的改变　孩子从出生到入园前，最熟悉的环境就是家庭环境。当环境发生变化，孩子独自来到陌生的环境，面对未知时，就会产生紧张不安的情绪，内心缺乏安全感。

（2）对于亲人过度依恋　孩子都是家里捧在手心的宝贝，很多家庭会出现对孩子的过度保护和照顾的情况，这种行为会造成孩子出现害羞胆小的现象，并且对家人产生极其强烈的依赖心理，一旦家人从视野中消失或离开，孩子立马就会产生极强的不安和焦虑情绪。

（3）社交能力弱、适应能力差　当今现状大门紧闭是常态，许多家庭又只有一个孩子，因此除了偶尔能与极少数小朋友接触外，大部分时间都是孩子独自或者与家人在家里度过。因此部分孩子社交能力和适应能力相比之下就会显得弱一些。

（4）意识、规则的转变　对孩子来说，幼儿园与家庭生活不同，一切都发生了巨大的变化。从家里的

随心所欲、以自我为中心，到幼儿园的集体生活，所有环节要按照一日生活流程开展；从在家的几个大人围着一个孩子团团转，转变为需要学习自己解便、洗手、喝水、进餐、独自午睡等各类技能和常规培养；从家里的玩具都是自己一个人的，转变成需要和陌生的小伙伴友好相处、分享玩具。这些对于孩子来说都是不简单的挑战。

（5）父母焦虑的影响　焦虑其实不仅仅存在于孩子，也会存在于父母身上。对于第一次接触幼儿园的家庭，不仅孩子对幼儿园陌生，父母也同样陌生。孩子从小到大没有离开过自己这么久，担心孩子在幼儿园哭闹，吃不好饭，与小朋友相处不和谐，在众多孩子中，自己的孩子得不到老师细心的照顾等。种种担心和不舍，以至于产生焦虑的情绪，而这种情绪，孩子是能感觉到并会受影响的。

分离焦虑虽然是很正常的现象，但不能坐视不理，依然需要家长干预。部分孩子会在一段时间内抵触上幼儿园，并且为了不上幼儿园装病、不愿进食等，这些行为都是不利于身心健康发展的。有的孩子也可能突然性格发生转变，平时外向活泼，入园初期确变得闷闷不乐，不太爱说话了，有的孩子甚至还会经常生病，这些情况的产生除了身体的不适应之外，很大部分原因是受心理因素的影响。因此，家长需要引起重视，在这段时间里，更加科学地关心、陪伴孩子，用正确的方式应对和引导孩子的各种消极情绪。

3. 如何应对分离焦虑，可以从两方面入手

（1）家长自身

①克制焦虑情绪：家长自身要克制住焦虑情绪，不能把自己的焦虑情绪传染给孩子。孩子一开始哭闹得厉害、不愿上幼儿园是正常现象，家长需要做好心理准备。有可能孩子会在学校门口拉着大人的衣服，撕心裂肺地哭，纵使有万千不舍，家长也不能当着孩子的面抹眼泪，这会让孩子更加紧张和抵触进幼儿园，此时家长需要给出的态度就是温柔而坚定。

②不要间断式上学：需要家长们知道的是，离开父母到陌生环境，幼儿需要发泄情绪，所以不要因为心疼孩子就三天打鱼两天晒网，间断式上学，读一两天休息一两天。在送幼儿上学的观念上需全家保持一致，不能让孩子觉得哭闹就可以解决问题，要挟大人，否则只会让孩子一次比一次哭闹严重，

从而更难适应幼儿园的生活，长时间摆脱不了焦虑情绪，延长分离焦虑期。

③对孩子讲信用：对于孩子而言，家长一定要做到讲信用，不能为了让孩子上幼儿园对孩子撒谎，答应的事情一定要做到，与孩子的约定要落实，所以在承诺时，一定得是自己能够做到的。有些家长用采用哄骗的方法，不仅毫无效果，还影响幼儿对家长的信任度。

④为孩子准备入园物品：家长需要根据幼儿园要求，为孩子提前做好物品准备，除了需要上交给幼儿园的东西，还需要为孩子准备汗巾和照片、衣裤鞋等以备不时之需，视情况带水壶，对于分离焦虑较严重的孩子，在允许的情况下，可以带上一件孩子喜欢的某种没有安全隐患的物品，缓解焦虑。

（2）幼儿方面

①有意培养幼儿的独处能力和人际交往能力。

孩子对父母有很强的依赖性，我们可以培养孩子独处的经验和能力，例如告知孩子自己有事情需要忙一会儿，等忙好了，可以陪他玩游戏等，诸如此类，有意制造一些孩子独自玩耍，视线中没有父母的时间和空间。除此之外，也要让孩子多与小朋友交流玩耍，感受与小伙伴一起的快乐，学会谦让与合作，学会说常用的礼貌用语，引导孩子大胆表达自我意愿和需求，以便孩子入园后能更好地与小朋友和老师沟通交流。

②培养幼儿的生活自理能力，调整一日作息。

例如学习吃饭、解便、洗手、穿衣等事情，不要包办一切，为上幼儿园做好一定的能力准备，让孩子到幼儿园之后不至于什么都不会，较其他幼儿产生心里落差，降低慌乱的情况。在生活作息方面，让幼儿早睡早起，养成午休的习惯，根据幼儿园的建议调整作息，让孩子更快适应幼儿园，减少焦虑情绪的产生。

③提前让孩子熟悉了解幼儿园。

在正式入园之前，可以带孩子先到幼儿园周边看看，条件允许的情况下，可以到幼儿园里参观，看看哥哥姐姐们在幼儿园做游戏，感受愉快的氛围，从而减低孩子对幼儿园的陌生感和恐惧感。

④告知孩子幼儿园的好处。

家长在和孩子交流中，可以多多强调幼儿园的好处，对于孩子提出的疑问要做出合理的解释。告知孩子，即将要步入幼儿园生活了。亲子时光时，

读一些相关的绘本故事，通过故事，让孩子了解幼儿园的日常，减少陌生感。用孩子熟悉的哥哥姐姐为孩子树立榜样，让孩子认同上了幼儿园可以学到跟哥哥姐姐一样很棒的本领。幼儿园里还有有趣的老师，老师会讲很多好听的故事，会唱歌跳舞，还会和你做游戏等。

⑤用积极正面的语言和情绪引导孩子。

许多家长会在接到孩子时，最关心的问题就是，今天有没有哭啊，老师有没有说你，有没有人打你啊等，这种问题会让孩子认为，幼儿园里会发生这些事情，即使目前没有发生，他们也会认为幼儿园是不好的地方，可能给自己造成危险。在交流中，家长更要避免说出给孩子造成心理压力的语言，比如"再不听话就送你到幼儿园里去""看你到了幼儿园还敢不敢再调皮""老师可是会惩罚不听话的孩子的""你到幼儿园不听话妈妈就不要你了"。

对于孩子，应该采用的是正面的积极的教育，正确的沟通方式。如"今天在幼儿园玩了什么好玩的游戏吗""有你喜欢的玩具吗""幼儿园中午吃的什么好吃的菜呢""有没有喜欢的新朋友呢""妈妈爸爸也很想参加到幼儿的活动，和老师小朋友一起游戏和学习，你愿意和我们分享幼儿园的趣事吗"，交流中不忘对孩子表现好的地方予以肯定和表扬。在这样一问一答的沟通里，让孩子在家也能回忆幼儿园的美好时光，对缓解分离焦虑起到重要作用。

对于孩子上幼儿园，家长不需要过度紧张，上幼儿园是孩子从家庭步入学习生涯的第一步，孩子因为不适应出现的哭闹情绪，是比较普遍的现象，家长们要耐心地进行正面引导，帮助幼儿减少焦虑情绪和不安，尽快适应集体生活。孩子进入幼儿园生活后，能看到的一定是孩子源源不断的闪光点和带给爸爸妈妈的惊喜。

九、入学准备与儿童的行为年龄

中国的目前基本上是 6 岁入小学一年级，也就是说，年满 6 岁的孩子就要面临上学了。经过了 3 年甚至更长时间学前教育，孩子是否已经准备好去上小学了，是学龄前期到学龄期的重大问题。有很多家长和老师都以为年龄是上学的标准，实际上，从儿童发育的角度上来说，不应该以孩子的生理年龄为标准，而应该以孩子行为的成熟水平为准则，也

就是说，哪怕孩子年龄已经满 6 岁了，但是行为上来说并未达到 6 岁，也是不适合把孩子送去读小学的。行为年龄发育的差异有的孩子相差半岁甚至 1 岁都是正常的，行为的成熟与智力的成熟是两回事，有的孩子虽然看上去聪明，学习能力貌似也很强，但是上小学是需要行为成熟度的，而不是仅看智力发育水平。

有的地区在上小学前会有幼小衔接班或者学前班这种小学前期阶段的班级，在当下中国教育竞争如此激烈的氛围里，很多家长会在孩子上小学前带幼儿去上这种学习班。家长应该知道，从学前班开始，实际上就是进入了小学的准备阶段，这个同样需要行为年龄能达到这个阶段，而不是盲目跟风。有相当一部分孩子，尤其是男孩子，如果太早上学，那么他可能需要一个更加漫长的适应期，国内外很多儿童早期教育学家认为，如果能让孩子准备妥当再去上学，按照孩子的行为年龄安排上学时机，那么孩子会更顺利地成长、过渡，成为"问题学生"的可能性会更小。

孩子对学校不适应可能表现为哭闹不愿意进校门，有时候"准备妥当"的孩子也有这个现象，区别在于准备好的孩子仅有短暂几天的不适应，而如果孩子天天或较长时间保持对学校的排斥则是一个信号，这样的孩子去学校也可能影响别的孩子，从而遭到更大的排斥；另外，有的孩子虽然去上学以及在学校的行为都没有明显异常，但是一回到家就会有诸多行为和情绪问题，这也是一个信号，一定是什么地方出现了问题。

如何判断孩子是否已经预备好了上小学，可以参照教育家奥斯汀和拉弗蒂列出的一份实用而合理的问卷，看看自己的孩子是否已经准备好了上小学。这份完整的问卷一共有 43 个问题，我们列出以下 9 个核心问题，如果孩子具备上学的能力，这些问题绝大部分都应该是"是"，见表 11-12。

表 11-12　儿童入学行为年龄测评表

1. 你的孩子在该上学的时候，年龄超过五岁半了吗？
2. 指着三到四种不同的颜色给孩子看，你孩子能说出它们各自是什么颜色吗？
3. 他能自己画一个方形吗？照着画也行。
4. 你画一个十字叉、一个方形、一个圆形，孩子能说出它们各自是什么形状吗？

（续表）

5.你说一组带有四个数字的数码，他能一次就正确地复述出来吗？	8.他能说得出一些东西是用什么做的吗？比如，汽车、椅子、鞋……
6.他能分得清自己的左右手吗？	9.他能独自在邻里穿行两条小街,到附近的小店、学校、游乐场或者小朋友家去吗？
7.他涂色的时候，能涂得比较饱满而不是信手涂鸦几笔吗？	

第六节　儿童保健健康教育的组织与实施

一、健康教育的时机

1.儿童保健健康教育的重要性

古人云"三岁看大，七岁看老"，在第二章行为发展理论中也提到，3岁前是行为被动发展阶段，是无意识行为发展阶段，也是日常生活习惯培养的黄金期，3岁前养成的习惯很难再改变，而7岁形成的性格就更难改变了。因为婴幼儿时期儿童神经系统发育最快、生长发育迅速，也是儿童最容易习得某种知识和技能的最佳时期（称为关键期），这个时期是人一生中独特和重要的发展阶段，错过了这个时期，有关方面的发展就会出现障碍，且难以弥补。

儿童保健不仅仅是针对儿童的生长发育（只关注生物因素），更要关注儿童神经心理发育（心理因素）和科学的家庭养育知识（社会因素），从而促进儿童在身体、语言、智力、艺术、情感、人格和社会性等方面的全面发展。

儿童保健是否能有效落实，关键取决于家长对儿童保健的认知和重视度。因此，对家长进行儿童保健重要性的宣教，就显得尤为重要。

2.各项健康教育内容开展的时机

随着儿童的生长发育，每个阶段均有不同的知识需求。在相应阶段抓住家庭养育幼儿的知识、技能的需求，能够帮助家长更好地开展家庭养育活动，构建和谐信赖的护患关系。一般来说，0~1岁婴儿期的养育集中在如何吃、睡等基本生理需求层面，1~3岁幼儿集中在早期智力发展、早期行为养成方面，3~6岁儿童则是性格养成、学前教育、兴趣爱好培养等方面。

针对一系列筛查疾病的检查、量表等，应该在检查前后给家长正确、详细地解释检查或量表的作用、意义，检查结果正常、高危或疑似的含义具体指什么，如何指导家庭干预等。

针对家长养育中的问题，家长可能并不知晓自己养育中的一些误区，一般儿保中不会主动问询，护士应加强临床问诊和观察，熟悉当地育儿民俗风情，主动提供咨询和教育。

对于筛查阳性或疑似疾病的幼儿，给予疾病的详细解释。暂时无法确诊的疾病，也应告知原因，以及进行家庭干预的重要意义和作用，推荐合适的复查时间和较为可行的家庭干预计划或转诊康复科进一步观察治疗。

对3周岁以上幼儿的性格养成与行为干预，除了家长以外，还应积极拓展，参与当地幼儿园的活动、讲座等，普及健康知识，参与指导幼儿园幼儿行为习惯养成环境的建设等。

二、儿童健康教育的组织与实施形式

1.育儿学校（又称父母课堂）

由儿科医生、儿童保健医生、眼科医生、口腔科医生、耳鼻喉医生、护士、营养师、康复治疗师、心理咨询师及心理治疗师等组成的专业健康教育团队，以讲授、演示、现场操作等形式，对0~6岁儿童家长进行儿童保健相关知识的健康教育，多由医疗机构组织并实施。

育儿学校常见的授课内容包括：①母乳喂养知识：包括母乳喂养时间、姿势、乳汁储存等。②辅食添加知识：包括原则、方法、制作现场演示等。③儿童常见疾病的预防与治疗：针对季节和此次参加育儿课堂儿童的年龄段选择健康教育的疾病种类。④儿童五官保健：为不同年龄段的儿童家长提供眼、口腔、耳鼻喉等相关保健知识，以及教会家长如何识别异常现象。⑤高危儿课堂、预防意外伤害课堂等。

育儿学校的优点有：①针对家长在抚养过程中

的常见问题集中授课、为家长答疑解惑，既节约医疗资源（减少门诊咨询时间），又有利于促进医患关系、增加家长的依从性。②通过系统学习，不仅调整了家长对儿童保健的片面认知，更强化了家长对儿童保健的意识，家长对儿童的关注由生长发育、到神经心理发育、再到家庭和社会交往训练的全方面关注。③科学的育儿知识宣教，促进了儿童身心健康发展，有效地降低了体格发育和神经心理行为发育异常儿童的发生率。④育儿学校的开展不仅更新了当代父母的育儿理念，更弥补了传统育儿知识的不足，为家庭新旧育儿理念的冲突，起到了很好的调节作用。

2.门诊健康教育

近年来，也有很多医院相继开设了儿科或儿保科护士坐诊的健康教育门诊。这种门诊通常由临床一线儿科护士坐诊，可以承担婴幼儿生长发育指标的监测、婴儿脐部护理及脐疝护理、舌系带异常的护理、婴儿皮肤护理、母乳喂养指导、乳母（产妇）营养指导、哺乳期间乳房的护理（包括胀奶和乳汁

分泌不足）、婴儿添加辅食的指导及喂养指导、儿童神经运动发育康复指导、儿童语言发育指导等。一般为工作10年及以上的高年资儿科、儿保科、新生儿科等护士出诊，她们多具备丰富的儿科工作经验，对婴幼儿常见的养育问题、疾病筛查、健康指导有较多的临床实践，接受过心理咨询、营养咨询、母乳喂养咨询等专业培训，取得结业证书或资格证书，具有良好的人际沟通与授课能力。通过对婴幼儿的体格、神经运动系统等发育的评估，可以进行一对一的家庭咨询，同时可以胜任早产儿、高危儿的干预，增强家庭对幼儿的照护能力，普及科学养育知识，解答家长养育问题，促进幼儿健康成长。

3.其他组织形式

除了线下面对面的育儿课堂以外，随着互联网的发展，线上的育儿课堂层出不穷，如由医疗机构建立的育儿QQ群、微信群、小视频等也同样适用于家长。

（朱钰钊、王思蕴、胡榆薇）

拓展章节

疫苗接种与免疫规划的健康教育

第一节 预防接种概述

预防接种又称免疫预防，它是根据传染与免疫的原理，通过刺激机体（如接种疫苗、类毒素）产生或直接输入免疫活性物质（如接种抗毒素、抗血清、丙种球蛋白等），从而特异性地清除致病因子，达到预防疾病的目的。预防接种是预防和控制传染病最为经济、有效的公共卫生措施之一。

传染病三大手段：管理传染源、切断传播途径、保护易感人群，预防接种为保护易感人群的重要手段之一，需要注意的是，疫苗需要满足一定的接种率才能在人群中形成真正的保护，而不是单个个体只要打了有抗体就一定能防病，因此国家对免疫规划疫苗接种率是有要求的，这也要求我们从事预防接种的工作人员在掌握预防接种相关基础知识和技能的同时，做好人群预防接种健康宣教工作。

一、预防接种免疫机制

免疫是人体容纳本身物质，消灭外来物质的能力。由于大多数病原微生物被免疫系统识别为外来物质（异物），因而这种识别能力为人体提供了针对传染病的保护作用。对病原微生物的免疫通常由其对应的抗体显示出来。免疫一般具有高度特异性，只针对某一种或一组密切相关的生物体。获得免疫有2种机制：主动免疫和被动免疫。

1.主动免疫

主动免疫是指经过抗原的刺激使机体自身产生免疫力，这种免疫通常是永久性的。主动免疫又分为天然免疫和人工免疫两种。

获得主动免疫的途径：①天然免疫：即自然感染疾病。如患过一次白喉以后即产生抗白喉毒素抗体。②人工免疫：即接种疫苗。接种含麻疹成分疫苗而使机体产生麻疹抗体的免疫。

2.被动免疫

被动免疫是指将人和动物产生的抗体通过注射或其他方式转移给其他人而产生保护作用，这种保护会随着时间的推移而逐渐衰退，通常持续数周或数月。

被动免疫获得方式：①母传抗体，胎儿通过胎盘从母体获得IgG抗体，最常见。②注射免疫球蛋白，如注射破伤风抗毒素预防破伤风感染、注射狂犬免疫球蛋白以预防被狂犬咬伤后发病、新生儿注射乙肝免疫球蛋白以预防新生儿乙肝母婴传播。被动免疫制剂多用于暴露后的紧急预防和治疗。

二、疫苗

1.疫苗的定义

疫苗是指为预防、控制疾病的发生、流行，用于人体免疫接种的预防性生物制品。

生物制品是指用微生物及其代谢产物、人或动物的血液等，通过生物或化学方法加工制成，用于预防、治疗及诊断特定传染病及其他疾病的免疫生物制剂。

2.疫苗的分类

（1）按政策划分　根据《中华人民共和国疫苗管理法》，将疫苗分为免疫规划疫苗和非免疫规划疫苗。

免疫规划疫苗指由政府免费向公民提供，公民应当依照政府的规定受种的疫苗，包括国家免疫规划疫苗，省级人民政府在执行国家免疫规划时增加的疫苗，以及县级以上人民政府或者其卫生行政部门组织的应急接种及群体性接种所使用的疫苗。

非免疫规划疫苗指由公民自费且自愿受种的其他疫苗。非免疫规划疫苗是免疫规划疫苗的有效替代及补充。

（2）按所含微生物类别划分　按所含微生物类别划分为细菌类疫苗、病毒类疫苗和类毒素疫苗。

细菌类疫苗是由有关细菌或其衍生物制成的减毒活疫苗、灭活疫苗等。可分为活菌苗及死菌苗。较为常用的活菌苗包括能够预防结核病的卡介苗、鼠疫活菌苗等疫苗。接种活菌苗，类似轻型或隐性感染，一般只需接种1次，且活菌苗所需的量往往比较小，其引起的免疫效果较好，往往能够维持较长的时间。常见的死菌苗有霍乱疫苗、伤寒菌疫苗等，接种死菌苗的用量往往较大，且需多次接种才能获得良好的免疫效果。

病毒类疫苗有3种制造方法：①利用致病力减弱的病毒轻微感染人体从而产生免疫力，如麻腮风、水痘、轮状病毒、乙脑、甲肝等减毒活疫苗；②将病毒大量繁殖后灭活及分解来做成疫苗，如甲肝灭活疫苗、乙脑灭活疫苗、脊灰灭活疫苗、流感病毒裂解疫苗、人乳头瘤病毒疫苗等；③通过基因工程技术大量制造知晓明确抗原成分的疫苗，如重组乙肝疫苗。

类毒素疫苗多是采用传统技术制造的。当疾病的病理变化主要是由强力外毒素或肠毒素引起时，类毒素疫苗的制造具有很大的意义，如应用于破伤风和白喉防治的疫苗。

（3）按疫苗性质划分　这是最基本、最常用的分类方法，可分为灭活疫苗和减毒活疫苗。

灭活疫苗是用物理或化学的方法，将具有感染性的完整病原体杀死，使其失去致病力而保留抗原性，接种后刺激机体产生针对抗原的免疫应答，从而达到预防该病原体感染目的的一类疫苗。乙脑灭活疫苗、甲肝灭活疫苗、脊灰灭活疫苗等都属于灭活疫苗。灭活疫苗不是活的也就不能在体内繁殖复制，往往需要多次接种，一般来说首剂不能产生保护性免疫，但可以触发免疫系统，在接种第2剂或第3剂疫苗后，可产生保护性免疫抗体，这类疫苗用于免疫缺陷者也不会造成感染而致病。灭活疫苗的免疫效果会随着时间推移而下降，因此需要加强免疫以提高或增强抗体滴度。灭活疫苗引起的免疫反应通常是体液免疫，很少甚至不引起细胞免疫。与减毒活疫苗不同，灭活疫苗不受循环抗体的影响，即使血液中存在抗体也可以接种（如婴儿期存在母传抗体或使用含有抗体的血液制品之后）。

减毒活疫苗是通过人工的方法，将病原体的毒力降低到足以使机体产生模拟自然感染而发生隐性感染，诱发理想的免疫应答而不产生临床症状的疫苗。接种减毒活疫苗类似于轻度人工自然感染，疫苗进入人体后有一定的繁殖力，可激发机体对病原体产生较强的免疫力，一般受种者接种1剂，免疫效果可靠持久。但是，减毒活疫苗有效期短、热稳定性差，不易于保存；对免疫功能低下或缺陷者，接种减毒活疫苗可能有一定的致病性，甚至可能诱发严重疾病，因此免疫功能低下或缺陷者不应接种减毒活疫苗，不提倡孕妇接种减毒活疫苗。

（4）其他划分　若按疫苗剂型，可划分为冻干疫苗和液体疫苗；若按使用人群，可划分为儿童疫苗和成人疫苗；若按疫苗品种，可划分为单价疫苗和联合疫苗；若按疫苗是否含有吸附剂分类，可划分为含吸附剂的吸附疫苗和不含吸附剂的非吸附疫苗；若按疫苗使用方法分类，可划分为注射疫苗、口服疫苗、划痕疫苗和喷雾疫苗；若按疫苗用途，可划分为预防用疫苗、治疗用疫苗和避孕用疫苗。

3. 疫苗的生物学特性和免疫效果

疫苗的生物学特性和免疫效果主要指接种疫苗的安全性和有效性，包括疫苗的免疫原性、产生理想免疫应答的剂次、间隔时间、接种后的反应、免疫效果和免疫持久性，与其他疫苗同时接种的反应，人体免疫系统发育的完善程度，母传抗体消失时间等因素。

WHO 提出未来理想疫苗应具有：采用新技术使多种抗原成分联合，可在新生儿出生早期接种，只需接种 1~2 次，能有效预防严重危害儿童生命的多种疾病；可口服，能在热带温度下运输储存；价格低廉，技术可转让，在发展中国家有能力生产；安全有效、方便接种，有效率接近 100%。

三、疫苗接种的一般要求

1. 免疫起始月（年）龄

免疫起始月（年）龄是指可以接种该类疫苗的最小接种月（年）龄，其主要考虑母传抗体的干扰、个体免疫系统发育状况、传染病暴露 3 个方面的因素。免疫起始月（年）龄过小，免疫系统发育不完善，往往免疫不成功；免疫起始月（年）龄过大，增加暴露传染病的机会。其确定原则主要是，存在发病风险而又能对疫苗产生理想免疫应答能力的最小月（年）龄。接种疫苗不应早于免疫起始月龄，在免疫起始月龄前接种疫苗，不纳入免疫程序统计，应按照免疫程序再接种。

2. 接种剂次与剂量

只有接种足够的疫苗剂次和剂量，才能使机体产生有效的保护抗体。灭活疫苗第 1 剂免疫仅起到动员机体产生抗体的作用，但抗体水平较低，维持时间较短，只有在接种第 2 剂或第 3 剂才能使机体获得巩固的免疫保护。减毒活疫苗的接种剂次数一般较灭活疫苗少，一般接种 1 剂次即可产生较为理想的免疫效果。

疫苗的接种剂量对免疫效果有影响。接种剂量过小，难以刺激机体产生有效的保护性抗体而造成免疫失败；接种剂量过大，可能使机体产生免疫抑制，不仅影响免疫效果，还会加重免疫反应的临床过程及增加疫苗接种不良反应发生率。

3. 接种间隔

接种间隔时间对免疫应答有影响。增加各剂次疫苗的接种间隔不降低疫苗的效果，减少各剂次疫苗的接种间隔可干扰抗体反应和降低保护作用。中断的免疫程序无须重新开始接种或增加接种剂次，但间隔时间过长势必影响产生保护性抗体的时间，增加疾病暴露的风险。短于规定的最小接种间隔时间接种的，可减弱抗体应答，不作为 1 剂有效接种。因此，按照免疫程序及时接种最为理想。

一般认为，灭活疫苗通常不受循环抗体影响，而减毒活疫苗受循环抗体影响，接种间隔少于 2 周的，应重复接种。

4. 接种途径

接种途径与免疫效果密切相关。一般认为采取与自然感染相同的途径是最佳的接种途径，最常见的接种途径是口服、肌肉注射（注射器针头与皮肤呈 90° 角）、皮下注射（注射器针头与皮肤呈 30°~40° 角）和皮内注射（注射器针头与皮肤呈 10°~15° 角）。注射部位通常为上臂外侧三角肌处和大腿前外侧中部。当多种疫苗同时注射接种时，可在左右上臂、左右大腿分别接种。

5. 不同疫苗同时接种

减毒活疫苗和灭活疫苗同时接种不会降低免疫反应，也不会增加异常反应发生率。现阶段的国家免疫规划疫苗可按照免疫程序或补种原则同时接种，2 种及以上注射类疫苗应在不同部位接种，严禁将 2 种或多种疫苗混合吸入同一支注射器内接种。2种及以上注射类减毒活疫苗如未同时接种，应至少间隔28天进行接种。2种灭活疫苗或减毒活疫苗与灭活疫苗可在任何时间在不同部位接种。口服减毒活疫苗和注射减毒活疫苗可同时接种，不同时接种对接种时间间隔也不做限制。随着疫苗品种增加，预防接种单位和受种者面临多种疫苗同时接种的情况越来越多，而针对免疫规划疫苗和非免疫规划疫苗同时接种，不同省份有不同的规定。

免疫规划疫苗和非免疫规划疫苗可以同时接种，如选择不同时接种，应优先保证免疫规划疫苗的接种。

一般情况下，免疫球蛋白不能和减毒活疫苗同时接种，使用免疫球蛋白后需至少间隔28天才能接种减毒活疫苗，接种减毒活疫苗14天后才能使用免疫球蛋白。

第二节 免疫规划程序

一、国家免疫规划程序

免疫程序是以保障公众健康、有效预防控制或消除传染病为目的，根据传染病流行特征、疫苗生物学特性、免疫效果和实施条件等因素，针对某一特定人群预防特定疾病需要接种疫苗的种类、年龄、次序、间隔、剂量、部位及有关要求所做的具体规定，包含免疫起始月（年）龄、接种剂次和剂量、剂次之间的时间间隔、加强免疫及联合免疫等问题。

免疫程序是一个国家免疫规划和免疫策略的重要组成部分。它主要根据一个国家或地区疫苗所针对传染病的流行情况、预防和控制规划、人群免疫状况、疫苗的生物学特性和免疫效果、疫苗生产研发和供应能力、疫苗应用技术和条件、疫苗接种不良反应的监测水平和补偿救济机制、国民消费水平等情况制定的。免疫程序不是固定不变的。当一类人群已经得到普遍免疫，或某种传染病的流行规律发生改变或已被消灭时，免疫程序应作适当调整。同时，随着新疫苗的上市使用，将会有更多的疫苗纳入免疫规划。

目前，我国纳入免疫程序常规接种的疫苗品种包括乙肝疫苗、卡介苗、脊灰灭活疫苗、脊灰减毒活疫苗、百白破疫苗、白破疫苗、麻腮风疫苗、甲肝减毒活疫苗或甲肝灭活疫苗、乙脑减毒活疫苗或乙脑灭活疫苗、A群流脑多糖疫苗、A群C群流脑多糖疫苗等11种（见表11–13），通过接种上述11种疫苗，预防乙型病毒性肝炎、结核病、脊髓灰质炎、百日咳、白喉、破伤风、麻疹、流行性腮腺炎、风疹、流行性乙型脑炎、流行性脑脊髓膜炎、甲型病毒性肝炎等12种传染病。

免疫规划工作的目的是通过提高对易感人群的有效接种率，提高人群免疫水平，形成有效的免疫保护屏障，控制和降低相应疾病的发病率。人群免疫者占相当比例，才能起到人群免疫屏障作用，从而降低病原体传播速度和范围，达到抑制或终止传染病流行的作用。

二、接种年龄

儿童年（月）龄达到相应疫苗的起始接种年（月）龄时，应尽早接种，建议在下述推荐的年（月）龄之前完成国家免疫规划疫苗相应剂次的接种：

1. 乙肝疫苗第1剂：出生后24小时内完成。

2. 卡介苗：＜3月龄完成。

3. 乙肝疫苗第3剂、脊灰疫苗第3剂、百白破疫苗第3剂、麻腮风疫苗第1剂、乙脑减毒活疫苗第1剂或乙脑灭活疫苗第2剂：＜12月龄完成。

4. A群流脑多糖疫苗第2剂：＜18月龄完成。

5. 麻腮风疫苗第2剂、甲肝减毒活疫苗或甲肝灭活疫苗第1剂、百白破疫苗第4剂：＜24月龄完成。

6. 乙脑减毒活疫苗第2剂或乙脑灭活疫苗第3剂、甲肝灭活疫苗第2剂：＜3周岁完成。

7. A群C群流脑多糖疫苗第1剂：＜4周岁完成。

8. 脊灰疫苗第4剂：＜5周岁完成。

9. 白破疫苗、A群C群流脑多糖疫苗第2剂、乙脑灭活疫苗第4剂：＜7周岁完成。

如果儿童未按照上述推荐的年（月）龄及时完成接种，应根据补种通用原则和每种疫苗的具体补种要求尽早进行补种。

表 11-13 国家免疫规划疫苗儿童免疫程序表（2021 年版）

可预防疾病	疫苗种类	接种途径	剂量	英文缩写	接种年龄															
					出生时	1月	2月	3月	4月	5月	6月	8月	9月	18月	2岁	3岁	4岁	5岁	6岁
乙型病毒性肝炎	乙肝疫苗	肌内注射	10或20μg	HepB	1	2					3								
结核病[1]	卡介苗	皮内注射	0.1ml	BCG	1														
脊髓灰质炎	脊灰灭活疫苗	肌内注射	0.5ml	IPV			1	2											
	脊灰减毒活疫苗	口服	1粒或2滴	bOPV					3								4		
百日咳、白喉、破伤风	百白破疫苗	肌内注射	0.5ml	DTaP				1	2	3				4					
	白破疫苗	肌内注射	0.5ml	DT															5
麻疹、风疹、流行性腮腺炎	麻腮风疫苗	皮下注射	0.5ml	MMR								1		2					
流行性乙型脑炎[2]	乙脑减毒活疫苗	皮下注射	0.5ml	JE-L								1			2				
	乙脑灭活疫苗	肌内注射	0.5ml	JE-I								1、2			3				4
流行性脑脊髓膜炎	A群流脑多糖疫苗	皮下注射	0.5ml	MPSV-A							1		2						
	A群C群流脑多糖疫苗	皮下注射	0.5ml	MPSV-AC												3			4
甲型病毒性肝炎[3]	甲肝减毒活疫苗	皮下注射	0.5ml或1ml	HepA-L										1					
	甲肝灭活疫苗	肌内注射	0.5ml	HepA-I										1	2				

注：1. 主要指结核性脑膜炎、粟粒型肺结核等。

2. 选择乙脑减毒活疫苗接种时，采用两剂次接种程序。选择乙脑灭活疫苗接种时，采用四剂次接种程序；乙脑灭活疫苗第 1、2 剂间隔 7~10 天。

3. 选择甲肝减毒活疫苗接种时，采用一剂次接种程序。选择甲肝灭活疫苗接种时，采用两剂次接种程序。

三、补种通用原则

未按照推荐年龄完成国家免疫规划规定剂次接种的＜18周岁人群，在补种时掌握以下原则：

1. 应尽早按照免疫程序进行补种，尽快完成全程接种，优先保证国家免疫规划疫苗的全程接种。

2. 只需补种未完成的剂次，无须重新开始全程接种。

3. 当遇到无法使用同一厂家同种疫苗完成接种程序时，可使用不同厂家的同种疫苗完成后续接种。疫苗说明使用书中有特别说明的情况除外。

4. 未按照国家免疫规划程序进行接种的儿童，如提前接种、接种剂次间隔不足等，视为无效接种，应根据国家免疫规划程序进行补种。

5. 具体补种建议详见"免疫规划疫苗的使用说明"中各疫苗的补种原则部分。

第三节　预防接种实施

实施预防接种前，接种人员要穿戴工作衣帽、口罩，做好手的消毒卫生。患有感冒、手部皮肤病，或其他传染性疾病者，不得参加预防接种工作。接种实施现场应配备充足的应急药械，查看种类是否齐全、是否在有效期内。

实施预防接种时，要严格做好"三查七对一验证"即查受种者健康状况和禁忌证；查接种卡和接种证；查疫苗和注射器的外观、批号及有效期；核对受种者的姓名、年龄、疫苗品名、规格、剂量、接种部位、接种途径；请受种者或其监护人验证疫苗的种类和有效期。接种应避开疤痕、炎症、硬结和皮肤病变处。

实施预防接种后，应再次查验受种者姓名、预防接种证、接种的疫苗品种、规格、批号，以及接种过程的消毒方法、接种途径、接种剂量、接种方法的正确性。要告知受种者或其监护人留观30min后才能离开。如发生疑似预防接种异常反应，应立即采取应急处理，并按照有关要求登记和上报。

每次预防接种门诊日完成后，应及时清点疫苗、注射器、消毒用品和应急药械等。若发现异常情况应及时查找原因，及时处理。医疗垃圾应集中交由正规的医疗废物收集机构统一处理。

第四节　接种禁忌

一、禁忌证

禁忌证是指个体在某种状态下接种疫苗后容易发生严重的副反应。当受种者存在禁忌证，不应接种疫苗。禁忌证是由个体健康状态为前提的，而不是由疫苗本身决定。如果对有禁忌证的人接种疫苗，将有可能发生严重反应。但大多数禁忌证是暂时的，当疾病恢复（如急性传染病等）或特殊生理状态（如发热状态等）不存在时，可以补种疫苗。妊娠期和免疫抑制期是减毒活疫苗接种的暂时禁忌。

一般的禁忌证有：对疫苗所含成分过敏，发热，急性、慢性疾病发作期，进行性神经系统疾病等。

二、慎用证

慎用证是指个体在某种生理或病理状态下接种疫苗，会增加发生异常反应的概率，或者接种疫苗不能产生良好免疫应答的情况。慎用虽可能对机体产生损害，但接种疫苗发生严重异常反应的概率比禁忌证要小。一般情况下，建议有慎用证者推迟接种疫苗。

患有中重度急性疾病（对所有疫苗）和最近接受过含有抗体的血液制品（仅对注射减毒活疫苗），通常应暂时慎用免疫接种。

三、禁忌证的筛检

预防严重异常反应最关键的是筛检。禁忌证在疫苗说明书中都会列出。在实施免疫接种前应仔细阅读，接种者应对每一位受种者进行禁忌证的筛检。通常询问如下问题可以初步确定是否可以进行接种。

1. 近几天有发热等不舒服吗？

该问题可筛检中重度急性疾病。

2. 是否对药物、食物、疫苗等过敏？

对疫苗成分产生严重的超敏反应是免疫接种的禁忌证。因多数家长并不熟悉疫苗成分，以普通方式询问过敏问题（如食物或药品），比询问是否对疫苗成分过敏更有效。

3. 是否曾经在接种疫苗后出现过严重反应？

接种疫苗后发生的一些不良反应可能是接种下一剂次该种疫苗的禁忌证。通常，存在慎用证时，应推迟疫苗接种。然而，当利大于弊时就会有不同。接种部位局部红肿不是接种下一剂次疫苗的禁忌证。

4. 是否有癫痫、脑或其他神经系统疾病？

该问题有助于鉴别有神经系统疾病的受种者，有助于鉴别某些疫苗（如百白破疫苗、乙脑疫苗、流脑疫苗等）的禁忌证。

5. 是否患有癌症、白血病、艾滋病或其他免疫系统疾病？

该问题有助于鉴别免疫缺陷或免疫功能低下的受种者，该类人群不接种减毒活疫苗。

6. 在过去的 3 个月内，是否使用过可的松、强的松（泼尼松）、其他类固醇或抗肿瘤药物，或进行过放射性治疗？

该问题有助于鉴别正在使用免疫抑制药物的儿童，可建议推迟接种减毒活疫苗。

7. 有哮喘、肺部疾病、心脏疾病、肾脏疾病、代谢性疾病（如糖尿病）或血液系统疾病吗？

该问题有助于筛查出其他没有了解到的疾病。

8. 在过去的 1 年内，是否接受过输血或血液制品，或使用过免疫球蛋白？

该问题有助于鉴别减毒活疫苗的禁忌证。这些疫苗不应给前几月接受被动抗体的人注射，该问题还可以了解到前面没有询问到的疾病。

9. 过去 1 个月内是否接种过减毒活疫苗？

该问题有助于判断减毒活疫苗的接种间隔是否足够。

10. 是否怀孕或有可能在 3 个月内怀孕吗？

该问题针对育龄期妇女，由于理论上病毒有传播给胎儿的风险，减毒活疫苗不应给孕妇和怀孕前 4 周的妇女接种。

11. 是否有其他异常情况或接种禁忌？

该问题有助于了解其他禁忌证。

四、筛查提问的注意事项

1. 儿童在疾病的急性期以及发热期间应暂缓接种，待疾病改善或痊愈后补种，但轻微疾病（如中耳炎、轻度上呼吸道感染和轻度腹泻）不是接种禁忌证。

2. 经过某种疫苗接种后，如果出现严重的不良反应，如虚脱、休克、痉挛、脑炎或脑病、重度的过敏反应，则不应给予该种疫苗后续针次的接种或者加强免疫。

3. 有神经系统疾病的儿童，例如癫痫或者脑病，不应该接种百白破疫苗、流脑疫苗、乙脑疫苗。

4. 有严重器质性疾病，如活动性结核及严重的肝脏、肺脏、肾脏等疾病暂缓接种，且不应接种减毒活疫苗，推荐灭活疫苗。

5. 有免疫缺陷病或使用免疫抑制剂者，不应接种减毒活疫苗。

6. 最近 3 个月用过可的松、泼尼松、其他类固醇类或抗癌药物的，接种减毒活疫苗应推迟至化疗或长期大剂量类固醇治疗结束后使用。

7. 使用了血液制品的，推迟接种减毒活疫苗（例如麻腮风疫苗和水痘疫苗），以减少抗体干扰病毒复制的机会。

8. 怀孕期间禁忌使用减毒活疫苗。接种水痘疫苗或麻腮风疫苗后应至少 3 个月内避孕。在妊娠中后期如果有必要接种的情况，由医生谨慎判断。

9. 如果最近 4 周接种过减毒活疫苗，则需间隔 28 天再接种其他活疫苗。灭活疫苗可以在接种减毒活疫苗的同时或接种前后的任何时间接种。

第五节　疑似预防接种异常反应

疑似预防接种异常反应（Adverse Event Following Immunization，AEFI），是指在预防接种后发生的怀疑与预防接种有关的健康损害或其他反应，包括接种疫苗后出现的任何症状、体征、疾病、异常实验室检测结果等。

报告的疑似预防接种异常反应可能是疫苗或接种操作所致，也可能与接种疫苗无因果关系。

一、AEFI 的分类

1.按照发生原因，疑似预防接种异常反应分为以下类型：

（1）疫苗不良反应：是指因疫苗本身特性引起的与预防接种目的无关或意外的反应，也与受种者个体差异有关。

非严重的不良反应称为一般反应，主要是指受种者发生的一过性、轻微的机体反应，包括发热和注射部位肌肉疼痛、红肿、硬结，也可出现全身不适、倦怠、食欲不振、乏力或轻微的皮疹等症状。其临床表现和强度随疫苗和个体反应而异，发生率相对较高但反应程度轻微，局限在一定限度内，反应过程是一过性的而不是持久的；不会引起不可恢复的组织器官损害或功能上的障碍；没有后遗症。

严重的不良反应称为异常反应，主要是指造成受种者机体组织器官、功能损害的相关反应。

（2）疫苗质量问题相关反应：是指因疫苗质量问题给受种者造成的健康损害。疫苗质量问题是指疫苗毒株、纯度、生产工艺、疫苗中的附加物、外源性因子、疫苗出厂前检定等不符合国家规定的疫苗生产规范或标准。

（3）接种差错相关反应：是指因接种单位在接种实施过程中违反预防接种工作规范、免疫程序、疫苗使用指导原则或接种方案，给受种者造成的健康损害。对按照上述要求实施接种后受种者出现健康损害的，均不属于接种差错相关反应。

（4）心因性反应：在预防接种后，因受种者心理因素发生的反应。主要由受种者接受注射时的心理压力以及对接种疫苗的焦虑等因素引起，与疫苗成分无关。晕厥偶有发生，尤其是 5 岁以上儿童和青少年。对注射的焦虑可能会造成轻微头疼、头晕、口周和手部发麻等过度换气症状。年幼儿童中呕吐是常见的焦虑症状，屏气发作可能导致短暂的意识丧失，随之呼吸恢复，还会尖叫或跑开以逃避注射。有"恐针症"者反应可能会加重。在开展群体免疫接种活动时，可能会出现群体性癔症。

（5）偶合症：由感染等其他因素导致受种者发生的疾病，可能与接种疫苗存在时间关联，但与接种疫苗无因果关系，不是由疫苗的固有特性引起的。

2.按照严重程度，疑似预防接种异常反应分为以下类型：

（1）非严重疑似预防接种异常反应：受种者接种疫苗后发生的常见的或轻微的症状、疾病等，一般不需要采取住院治疗等临床措施。

（2）严重疑似预防接种异常反应：受种者接种疫苗后发生的严重或较为严重的疑似预防接种异常反应，需要采取住院治疗等措施，包括需要临床治疗的重度疾病。如怀疑与疫苗可能相关的过敏性休克、喉头水肿、紫癜、局部过敏坏死反应（Arthus 反应）等变态反应性疾病，臂丛神经炎、格林巴利综合征、脑病、脑炎等神经系统疾病，疫苗株病原体感染导致的疫苗相关麻痹型脊髓灰质炎（脊灰）、卡介苗骨髓炎、全身播散性卡介苗感染等特定疾病，偶合发生的或者怀疑与接种差错、疫苗质量问题等相关的中毒性休克综合征、全身化脓性感染等疾病，以及由这些疾病导致的残疾和死亡。

二、AEFI 的报告要求

1.报告单位和报告人

接种单位、医疗机构、疫苗上市许可持有人及其执行职务的人员为疑似预防接种异常反应的责任报告单位和报告人。

受种者或其监护人怀疑发生疑似预防接种异常反应的，应向接种单位进行报告，也可向接种单位所在地的县级疾病预防控制机构或药品不良反应监测机构进行报告。

疫苗上市许可持有人发现疑似预防接种异常反应的，应当向接种单位所在地的县级疾病预防控制机构或药品不良反应监测机构进行报告。

2. 应报告的范围

任何怀疑与预防接种有关的疑似预防接种异常反应均应进行报告,特别是严重的或群体性疑似预防接种异常反应。报告范围应参考我国既往监测情况以及世界卫生组织发布的全球免疫接种后不良事件监测手册等。接种疫苗后发生疫苗说明书或者相关文献资料提示可能属于疫苗不良反应的,以及其他任何临床上怀疑与接种疫苗可能有关的健康损害,也应进行报告。

对轻度发热、局部疼痛和红肿等预期内常见的、轻微的反应,可不报告。对发热≥38.5℃、红肿或硬结>2.5cm 等情形,以及出现相同或类似临床症状的非严重疑似预防接种异常反应明显增多时,均应进行报告。

3. 报告程序

责任报告单位和报告人发现(包括接到受种者或其监护人的报告)疑似预防接种异常反应后,应填写疑似预防接种异常反应登记表,做好相关信息记录。

责任报告单位应当在发现疑似预防接种异常反应后 48 小时内,通过省级预防接种信息系统(含疑似预防接种异常反应监测模块)填报疑似预防接种异常反应个案报告卡。发现怀疑与预防接种有关的死亡、严重残疾、群体性事件等对社会有重大影响的疑似预防接种异常反应时,应在 2 小时内以电话等最快方式向接种单位所在地县级疾病预防控制机构报告,并通过信息系统上报疑似预防接种异常反应个案报告卡或群体性疑似预防接种异常反应登记表。对属于突发公共卫生事件范围的疑似预防接种异常反应,应当按照《国家突发公共卫生事件相关信息报告管理工作规范(试行)》的规定进行报告。

三、疫苗异常反应的分类处理原则

1. 接种疫苗后出现受种者死亡、严重残疾、器官组织损伤等损害,属于预防接种异常反应或者不能排除的,应当按照国务院相关规定以及各省、自治区、直辖市制定的具体实施办法给予补偿。

2. 当受种方、接种单位、疫苗上市许可持有人对疑似预防接种异常反应调查诊断结论有争议时,按照《预防接种异常反应鉴定办法》的有关规定处理。

3. 对怀疑是由疫苗质量问题给受种者造成损害的,应当由药品监督管理部门依照《药品管理法》《疫苗管理法》组织开展调查处理。

4. 对怀疑是由接种差错给受种者造成损害的,应当依照《医疗事故处理条例》《医疗纠纷预防和处理条例》等有关规定进行处理。

四、减少预防接种异常反应的措施

1. 避免免疫接种异常反应和事故的处理误区。

2. 全面掌握免疫接种及有关临床知识。

3. 掌握有关疫苗可能发生的反应。

4. 了解有关疫苗发生的一些反应的潜伏期。

5. 掌握各种反应的临床表现和特征。

6. 掌握必要的实验室检查有关知识。

7. 组织必要的会诊。

五、常见反应的处置

接种人员对较为轻微的全身性一般反应和接种局部的一般反应,可给予一般的处理指导;对接种后现场留观期间出现的急性严重过敏反应等,应立即组织紧急抢救;对于其他较为严重的 AEFI,应建议及时到规范的医疗机构就诊。

疫苗的一般反应:局部反应,如轻度肿胀、发红和疼痛。多见于灭活疫苗,一般轻微且为自限性。全身反应,如发热、全身不适、肌痛、头痛等,常见于减毒活疫苗。无论局部还是全身的一般反应,一般不需要作特殊处理,加强观察,多饮水、并注意多休息即可。

疫苗的异常反应:无菌性脓肿、热性惊觉;局部超敏反应、血管神经性水肿、过敏性休克、过敏性皮疹、多发性神经炎、变态反应性脑脊髓炎等。

几类常见疫苗的免疫接种反应：

1. 卡介苗

接种后2~3周局部可出现红肿浸润，随后化脓形成小溃疡，大多在8~12周后结痂，属正常现象，红肿直径大于15mm的一般不需处理，但需注意局部清洁，防止继发感染。红肿直径在15~30mm的局部反应可用干净毛巾冷敷。红肿直径大于30mm的局部反应应及时到医院就诊。在接种卡介苗前做好接种后可能出现的接种反应的告知，避免受种者产生误会。

部分免疫力低下的受种者在接种卡介苗后出现强烈的反应——淋巴结炎：接种局部可见直径在0.5cm以上的较深的溃疡，腋下淋巴结肿大直径超过1.0cm或伴皮色变红。或出现卡介苗全身性反应。

形成原因：①个体差异：菌苗毒力，活菌数，接种技术以及个体差异有关。②剂量过大：局部卡疤过大已形成淋巴结脓肿的认定为剂量过大，接种局部卡疤形成较好，说明不是超剂量或接种过深引起的。③接种过深：注射部位越深局部反应越大。局部接种无明显卡疤，但已形成皮下脓肿，为注射过深。④稀释不均匀：卡介苗为多人份包装，使用前必须做到配足0.5ml卡介苗专用注射稀释液。静置1分钟待制剂内明胶溶解，充分摇匀疫苗，准确抽吸。PPD试验呈强阳性反应，可能是菌苗稀释不均匀，注射时未能摇匀，菌苗聚集而引起的超剂量反应，也可能是自身免疫状态异常而引起的。⑤接种部位不当：正常应在三角肌外中下缘自然凹陷处，如部位不当可导致反应增多、增强。

局部治疗：若局部淋巴结继续增大，局部用异烟肼粉末或加用利福平涂敷，最好采用油纱布，起初每天换药1次，好转后改为2~3天换药1次。脓肿有破溃趋势，应及早切开，用20%对氨基水杨酸油膏纱条或利福平纱条引流。如已破溃可做扩创术，将肉芽组织刮除，以凡士林细纱条蘸链霉素粉或异烟肼粉做引流，直至创口愈合时止。全身治疗：口服异烟肼，儿童8~10mg/kg，1次顿服，每日总量不得超过300mg，至局部反应消失。同时口服维生素C、维生素B_6，以减少异烟肼反应。

2. 乙肝疫苗

接种乙型肝炎疫苗后常见偶合症为维生素K缺乏，维生素K缺乏可导致出血死亡。在家分娩母乳喂养的新生儿在接种第二针时发生。可肌注补充维生素K_1。

3. 脊髓灰质炎减毒活疫苗

免疫缺陷者禁服。要认真询问儿童健康状况，注意患有反复发作性肛周脓肿者（免疫力低下，易发生败血症和局部感染）暂不接种脊髓灰质炎减毒活疫苗。

4. 百白破疫苗

接种百白破疫苗可能出现的异常反应：

①过敏性异常反应：过敏性休克、血管性水肿。

过敏性休克处理：抗过敏治疗，口服苯海拉明。血管神经性水肿处理：用干净毛巾热敷，抗过敏治疗。

②神经毒性异常反应：接种疫苗后1~4小时发生连续的尖叫、抽搐、惊厥、昏睡等中枢神经系统症状。

原因：有家族史；多数有低血糖；胰岛素含量增高。

处理：注射肾上腺素；服用葡萄糖有助于改善症状，减轻反应。

5. 乙脑减毒疫苗

不良反应发生率低，主要包括局部反应和轻度的全身症状。大多数人接种无反应，仅个别儿童注射后，局部出现红肿、疼痛，1~2天内消退。少有发热，一般均在38℃以下。少数有头晕、头痛、不适等自觉症状。偶有皮疹，血管性水肿和过敏性休克发生率随接种次数增多而增加。一般发生在注射后10~30分钟，很少有超过24小时者。

6. 流脑多糖疫苗

接种流脑多糖疫苗后常见异常反应：①过敏性皮疹、过敏性紫癜：发生在8~12岁的接种儿童，大多在接种后十余小时，初种和加强注射时都可发生。治疗：抗过敏。②局部瘢痕疙瘩：发生在接种流脑疫苗后数月或数年。初起出现红肿、硬结，继而在针痕处形成条状瘢痕，逐渐增大。高出表皮，浅紫色，有弹性，边缘整齐，与皮下组织无粘连。治疗：局部封闭抗过敏。

第六节　常见特殊健康状态儿童接种

一、早产儿与低出生体重儿

早产儿（胎龄 <37 周）和 / 或低出生体重儿（出生体重 <2500g）如医学评估稳定，并且处于持续恢复状态（无须持续治疗的严重感染、代谢性疾病、急性肾脏病、肝胆疾病、心血管疾病、神经和呼吸道疾病），按照出生后实际月龄接种疫苗。乙肝疫苗和卡介苗接种详见第二部分"每种疫苗的使用说明"。

二、过敏

所谓"过敏性体质"不是疫苗接种的禁忌证。对已知疫苗成分严重过敏或既往因接种疫苗发生喉头水肿、过敏性休克及其他全身性严重过敏反应的，禁忌继续接种同种疫苗。

三、人类免疫缺陷病毒（HIV）感染母亲所生儿童

对于 HIV 感染母亲所生儿童的 HIV 感染状况分 3 种：（1）HIV 感染儿童；（2）HIV 感染状况不详儿童；（3）HIV 未感染儿童。由医疗机构出具儿童是否为 HIV 感染、是否出现症状或是否有免疫抑制的诊断。HIV 感染母亲所生＜18 月龄婴儿在接种前不必进行 HIV 抗体筛查，按 HIV 感染状况不详儿童进行接种。

1. HIV 感染母亲所生儿童在出生后暂缓接种卡介苗，当确认儿童未感染 HIV 后再予以补种；当确认儿童 HIV 感染，不予接种卡介苗。

2. HIV 感染母亲所生儿童如经医疗机构诊断出现艾滋病相关症状或免疫抑制症状，不予接种含麻疹成分疫苗；如无艾滋病相关症状，可接种含麻疹成分疫苗。

3. HIV 感染母亲所生儿童可按照免疫程序接种乙肝疫苗、百白破疫苗、A 群流脑多糖疫苗、A 群 C 群流脑多糖疫苗和白破疫苗等。

4. HIV 感染母亲所生儿童除非已明确未感染 HIV，否则不予接种乙脑减毒活疫苗、甲肝减毒活疫苗、脊灰减毒活疫苗，可按照免疫程序接种乙脑灭活疫苗、甲肝灭活疫苗、脊灰灭活疫苗。

5. 非 HIV 感染母亲所生儿童，接种疫苗前无须常规开展 HIV 筛查。如果有其他暴露风险，确诊为 HIV 感染的，后续疫苗接种按照附表中 HIV 感染儿童的接种建议。

对不同 HIV 感染状况儿童接种国家免疫规划疫苗的建议见表 11–14。

表 11–14　HIV 感染母亲所生儿童接种国家免疫规划疫苗建议

疫苗种类	HIV 感染儿童		HIV 感染状况不详儿童		HIV 未感染儿童
	有症状或有免疫抑制	无症状和无免疫抑制	有症状或有免疫抑制	无症状	
乙肝疫苗	√	√	√	√	√
卡介苗	×	×	暂缓接种	暂缓接种	√
脊灰灭活疫苗	√	√	√	√	√
脊灰减毒活疫苗	×	×	×	×	√
百白破疫苗	√	√	√	√	√
白破疫苗	√	√	√	√	√
麻腮风疫苗	×	√	√	√	√
乙脑灭活疫苗	√	√	√	√	√
乙脑减毒活疫苗	×	×	×	×	√
A 群流脑多糖疫苗	√	√	√	√	√
A 群 C 群流脑多糖疫苗	√	√	√	√	√

（续表）

疫苗种类	HIV 感染儿童		HIV 感染状况不详儿童		HIV 未感染儿童
	有症状或有免疫抑制	无症状和无免疫抑制	有症状或有免疫抑制	无症状	
甲肝减毒活疫苗	×	×	×	×	√
甲肝灭活疫苗	√	√	√	√	√

注：暂缓接种：当确认儿童 HIV 抗体阴性后再补种，确认 HIV 抗体阳性儿童不予接种；"√"表示"无特殊禁忌"，"×"表示"禁止接种"。

四、免疫功能异常

除 HIV 感染者外的其他免疫缺陷或正在接受全身免疫抑制治疗者，可以接种灭活疫苗，原则上不予接种减毒活疫苗（补体缺陷患者除外）。

五、其他特殊健康状况

下述常见疾病不作为疫苗接种禁忌：生理性和母乳性黄疸，单纯性热性惊厥史，癫痫控制处于稳定期，先天性遗传代谢性疾病（先天性甲状腺功能减低、苯丙酮尿症、21 三体综合征等），病情稳定的脑疾病、先天性心脏病、先天性感染（梅毒、巨细胞病毒和风疹病毒）等。

对于其他特殊健康状况儿童，如无明确证据表明接种疫苗存在安全风险，原则上可按照免疫程序进行疫苗接种。

第七节　常见预防接种相关问题

1. 因生病错过了预约的接种日期，能推迟接种吗？

可以推迟接种。推迟接种不会影响免疫效果，但推迟接种可能存在增加暴露患病的风险。因此，尽量按照预约的时间前来接种。如遇到特殊情况，可以推迟，但不能提前（提前接种是无效接种）。推迟接种的期限并无限制，不必因为推迟接种而重新全程接种。

2. 接种疫苗后就一定不会感染该传染病吗？

这种说法过于绝对了。疫苗的保护效果并不是 100% 的。小部分人群接种疫苗后，可能不产生抗体、依然没有保护作用，这主要是与个体差异有关。另，如接种疫苗时已经感染了疾病处于潜伏期，这种情况可导致疫苗还来不及产生作用而发病。虽然接种疫苗不能保证 100% 不发病，但能降低发病的严重程度。

3. 吃感冒药、抗生素等影响接种吗？

普通治疗流涕、发热、咳嗽、腹泻等的药品（包括抗生素），都不影响预防接种。只有影响免疫功能的药品才可能影响预防接种效果，这类药品包括皮质激素、抗肿瘤药物等。

4. 有必要接种收费疫苗吗？

非免疫规划疫苗（即收费疫苗）是免疫规划疫苗（即免费疫苗）的有效替代及补充，家长可根据自身经济状况，自愿、自费接种。

5. 轻微的咳嗽、流涕，没有发热，可以接种吗？

轻微的咳嗽、流涕、发热不是预防接种的禁忌。但这些症状是某些疾病的前驱症状，为避免接种后发生偶合，建议身体没有不适再去接种。

6. 进口疫苗是不是比国产疫苗好？

我国所有上市销售的疫苗都经过权威部门检定合格方可上市销售，其质量（安全性和有效性）都达到国家标准。但同等质量标准下，进口疫苗的价格通常比国产疫苗高。

7. 不同厂家的同种疫苗可以序贯使用吗？

一般情况下，应使用同一厂家的疫苗完成接种程序里的所有疫苗接种剂次。当遇到无法使用同一厂家同种疫苗完成接种程序时，可使用不同厂家的同种疫苗完成后续接种。这种替代不会影响有效性及安全性。疫苗说明使用书中有特别说明的情况除外。

8. 流感疫苗需要每年都接种吗？

流感病毒具有高变异性，每年流行的优势株可能不一样。往年接种过疫苗，或本年度已得过流感，接种流感疫苗仍有意义。

9. 孕妇被狗咬了，可以接种狂犬疫苗吗？

狂犬病发病后 100% 的患者会发生死亡，怀疑有狂犬病毒暴露，接种狂犬疫苗无任何禁忌证。孕妇如怀疑有狂犬病毒暴露，应立刻接种狂犬疫苗和处理伤口。此外，就目前研究数据显示，孕妇接种狂犬疫苗并不会对胎儿造成影响。

（彭淋）

附：

儿童保健的健康教育框架

一、新生儿期

1. 喂养：母乳喂养、婴儿吐奶和溢奶、判断吃饱与饥饿、常规补充维生素 D 的重要性。

2. 清洁与大小便：洗澡、观察大小便、尿布更换、婴儿外阴清洗与护理。

3. 睡眠：昼夜节律养成教育、被褥选择、哄睡与拍嗝。

4. 着装与出行：衣物选择、婴儿车选择、穿着与活动、婴儿提篮与安全座椅（按需）。

5. 环境：适宜温度、白天与夜间照明。

6. 常见新生儿正常与异常现象（黄疸观察、眼屎、睡眠呼噜声）。

7. 疫苗的预防接种与免疫规划。

8. 婴儿哭闹、安全感与依恋关系的教育。

9. 智护训练与婴儿排气操（首次）。

7. 新生儿的基本护理方法（抱孩子姿势、喂奶、清洁、更换尿布、穿衣与包被等）（第二次）。

8. 新生儿黄疸的观察方法与日常护理。

9. 新生儿出行的健康教育。

10. 新生儿饮食的健康教育（母乳喂养）（第二次）。

11. 新生儿常见养育问题的判断与处理（睡眠、哭闹等）。

二、满月后 ~6 月龄

1. 喂养：母乳性黄疸、攒肚与便秘、人工喂养耐受情况（按需）、辅食添加、饮食行为的早期养成、食物过敏观察、饮食回避 - 激发试验（按需）。

2. 神经运动发育：大运动里程碑（首次）、发育预警征（首次）。

3. 体格方面：身高、体重、头围等达标范围。

4. 五官保健：听力筛查、口腔清洁与乳牙萌出（首次）。

5. 睡眠：昼夜节律养成、睡眠时间、父母同睡指导。

6. 智护训练与婴儿排气操（第二次）。

三、6~12 月龄

1. 饮食：辅食添加的种类和食物性状、自主进食早期教育、补铁及补钙教育（按需）。

2. 睡眠：断夜奶与奶睡。

3. 神经运动发育：大运动里程碑（第二次）、发育预警征（第二次）、指导学爬、扶站。

4. 体格方面：身高、体重、头围等达标范围。

5. 五官保健：口腔清洁与乳牙萌出（第二次）、视力保健。

6. 智护训练（第三次）。

四、1~3岁

1. 饮食：营养膳食搭配、饮食行为习惯培养。

2. 发育：身高、体重、语言发育、精细运动与大运动发育、孤独症预警征（按需）。

3. 情绪及行为：日常行为养成教育、不良行为干预教育。

4. 其他方面：口腔卫生、近视防控、家庭安全教育。

5. 入园准备与分离焦虑教育（首次）。

6. 社会适应性行为教育（首次）。

五、3~6岁

1. 饮食：挑食偏食的应对、饮食行为的干预。

2. 发育：身高、体重、智力发育、注意力缺陷障碍预警征（按需）。

3. 情绪及行为：注意力问题、社会交往、分离焦虑（第二次）。

4. 社会适应性行为教育（第二次）。

5. 入学准备与行为分析。

6. 其他方面：家庭教育、睡眠习惯。

第十二章　高血压的健康教育与健康促进

学习目标

识记

1. 高血压健康教育的现况

2. 高血压健康教育的基本内容

3. 高血压生活方式与行为习惯干预的内容

4. 高血压治疗依从性的教育

理解

1. 开展高血压健康教育的重要性与意义

2. 高血压饮食健康教育的方法

3. 高血压运动健康教育的方法

4. 高血压生活压力的管理

运用

1. 自我测量血压的健康教育

2. 高血压健康教育家庭干预计划的制定

3. 健康教育处方在高血压健康教育中的应用

高血压是以体循环动脉血压增高为主要临床表现的综合征，是一种常见的心血管疾病，近年来成为中国人死亡的首要原因，也是全球的公共卫生健康问题。根据 2013 年国家疾病预防控制中心的数据，我国 15 岁以上人群高血压患病率为 24%，全国约有 2.66 亿高血压患者，每 5 个成年人中至少有 1 个高血压病人。每 5 个死亡病例中就有 2 例死于心血管疾病，而心血管疾病中头号致死原因就是高血压，每 4 例死亡病例中就有 1 例高血压。研究证明，开展高血压健康教育与健康促进是预防和控制高血压发病的有效措施，通过健康促进干预改变社区人群行为中的危险因素，如超重、肥胖、吸烟、不合理膳食和盐摄入过多等，有助于减少高血压的发生。

第一节　高血压健康教育的内容

一、高血压健康教育的概述

1. 高血压健康教育的现况与意义

我国高血压患者普遍存在患病率高、死亡率高、残疾率高的"三高"，在健康教育中存在患者的知晓率低、治疗率低、控制率低的"三低"，以及不规律服药、不难受不吃药、不要吃药的"三不"现况。对高血压患者的健康教育不能仅靠医院，应该从医院走向社区，对高血压高危人群尽早实施行为干预和生活方式的指导，把工作重心从单纯治疗向预防、康复等综合性防治转化，从一、二、三级预防一起着手，全方位监测和干预，从而减低高血压的发病率和疾病对健康的危害。

高血压是一种较为典型的行为习惯病，其不良健康行为可能在人生早期即已有雏形，在漫长的时光中逐渐固化，因此健康生活的倡导应该贯穿生命的全程，从婴幼儿期即开始体重管理和控盐饮食等，促使行为发展的早期就形成健康的生活方式；对已经形成不良健康行为的成年人，行为干预难度较大，效果一般，除了改良生活方式的行为以外，对高危人群还应加强筛查，提高人群对高血压的预防和控制意识，确保能早诊断、早治疗。

2. 高血压健康教育的基本内容

行为干预是高血压健康教育的重要内容，健康教育除了向患者传递疾病的相关信息，还应该帮助患者建立良好的行为生活方式。行为生活深入到我们日常的方方面面，琐碎、庞杂且难以监督，需要患者有较强的健康信念、良好的行为内驱力，因此，在高血压的健康教育中应该重视患者"倾向因素"的形成与发展，引导患者形成健康行为的愿望和动机。

对高血压的健康教育的主要内容有三大板块：疾病特点与严重性认识、生活方式与行为的调整、治疗依从性与血压监测。

二、高血压的疾病特点与严重性教育

1. 高血压的高危人群

高血压的高危人群主要有：①年龄：男性＞55岁，女性＞65岁，随着年龄的增加，血压也在生理性的增加。②超重或肥胖，BMI值＞24，或腹型肥胖，腰围男性≥90cm、女性≥85cm的人群。③代谢性疾病表现：如血脂异常（总胆固醇≥6.19mmol/L）或糖耐量受损（空腹血糖在6.1mmol/L~7.0mmol/L）。④一、二级亲属有心血管疾病家族史、高血压家族史；⑤早发性更年期，绝经年龄＜45岁；⑥吸烟；⑦高盐饮食；⑧长期过量饮酒（每日白酒摄入量＞100ml）；⑨血压值偏高，收缩压130~139mmHg，舒张压85~89mmHg。

2. 高血压的筛查

所有具有高危因素的患者或35岁以上健康人均应监测血压。没有高危因素的健康人，推荐至少1年测量1次血压；对于有一个及以上高血压危险因素者，推荐至少每半年测量1次血压，并进行调整生活方式的指导。对于年龄不足55岁已处于临界高血压状态的青壮年，应提高警惕，强调生活方式干预，并保持严密监测。

3. 高血压的诊断

根据2020年高血压最新指南，高血压的诊断强调在连续多次重复测量后，血压≥140/90mmHg即可诊断为高血压。同时还强调了只有一次诊室血压高不能诊断高血压，通常需要1~4周内进行2~3次测量血压。同时给出了不同状态下高血压的诊断标准：①对于家庭自测血压以≥135/85mmHg为高血压标准。②如果测量动态血压，则以24小时血压平均值≥130/80mmHg为高血压。③白天（或清醒状态）的平均值≥135/85mmHg，抑或是夜晚（或睡眠状态）的平均值≥120/70mmHg为高血压。

4. 高血压的分级

高血压分级可以帮助患者确认自己病情的严重程度，对比治疗效果，指导患者理解高血压分级可以帮助患者理解病情，从而提高治疗的依从性。根据2020年高血压指南，高血压分为2级。1级高血压：收缩压140~159mmHg，或舒张压90~99mmHg；2级高血压：收缩压≥160mmHg，或舒张压≥100mmHg。说明血压只要达到160/100mmHg这个标准，其风险都是很高的。高血压的心血管风险水平也分为3个级别。低危、中危和高危3个级别。

5. 降压目标

血压并非降到越低越好，也并非降得速度越快越好。血压过低降速过快，可能导致大脑血液灌注不足，引发不良后果。在治疗中要强调循序渐进，不可着急冒进。不同年龄段的降压目标值不同，也应针对患者的个体情况予以正确解释。

2020年高血压指南指出：尽可能在3个月内达到降压目标，但不同年龄段，降压的目标值有所差异。基本标准：血压至少降低20/10mmHg，最好是＜140/90mmHg。最佳标准：总的来说，＜65岁患者，血压应控制在＜130/80mmHg，同时不宜低于120/70mmHg，这个血压下限要求提示我们，血压并不是越低越好。对于＞65岁的患者，血压根据情况，平均水平控制在＜140/90mmHg，但应根据身体虚弱情况、独立生活能力和可耐受情况，考虑设定个体化血压目标。

6. 高血压并发症教育

高血压会引起多种并发症，对并发症的正确认识对高血压患者治疗依从性与自我血压管理有重要意义。高血压不是一种能直接导致死亡或残疾的疾病，但长期高血压引发的一系列并发症，不仅导致死亡，还严重影响患者的生活质量，加重经济负担和家庭负担。高血压治疗的重要目的是最大限度地降低心血管疾病的发病和死亡风险。

高血压所导致的并发症主要有：

（1）对血管的危害　血压增高会造成动脉血管壁改变，平滑肌增厚，管腔狭窄，影响血供。同时，高血压还损伤血管内皮，引起脂肪沉淀、形成血栓；血压增高使薄弱的血管壁膨大，形成动脉瘤，脆弱的管壁可随时破裂，造成内出血。严重高血压还可促使主动脉夹层形成，血液渗入主动脉中层形成血肿，并沿着主动脉壁剥离，为严重血管急症。

（2）对心脏的危害　高血压患者冠心病的发病率明显增加，血压长期增高增加了左心室的负担，左心室逐渐肥厚、扩张，数年后形成高血压性心脏病，导致左心衰。

（3）对大脑的危害　高血压对大脑的损害主要是动脉瘤破裂引起脑出血、血栓造成的脑梗死及其他高血压脑病。

（4）对肾脏的危害　由于肾脏入球和出球小动

脉痉挛，导致肾脏缺血缺氧，肾实质纤维化，升高的血压干扰肾脏水盐调节的能力，进一步加剧高血压。高血压晚期多伴有进行性肾功能减退，甚至肾衰竭。

（5）对眼底的危害 血压长期升高使得视网膜动脉发生玻璃样变，视网膜动脉出血可能导致患者失明。眼底血管是人体可以非创伤的观察到的微血管，通常可以代表全身小血管受损的情况，因此，高血压患者建议每年进行一次眼底检查，这是评估高血压靶器官损伤及判断预后一个很有价值的指标。

三、高血压患者生活方式与行为调整的教育

1. 体重控制

控制体重是高血压患者非常重要的降低血压的因素，体重控制的评价通常采用体重指数（BMI）值。高血压患者推荐的体重指数标准在 18.5~23.9 之间，24~28 为超重，≥ 28 为肥胖。超重和肥胖均应予以高度重视。不仅是体重，腰围也应予以重视，腰围应该男性 ≤ 85cm，女性 ≤ 80cm。有些人属于向心性肥胖，就是人们常说的"苹果型"身材，这种体形腰腹浑圆，主要见于男性，这种人即使 BMI 值是正常的，但因其腰围超标，也会有健康风险，影响血压的控制，同时也可能引发其他慢性病，同属于体重干预的范畴。

无论体重是否超重或肥胖，所有高血压患者均应重视体重管理。对于大部分超重或轻度肥胖的患者，体重控制通常从两方面干预：一是限制食物总热量，如高脂食物、高碳水化合物食物；二是运动锻炼的指导，即我们日常所说的"管住嘴、迈开腿"。但对于 BMI 值 ≥ 30 的超肥胖患者，已不能简单通过生活方式的改良就能达到良好效果，这种患者通常胃容量过大（如袖带胃等），或已具有一个及以上代谢性疾病，应指导其去相关科室就诊，多学科协同治疗，不要盲目节食减肥或盲目运动锻炼。

在体重控制中，可以向患者介绍一些保持体重的策略，如：①选择食物时注意尺寸和重量。②学习更健康的方法来制作最喜欢的食物。③学会识别和控制使你想吃的环境暗示，尽量远离这种环境。④在社交聚会前 1 小时吃点健康的零食。⑤每天进行中等强度的体育活动 30min。⑥把看电视的时间用来散步。⑦不要在电视机前吃饭。⑧记录你的食物摄入量和体力活动，每周称重。⑨注意你为什么会吃东西，尤其是正餐以外的时间。

2. 饮食习惯的干预

（1）合理膳食结构 高血压患者的主食应多选全谷类食物，每周应有至少 2~3 次粗粮食物，如玉米、荞麦等，这种粗粮应该尽量为原生态未脱壳、脱皮精加工的，如玉米糁。由于粗粮口感并不好，可能降低患者的依从性，可以指导其讲粗粮和日常食用的米面按搭配食用，逐渐取代精米精面在膳食结构中的比例。

高血压患者应改善膳食结构中动物性食物的种类，以摄入优质蛋白为主。比较推荐的是鱼类和禽类，鱼禽类肉制品脂肪含量较低，是比较理想的动物性食物来源，摄入动物性食物有助于患者增加饱腹感、调节患者身体脂溶性维生素的代谢。每周可食用 2~3 次鱼类，可改善血管弹性和通透性，增加尿钠排出，从而降低血压，但若合并有肾功能不全患者应限制蛋白质的摄入。猪、牛、肉等属于红肉，其瘦肉含丰富的铁蛋白，是人体铁营养素的重要的来源，且通常不含高脂肪，可以日常适当食用，对于已经超重或肥胖的患者而言，全天总热量应该予以控制，最好仅一餐里含有即可。猪牛羊等内脏、肥肉部分所含脂肪和胆固醇较高，日常生活应不吃或少吃（1 个月不超过 1 次）。

除此以外，患者也应每天摄入蔬菜、水果等含有丰富膳食纤维的食物，新鲜蔬菜每日 400~500g，水果 200g。含钾丰富的水果和蔬菜，如香蕉、橘子、大枣，油菜、香菇等应鼓励患者经常食用，每周至少 2~3 次。重量对患者而言是一个较空洞的概念，在进行健康教育时，护士可采用食物模型，让患者挑选自己喜爱的蔬菜水果，护士告知患者"每天这么大 1 个苹果、每天这么大一盘小白菜"这种具体而形象化的句子。

对于膳食居民指南中，鼓励群众在食物中具备的如蛋类、奶制品、豆制品、干果类等，也应根据患者或人群情况进行健康教育干预。高血压患者多发中老年人，这其中很大一部分有体重超重及补钙的需求。对于肥胖的患者来说，可能会顾虑因摄入牛奶而造成脂肪堆积，但牛奶及奶制品是丰富的钙的来源，是补钙的首选膳食，可以指导患者喝脱脂或低脂牛奶，口味上能接受的患者，也可以摄入如

奶酪、酸奶等奶制品。豆制品脂肪含量低且也具有膳食补钙的功能，也可以根据患者的喜好进行选择。干果所含油脂量虽然不低，但也含有丰富的维生素，可根据患者的体重和饮食偏好帮助选择。

对于超重或肥胖的高血压患者食物热量限制的健康教育不应该只对患者进行原则性讲解，在健康教育中应因人而异，评估患者是否熟知高脂饮食、高碳水化合物饮食的种类。应教育民众学会识别食品营养标签，现在绝大部分有包装的食物均写有食品营养标签，高血压患者无论体重是否超重或肥胖，均应尽量选择能量密度低的食物。能量密度在食品营养标签中写作 NRV%，是这个食物以正常成年男性轻体力劳动者估算的。如一袋饼干上食品营养标签，见表 12-1。NRV25% 意思是每摄入 100mg 该饼干，获得的能量为一个标准成年男性全天 25% 的能量。100mg 饼干就能占到全天能量的 1/4，显然属于高能量密度食物，这种食物尽量不要让患者食用，对体重已超重或肥胖的患者，更应严格限制。为了保障心血管健康，食物的选择也应尽量选择不含反式脂肪的食物，这在食品营养标签上也有注明。

表 12-1 食品营养标签

营养成分表		
项目	每 100 克含	NRV%
能量	2140 千焦	25%
蛋白质	7.1 克	12%
脂肪	27.2 克	45%
——反式脂肪	0 克	—
碳水化合物	58.8 克	20%
钠	366 毫克	18%

（2）控盐限糖，控制油脂摄入 盐富含钠离子，是人体中重要的电解质，对血压有重要的影响。近年来也发现除了盐以外，糖也是影响血压的重要因素，糖不仅影响血压，也可以导致肥胖，是高血压饮食中应该重点关注的成分之一。高血压患者全天食盐的摄入量不超过 5g、食用油的摄入不超过 25g，每日糖摄入量不超过 50g，最好在 25g 以下。但目前我国人均食用油每日摄入量达到 42g，食盐 12g，非常令人震惊。油、盐、糖的摄入是高血压饮食健康干预的重点，也是难点。所谓民以食为天，油、盐、糖是我们每日膳食重要的组成部分，让患者改善已形成并固化几十年的口味偏好是很难的，健康教育计划的制定要循序渐进，要有针对性。

现在经过多年的健康科普，相当多的民众知道了低盐饮食的重要性，但是对于什么是低盐饮食却可以帮助民众选择"低钠盐"来替代普通盐了解不多。盐是我们日常最重要的调味品之一，有的民众误以为低盐只是不吃"食用盐"，忽略了我们生活中绝大部分的调味品其实均含有盐，用含盐类调味品均要求相应减少用盐量，如 20ml 酱油含 3g 盐。除此以外，鸡精、味精、耗油、醋、生抽、豆瓣酱、花生酱、芝麻酱、番茄酱、蛋黄酱、沙拉酱、各种水果的果酱等调味品均不同程度含有盐。对于烹饪方式较为简单、调味品使用单一的患者或地区而言，推广限盐勺（图 12-1）是一个较为可行的办法，但对于膳食制作较为复杂、喜欢重油盐糖等作料的地区来说，居民烹饪时可能完全不需要放"食用盐"，此时应该采取另外的健康教育方法。

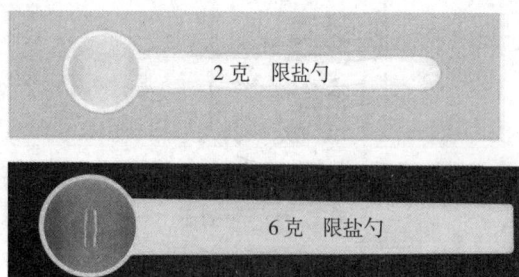

图 12-1 限盐勺

如四川地区，川菜是我国八大菜系之一，菜肴调味多变，善用麻辣调味，多数菜品重辣、重油盐糖，尤以四川火锅为代表。家常川菜有鱼香味、麻辣味、酸辣味、怪味等十余种风味。在四川普通民众家里几乎家家都有"豆瓣酱"，这是一种以蚕豆或黄豆为主，辣椒、盐、食用油为辅料的发酵型调味品，"鱼香肉丝""麻婆豆腐""宫保鸡丁"等耳熟能详的四川名菜均需使用，每年过年几乎家家都会自制各种香肠、腊肉、腌制鸡鸭鱼等，但这些无一例外都属于"高盐高脂"饮食。烹饪这些膳食表面上可以不放盐，此时运用限盐勺的方法对民众而言可能并不适用，患者是否知道这些属于高盐食物也应该是健康教育的重点。

油的使用也是健康教育的重点之一，可以推荐患者选用控油壶（图12-2）来大致度量每日油摄入量。控油壶中一格即为25g。选择烹饪油推荐选择含有不饱和脂肪酸的油，有助于心血管健康，应作为日常烹饪油的主要来源，一般多为是植物油，如菜籽油，尽量少吃或不吃动物油，如猪油、牛油等。含有不饱和脂肪酸的油熔点低，大多在常温下呈液态，这个物理性质可辅助患者识别生活中摄入的油是否符合要求。除此以外，控制油总量的摄入也是健康教育的难点。大部分的高血压患者都有爱吃高脂饮食的习惯，即使食材不选用肥肉等高脂的，烹饪时也喜欢采用重油的方式。因此，控制油摄入应该关注患者制作食物的烹饪方法，少煎、炸、炒，多蒸和煮，在烹饪时，尽量选择烹饪方法简单、调味品单一的菜品。

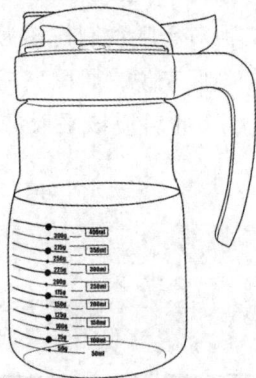

图 12-2　控油壶

除了限盐勺、控油壶使用的健康指导以外，还可以采用食谱法。对于学历层次不高、年龄较大、学习能力欠佳的患者，可能难以熟练掌握护士健康教育中的原则。由于每个菜均有相对固定的烹饪和制作方法，单一减少用盐或用油可能造成菜肴口感改变过大，从而降低患者的依从性。此时，护士可根据饮食习惯的评估，计算患者常吃的菜肴中油、盐、糖的含量，将患者膳食中符合要求的菜品列出，告知患者他的饮食习惯中，那些菜应该避免食用，哪些菜可以少量食用，频率大概是一周几次或一月一次，哪些菜推荐经常食用或每日食用，如每周只能吃一次红烧肉、清炒莴笋片可以天天吃等。这样可以增大患者掌握饮食习惯纠正的方法，赋予患者更多自我管理的方法和经验，从而提高患者改良生活习惯的自我效能。

除此以外，对于学历层次较高、学习能力较强、

较年轻的患者，还可以采用食品营养标签法。较年轻的患者基本都有较为丰富的社交圈，活动范围也较老年人大，社交需求也较高，会更多接触加工类食物或包装类食物，这些食物多有食品营养标签，标签上均会注明该食物的能量，盐、脂肪、碳水化合物和蛋白质的含量。帮助患者认识食品营养标签，指导患者饮食的调整，同时也可以让其认识到深加工食物不健康之处，从而促使患者行为动机的形成。

在限盐控糖的健康教育中，要重视居民对自己生活中常见高盐、高糖、高油脂食物的认知教育，患者要能够熟练掌握自己饮食习惯中哪些属于油、盐、糖超标的食物或菜品，在日常生活中才有注意避免食用的可能性。

饮食习惯是一个长期形成的过程，包括患者的口味偏好、食材种类的偏好、烹饪方式的偏好等，均可能造成患者营养饮食上的失调，应对患者进行较为详细的饮食习惯评估后，再给予相应的健康教育计划。以个人为单位的干预要能体现个体差异，一人一计划；以人群为单位的干预要考虑人群生活的背景、家庭环境，健康教育要紧贴当地的饮食风俗。对于已经形成数年的不良饮食习惯，有的可能从童年起行为已经有雏形，不应急于求成，计划的制定应循序渐进，以小到大，逐渐积累，护患双方均不应有做一次健康教育就能一劳永逸的期待。

（3）戒烟限酒　吸烟会导致多种慢性疾病，不仅局限于呼吸系统，吸烟会造成血管内皮衰老和损伤，这是造成高血压的重要发病原因之一，因此应该要求患者戒烟。抽烟属于物质依赖，有一定的生理戒断反应，可指导患者去相应的戒烟门诊、物质依赖门诊等，运用行为干预、药物治疗等多学科方式进行戒烟。除了自己吸烟以外，也应重视患者的家人是否吸烟、患者是否会接触到二手烟等情况，由于患者家属是健康行为中重要的影响人，也是健康教育干预中重要的二级目标人群，因此戒烟通常是要求全家庭的人共同遵守的行为习惯，并不单一只是患者本人。

酒精与烟草一样，是西医学证明的一级致癌物质，酒精的摄入与高血压的患病率呈正相关，酒精并没有养生的功能，这在健康教育中应尤其强调。有的患者听说葡萄酒可以软化血管，本没有饮酒习惯的也去培养自己喝葡糖酒，以期望自己血管健康

的做法是根本错误的。没有饮酒习惯的患者应加以鼓励和肯定，保持不喝酒的好习惯。对于有饮酒习惯的患者而言，应控制酒精的摄入量，能够戒酒的指导其戒酒。乙醇（酒精）属于纯能量物质，1g酒精相当于7kcal热量，喝酒不仅影响心血管健康，对控制体重也极为不利。酒精的摄入量一般要求成年男性每天不超过25g，成年女性不超过15g。可以用食品营养标签上的酒精度来计算，以啤酒为例：啤酒酒精度3.0% vol，表示每100ml有酒精3ml，即一瓶500ml的啤酒含酒精15ml，酒精的密度为800g/L，一瓶啤酒含酒精0.015×800=12g。患者有用高度白酒泡药酒、果酒等饮酒习惯的，一般泡酒后酒精度会衰减，但减低程度因泡东西的多少而差异较大，因此一般以泡的高度白酒的酒精度计算。护士应根据酒精度帮助患者度量好常饮用的酒，每日最大饮用量，帮助患者自我监督。

3. 运动锻炼

运动是控制体重、增强心肺功能的有效手段，高血压患者应保持适当的体力活动。运动锻炼在健康教育中应该考虑患者的身体情况，推荐合适的运动项目，指导患者识别运动的强度，以及提出如何改善缺乏运动生活状态的建议。

（1）运动项目的选择　运动的项目首选有氧运动。有氧运动是指人体在氧气充分供应的情况下进行的体育锻炼，即在运动过程中，人体吸入的氧气与需求相等，达到生理上的平衡状态。这种运动的特点是强度低且富有律动性。如步行、慢跑、打太极拳、游泳、骑自行车、做瑜伽、爬山、练气功、跳健身操等。

运动项目的选择要考虑到患者的身体状况、安全性、客观条件、经济能力等，护士应该帮助患者选择合适的运动锻炼项目。体重超重或肥胖的患者，尽量不选择下肢负重过大的运动，如爬山、爬楼梯等，可以选择游泳等下肢负担小的活动；有关节退行性变的中老年人应考虑其关节活动度，尤其是膝盖；外出不便或心功能不全的患者尽量选择室内运动。选择的运动项目也应考虑患者能否实施的客观条件，如是否有可以游泳的合适场馆；是否有安全的慢跑、散步的地点；是否能有合适的教练或机构指导瑜伽、气功、太极拳等较为专业的运动项目。对一些身体状况不佳、年龄较大的患者，还需注意推荐项目是否足够安全，如不会游泳的患者学习游泳可能发生溺水、没有专业瑜伽教练指导独自在家自学可能造成脊柱或肌肉拉伤等。

（2）运动强度的监测　运动强度须因人而异，按科学锻炼的要求，运动强度可以心率作为指标。运动适宜心率可用运动时最大心率为180或170- 年龄，运动频度一般每周3~5次，每次持续20~60分钟即可，也可根据运动者身体状况和所选择的运动种类以及气候条件等而定。对患者而言，掌握自测心率等技能可能较难，在实际锻炼中容易忘记，锻炼过度也可能没有及时发现，因此健康教育一般指导患者以自身感受为标准，如运动后自我感觉良好，没有明显劳累感，锻炼时可以讲话但不能唱歌，一旦感觉气促、心慌等应立即停止锻炼。

（3）如何克服运动障碍　对于没有运动锻炼习惯的患者来说，形成一个新的行为习惯较为困难，下面针对常见的运动锻炼的障碍，给出如何克服的建议，以供健康教育时指导参考。

①缺乏时间：让患者自我确定可用的时间间隙：如观察一周的日常活动，确定至少3个30分钟的时间间隙，可用于开展体育活动；充分利用日常生活增加体力活动，例如：步行或骑自行车上班或购物、遛狗、一边看电视一边锻炼、把车停在离目的地更远的地方等；选择需要最少时间的活动，如散步、慢跑或爬楼梯。

②寻找社会支持：向朋友和家人解释你对运动锻炼有兴趣，请他们支持；邀请朋友和家人一起锻炼，可计划涉及锻炼的社交活动；与身体活跃的人发展新的友谊，加入一个团体，如广场舞。

③缺乏体力：在感到精力充沛的一天或一周的时间里安排体育活动；说服自己，体育活动将增加体力，去尝试一下。

④缺乏动力：提前计划，让体育活动成为每天或每周日程的一个固定部分，注明在日历上或列在日程安排上；邀请一个朋友定期一起锻炼，并注明在日历上；加入锻炼小组或班级。

⑤害怕受伤：学习如何热身，防止受伤；了解如何适当地考虑你的年龄、健身水平、技能水平和健康状况。选择最低风险的活动。

⑥缺乏技能：选择不需要新技能的活动，如步行、爬楼梯或慢跑；报名学习新课程，培养新技能。

⑦缺乏资源：选择需要最少设施或设备的活动，如散步、慢跑、跳绳或健美操；确定在社区中可用

的廉价、方便的资源（社区公益项目、公园和娱乐项目、工地项目等）。

⑧天气条件：开发一套无论天气如何都可以随时参加的常规活动（室内自行车、有氧舞蹈、室内游泳、健美操、爬楼梯、跳绳、商场散步、跳舞、健身房等）。

⑨出差：在行李箱中放一根跳绳；在旅馆里走大厅、爬楼梯；住有游泳池或运动设施的地方；逛当地商场，步行半小时以上。

⑩家庭义务：与有小孩的朋友、邻居或家庭成员一起带娃；和孩子们一起运动、一起散步或其他跑步游戏，跟孩子们一起锻炼。

⑪跳绳、做健身操、骑自行车，或者在孩子们忙着玩耍或睡觉的时候使用其他家庭健身设备。当孩子们不在身边时，试着锻炼（例如，在上学时间或午睡时间）。

⑫克服对退休年纪的消极态度：把退休看作是一个更积极的机会，可以花更多的时间园艺、钓鱼、遛狗，和你的孙辈玩耍，腿短的孩子和步态较慢的祖父母往往是合适的步行伙伴；学习一种感兴趣的新技能，如交际舞、广场舞或游泳；每天早上或每天晚上晚饭前去散步，让定期的体育活动成为每天的一部分。

4. 压力管理

高血压患者应保持平衡心理，研究证实 A 型性格的人更容易罹患高血压，紧张、易怒、情绪不稳定都是血压升高的诱因，而 A 型性格的人更容易感受到压力。压力事件导致肾上腺素、糖皮质激素（皮质醇）和其他激素的释放，持续升高的应激反应导致生理稳态负荷失衡，从而导致脆弱性和功能障碍。现代社会的压力往往来自心理，日常生活中的压力包括情绪上的威胁，比如被交通问题、与同事有分歧以及家庭问题。这些过度或不必要的压力会导致免疫力降低，降低消化、排泄和生殖系统的正常功能。每个人对慢性压力的反应也不同；有些人经历消化症状，而另一些人则头痛、易怒、失眠和抑郁。随着时间的推移，慢性压力会导致严重的健康问题，包括心脏病、高血压、糖尿病和其他疾病。高血压患者尤其应该做好压力管理，护士在进行健康教育时应从患者生理、心理、社会等各方面考虑。对于压力已经导致了患者精神心理方面的严重损害时，应指导患者去心理咨询科等相关专业进行

干预；对于压力初期或压力尚未造成患者较大心理精神影响的，应给予患者积极应对压力的健康教育指导。

压力与健康以及压力和疾病之间有重要的关系，护士应通过观察、积极倾听和支持决策，帮助患者识别压力源，确定个人和家庭是否有效应对，并选择策略来帮助他们管理生活中的压力。每一种选定的压力管理方法都必须适应个人和家庭的文化，因此，护士选择压力管理方法的第一步是调查个人和家庭的文化背景，评估现有压力的水平和压力的来源，考虑干预的有效性和安全性，然后确定适当的干预措施，并指导患者实践。

（1）减少压力诱发的干预措施

①改变环境：改变环境是减少压力源的发生率是"第一道防线"，主流的价值观和信念塑造了社会环境，而改变环境是最积极主动的方法，但这可能是最困难的。如果患者因为工作压力过大希望通过换工作来减少压力，应向他确保下一份工作不会有同样或类似的压力场景。如果此种状况是无法改变的，患者的家庭和社会支持系统就必须能发挥作用。护士应评估患者的家庭与其他社会支持，找出和发展能为患者提供支持的资源。

②避免生活过度变化：在发生重大生活事件和由此产生的负性状态期间，应避免任何额外的不必要的变化。例如，如果一个家庭正在经历其家庭成员之一的疾病和随后的失业，这可能不是考虑搬家、怀孕或任何其他生活方式改变的时候。多重变化产生的负性力是协同作用的。指导患者推迟可能导致负面紧张的变化情况，可以帮助患者更好地管理生活，从而应对压力。同时，增加促进成长和自我实现的正向活动来源，可以抵消负性力的有害影响。例如，学习打网球、游泳或跳舞，可能会为平衡潜在的压力提供一个分散注意力的机会。

③时间管理：压力管理中时间管理方法侧重于重新组织一个人的时间，在可用的时间内完成生活中最重要的目标。时间压力大，焦虑高的客户特别需要时间管理技能。压力的一个常见来源是对他人的过度承诺或对自己不切实际的期望。通过学习，对不现实或对个人/家庭优先度低的其他人的要求说"不"，可以避免时间过载。超负荷的工作导致沮丧和对工作完成失去满足感，因为人们很少能在压力下尽到自己的最大努力。时间管理的一个重要方法、

是将任务分解成较小的部分。一项任务可能显得繁杂庞大,但是被分解成较小的部分,完成就变得可行。指导患者学会制订工作计划,通过尽量减少拖延来避免时间紧迫,也是一个有效方法,因为把任务留到最后一刻往往会造成不必要的压力和焦虑。时间管理的另一个重要方面是减少对时间压力和紧迫性的感知。并非所有对时间紧迫的看法都是合理的,有些看法是不必要自我强加的。护士应积极倾听患者,帮助患者区分紧急情况和不紧急的情况,从而增加其对时间的把控感。

（2）增强抗压能力的干预措施 生理和心理调节都增加了抗压能力,抗压力的调节主要集中在健康行为上,如运动和均衡的营养。心理调节的重点是:增强自尊、增强自我效能感、增强自信、设定现实目标和建立放松等应对资源。

①促进健康行为:运动和饮食健康平衡是两种积极的压力管理做法。有关运动和营养的详细叙述,请见上文。一般来说,经常锻炼的人更容易获得幸福感,而不活动的人抑郁的可能性是前者的两倍。虽然过度训练会增加疲劳、焦虑和使活力下降,但定期体育锻炼有助于良好的心理健康。锻炼可以改善人们的精神和身体状态,并增加抗压能力。在精神紧张时期应避免摄入一些可能造成依赖的物品,包括咖啡因、酒精和烟草。虽然暴饮暴食可能会立即带来满足感,但这只是暂时的。而慢性压力则可能会抑制食欲,导致身体营养不良,这些都会降低患者管理压力和维持健康的能力。

②提升自尊:自尊是归因于自我对自己价值的感觉。随着时间的推移而发展,自尊水平可能会发生变化。提升自尊的一种方法是积极的言语化。帮助患者识别他们高度重视的自我或个人特征的积极方面,护士还可以要求患者评论其他重要人物的积极属性,将这些特征写在一张卡片上,放在显眼的位置,每天读几遍。这样做可以帮助患者花更多的时间思考他们的积极属性,减少在自我贬低中花费的时间。提高对积极特征的自我意识,将其从行为中反馈出来,从而在重要的其他人那里产生更积极的反应。

③增强自我效能:熟练的经验有助于创造一种有效执行和克服障碍的能力感,例如让患者体验或陈述一种特定的、有价值的行为的成功表现,这些行为会提供关于个人技能和能力的积极信息。自

我信念对动机、情感、思想和行动水平有广泛的影响。帮助患者设定目标,并坚定地承诺实现这些目标,感知对个人的更多控制,面对日常挑战时不那么焦虑。

④提高积极性:用积极的、自信的行为来代替消极的、被动的行为会增加患者对压力的心理抵抗能力。自信是对自己思想、感情的适当表达,并在生活中产生更大的个人满足感。护士可以鼓励患者使用以下策略来变得更自信:主动问候别人、在交谈中保持眼神交流、评论他人的积极特征、表达自己的意见、表达自己的感情、可以保持与他人不一致的观点、主动采取新的行为或学习新的技能。

⑤设定现实目标:患者应该设定可以在合理的时间内实现的目标,如果目标得到实现,它可以增强客户继续设定促进健康目标的愿望。另一个有用的规则是计划一次只改变一个行为,患者可以通过几种方法实现预期的结果。

⑥建设压力应对的资源:护士应该引导患者建设自我应对压力的资源。如:自我表露,与他人分享自己的感受、烦恼、想法和意见;自我导向,尊重自己决策判断的正确性;自信,能够掌握个人环境,并控制个人的情绪,以达到目标;接受,接受自己的缺点和缺陷,并对他人保持积极和宽容的态度;社会支持,利用他人的社交网络;经济自由,生活方式不受经济限制;身体素质,在个人运动练习下保持;压力监测,意识到紧张和可能有压力的环境;张力控制,通过放松和思想控制来降低唤醒的能力;结构,组织和管理时间等资源的能力;解决问题,解决个人问题的能力。

（3）其他补充干预措施 除了以上应对压力的措施以外,还有自我调节技术,如正念疗法、进行性肌肉放松、冥想、针灸、瑜伽、自我催眠、书法、绘画等,均可以根据情况让患者选择和参与。

四、高血压患者的治疗依从性与血压监测的教育

高血压患者的治疗主要是非药物治疗和药物治疗两大方面。非药物治疗主要是指生活方式的改良,这是所有高血压、临界高血压患者等都要接受的治疗,主要通过健康教育与健康促进的方式来改善患者的生活习惯,见上文。药物治疗则主要是指口服药物。

1.药物治疗的健康教育

高血压患者除了改良生活方式等非药物治疗，药物治疗在血压控制中也占据重要地位。开展用药的健康教育，对提高患者服药依从性有着重要影响。常见降压药见表12-2。

表12-2 高血压常见分类及代表药

类型	代表药	用途
利尿剂	呋塞米、氢氯噻嗪	轻中度高血压，尤其老年人或并发心力衰竭者，痛风病人禁用
β受体阻滞剂	普萘洛尔、美托洛尔	于轻中度高血压，尤其是心率快的中青年或合并心绞痛者，药物性哮喘、慢阻肺、心脏传导阻滞、周围血管病等禁用
钙拮抗剂	硝苯地平、维拉帕米、氨氯地平	各种程度的高血压，尤其是老年高血压或合并稳定性心绞痛者
血管紧张素转换酶抑制剂（ACEI）	卡托普利、依那普利	高血压合并糖尿病、并发心脏功能不全、肾脏损害有蛋白尿的病人，药物妊娠双侧肾动脉狭窄、肾衰竭病人禁用
血管紧张素Ⅱ受体拮抗剂（ARB）	氯沙坦、缬沙坦	适用和禁用对象与ACEI类相同，但副作用更小

除此以外还有一些用于高血压并发症或二级预防的药，如扩血管药－硝酸甘油；抗血小板药－阿司匹林、波立维；降脂药－阿托伐他汀等。

高血压首选单药治疗，强调一种药物能降压不会用两种，β受体阻滞剂除外。在对患者进行用药健康教育时，要给患者清楚地说明服用药物的名称、每日服用的次数、剂量、可能出现的常见副作用等。患者口服降压药应遵医嘱，不可盲从他人或擅自更改药物种类，增减剂量。许多降压药物会引起体位性低血压，所以服药后变换体位动作应慢，站立时间不利过久。

（1）特殊剂型药物 高血压患者服用的心血管药物，多为缓释片、控释片、肠溶制剂等剂型，这些特殊剂型可以使药效缓慢释放，维持恒定血药浓度，对慢性病控制有很多好处，且这些剂型通常一天只需要服用1次，药效可持续24小时，对于记忆力不太好的老人家，可以减少漏服、多服等不良服药概率。但服用这些剂型，应告诉患者，服药不可以掰开、不能压成粉末、不可嚼服，如拜新同、波依定等。缓控释片的类型有骨架型、膜控型、渗透泵型、植入式、透皮给药系统以及脉冲给药系统。大多数已上市的缓控释片都属于骨架型、膜控型、渗透泵型，掰开、咀嚼或碾碎服用，易造成瞬间药物浓度过高，产生严重不良反应。研磨此类药物，会破坏骨架完整性，不再起到缓慢释放药物的效果。护士如果评估患者有吞咽功能障碍、服药习惯不良（喜欢嚼着吃）等情况，应向医生反馈，更换药物剂型。有些制剂采用多单元微囊技术，同样不可碾碎服用，但可以掰开或溶于水中用于鼻饲。例如琥珀酸美托洛尔缓释片，由众多微囊化的颗粒压制而成，每个颗粒均由薄膜包裹，可独立控制药物的释放速度。一般来说，药片上印有划痕，表示可供掰成半片服用；胶囊说明书也会提示可打开胶囊将内容物跟其他食物混合服用，或在成分栏提示胶囊成分。类似药物还有单硝酸异山梨酯缓释片、盐酸维拉帕米缓释片等。肠溶制剂也类似，部分肠溶制剂依靠外层包衣起效，如果破坏包衣，将导致药物在胃内提前释药，无法起到肠溶效果。例如阿司匹林肠溶片为肠溶包衣片，必须整片服用。

（2）漏服药物处理 有些药物半衰期较长，即使漏服对血压影响不大，可健康教育时告知患者，此种药如果不慎漏服一次，对次日血压影响不大，可不予补服，以免患者慌乱中服错药物，如氨氯地平、培哚普利、替米沙坦。

β受体阻滞剂，主要通过抑制过度激活的交感神经活性、抑制心肌收缩力、减慢心率发挥降压作用。这类药有反跳现象，如果出现漏服，有引起心绞痛、心律失常的风险。因此，发现漏服时，应立即补服。常用的有美托洛尔、比索洛尔、阿替洛尔、卡维地洛等。

有的辅助治疗的药物如果不慎漏服，时间不超过12小时可以补服，如果超过12小时则不可以再补，第二天仍服用常规剂量不得加量，如波立维。

（3）药物不良反应日常监测　利尿剂长期服用可以引起电解质紊乱，应该定期复查电解质，钙通道阻滞剂容易导致便秘，应该配合使用通便剂，ACEI类容易导致咳嗽，一旦出现应该立即停药，β受体阻滞剂容易使心率减慢，应该监测心率。药物发生副作用表示可能需要更换降压药，应及时来医院就诊，不可因为副作用在家自行停药。

还有些药物要求服药期间定时检测肝肾功能和电解质水平，一般也是为了患者的自身安全考虑，但常引起患者误解，因此需要定期复查这些血液水平的，需解释清楚为什么要定期检测、不做检测可能造成什么后果，以及给患者提供便利的复查途径，如便民门诊等，增强患者治疗依从性的客观条件。

高血压药物均应按时服用，不得漏服，漏服或多服均可造成血压较大波动，带来威胁。生活中，对于老年人来说，常发生不记得是否服药的情况，此时可为患者推荐预备一个药品储存盒，盒子上有对应的日期、星期、早中晚服药的时间，有的药盒甚至还有定时闹钟提醒功能，患者可以以一周或一天为单位，将需要服的药品装在药盒正确的格子里，以提醒服药。摆药的时间推荐为一个固定的时间，如每周五晚上或每天下午四点等，形成习惯后就不容易忘记，可有效避免非主观意愿的漏服药或多服药情况。

高血压作为需要终身服药的疾病，其服药依从性一直是用药安全与健康教育的重点。民众对高血压用药的误区主要来自三个方面：①认为没有症状就是病好了，可以停药了，实际上高血压目前无法根治，服药对病情最大的好处是降低出现高血压所导致的一系列并发症，这是对病情严重性认识不足。②认为"是药三分毒"，自己吃了药才不舒服的，这是对降压药副作用的认识不足。如果出现副作用，正确的做法应该是复诊复查，由医生选择是否更换降压药种类或给予其他药物缓解副作用，而不是因噎废食擅自停药。③认为高血压的药吃不吃感觉差异不大，不吃也没啥大不了，实际上高血压药物如果擅自停药可能造成反跳性高血压，这是对停药后果的认识不足。④还有的认为反正也治不好了，迟早要"中风"，索性也不花钱吃药了，这是

对疾病"可控性"认识不足，高血压是一个可防可控的疾病，正确治疗完全可以避免发生重大并发症对生活质量的威胁。这些是临床常见的服药依从性差的行为"倾向因素"，在工作中，护士应认真评估患者的治疗动机与服药行为，针对性地开展健康教育，对药物副作用等的认识与理解要有正确的引导。

2. 高血压患者的血压监测

血压的监测是医生诊断病情、判断疗效的重要依据，也是高血压患者自我管理的重要技能。实践证明，开展患者自我血压监测有助于提高患者治疗和服药的依从性。

血压的自我监测推荐使用电子血压计。有的患者可能比较抵触，认为电子血压计没有人工测量准确，因而不愿意在家自测，但是又不可能每日来医院监测，所以监测血压成了一项空谈。针对这种认识误区，主要来自于患者对医疗器械的错误认知，电子血压计能最大程度避免医务人员因患者姿势、测量熟练度、血压计水银柱与视线位置不齐等造成的测量误差，实际上电子血压计已广泛应用于手术过程、重症监护等重要医疗场所，其监测的准确性是毋庸置疑的。在日常工作中，护士也应做好相应的引导，例如，住院或门诊也可采用电子血压、给患者讲解手工测量误差产生的原因等。

还有的患者认为自己家里有家人会测血压，自己没有必要学习，这也是需要纠正的误区。血压的监测是患者自身必备技能，家人不可能时时刻刻与你在一起，更不可能时时刻刻能为你测量血压，掌握血压的自我监测，不仅能帮助病情的控制，提高自我效能，还能随时发现异常，及时就诊，避免造成更严重的后果。

自我监测血压使用的电子血压计，目前主要分为上臂式血压计和腕式血压计。推荐首选上臂式血压计（图12-3）。上臂式血压计测量肱动脉血压，更为准确，数据波动更小。腕式血压计测量的是桡动脉血压，易受干扰。护士应考虑患者的经济水平、认知水平等，推荐一款适合患者的血压计，一般尽量选择功能简单、界面清晰、读数显示大的型号，有些血压计有日历、天气等附加功能，多不必要，对高龄老人反而增加了操作难度。

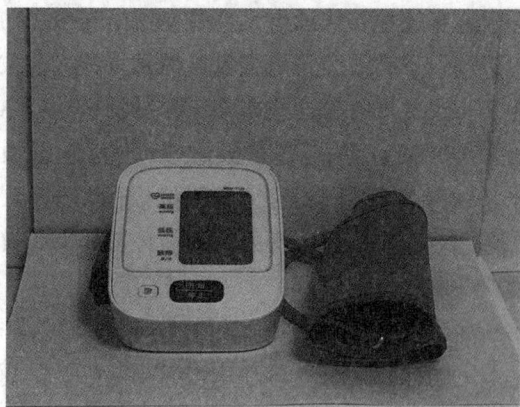

图 12-3　上臂式血压计

自我血压监测一般需固定测量部位、测量姿势（坐位或平卧位）和测量时间，测量前应停止体力活动 15min，测量时保持平静状态。告知患者常见的影响血压测量准确的因素，如衣袖过紧等；以及血压生理性波动的常见场景，如晨间、劳动后等。

完成血压监测后，应及时记录，可以给患者发放表格让患者填写，也可让患者自行记录，在复诊时带上以方便医生判断病情。记录需注明日期、时间、血压值、心率，如果有进行运动锻炼、外出参加社交活动等，也应注明，以方便寻找血压波动的原因。

3. 高血压复诊复查的教育

高血压需要定期接受复查，通常血压平稳的情况下一年 4 次，也就是每 3 个月一次。若出现服药不良反应、血压值突然增高、身体不适等情况应立即返院复查。

复查可以帮助医生判断降压药的疗效、血压控制的平稳程度、药物是否对肝肾等有损伤，电解质水平是否正常、是否出现并发症。有的患者虽然有就诊，也坚持服药，但多年来从不复查，认为医生开了药照着吃就好，是极为错误的观念。定期复查可以发现药物疗效减低、耐受性等变化，及时更换药物，才能真正达到治疗的效果。

第二节　高血压健康教育的组织与实施

一、高血压健康教育形式的概述

健康教育作为一种重要的治疗方法，在慢性病领域的应用有非常重要的作用。高血压患者目前在我国常见的健康教育的形式主要是以地点划分，以医院和社区为主。

1. 门诊健康教育

门诊健康教育是医院健康教育的一种，可以围绕医生诊疗前后进行。通常在患者候诊、随诊时进行，针对患者当下的问题进行解答，同时评价上一次健康教育的效果。在进行完门诊的健康教育后，应给患者出具一份健康教育处方。除此以外，还可以在门诊开展高血压的系列讲座，运用讲授法、演示法、展览法等对高血压的防控知识进行宣教。

2. 在院健康教育

利用患者住院期间对其进行全面的健康评估和健康教育，时间比门诊健康教育更充足，也有较多的时间了解患者，观察其生活方式。可针对患者的个体情况开展针对性指导，运用健康教育程序制定计划并实施。也可针对科室拥有相似背景的几个患者开展团体指导，运用座谈法、小组法等干预方法，对高血压患者开展健康信念、生活方式改良方面的健康教育。

3. 社区健康教育

可以通过改造社区环境、动员群众、人群干预等健康促进的方法，为高血压患者营造建立良好生活方式的客观环境与人文氛围，如发布相关政策性文件、组织戒烟运动、倡导健康体重、修建步行栈道、建设社区健身场等。也可以在社区通过宣传高血压的健康知识、测量血压的活动等，开展高血压的筛查，同时对社区居民的生活方式进行评估和指导。社区健康教育的范围更广，宣传和实施的领域更开阔，因而波及面更大，如果健康促进的活动规划得当，对于高危人群的非患者有着重要的影响。

二、高血压健康教育的组织与实施

1. 知识教育

知识性的健康教育通常以讲座、微课、互联网＋平台教育等形式多见。开展高血压的健康教育讲座、制作相关宣教视频等，应认真分析受众的特征，由于高血压目前整体的发病人群已经偏年轻化，开展的讲座也应具有针对性。不同人群的对健康知识的需求、学习能力、生活方式等均有较大区别。如中国国情，隔代育儿现象较为普遍，有高血压疾病的老年人与没有疾病的年轻夫妇一起居住，其饮食结构必然受到影响。忽视患者生活的环境开展的健康教育、健康知识的宣传，实践性不强，指导性受限，也会降低患者对健康行为改善的自我效能。

高血压知识性健康教育的组织目前以医院、社区、社会力量等多个方面构成，讲授质量参差不齐。以医院和社区开展的讲座，讲授人仍然以医生为主，在健康教育技能上能力不足，为患者或健康人群开展的讲座多以讲述疾病生理机制等为主，趣味性不高，有的医生甚至以面向医学生的方式讲授，全程采用医学专业术语，讲座的效果不佳，患者受益少，让讲座流于形式，没有起到真正的作用。

除了医院和社区卫生中心以外，还有药厂、保健品厂家或经销商、各种营养食品、医疗器械等商家为主举办的健康教育形式。他们有以传统讲座为主的形式，也有采用手机、平板电脑等利用互联网观看的在线讲座、微课视频等形式。参与讲座可以得到积分、商品折扣券或米面油等生活品等，吸引群众参与。这些形式多样的健康教育活动，举办的质量参差不齐，讲授人的水平也起伏较大，有的是打着健康教育的目的，但实质是推广自己的保健品、医疗器械、药品，所讲内容可能科学性、真实性对民众有错误的导向。

2. 技能教育

高血压患者重要的自护技能即自我测量血压，通常在患者首次诊断为高血压时或首次因高血压并发症住院治疗期间开展。

技能教育首先应明确患者对学习如何自我测量血压有正确认识，有学习需求和学习动机，没有正确认识的，应先促成行为动机的形成，纠正错误的认知。技能教育需要根据患者认知情况计划大致需要学习的次数，利用日常工作的时间，在患者门诊或在院期间完成教育。除了演示操作步骤以外，还应该让患者实际操作一次或几次，以确定患者掌握情况。

（王思蕴、宋敏、卢敏）

附：

高血压护理健康教育框架

建立高血压护理健康教育框架的目的是向社区健康人群或患者提供有关高血压各种主要知识，同时指导护士制定相应的个人、家庭健康教育计划。

1. 疾病特点与主要症状

（1）高血压的诊断标准。

（2）正常血压的标准：包括正常血压、临界高血压。

（3）高血压的主要临床症状。

（4）明确高血压控制不良是导致脑卒中、心脏及肾脏功能损害的因素。

2. 发病因素

（1）遗传因素。

（2）体重超重或肥胖。

（3）有过咸的饮食习惯。

（4）有吸烟、酗酒等不良的生活习惯。

（5）经常处于紧张的心理情绪，又不能进行自我调适。

（6）静坐生活方式，缺乏体育锻炼与运动。

（7）其他因素，如增龄、长期从事紧张作业、怀孕、口服避孕药等。

3. 常见并发症及发病因素

（1）心力衰竭：由于心室负荷增加、心肌肥厚所致。

（2）眼底出血或失明：由于眼底动脉受损所引发。

（3）脑卒中：由于脑血管受损所引发。

（4）肾功能衰竭：由于肾小球动脉硬化所引发。

4.用药指导

（1）坚持遵医嘱长期合理用药，降压不宜过快或过低。

（2）不应自己随便换药、加减药量。

（3）避免擅自或突然停药，因易引起反跳性心率加快、血压增高等停药综合征。

（4）降低影响药物治疗效果的因素，如大量饮酒等。

5.生活方式与行为调整

（1）限制钠盐的摄入，每人每天食盐量不超过5g。

（2）多吃新鲜水果，豆奶，牛奶和含丰富纤维素食物，尤其是多吃芹菜，菠菜，大枣，蘑菇，花生，西红柿等食物。

（3）以清淡饮食为主，避免暴饮暴食，主张少量多餐，控制总热量摄入。

（4）烟酒嗜好者，应戒烟限酒。

（5）鼓励饮用绿茶，避免喝红茶、浓茶、咖啡。

（6）解释适当活动与锻炼的意义，如维持体重，进行适量有氧运动，如慢跑、爬山、太极拳、韵律操等。

（7）解释运动的强度、时间和频率范围应根据个体差异而定。

（8）保持良好的精神状态和平静的心境，如音乐欣赏、学习绘画和书法等。

（9）过度精神紧张、焦虑、情绪激动；忧郁情绪患者可以多参加轻松愉快的业余活动，缓解紧张情绪。

（10）保持良好生活规律，如定时作息、早睡早起、保持充足睡眠等。

6.家庭医疗设备使用管理

（1）家庭血压仪种类的选择和保管方法。

（2）血压仪的正确使用方法，如测量前休息5~10分钟，袖带放置部位等。

（3）血压仪测量注意点：如最好在每天同一时间测量血压，测血压时环境保持安静，以座位右上肢的血压为准。

（4）血压测量的偏差：如晨起时血压偏低、晚上及饱餐后、劳动后血压偏高。

（5）测压时穿着衣物应宽松。

7.自我监管与负责

（1）进行自我保健性血压监测，观察血压动态变化并进行记录。

（2）当收缩压＞135mmHg或舒张压＞85mmHg，并呈持续状态，应及时就医。

（3）自我检查治疗计划的实施情况。

（4）强调定期复查、按时服药，复诊的预约程序和时间。

8.信息与资料获取途径

（1）高血压预防手册或光盘的获取处，如社区卫生服务中心、医院、书店、网站等。

（2）个性治疗及健康教育书面处方获取，如社区卫生服务中心，医院。

（3）高血压预防保健健康教育讲座地点、时间。

（4）获取其他社区卫生资源和信息的途径。

第十三章　糖尿病的健康教育与健康促进

学习目标

识记

1. 糖尿病健康教育的"五驾马车"

2. 糖尿病患者饮食教育的基本内容

3. 糖尿病患者运动教育的基本内容

4. 糖尿病口服药及胰岛素注射的教育

理解

1. 开展糖尿病健康教育的重要性与意义

2. 糖尿病饮食控制食谱编制与指导方法

3. 糖尿病足的预防要点

4. 并发症体验式护理的内容

运用

1. 血糖监测的健康教育

2. 糖尿病饮食干预计划的制定

3. 胰岛素注射的健康教育

糖尿病是由遗传和环境因素相互作用引起的以慢性高血糖为共同特征的代谢综合征。国际糖尿病联盟（IDF）的最新统计显示 2019 年全球罹患糖尿病的人数为 4.63 亿，中国糖尿病发患者数居全球首位，此病给患者个人、家庭乃至整个社会带来了沉重的经济负担。

第一节　糖尿病的健康教育内容

一、糖尿病健康教育的概述

糖尿病是一种长期慢性疾病，患者日常行为和自我管理能力是糖尿病控制与否的关键之一，因此，糖尿病的控制不是传统意义上的治疗而是系统的管理。系统的管理包括健康教育、饮食、运动、药物和血糖监测"五驾马车"内容。"五驾马车"的内容并驾齐驱，缺一不可。因此，对糖尿病患者健康教育要围绕着上述内容展开。接受糖尿病自我管理教育的患者，血糖控制优于未接受教育的患者，同时，拥有更积极的态度、科学的糖尿病知识和较好的糖尿病自我管理行为。糖尿病健康教育是患者的必修教育课，该课程应包含延迟和预防 2 型糖尿病的内容，并注重个体化。糖尿病患者在诊断后，应接受糖尿病自我管理教育，掌握相关知识和技能，并且不断学习。医护工作者应在最佳时机为糖尿病患者提供尽可能全面的糖尿病自我管理教育。糖尿病自我管理教育和支持可改善临床结局和减少花费。

二、糖尿病患者饮食教育

科学饮食是所有类型糖尿病治疗的基础，糖尿病患者的饮食要遵循平衡膳食的原则，在控制总能量的前提下调整饮食结构，满足机体对各种营养素的需求，并达到平稳控糖、降低血糖波动、预防糖尿病并发症的目的。

（一）普通糖尿病患者医学营养治疗

1. 饮食治疗基本原则

（1）合理饮食，吃动平衡，控制血糖。

（2）主食定量，粗细搭配，提倡低生糖指数（GI）主食。

主食定量，按需摄入；全谷物、杂豆类宜占主食摄入量的 1/3；提倡选择低 GI 主食。全谷物是未经精细加工或虽经碾磨 / 粉碎 / 压片等方式处理后，仍保留了完整谷粒所具有的胚乳、胚芽、麸皮等组成及其他天然营养成分的谷物。

杂豆类是富含淀粉的豆类食物，指包括红小豆、绿豆、芸豆、花豆等除大豆以外的豆类。单独或随餐摄入杂豆类可降低膳食 GI，增加膳食纤维的摄入，增加饱腹感，减少食物摄入量，从而有助于改善中长期血糖控制和体重控制。与单纯摄入白米饭相比，分别用斑豆、黑豆或红腰豆替换 1/3 的白米饭后，可显著降低 2 型糖尿病患者餐后血糖水平。

（3）多吃蔬菜，水果适量，种类、颜色要多样。

餐餐有新鲜蔬菜，烹调方法要得当；每日蔬菜摄入量 500g 左右，深色蔬菜占 1/2 以上；两餐之间适量选择水果，以低 GI 水果为宜。

（4）常吃鱼、禽，蛋类和畜肉类适量，限制加工肉类摄入。

常吃鱼、禽，适量吃畜肉，减少肥肉摄入；少吃烟熏、烘烤、腌制等加工肉类制品；每天不超过 1 只鸡蛋。

（5）奶类豆类天天有，零食加餐合理选择。

每日 300ml 液态奶或相当量奶制品，大豆及豆制品的蛋白质含量高达 35%~40%，属于优质蛋白，其脂肪以不饱和脂肪酸为主，含有丰富的 B 族维生素、维生素 E 和钙、铁等，还含有大豆异黄酮、大豆低聚糖、大豆卵磷脂等其他有益健康的成分。上海女性健康研究结果显示，大豆及其制品的摄入与中年女性 2 型糖尿病发病风险呈负相关。零食加餐可适量选择坚果。

（6）清淡饮食，足量饮水，限制饮酒。

烹调注意少油少盐；足量饮用白开水，也可适量饮用淡茶或咖啡；不推荐糖尿病患者饮酒。

（7）定时定量，细嚼慢咽，注意进餐顺序。

定时定量进餐，餐次安排视病情而定；控制进餐速度，细嚼慢咽；调整进餐顺序，养成先吃蔬菜、最后吃主食的习惯。

（8）注重自我管理，定期接受个体化营养指导。

2. 食物的 GI 值与血糖代谢

血糖生成指数（GI）是指人体进食含 50g 可利用碳水化合物的待测食物后血糖应答曲线下的面积（AUC）与食用含等量碳水化合物标准参考后血糖 AUC 之比。通常标准参考物是葡萄糖或白面包。不同来源的碳水化合物由于消化吸收速度不同有不同的 GI 值，消化吸收快的碳水化合物，餐后血糖应答迅速，血糖升高幅度大，餐后 2h 的血糖动态曲线下面积大，GI 值高；相反低 GI 食物的血糖上升慢。了解食物的 GI 值有助于指导患者食物种类的选择，GI > 70 的为高 GI 食物，GI 在 55~70 的为中 GI 食物，GI < 55 的为低 GI 食物，糖尿病患者尽量选择低 GI 食物，见表 13-1、表 13-2。

表 13-1　低 GI 食物列表及常见食物的 GI 值

谷薯类、淀粉类	水果类
高 GI 面条、馒头、花卷、火烧、面包、粽子、烙饼、油条、大米粥、大米饭、糯米饭、小米饭、土豆泥	高 GI 西瓜、菠萝、猕猴桃、熟香蕉、芭蕉、鲜枣、龙眼、芒果、香瓜、哈密瓜、无核小葡萄、葡萄干、杏
中 GI 黑米饭、黑米粥、杂豆饭、荞麦面条、荞麦馒头、马铃薯、红薯、紫薯	中 GI 苹果、梨、椰子、杨桃、葡萄、柑橘、橙子
低 GI 煮玉米、莲藕、芋头、山药、燕麦粥	低 GI 樱桃、李子、柚子、葡萄柚、木瓜、火龙果、牛油果、仙桃、草莓、柳橙、柠檬、蓝莓
蔬菜类	**乳及乳制品**（列表中为中低 GI）
中高 GI 南瓜、胡萝卜、甜菜	牛奶、脱脂牛奶、酸奶、豆奶、豆浆、酸乳酪
低 GI 菠菜、茼蒿、油麦菜、油菜、芹菜叶、空心菜、荠菜、西兰花、韭菜、萝卜茵、紫甘蓝、茄子、香椿、扁豆、豇豆、茴香、杏鲍菇、香菇、蘑菇、金针菇、木耳、银耳、海带、菜、芹菜、菜、龙须菜、白萝卜、茭白、竹笋、西葫芦、苦瓜、西红柿、黄瓜、白菜、卷心菜、黄豆芽、洋葱、蒜苗、娃娃菜	**豆类及坚果**（列出为中低 GI）
	黄豆、豆腐、豆腐干、绿豆、蚕豆、扁豆、黑豆、四季豆、棉豆、鹰嘴豆、红豆、核桃、巴旦木、榛子
	肉类
	均属于低 GI，优先选择脂肪含量较低的鱼虾类，尤其是深海鱼类，其次是去皮的鸡、鸭、鹅等禽肉，最后是猪、牛、羊等畜肉（精瘦肉）

表 13-2　常见食物的 GI 值

食物名称	GI 值	食物名称	GI 值	食物名称	GI 值
馒头	88.1	玉米粉	68.0	葡萄	43.0
熟甘薯	76.7	大麦粉	66.0	柚子	25.0
熟土豆	66.4	苏打饼干	47.1	梨	36.0
面条	81.6	荞麦	54.0	苹果	36.0
大米饭	83.2	胡萝卜	71.0	鲜桃	28.0
烙饼	79.6	猕猴桃	52.0	酸奶	48.0
南瓜	75.0	香蕉	52.0	牛奶	27.6
油条	74.9	柑	43.0	面包	87.9
小米	71.0	菠萝	66.0	花生	14.0

3. 食物的 GL 值与血糖代谢

食物血糖负荷（GL）是以受试者食用等量碳水化合物（一般为50g）条件下测定的，GL 值 = 食物 GI × 摄入该食物的实际可利用碳水化合物的含量。GL > 20 的为高 GL 食物，GL 在 11~19 的为中 GL 食物，GL < 10 的为低 GL 食物。GL 的分级适用于西方人，因为我国主食谷物摄入量大，常不能应用此分级数值。一般来说，食物为低 GI 值时也是低 GL值，中高 GI 食物的 GL 值则可能有较大范围变化。部分食物的 GI 值与 GL 值对比见下表 13-3。

4. 糖尿病的食谱编制

糖尿病的食物选择应使三大营养物质的比例合适。蛋白质不多于总热量的 15%，脂肪占膳食总热量的 20%~30%。碳水化合物占总热量的 55%~65%。摄入丰富的膳食纤维，充足的矿物质和维生素。限制饮酒，提倡低盐饮食（低于 6g/d，一啤酒盖），有关限制饮酒与低盐饮食的内容详见第十二章。对患者开展食物能量等值交换份教育，可以帮助患者理解和安排自己的日常膳食，常见的食物能量等值交换份表见表 13-4 至表 13-9。

表 13-3　部分食物的 GI 和 GL 值

食物	一份重量	GI 值	碳水化合物含量（g）	GL 值
干枣	60g	103	40	42
烤土豆	150g	85	30	26
白面包	1 片，30g	73	14	10
方糖（蔗糖）	2 块，10g	68	10	7
蛋糕	80g	67	58	39
橘子	1 个，120g	42	11	5
梨	1 个，120g	38	11	4
苹果	1 个，120g	38	15	6
全麦	1 碗，30g	38	23	9
脱脂奶	250ml	32	13	4
干扁豆（煮）	1 碗，150g	29	18	5
大豆（煮）	1 碗，150g	28	25	7
腰果	30g	22	9	2
花生	30g	14	6	1

表 13-4　谷薯类食品的能量等值交换份表

食品名称	质量（g）	食品名称	质量（g）
大米、小米、糯米、薏米	25	干粉条、干莲子	25
高粱米、玉米渣	25	油条、油饼、苏打饼干	25
面粉、米粉、玉米面	25	烧饼、烙饼、馒头	35
混合面	25	咸面包、窝窝头	35
燕麦片、莜麦面	25	生面条、魔芋生面条	35
荞麦面、苦荞面	25	马铃薯	100
各种挂面、龙须面	25	湿粉皮	150
通心粉	25	鲜玉米（1 个，带棒心）	200
绿豆、红豆、芸豆、干豌豆	25		

注：每份谷薯类食品提供蛋白质 2g，碳水化合物 20g，能量 376kJ（90kcal），根茎类一律以净食部分计算。

表 13-5 蔬菜类食品的能量等值交换份表

食品名称	质量（g）	食品名称	质量（g）
大白菜 / 圆白菜 / 菠菜 / 油菜	500	白萝卜 / 青椒 / 茭白 / 冬笋	400
韭菜 / 茴香 / 茼蒿	500	倭瓜 / 南瓜 / 菜花	350
芹菜 / 苤蓝 / 莴笋 / 油菜薹	500	鲜豇豆 / 扁豆 / 洋葱 / 蒜苗	250
西葫芦 / 番茄 / 冬瓜 / 苦瓜	500	胡萝卜	200
黄瓜 / 茄子 / 丝瓜	500	山药 / 荸荠 / 藕 / 凉薯	150
芥蓝 / 瓢菜	500	慈菇 / 百合 / 芋头	100
蕹菜 / 苋菜 / 龙须菜	500	毛豆 / 鲜豌豆	70
鲜豆芽 / 鲜蘑 / 水浸海带	500		

注：每份蔬菜类食品提供蛋白质 5g，碳水化合物 17g，能量 376kJ（90kcal），每份蔬菜一律以净食部分计算。

表 13-6 肉、蛋类食品能量等值交换份表

食品名称	质量（g）	食品名称	质量（g）
热火腿 / 香肠	20	鸡蛋（1 大个带壳）	60
肥瘦猪肉	25	鸭蛋 / 松花蛋（1 大个带壳）	60
熟叉烧肉（无糖）/ 午餐肉	35	鹌鹑蛋（6 个带壳）	60
熟酱牛肉 / 熟酱鸭 / 大肉肠	35	鸡蛋清	150
瘦猪牛羊肉	50	带鱼	80
带骨排骨	50	草鱼 / 鲤鱼 / 甲鱼 / 比目鱼	80
鸭肉	50	大黄鱼 / 黑鲢 / 鲫鱼	80
鹅肉	50	对虾 / 青虾 / 鲜贝	80
兔肉	100	蟹肉 / 水发鱿鱼	100
鸡蛋粉	15	水发海参	350

注：每份肉类食品提供蛋白质 9g，脂肪 6g，能量 376kJ（90kcal）。除蛋类为市品重量，其余一律为净食部分计算。

表 13-7 大豆类食品能量等值交换份表

食品名称	质量（g）	食品名称	质量（g）
腐竹	20	北豆腐	100
大豆	25	南豆腐（嫩豆腐）	150
大豆粉	25	豆浆	400
豆腐丝 / 豆腐干 / 油豆腐	50		

注：每份大豆及其制品提供蛋白质 9g，脂肪 4g，碳水化合物 4g，能量 376kJ（90kcal）。

表 13-8 奶类食品能量等值交换份表

食品名称	质量（g）	食品名称	质量（g）
奶粉	20	牛奶	160
脱脂奶粉	25	羊奶	160
乳酪	25	无糖酸奶	130

注：每份奶类食品提供蛋白质 5g，碳水化合物 6g，能量 376kJ（90kcal）。

表 13-9 油脂类食品能量等值交换份表

食品名称	质量（g）	食品名称	质量（g）
花生油香油（1 汤匙）	10	猪油	10
玉米油菜油（1 汤匙）	10	牛油	10
豆油（1 汤匙）	10	羊油	10
红花油（1 汤匙）	10	黄油	10

注：每份油脂类食品提供脂肪 10g，能量 376kJ（90kcal）。

5. 食物交换份法配餐

在糖尿病患者的饮食教育中，我们常用食物交换份法来编制个性化食谱。计算患者每日所需总能量，以 1 份 =90kcal，将患者前一天能量摄入换算成份数，再根据份数转换为食谱。每日所需总能量（kcal）= 理想体重 × 每千克体重所需能量，理想体重（kg）= 身高（cm）−105，再根据患者每日活动量来选择，见表 13−10。如：某患者身高 160cm，体重 60kg，从事轻体力劳动，体重指数（BMI）=60kg/$(1.60m)^2$=23.44，属于正常体型，总热量 =（160−105）kg × 30kcal/（kg·d）=1650kcal。

表 13−10 成年糖尿病人的能量供给量 [kcal/（kg·d）]

体型	卧床	轻体力	中体力	重体力
正常（18.5 < BMI < 23.9）	20~25	30	35	40
肥胖（BMI ≥ 24）	15	20~25	30	35
消瘦（BMI ≤ 18.5）	25~30	35	40	45~50

根据所含类似营养素的量，把常用食物归为四组：含碳水化合物（糖类）较丰富的谷薯类食物；含维生素、矿物质和膳食纤维丰富的蔬菜、水果类；含优质蛋白质丰富的肉、鱼、乳、蛋、豆及豆制品类。不同能量所需食物交换份数见表 13−11。

表 13−11 不同能量所需的各类食物交换份数

能量 kcal	交换份	谷薯类		蔬果类		肉蛋类		豆乳类			油脂类	
		质量（g）	份	质量（g）	份	质量（g）	份	豆浆量（g）	牛奶量（g）	份	质量（g）	份
1200	14	150	6	500	1	150	3	200	250	2	2 汤匙	2
1400	16	200	8	500	1	150	3	200	250	2	2 汤匙	2
1600	18	250	10	500	1	150	3	200	250	2	2 汤匙	2
1800	20	300	12	500	1	150	3	200	250	2	2 汤匙	2
2000	22	350	14	500	1	150	3	200	250	2	2 汤匙	2

利用食物交换份法编制食谱举例：

某成人全天需能量 5.86MJ（1400kcal），利用食物交换份法为其配餐。

通过计算，5.86MJ（1400kcal）共需 16 个食物能量等值交换份，其中谷薯类食物 8 份、蔬菜类食物 1 份、肉蛋类食物 3 份、豆类食物 0.5 份、乳类食物 1.5 份、油脂类 2 份。具体到每类食物的选择上，则应吃谷类食物 200g，蔬菜类安排 500g，肉蛋类食品可选用大鸡蛋 1 个、瘦猪肉 50g，豆类选豆腐 100g，乳类选牛奶 1 袋（250g），油脂选用植物油 20g，把这些食物安排到一日三餐中，即完成了配餐。食谱如下：

早餐：牛奶（1 袋 250g）

葱花卷（含面粉 50g，青菜 50g）

午餐：大米饭（生米量 75g）

鸡蛋炒菠菜（含菠菜 100g，鸡蛋 1 个）

肉丝炒豆芽（含瘦肉丝 25g，豆芽 150g）

晚餐：肉丝青菜面条（含肉丝 25g，青菜 50g，挂面 75g）

番茄烩豆腐（番茄 150g，豆腐 100g）

全天烹调油控制在 20g 即可。

（二）妊娠合并糖尿病患者医学营养治疗

妊娠合并糖尿病包括孕前糖尿病（PGDM）和妊娠期糖尿病（GDM）。

医学营养治疗的目的是使糖尿病孕妇的血糖控制在正常范围，保证孕妇和胎儿的合理营养摄入，减少母儿并发症的发生。

1. 营养摄入量推荐

（1）每日摄入总能量 应根据不同妊娠前体质量和妊娠期的体质量增长速度而定，见下表 13−12。虽然需要控制糖尿病孕妇每日摄入的总能量，但应避免能量限制过度，妊娠早期应保证不低于 1500 kcal／d（1 kcal=4.184 kJ），妊娠晚期不低于 1800 kcal／d。碳水化合物摄入不足可能导致酮症的发生，对孕妇和胎儿都会产生不利影响。

表 13-12　基于妊娠前 BMI 值推荐的孕妇每日能量摄入量及妊娠期体质量增长标准

妊娠前 BMI（kg/m²）	能量系数 Kcal/kg 理想体质量	平均能量（kcal/d）	妊娠期体质量增长值（kg）	妊娠中晚期每周体质量增长值	
				均数	范围
< 18.5	35~40	2000~3000	12.5~18.0	0.51	0.44~0.58
18.5~24.9	30~35	1800~2100	11.5~16.0	0.42	0.35~0.50
≥ 25.0	25~30	1500~1800	7.0~11.5	0.28	0.23~0.33

注：平均能量（kcal/d）= 能量系数（kcal/kg）× 理想体质量（kg）；1 kcal=4.184 kJ；对于我国常见身高的孕妇（150~175 cm），可以参考：理想体重质量（kg）= 身高（cm）-105。身材过矮或过高孕妇需要根据患者的状况调整膳食能量推荐。妊娠中、晚期在上述基础上平均依次再增加约 200 kcal/d；妊娠早期平均体质量增加：0.5~2.0kg；多胎妊娠者，应在单胎基础上每日适当增加 200 kcal 能量摄入。

（2）碳水化合物　推荐饮食碳水化合物摄入量占总能量的 50%~60% 为宜，每日碳水化合物不低于 150g 对维持妊娠期血糖正常更为合适。

（3）蛋白质　推荐饮食蛋白质摄入量占总能量的 15%~20% 为宜，以满足孕妇妊娠期生理调节及胎儿生长发育之需。

（4）脂肪　推荐饮食脂肪摄入量占总能量的 25%~30% 为宜，但应适当限制饱和脂肪酸含量高的食物，如动物油脂、红肉类、椰奶、全脂奶制品等，糖尿病孕妇饱和脂肪酸摄入量不应超过总摄入能量的 7%（A 级证据）；而单不饱和脂肪酸如橄榄油、山茶油等，应占脂肪供能的 1/3 以上。

（5）膳食纤维　是不产生能量的多糖。水果中的果胶、海带、紫菜中的藻胶、某些豆类中的胍胶和魔芋粉等具有控制餐后血糖上升程度、改善葡萄糖耐量和降低血胆固醇的作用。推荐每日摄入量 25~30g。饮食中可多选用富含膳食纤维的燕麦片、荞麦面等粗杂粮，以及新鲜蔬菜、水果、藻类食物等。

（6）维生素及矿物质　建议妊娠期有计划地增加富含维生素 B 族、钙、钾、铁、锌、铜的食物，如瘦肉、家禽、鱼、虾、奶制品、新鲜水果和蔬菜等。

2. 餐次的合理安排

少量多餐、定时定量进餐对血糖控制非常重要。早、中、晚三餐的能量应控制在每日摄入总能量的 10%~15%、30%、30%，每次加餐的能量可以占 5%~10%，有助于防止餐前过度饥饿。医学营养治疗过程应与胰岛素应用密切配合，防止发生低血糖。膳食计划必须实现个体化，应根据文化背景、生活方式、经济条件和受教育程度进行合理的膳食安排和相应的营养教育。

（三）儿童青少年糖尿病医学营养治疗

中国糖尿病医学营养治疗指南推荐意见：

1. 迄今为止，没有预防儿童期 1 型糖尿病发病的有效方法（D）。

2. 1 型糖尿病患者可通过医学营养治疗（MNT）获益（A）。

3. 1 型糖尿病患者在初诊时即应采用 MNT，定期（至少每年）随访；医疗卫生人员应为 1 型糖尿病的患儿和家人提供与之年龄相符的培训与指导；家庭参与是优化整个童年和青春期糖尿病管理的重要环节（D）。

4. 应教育患者如何根据碳水化合物摄入量和运动调整餐前胰岛素剂量（D）。

5. 儿童期 1 型糖尿病面临更严重的低血糖及其并发症风险（B）。

三、糖尿病患者运动教育

运动锻炼在 2 型糖尿病患者的综合管理中占重要地位。规律运动有助于增加胰岛素的敏感度，控制血糖，减少心血管危险因素，减轻体重，提升幸福感，而且对糖尿病高危人群一级预防效果显著。

（一）运动类型

1. 有氧运动

大肌肉群运动，消耗葡萄糖、动员脂肪、刺激心肺。常见的室外有氧运动有行走、慢跑、爬楼梯、游泳、骑自行车、跳舞、打太极拳、打球等。

行走，简便易行、有效，不受时间、地点限制，运动强度较小，比较安全，特别适合年龄较大、身体较弱的患者。快速步行 90~100m/min，中速步行 70~90m/min，慢速步行 40~70m/min，能量消耗

2~2.7kcal/min。建议从慢速步行开始，逐渐增加步行速度，时间可从 10min 逐渐延长至 30min，距离可自 500 米延长至 1000~1500 米中间可穿插一些爬坡或登台阶等。

跑步，较为轻松，跑步中不至于出现明显气促，属中等强度，适合于较年轻、身体条件较好、有一定锻炼基础的糖尿病患者，运动效果明显，运动量容易控制，不受时间、地点或器械限制。

常见的室内有氧运动形式如踮脚尖：手扶在椅背上踮脚尖，左右交替提足跟 10~15min；爬楼梯：背部要伸直，速度要依体力而定；抗衡运动：双手支撑在墙壁上，双脚并立使上体前倾，以增加肌肉张力，每次支撑 15s 左右，做 3~5 次。

与高血压的运动指导相同，护士应帮助患者选择合适的运动项目，根据身体和环境条件，制定较为详细的运动方案，不同运动所消耗的热量参考见下表 13-13。

表 13-13　不同运动所消耗的热量

运动项目	每小时消耗的热量（卡/小时）
坐着	100
站着	140
整理床铺	135
做家务	150~250
散步	210
扫院子里的树叶	225
拔草	300~400
慢慢地游泳	300
中等速度的行走	300
打羽毛球	350
跳舞	350
打保龄球	400
中等速度骑自行车	660

2. 无氧运动

通常为特定肌肉的力量训练，由于氧气不足，使乳酸生产增加，导致肌肉酸痛等。常见的无氧运动形式有举重、摔跤、一百米赛跑、跳高和跳远等运动。

（二）运动量的衡量

1. 运动强度

（1）运动时间参考　最轻度的运动：散步、做家务持续 30min，消耗 90kcal 热量；轻度的运动：打太极拳、做体操等运动，持续 20min，消耗 90kcal 热量；中强度运动：自行车和上楼梯等运动，持续 10min，消耗 90kcal 热量。

（2）判断运动达到效果的方法

①最大耗氧时心率为最高心率（220- 年龄）的 60%~85%，运动中脉率 =170- 年龄。

②个体感觉判断运动量　运动量适宜：运动后有发汗，稍感肌肉酸痛，休息后肌肉酸痛消失，饮食睡眠良好，身心舒畅，有运动欲望；运动量过大：运动时不能自然交谈，运动后大汗、胸闷、气促，明显疲倦，饮食、睡眠差，次日身体乏力，无运动欲望；运动量不足：运动后身体无发热感，无汗，脉搏无变化或 2min 内恢复。

2. 运动频率

成年 2 型糖尿病患者每周至少 150min（如每周运动 5 日，每次 30 min），研究发现即使一次进行短时的体育运动（如 10min），累计 30min/d，也是有益的。

3. 运动时间

餐后 0.5~1h 运动为宜。餐后 90min 进行运动，其降糖效果最好，运动最好不超过 60min。

（三）运动前中后的注意事项

1. 运动前

（1）制定运动计划　确定运动方式及运动量；运动可增加食欲，应合理安排进食及运动时间。

（2）着装宽松舒适、鞋子、袜子的选择，注意鞋子的密闭性和透气性。

（3）运动场地要平坦、无石子，不能太软或者太硬，一般在砖地上运动比较好，同时，还要有一定的防滑性。天气安全、空气新鲜。

（4）运动前代谢控制　监测血糖，空腹血糖大于 16.7mmol/L，且出现酮体，应避免运动；空腹血糖小于 5.5mmol/L，则应加餐，方可运动。如果血糖值 < 5.5mmol/L，应及时补充一些含糖的食物，如 4 块饼干、1 片面包或半杯果汁，在血糖上升至 5.5mmol/l 后再开始运动，否则可能在运动中出现低血糖。

（5）运动时间的选择　运动时间宜安排在餐后 1h 进行，因为此时正是血糖上升期，有利于稳定血糖波动，控制血脂保护胰腺功能。切记！千万不要空腹运动。空腹运动容易引起低血糖。

（6）随身携带糖果，当血糖较低时及时服下，避免低血糖发生。

（7）随身携带糖尿病急救卡，写明姓名、年龄、住址、电话等，方便紧急情况下联系家人。

（8）注射胰岛素的患者，运动前应将胰岛素注射在腹部。因为肢体活动使胰岛素吸收加快，作用加强，易发生低血糖。

2. 运动中的注意事项

（1）先做热身运动，开始锻炼的早期阶段，时间可为 10~15min；在中后期，时间可减少为 5~10min。

（2）运动强度宜适中，一般来说以身体微微出汗为度，运动过程中注意心率变化及全身感觉，以心率=170-年龄为宜。但有心脏病、呼吸系统疾病或其他严重疾病者，不适合此公式，这些人要量力而行。

（3）若出现乏力、头晕、心慌、胸闷、憋气、出虚汗、腿痛等不适，应立即停止运动。运动时要注意饮一些白开水，以补充汗液的丢失和氧的消耗。

（4）运动时最好有伙伴或家人同行。避免在恶劣天气、酷暑炎热的阳光下外出运动。

（5）骨关节损伤的患者不宜选择爬山，尤其上山时对骨关节的磨损很大，会造成关节伤痛。

3. 运动后的注意事项

（1）运动结束时，再做 10min 左右整理运动。

（2）运动后仔细检查双脚，若发现红肿、青紫、水疱、血疱，应及时请专业人员协助处理等。

（3）最好在运动后再测一次血糖，以掌握运动强度与血糖变化的规律，防止发生低血糖。

（4）运动后不宜马上洗澡，应休息 10~20min，待脉搏恢复正常后再洗温水澡。

（5）游泳后应及时温水洗浴，避免因池水里的氯导致皮肤皲裂，增加感染风险。

（6）运动量大或剧烈运动时，应调整饮食及药物，以免发生低血糖。

四、糖尿病患者血糖监测教育

血糖监测是糖尿病管理中的重要组成部分，其结果有助于评估糖尿病患者糖代谢紊乱的程度，制定合理的降糖方案，反映降糖治疗的效果并指导治疗方案的调整。

目前临床上血糖监测方法包括利用血糖仪进行的毛细血管血糖监测、持续葡萄糖监测（CGM）、糖化血红蛋白（HbA1c）和糖化白蛋白（GA）的检测等。其中毛细血管血糖监测又称末梢血糖监测，包括患者 SMBG 及在医院内进行的床边快速血糖检测。

（一）血糖监测的分类和意义

1. 空腹血糖（FBG）

指早餐 6~7 点，8~10 小时未进食的过夜血糖。FBG 反映胰岛 B 细胞功能特别是胰岛素基础分泌状况，判断评价药物治疗的效果，空腹血糖作为一天中血糖变化的起点，同餐后血糖有着密切的关系，对于餐后血糖水平和餐后血糖的漂移程度具有预测作用。因此，无论是血糖监测还是血糖控制都应当从空腹血糖开始。

2. 餐后 2 小时血糖（P2hBG）

第一口进食开始计算时间的早餐后、中餐后、晚餐后 2 小时血糖。P2hBG 反映胰岛素餐时分泌（追加分泌）状况，评价药物治疗效果以调整药物治疗方案。研究证明：仅检测空腹血糖将有 87.4% 糖调节异常者和 80.5% 的糖尿病患者被漏诊。大多数老年糖尿病患者仅表现为餐后高血糖。餐后高血糖同心脑血管事件的发生有关。

3. 随机血糖

指定血糖监测时间外的任意时间血糖，随时捕捉特殊情况下的血糖变化，作为临时调整治疗的依据。很多特殊情况对血糖的影响非常大又非常敏感。比如旅游、生病、情绪变化、吃特殊食品、劳累、月经期。任意时血糖值都不应超过 11.1mmol/L。

4. 餐前血糖

反映胰岛素基础分泌状况；发现无症状及医源性低血糖；判断药物治疗效果及时调整药物品种、剂量；有低血糖风险者、老年人也应经常测定餐前血糖。餐前理想血糖水平为 4~7mmol/L。

5. 睡前血糖

适用于注射胰岛素特别是注射中长效胰岛素的患者，判断药物治疗效果及是否需要加餐，预防夜间低血糖，保证夜间的安全性，可用于验证空腹血糖和评估空腹高血糖。

6. 凌晨血糖

凌晨 2~4 点的血糖，适用于治疗已接近治疗目标而空腹血糖仍高者，以分辨空腹高血糖出现的原因（苏木杰现象/黎明现象），及时调整药物。

苏木杰现象和黎明现象是糖尿病胰岛素应用后的特殊现象。苏木杰现象：夜间曾有低血糖，但在睡眠中未曾察觉，导致体内胰岛素拮抗激素分泌增加，继而发生低血糖后的反跳性高血糖。黎明现象：夜间血糖控制良好，无低血糖发生，仅在黎明短时间内出现高血糖，可能由于清晨皮质醇、生长激素等分泌增多导致。监测凌晨 2~4 点的血糖有助于鉴别晨间高血糖的原因。

指导患者在规定的时间点监测血糖，正确记录血糖值。由于血糖代谢与进食有关，因此应记录该时间点有无进食、进食时间间隔以及所摄入饮食大致种类，可参考下表格式（表 13-14）。

表 13-14　血糖值记录参考格式

日期	时间	血糖值	饮食时间	饮食备注	其他
20.9.1	早 10 点	10.1	餐后 2 小时	馒头 1 个	餐后散步 20 分钟

（二）血糖检测操作规范流程

1. 测试前的准备

（1）评估患者的进餐、用药和手指情况。

（2）护士洗手带好口罩。

（3）准备用物　采血笔 – 采血针头、血糖仪 – 试纸条、酒精、棉签，检查有效期，保证在有效期内。

2. 血糖检测步骤

（1）用 75% 乙醇擦拭采血部位，待干后进行皮肤穿刺。

（2）采血部位通常采用指尖、足跟两侧等末梢毛细血管全血，水肿或感染的部位不宜采血。

（3）皮肤穿刺后，弃去第一滴血液，将第二滴血液置于试纸上指定区域。

（4）严格按照仪器制造商提供的操作说明书要求和操作规程（SOP）进行检测。

（5）测定结果的记录包括被测试者姓名、测定日期、时间、结果、单位、检测者签名等。

（6）出现血糖异常结果时应当采取的以下措施：重复检测一次；通知医生采取不同的干预措施；必要时复检静脉生化血糖。

（三）血糖监测的原则

自我血糖监测（SMBG）是糖尿病综合管理和教育的组成部分，建议所有糖尿病患者均需进行SMBG。SMBG 的频率应根据患者病情的实际需要来决定，兼顾有效性和便利性。例如每天轮换进行餐前和餐后 2h 的配对血糖监测，能够改善患者的糖化血红蛋白（HbA1c）水平，且不影响生活质量。

具体原则如下：

（1）因血糖控制非常差或病情危重而住院治疗者应每天监测 4~7 次血糖或根据治疗需要监测血糖。

（2）采用生活方式干预控制糖尿病的患者，可根据需要有目的地通过血糖监测了解饮食控制和运动对血糖的影响来调整饮食和运动。

（3）使用口服降糖药者可每周监测 2~4 次空腹或餐后 2h 血糖。

（4）使用胰岛素治疗者可根据胰岛素治疗方案进行相应的血糖监测：使用基础胰岛素的患者应监测空腹血糖，根据空腹血糖调整睡前胰岛素的剂量；使用预混胰岛素者应监测空腹和晚餐前血糖，根据空腹血糖调整晚餐前胰岛素剂量，根据晚餐前血糖调整早餐前胰岛素剂量，空腹血糖达标后，注意监测餐后血糖以优化治疗方案。

（5）特殊人群（围手术期患者、低血糖高危人群、危重症患者、老年患者、1 型糖尿病、GDM 等）的监测，应遵循以上血糖监测的基本原则，实行个体化的监测方案。

（四）糖化血红蛋白（HbA1c）

HbA1c 在临床上已作为评估长期血糖控制状况的金标准，也是临床决定是否需要调整治疗的重要依据。标准的 HbA1c 检测方法的正常参考值为 4%~6%，在治疗之初建议每 3 个月检测 1 次，一旦达到治疗目标可每 6 个月检查 1 次。对于患有贫血和血红蛋白异常疾病的患者，HbA1c 的检测结果是不可靠的。

（五）糖尿病患者血糖控制目标

2 型糖尿病理想的综合控制目标视患者的年龄、合并症、并发症等不同而异（表 13-15）。治疗未能达标不应视为治疗失败，控制指标的任何改善对患者都将有益，将会降低相关危险因素引发并发症的风险，如 HbA1c 水平的降低与糖尿病患者微血管并发症及神经病变的减少密切相关。

表 13-15 中国 2 型糖尿病综合控制目标

指标		目标值	指标	目标值
血糖（mmol/L）	空腹	4.4~7.0	体质指数（kg/m²）	< 24.0
	非空腹	< 10.0	血压（mmHg）	< 130/80
糖化血红蛋白（%）		< 7.0	总胆固醇（mmol/L）	< 4.5
甘油三酯（mmol/L）		< 1.7	低密度脂蛋白胆固醇（mmol/L）	
高密度脂蛋白胆固醇（mmol/L）	男性	> 1.0	未合并动脉粥样硬化性心血管疾病	< 2.6
	女性	> 1.3	合并动脉粥样硬化性心血管疾病	< 1.8

（六）糖尿病低血糖的风险与防治

1. 低血糖的定义

糖尿病主要是以血液中含葡萄糖过高为特征的代谢性疾病，而低血糖则相反，是由各种原因引起的血糖下降到低于正常水平。对非糖尿病患者来说，低血糖症的诊断标准为血糖 < 2.8mmol/L，而对于糖尿病患者只要血糖水平 ≤ 3.9mmol/L 就定义为低血糖症，可伴有或不伴有一系列交感神经兴奋和中枢神经系统功能紊乱的症候群，严重者可引起昏迷，甚至危及生命。

2. 低血糖的危害

（1）低血糖对神经系统的影响 多次反复的低血糖发作，可使患者记忆力下降，智力减退，反应迟钝，性格变异，甚至痴呆，留下终生后遗症。急性低血糖症可诱发癫痫发作。

（2）低血糖对心血管系统的影响 低血糖时因交感神经受刺激，分泌大量的儿茶酚胺，肾上腺素作用于心血管系统等受体，促使周围血管收缩、心动过速、心律失常；原有冠心病的患者，特别是老年患者，低血糖导致心脏的供能、供氧受到障碍，可产生心绞痛，甚至心肌梗死；原有心衰的患者，低血糖可使心衰加重。

总之，一次严重低血糖可能抵消数年血糖达标带来的好处，因此糖友们在接受治疗时应该把握一个"度"，尽量避免糖尿病患者低血糖事件的发生。

3. 发生低血糖的症状

与血糖水平以及血糖的下降速度有关，可表现为交感神经兴奋，如心悸、焦虑、出汗、饥饿感等和中枢神经症状，如神志改变、认知障碍、抽搐和昏迷。但老年患者发生低血糖时常可表现为行为异常或其他非典型症状。夜间低血糖常因难以发现而得不到及时处理。有些患者屡发低血糖后，可表现为无先兆症状的低血糖昏迷。

4. 低血糖的分类

（1）严重低血糖 需要他人帮助，常有意识障碍，低血糖纠正后神经系统症状明显改善或消失。

（2）症状性低血糖 血糖 ≤ 3.9mmol/L，且有低血糖症状。

（3）无症状性低血糖 血糖 ≤ 3.9mmol/L，但无低血糖症状（这种比较危险）。此外，部分患者出现低血糖症状，但没有检测血糖（称可疑症状性低血糖），也应及时处理。

5. 低血糖发生的原因

（1）药物治疗

①胰岛素剂量过大，或病情好转时未及时调整胰岛素剂量；糖尿病患者应该及时根据自测血糖值及时调整胰岛素的剂量。

②注射长－短效混合胰岛素时，长－短效胰岛素的比例不当，长效胰岛素比例过多时，易出现夜间或清晨低血糖；短效胰岛素过多时，易出现餐前低血糖，因此糖尿病患者要根据自己的血糖情况及时调整胰岛素的剂量。

③糖尿病患者在选择注射胰岛素的部位不对，皮下脂肪萎缩或未做到每注射一次就要换一个针头的习惯，导致胰岛素吸收时多时少造成低血糖的发生。

④有些糖尿病患者肾功能减退，使胰岛素降解缓慢，排泄迟缓，如果没有及时调整胰岛素的剂量即可能出现低血糖。

⑤注射胰岛素后没有按时进餐，或因食欲不好未能吃够规定的饮食量。

⑥未在医生的指导下按时按量的用药，擅自调

整口服药物或用药的时间不当。

（2）平时未按时进食，或进食过少 糖尿病患者应定时定量进餐，如果进餐量减少则相应减少降糖药物剂量，有可能误餐时应提前做好准备。

（3）运动量增加或空腹运动 运动前应增加额外的碳水化合物摄入。

（4）酒精摄入，尤其是空腹饮酒 酒精能直接导致低血糖，应避免酗酒和空腹饮酒。

（5）严重低血糖或反复发生低血糖 应及时到医院就医，在医生的指导下调整糖尿病的治疗方案，并适当调整血糖控制目标。

6. 低血糖的防治

（1）治疗及时发现，有效治疗若发现有以下临床表现者则应高度怀疑低血糖症的存在：

①有较为明显的低血糖症状。

②惊厥或发作性神经症状。

③不明原因的昏迷。

④相同环境条件下，如禁食、体力活动或餐后数小时出现类似的综合性症状。

⑤有发生低血糖的高危人：如用胰岛素或口服促胰岛素分泌降糖药物治疗的患者及酗酒者等。

（2）低血糖抢救流程

①怀疑低血糖时有血糖仪在身边时，立即测血糖以明确诊断，若无法测血糖时暂时按低血糖处理。

②辨别患者是否清醒：意识清楚者立即口服 15~20g 含糖食物（葡萄糖为佳）并及时就医；若意识不清醒者立即送到附近医院或拨打急救电话；15g 碳水化合物相当于 4 片饼干，或一个小香蕉，或一个小苹果，或一杯果汁等，见图 13-1。

③每 15 分钟监测血糖一次；若血糖仍 ≤ 3.0mmol/L，再给予葡萄糖口服或静脉注射；若血糖在 3.9mmol/L 以上，但距离下一次就餐还有 1 个小时以上时，给予含淀粉或蛋白质食物。

④低血糖纠正以后要及时了解低血糖发生的原因，并及时调整用药以及要加强血糖的监测，以预防下次低血糖的发生。

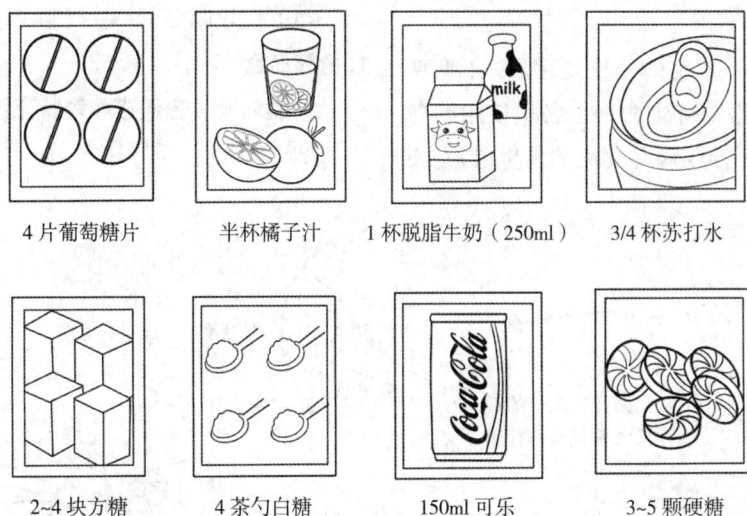

| 4 片葡萄糖片 | 半杯橘子汁 | 1 杯脱脂牛奶（250ml） | 3/4 杯苏打水 |
| 2~4 块方糖 | 4 茶勺白糖 | 150ml 可乐 | 3~5 颗硬糖 |

图 13-1 快速升血糖的 15g 食物

（3）预防措施

①遵医嘱用药，不要随意漏服或停药；家属和患者都要学会监测血糖，当血糖发生变化时，要及时调整胰岛素剂量，在家血糖控制不佳者应该及时到医院复诊。

②保持愉悦的心情，养成良好的生活习惯，不熬夜，忌烟酒。

③保持一个适度的运动量，不要过度运动，切记不能空腹去运动，最好在运动前自测血糖，如果血糖较低时可以加餐后再去运动；当发生身体冒冷汗、头晕手抖等不舒服时情况要及时停止运动，并补充食物。

④外出时必须备些饼干、糖果，以便发生低血糖时服用，随身携带病情卡（包括姓名、年龄、家庭住址、亲属的联系电话、治疗的医院、住院号）见图 13-2，并注明当自己意识不清楚时，请他人将口袋内的备用糖放到嘴内，并立即送医院急诊室抢救、联系家属。

我的姓名
紧急联系人姓名：　　　　电话：
地址：

我患有糖尿病，若发现我神志不清或行为异常，可能是低血糖反应。我若能吞咽，请给我一杯糖水、果汁或其他含糖饮料（已随身携带）。若15分钟内尚未恢复，请送我到医院并通知我的家人。若我昏迷不能吞咽了，切勿喂我食物，并请立即送我到医院及时通知我的亲人，谢谢您的热情帮助！

图 13-2　糖尿病患者病情卡

低血糖患者应该少食多餐，多进食低糖、高蛋白、高脂食物，以减少对胰岛素分泌的刺激作用，避免低血糖的发生；同时应该少食半流质的食物，如稀粥、面料等，这些食物由于消化吸收较快容易出现餐后血糖升高并很快出现低血糖。

胰岛素治疗的患者应该在正确的指导下选择注射部位并正确更换注射部位，加强针头更换的次数，最好一个针头用一次。

五、糖尿病患者胰岛素注射教育

胰岛素治疗是控制高血糖的重要手段。1型糖尿病患者需依赖胰岛素维持生命，也必须使用胰岛素控制高血糖，并降低糖尿病并发症的发生风险。2型糖尿病患者虽不需要胰岛素来维持生命，但当口服降糖药效果不佳或存在口服药使用禁忌时，仍需使用胰岛素，以控制高血糖，并减少糖尿病并发症的发生危险。在某些时候，尤其是病程较长时，胰岛素治疗可能是最主要的、甚至是必需的控制血糖措施。

（一）胰岛素注射技术

1. 胰岛素种类

（1）超短效——诺和锐（胰岛素类似物）（泵用或餐前注射）。

（2）短效——诺和灵 R、优泌林 R、甘舒霖 R；具有瓶装和笔芯两种剂型。短效诺和灵人胰岛素起效快，可在餐前 30min 内注射。

（3）中效——诺和灵 N（夜间注射或早晚 2 次注射），具有瓶装和笔芯两种剂型。中效诺和灵笔芯人胰岛素起效较慢，作用维持时间可以达到 24h。

（4）预混——30R（30% 短效 +70% 中效），50R（50% 短效 +50% 中效）。

（5）长效胰岛素——（胰岛素类似物）诺和平、甘精胰岛素。

2. 胰岛素（普通诺和锐特充胰岛素笔）注射流程

见图 13-3。

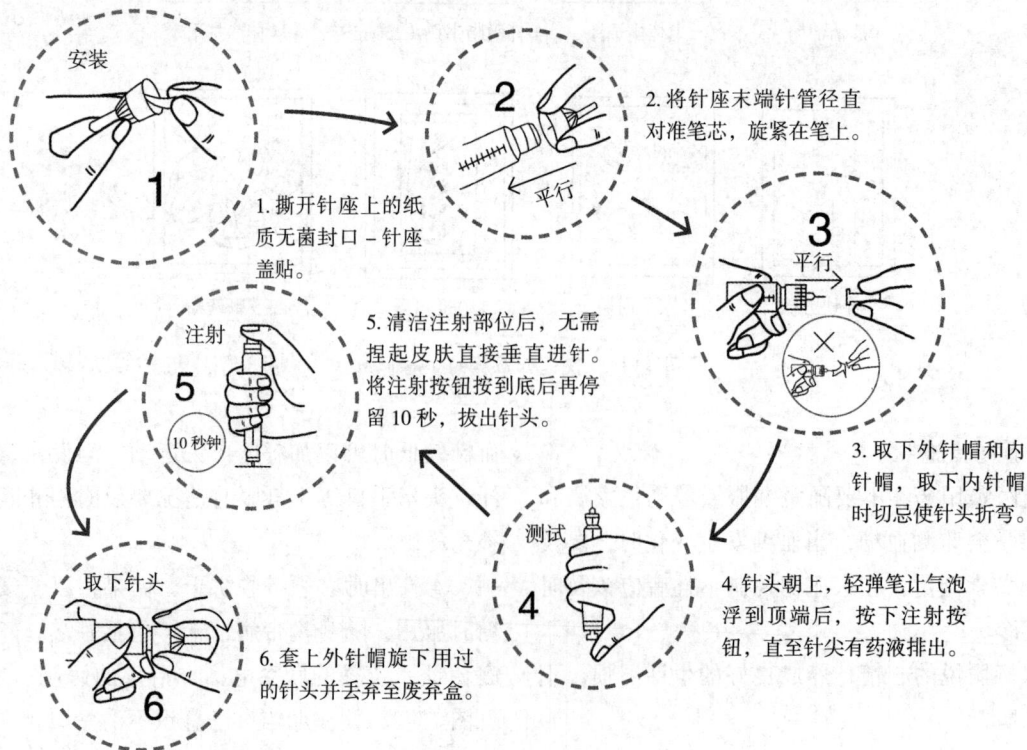

安装

1

1. 撕开针座上的纸质无菌封口 - 针座盖贴。

2

平行

2. 将针座末端针管径直对准笔芯，旋紧在笔上。

3

平行

3. 取下外针帽和内针帽，取下内针帽时切忌使针头折弯。

4

测试

4. 针头朝上，轻弹笔让气泡浮到顶端后，按下注射按钮，直至针尖有药液排出。

5

注射

10 秒钟

5. 清洁注射部位后，无需捏起皮肤直接垂直进针。将注射按钮按到底后再停留 10 秒，拔出针头。

6

取下针头

6. 套上外针帽旋下用过的针头并丢弃至废弃盒。

图 13-3　胰岛素注射流程

（1）注射前准备工作

①备餐（食物已经准备妥当，外出吃饭"见饭打针"）。

②洗手，物品准备（75% 医用乙醇、医用棉签、一次性胰岛素针头、胰岛素笔）。

③检查胰岛素有效期（开启后有效期为 28 天、未开启时以厂家为准）。

④若使用预混胰岛素、中效人胰岛素注射前需先充分摇匀（上下摇匀至少 6 次以上）。

⑤安装针头：a. 酒精消毒胰岛素注射笔芯头；b. 撕去针头保护片；c. 将针头向上垂直紧紧拧在芯头上；d. 取下针头的外针帽和内针帽。

⑥排气：a. 拔出注射推键；b. 确定剂量选择环在 0 处，然后调整剂量 1 单位；c. 拿起注射笔，使针头向上，轻弹笔芯架数下，将气泡聚集到笔芯架上端；d. 安全按下注射推键，可以听见或感觉到"咔嗒"声；e. 这时剂量显示应恢复到 0 位，针尖出现胰岛素液滴；f. 如果没有液滴出现，则需要重复上述步骤，直到看到针头有胰岛素液滴出现，排气成功。

⑦按医生推荐的注射剂量调整胰岛素笔剂量。

（2）注射时

①评估注射部位皮肤情况：a. 观察皮肤有无青紫、瘀斑、硬结等；b. 如有以上皮肤情况应避开。

②选取注射部位。

③消毒皮肤（以注射点为中心由内向外环形无缝隙消毒，消毒范围 >5cm），待干。

④垂直进针，将针头完全插入皮肤。

⑤遵医嘱剂量注射全部药液（应完全按下注射推键，直到感觉或听到"咔嗒"声，且剂量显示为 0）。

⑥胰岛素笔针头至少在皮下停留 10 秒钟，确保胰岛素完全注入体内。

（3）注射后

①拔针，观察注射部位皮肤情况。

②分离针头：盖上针头外针帽，旋下针头，分类弃置于利器盒中。

③盖上笔帽，收好注射笔。

④按时、按量进餐，观察有无恶心、呕吐等症状。

3. 胰岛素注射技术和保存相关知识

（1）注射部位的选择（图 13-4）

①腹部（以肚脐为中心 5cm 以外的两侧部位，肚脐上、下腹部不作为注射部位）。

②上臂外侧（三角肌下缘）。

③臀部外上侧。

④大腿外侧（取站位，双手置于大腿外侧垂直向下，取手掌心的位置作为注射部位）。

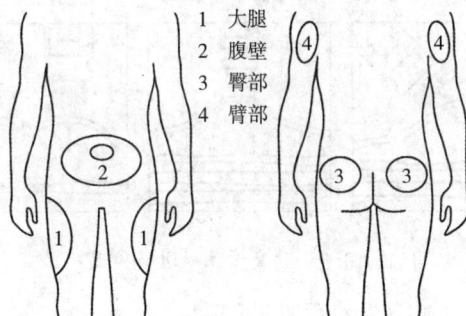

图 13-4 胰岛素注射部位

（2）注射部位的轮换 将腹部注射部位分为 4 个象限，大腿和臀部分为 2 个象限。每周在其中一个象限进行注射，并按顺时针方向轮换。每次注射点的距离应在 1cm 以上（图 13-5）。

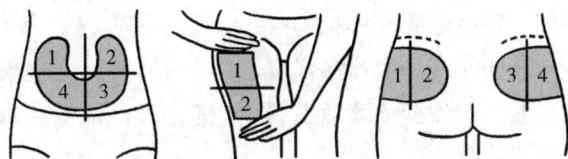

图 13-5 注射部位轮换

（3）注射时捏皮的方法 在选择腹部注射时，除超重和肥胖患者可直接进针外，均需捏皮，正确方法为：用拇指和食指（或加中上指）捏起皮肤见图 13-6。

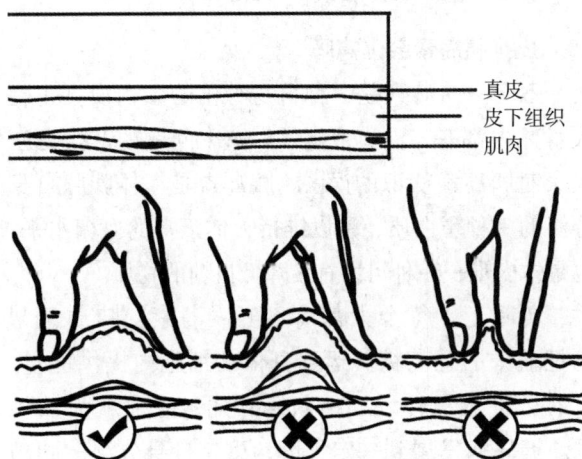

图 13-6 胰岛素注射捏皮方法

（4）进针角度的选择　为避免注射时将药液注入肌肉中而增加低血糖风险，需规范进针角度：儿童和偏瘦成人应采用 45° 角度进针；正常体重和超重的成人应采用 90° 角度进入，见图 13-7。

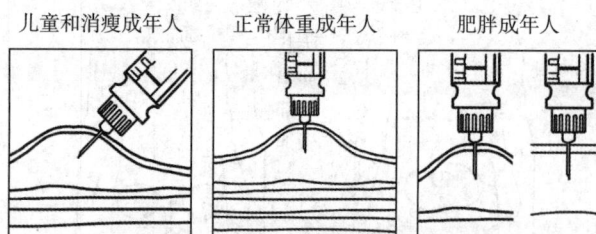

| 儿童和消瘦成年人 | 正常体重成年人 | 肥胖成年人 |

图 13-7　胰岛素注射进针角度

（5）胰岛素保存注意事项

①对于未开启的胰岛素产品：应放置在 2~8℃ 的冰箱冷藏室内储存，避开冰箱的风扇和灯，并严格遵循产品保质期。将胰岛素产品从冰箱取出后，须放置至室温后使用。

②已开封的胰岛素产品：注明开封日期后的产品可在室温（不超过 25~30℃）下保存，如果气温超过 30℃，可以使用保温袋保存，并严格遵循产品保质期，避免光照和过热，并在 28 天内用完。

③任何胰岛素产品都应避免冷冻：冷冻会损伤胰岛素，导致胰岛素瓶上裂纹、笔芯产品的橡胶塞膨出等情况。

（6）旅途中携带胰岛素的注意事项　外出旅行，乘飞机时不能放在托运的行李中，要随身携带；避免阳光直射或高温、温度过低等情况，且时间不宜过久；避免长时间震荡；需准备备用的胰岛素；离开车辆时，应随身携带，避免留在车中。

（二）胰岛素治疗常见误区

1. 打胰岛素会上瘾吗

不会。胰岛素是一种自身分泌的蛋白质，正常人身体内都有，没有成瘾性。这个问题的产生源于大家对胰岛素认识的误区。胰岛素是人体胰腺自身分泌的一种蛋白质，用以维持人体正常的血糖水平，也是体内唯一一种可以直接降低血糖的物质。

实际上，每个人都离不开胰岛素，胰岛素帮助把血中的葡萄糖转运到身体的细胞内提供能量，没有胰岛素机体就不能新陈代谢，生命就无法维系。糖尿病发展到一定程度，患者自身分泌的胰岛素不足以把血糖控制在正常范围，造成高血压毒

性，这时候补充注射胰岛素进行治疗，帮助身体平衡体内的血糖，解除糖毒性，改善病情及预防并发症发生发展。就像饿了需要吃饭，渴了需要喝水一样。即使长期注射也是病情的需要，不存在上瘾的问题。

2. 是不是能用口服药就不用胰岛素

错误，是否需要胰岛素要看病情需要：1 型糖尿病必须使用胰岛素。2 型糖尿病早期口服药能把血糖控制在正常范围。但由于 2 型糖尿病是进行性疾病，糖尿病患者自身分泌胰岛素的能力会随着时间的推移而不断下降。大部分患者在诊断 3~5 年后都需要注射胰岛素来补充自身分泌胰岛素的不足。很多时候补充胰岛素治疗对有效控制血糖是必需的。尽早使用胰岛素有诸多益处，例如无肝肾副作用、保护胰腺、有助于减少口服药用量和副作用。注射胰岛素的方法是非常灵活和方便的。

3. 注射胰岛素比吃口服药贵吗

不会！这是一个误区，实践证明胰岛素的日疗费用并不比口服药贵，甚至有时还会更便宜。治疗糖尿病的目标是控制血糖。要想理想控制好血糖，大多数口服液治疗的患者同时需要服用两种或更多种口服药，每天的治疗费用合计有时甚至超过 10 元。而目前最先进的第 3 代胰岛素——以门冬胰岛素 30 为例，一支为 80 元左右，每支 300 个单位，如果一天打 30 个单位（有些刚开始使用的患者需要的剂量更少），每天才 8 元，而且还可以更好地控制血糖。目前，胰岛素以及纳入全国医保报销目录，患者只需要支付很少费用就可以用上最先进的胰岛素。

调研显示，中国糖尿病患者大约 80% 的费用用在了并发症的治疗上。很多患者由于该使用胰岛素的时候没有使用，导致血糖控制不佳，并发症提早发生或加重，2 型糖尿病患者应该尽早合理使用胰岛素治疗，这对于延缓或阻止并发症的发生，减少患者在糖尿病并发症上的花销是非常重要的。

4. 使用胰岛素是不是会增加发生低血糖的风险

胰岛素是最有效的降糖药物，应用不当可能会诱发低血糖。在治疗过程中，配合好饮食、运动和监测，就可以有效预防低血糖的发生和降低低血糖发生的风险。低血糖的定义：正常人血糖低于 2.8mmol/L，糖尿病患者在用药时，当血糖低于 3.9mmol/L 时就认为低血糖，需要及时处理。导致低血糖发生的因素有药物用法不当、未按时进食或进食量过少、运动量增

加、酒精摄入尤其是空腹大量饮酒等。

低血糖的常见表现：发抖、心慌、乏力想睡、焦虑不安、饥饿、出冷汗、视物不清、四肢乏力、头疼、情绪不稳等。一旦发生以上症状，立即测血糖，确定是低血糖，应立即采取以下 3 步方法自救：

第一步：进食 15g 无脂碳水化合物（选择其一立即进食）：比如半杯橘子汁、3 块半方糖、1 杯脱脂牛奶、3 块无脂（苏打）饼干、2~5 片葡萄糖片。

第二步：等 15 分钟后测血糖。

第三步：如果血糖还是低于 3.9mmol/L，请重复第一步，并打电话寻求医生帮助。

5. 注射胰岛素会很疼吗

不会。随着注射技术和装置的发展，胰岛素注射已变得仿若无痛。目前注射胰岛素大多使用专用的胰岛素注射笔和针头。胰岛素注射笔使用和携带都很方便，相当于三根头发粗细，且针头表面覆有一层硅膜，能起到润滑作用，减少注射时的疼痛感。很多患者表示，注射胰岛素就像被蚊子叮了一下，基本没有痛感。

减少注射疼痛小窍门：①初次开封的针头不用消毒。针头是无菌密封包裹，无须消毒，开封后直接使用。另外，如果用酒精消毒，会将硅膜擦掉，增加疼痛感。②针头不能重复使用。重复使用的针头会卷曲变形，增加注射时的疼痛感，甚至引起出血、感染等。③在注射时要注意注射部位的轮转，正确的轮转方式不仅可以保证胰岛素良好的吸收，也会减少或避免注射部位的局部不良反应。

6. 使用胰岛素笔完成注射后不卸下针头可以吗

错误。每次注射完毕后一定要记得卸下针头，盖上笔帽。如果不卸下针头，即使盖上笔帽，也会在笔芯和外界间建起开放通道，而导致细菌通过针管进入笔芯，增加药液污染机会，使药物失效。当外界温度变化时笔芯内药液可能经过针尖渗漏出来或者空气进入笔芯内导致漏液将造成浪费，甚至堵塞针头造成下次注射剂量不准确；预混制剂漏液会导致比例改变，从而影响血糖控制。因此，每次注射完都应该更换针头。

7. 病情平稳了就可以停用胰岛素吗

即使病情平稳了，也不能擅自停药。到目前为止，糖尿病是不能根治的终身性疾病。长期控制血糖达标，可预防或延缓并发症发生、发展，是治疗的长期目标。经过胰岛素治疗血糖稳定后应在保证血糖长期达标的前提下，在良好饮食、运动配合基础上，由医生根据患者病情指导，是否停用或调整胰岛素。

8. 可以随意更换胰岛素产品吗

胰岛素是处方药，剂型的选择由医生根据患者的病情和治疗方案而定，自行到零售药店更换品牌和剂型会对治疗产生不可预见的安全隐患，一定要遵照医嘱通过正规渠道购买胰岛素。

9. 用胰岛素说明糖尿病"很严重"

糖尿病本身就是严重疾病，与治疗方法无关，事实上，高血糖会侵害身体，损伤心脏、眼和神经等重要器官。因此，无论是改善饮食、加强锻炼、服用降糖药片或注射胰岛素，目标都是确保血糖被控制在健康范围内。

10. 注射胰岛素会发胖吗

胰岛素是一种促生长激素，应用后可能导致体重增加，不过这只是暂时性的，只要注射剂量合理、控制饮食、适当运动或配合减轻体重的药物，就能使体重基本稳定。另外，不同胰岛素对体重的影响也是不同的，有些胰岛素对体重影响小，具有优势。

六、糖尿病患者口服药教育

口服降糖药物目前分为六大类，注射降糖药分为两类，其中单独使用能引起低血糖的药物有胰岛素促泌剂等。健康教育应详细给患者讲解药物的作用、服用方法、漏服药的处理及主要不良反应，见表 13-16、13-17。

1. 促胰岛素分泌剂

磺脲类，主要药理作用是刺激胰岛素 B 细胞分泌胰岛素，增加体内的胰岛素水平而降低血糖，主要不良反应为体重增加、胃肠道紊乱，服药期间应避免饮酒，以免引起类戒断反应；格列奈类（非磺脲类）主要药理作用是通过刺激胰岛素的早时相分泌而降低餐后血糖，主要不良反应有低血糖和胃肠道反应，因此要注意"不进餐不服药"。

2. 双胍类

主要药理作用是通过减少肝脏葡萄糖的输出和改善外周胰岛素抵抗而降低血糖，主要不良反应为胃肠道反应、乳酸性酸中毒、肝肾损害、加重酮症酸中毒。服药期间不宜饮酒；妊娠期、哺乳期计划怀孕的妇女均应避免服用；对胃肠道有刺激作用，建议餐中或餐后从小剂量开始服用，以减少其对胃肠道的副作用。

3. 噻唑烷二酮类（TZD）

主要药理作用是通过增加靶细胞对胰岛素作用的敏感性而降低血糖，主要不良反应为浮肿、肝功能损害、低血糖、体重增加。

4. α- 葡萄糖苷酶抑制剂（AGI）

主要药理作用是通过抑制碳水化合物在小肠上部的吸收而降低餐后血糖，主要不良反应为腹胀、排气。

5. 二肽基肽酶 - Ⅳ 抑制剂（DPP-4 抑制剂）

主要药理作用是升高活性肠促胰岛素激素的浓度，以葡萄糖依赖性的方式刺激胰岛素释放，降低循环中的胰高血糖素水平，暂未发现明显不良反应，服药时间不受进餐影响。

6. GLP-1 肠促胰岛素类似物

主要药理作用是增强葡萄糖依赖性胰岛素分泌而降低血糖，主要不良反应为胃肠道不适；注射部位反应，该药注意百泌达不应在餐后注射，诺和力不受进餐影响。

表 13-16　常见降糖药物种类、名称、服用方法

分类	通用名	商品名	规格（毫克/片）	服用方法
磺脲类	格列本脲	优降糖	2.5	1~2 次 / 天，餐前半小时
	格列齐特	达美康	30，60	2~3 次 / 天，餐前半小时
	格列吡嗪	美吡达	5	2~3 次 / 天，餐前半小时
	格列吡嗪控释片	瑞易宁	5	1 次 / 天，餐前半小时（整片吞服，不能嚼碎、分开或碾碎）
	格列喹酮	糖适平	30	1~3 次 / 天，餐前半小时
	格列美脲	亚莫利	2	1 次 / 天，早餐前即可服用（如不吃早餐，建议在第一次正餐前即刻服用）
非磺脲类胰岛素促泌剂	瑞格列奈	诺和龙	0.5	3 次 / 天，餐时服或餐前 30 分钟内服
	那格列奈	唐力	120	
双胍类	二甲双胍	格华止	500	2~3 次 / 天，餐前、餐中或餐后服
	二甲双胍缓释片	麦特美	500	
α- 葡萄糖苷酶抑制剂	阿卡波糖	拜唐苹 阿卡波糖胶囊	50	3 次 / 天，进餐时与第一口饭或碳水化合物一起嚼服，胶囊制剂与第一口饭同时吞服
	伏格列波糖	倍欣	0.2	
噻唑烷二酮类	马来酸罗格列酮	文迪雅	4	1~2 次 / 天，空腹或进餐时服用
	盐酸吡格列酮	艾可拓 卡司平	15	1 次 / 天，空腹或进餐时服用
二肽酶 4（DPP-4）抑制剂	西格列汀	捷诺维	100	1 次 / 天
	沙格列汀	安立泽	5	1 次 / 天
	维格列汀	佳维乐	50	2 次 / 天
	利格列汀	欧唐宁	5	1 次 / 天
GLP-1 肠促胰岛素类似物	艾塞那肽注射液	百泌达	0.25	起始剂量为每次 5 微克（µg），每日 2 次，在早餐和晚餐前 60 分钟内（或每天的 2 顿主餐前；给药间隔大约 6 小时或更长）皮下注射。根据临床应答，在治疗 1 个月后剂量可增加至每次 10µg，每日 2 次
	利拉鲁肽注射液	诺和力	18	起始剂量为每天 0.6mg 皮下注射。至少 1 周后，剂量应增加至 1.2mg

表 13-17　降糖药漏服的补救措施

药物类型	代表药	发现漏服时间	应对措施
短效磺脲类	美吡达、糖适平	餐前	推迟进餐时间；或餐前直接服用，但需减少药量
		两餐之间	测血糖，血糖轻微升高者通过增加活动量来降糖；明显升高者减量补服
		下一餐前	无须补服，即刻测量血糖，若血糖水平不高或略有升高，可按照正常的计划服药；若血糖水平明显升高，也应按照正常的计划服药，但要适当地减少这一餐的进食量
长效磺脲类	瑞易宁、达美康、亚莫利	午餐前	原剂量补服
		午餐后 2 小时	按原剂量一半补服
		晚餐前或晚餐后	不必补服
格列奈类	诺和龙、唐力		同短效磺脲类药物
α- 糖苷酶抑制剂	拜唐苹、倍欣	餐中	立即原剂量补服
		餐后半小时内	原剂量补服，但药效差，餐后应适当运动
		餐后半小时后	不必补服，应及时测量血糖，若血糖水平略有升高，通过增加运动量来控制血糖；若血糖水平明显升高，可服用其他短效降糖药来控制血糖的升高
双胍类	格华止、麦特美		无须补服，通过增加运动量来降低血糖
胰岛素增敏剂	太罗、艾可拓	任何时间	原剂量补服
DPP-4 抑制剂	安立泽、捷诺维、欧唐宁	任何时间	原剂量补服

七、糖尿病足的健康教育

糖尿病足（diabetic foot，DF）是指因糖尿病血管病变和（或）神经病变、感染等因素，导致糖尿病病人足或下肢组织破溃的一种病变，是糖尿病的严重并发症之一。2016 年全球糖尿病病人足部溃疡患病率达 6.3%，根据 2015 年国际糖尿病基金会的数据预测，全球每年增加 910 万 ~2610 万例糖尿病足部溃疡病人，糖尿病足人群死亡风险比其他糖尿病病人高 2.5 倍，约 20% 的糖尿病足病人合并感染需进行截肢，且 65% 的病人 5 年内出现足部溃疡复发。因此，糖尿病足高危因素的识别和糖尿病足早期防控意义重大。

1. 糖尿病足的发生原因

糖尿病足是糖尿病的严重并发症之一，是由于长期血糖控制不好导致糖尿病神经、血管病变再合并感染引起的。此外还与足部畸形、足底压力的异常增高有关。

危险因素：长期吸烟者。有糖尿病并发症患者，如合并糖尿病神经病变、糖尿病血管病变等。经常穿不合适的鞋，并且有足溃疡病史者。足部畸形，

合并有胼胝（老茧）。视力严重减退者。合并肾脏病变，尤其是慢性肾功能衰竭者。老年人或不能观察自己足部情况者。感觉缺失，尤其对疼痛不敏感者。糖尿病相关知识缺乏者。

2. 糖尿病足的症状

根据病程和病变的程度不同。轻者可仅表现为皮肤瘙痒、干燥、无汗、色素沉着，脚部微痛、感觉迟钝，皮肤表面溃疡，间歇性跛行（糖尿病患者走很短距离的路，就感觉足部持续疼痛难忍，不过休息一会可以缓解并能继续行走，但继续走路会再次出现疼痛而停下休息；如此走走停停，不能像正常人一样走长距离的路）。中度者可以出现较深的溃疡合并感染。重度者累及骨头，可造成足部的坏死。

3. 糖尿病足患者的就诊

患者可先就诊于内分泌科，但糖尿病足病情复杂，需要多个科室协作，如骨科、整形科、血管外科等。请务必求助于专业医生，切勿轻信"偏方秘方"，从而耽误最佳的治疗时机。

4. 糖尿病足溃疡的治疗方法

（1）控制血糖，控制感染，改善微循环，营养

神经等相关对症治疗。

（2）创面的处理：清除坏死组织；选择合适敷料覆盖伤口。尽量避免患侧足底受压。

（3）外科治疗：血管重建、支架术等，严重时甚至行截肢手术。

5. 糖尿病足的预防

①戒烟。②控制血糖。③每天检查下肢皮肤和足部的情况。④保持足部的舒适和清洁。⑤定期行足部筛查。⑥发现足部外伤或者感染时，应及时去医院治疗。

6. 足部保养小常识

给患者介绍一些足部保养的常识。①保持你的脚清洁干燥。每天用温水清洗，仔细擦干，特别是脚趾之间。清洁时，切勿使用温度过高的水（37℃左右适宜），可先用手试探下水的温度，再开始脚部的清洁。如果足部皮肤太干燥，就涂薄薄的乳液来保湿，但是不要涂抹在脚趾之间。②每天要检查足部和脚趾之间，看看有没有脱皮、发红、割伤或者皮肤破损，注意每一个凉的区域（提示该区域血液循环不好）和热的区域（提示可能有感染）。③不要光脚走路，这对于足部感觉不灵敏的人来说尤为重要。④养成定期修剪脚趾甲的习惯，避免嵌甲的形成。修剪时注意不要将脚趾甲修剪得过短，同时也要防止受伤。⑤只穿舒适、合脚的鞋子（买鞋的时间最好选在下午，因为人的脚在行走或者站立了一天后有些肿胀，所以下午的脚会比上午的脚稍大。此时的脚已经肿胀，鞋是在脚充分伸展时买的，能够保证穿着最舒适。而且，由于人的两只脚一般不一样大，买鞋时应两只脚同时试穿，选择鞋子大小时要以较大的那只脚为准）。减压鞋：根据患者足底压力情况定制的鞋子，减轻受压增大部位的压力，防止足溃疡的产生。⑥每次穿鞋前都要检查一下鞋的内部，确保里面光滑且没有异物。⑦如果你足部的感觉迟钝或者有神经病变，那么你可能不能凭借试穿时的感觉来确定这双鞋是否适合你。这时，你可以寻求专业医师或者足部治疗师的帮助。⑧

不要让非专业的人进行足部的手术。让医生或者专业的足疗师来帮你治疗胼胝、鸡眼、足底疣等类似疾病。

7. 关于足部的检查项目

糖尿病足的筛查可以运用一些小工具，见图13-8，现在也有一些仪器设备可以帮助检查足部的血供与神经病变。

（1）足部筛查

①10g尼龙丝：判断患者足部是否存在感觉缺失。

②皮温计：测量足部皮肤的温度，如偏低提示可能存在血液循环欠佳，偏高提示可能有感染。

③温度计：判断患者足部的温度觉是否正常。

④小头针：判断患者足部的痛觉觉是否正常。

⑤音叉：判断患者足部的振动动觉是否正常。

⑥触摸足背动脉和胫后动脉的搏动：判断患者足部的循环状况。

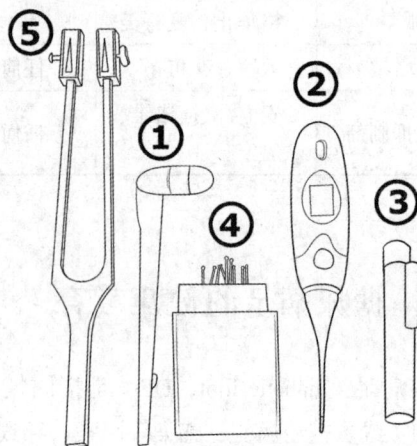

图 13-8 糖尿病足筛查工具

（2）感觉神经定量检测仪 给予足部一定的电刺激，以检查患者是否存在神经病变。

（3）非创性血管多普勒探查仪 用于检测下肢外周动脉是否有疾病。

（4）足底压力测试仪 评估足型，同时通过动态足底压力成像，显示足底受压较大区域，了解压力异常集中区域，诊断潜在溃疡高发区域。

第二节 糖尿病健康教育的组织与实施

一、糖尿病健康教育的方式概述

2型糖尿病（T2DM）是许多原因引发的一种代谢性综合疾病，特点是慢性高血糖，患者表现为持续高血糖，而高血糖会引起血管内皮损伤，引起心脑血管、肾脏、眼底视网膜及足等部位的疾病。积极管控患者血糖水平对于防范并发症及改善患者预后有帮助。T2DM 的发生与患者不良生活方式和行为有密切的关系，开展健康教育将有助于提高患者对疾病的认识及管理能力，从而有效改善患者血糖，防范出现相关的并发症。

鉴于世界各国在经济发展和医疗技术水平的差异，糖尿病教育开展的时间和规模差异很大。欧美等西方资本主义国家经济较为发达，有丰富的医疗资源投入到疾病预防与控制中，糖尿病教育相对南非等不发达国家开展较早。目前欧美地区等国家已经建立相对完善的健康教育体系，开展了不同形式的健康教育方式。主要有集体教学、小组教育、小组讨论、个别指导、多媒体教育、同伴支持教育、开展糖尿病夏令营等。

中国经济及医疗水平相对滞后，糖尿病健康教育开展工作相对较晚，国内最初的教育方式为学习班形式向患者面授糖尿病知识。医务工作者可通过课堂 PPT 讲授、借助声像教学、图片展览加强病人之间相互交流等方式来提高患者自我管理能力。随着医学模式的转变，人们逐步认识到健康教育的重要性。1989 年开始，我国逐步把健康教育引入临床，20 世纪 90 年代初期糖尿病教育方式主要是以口头教育为主，辅以简单的书面小册子、宣传栏、黑板报、大众视听教材，并且根据参加人员的数量分为集体教育、小组教育、个体教育。

21 世纪初，随着中国经济实力的崛起，教育方式和理念也随着发展更新。患者主动参与的体验式教育逐渐在临床开展，包括并发症体验式教育和饮食体验式教育，并发体验多应用于新诊断的糖尿病患者，饮食体验多应用于妊娠糖尿病患者。借助网络的个体化管理模式也逐渐成熟，对患者的健康教育也摆脱了时间和地点的束缚，由院内延伸到院外，缩小了与欧美国家的教育水平的差异。多学科发展和医护一体化教育也开始受到重视发展，有学者研究"医患双达标"健康教育模式可有效提高糖尿病患者血糖管理能力，稳定患者血糖，降低相关并发症，提高患者治疗满意率。反思性教育模式作为一种崭新的模式，主要利用病人反省—判断—发现问题—分析问题—确认问题—落实—总结—完善等推动病人持续反省自身存在的问题，进而提升病人管理疾病的能力。

二、糖尿病不同健康教育方式的组织与实施

（一）理论教育

糖尿病患者的健康教育无论是何种方式展开，其主要内容包括糖尿病基础知识、糖尿病药物与非药物治疗知识、血糖控制技巧、并发症监测、饮食、运动、心理和体重自我管理及随访技巧等。

1. 个体教育

个体教育顾名思义为围绕患者个体展开的教育，目前，国内存在庞大的患者数量，护士相对人手紧缺，大多数患者个体教育得不到有效保证。因此，个体教育方式的在临床开展工作有一定的局限性，主要通过以下方式开展：

（1）床边个体化教育 目前临床工作是以责任制整体护理工作模式，要求责任护士从患者入院到出院进行全程管理，但实际工作中因为人力问题，仍然存在患者住院期间为多名责任护士管理，为了确保患者糖尿病知识得到有效教育，临床制定了临床教育路径，通过责任护士床边个体化教育保证患者住院期间能完整得到糖尿病知识教育，见表 13-18。

表 13-18 糖尿病床边个性化教育时间安排表

时间安排	健康教育内容
第一天	饭卡落实
	定餐
	预备低血糖食物
	陪人制度
	开水房、公共厕所位置
	换掉衣服归处、大小便标本放置
	询问患者用药情况，交代胰岛素注射患者三餐前要按铃让护士打胰岛素

（续表）

时间安排	健康教育内容
第二、三天	糖尿病血糖控制的重要性
	个体化口服药的服药时间和注意事项
	饮食种类与原则
	低血糖的判断与处理
	糖尿病足的筛查与教育
第四、五天——出院前	胰岛素注射技术
	血糖监测频率、控制目标
	关注患者检查结果，针对主诉评估康复情况，简明告知患者相应的检查结果
出院前一天	患者出院办理流程和需要准备的材料身份证、押金单、医保卡
	评估胰岛素掌握情况，保证患者掌握胰岛素注射技术
出院当天	胰岛素笔返给患者，出院医嘱胰岛素注射的剂量和时间
	口服药的注意事项
	血糖控制目标和提醒复诊
	介绍随访的时间和方式

（2）个案管理模式 个案管理师开展从患者入院到出院的个案管理延续护理模式，主要针对人群：①初诊的糖尿病患者；②糖化血红蛋白HbA1c ≥ 9.0%；③糖尿病高渗状态HHS、糖尿病酮症酸中毒DKA、低血糖、糖尿病足等合并症；④其他：第一次使用胰岛素注射，医护评估需要追踪管理者。排除标准：a. 视听障碍、认知障碍者；b. 严重的心脑血管疾病及慢性病者，需要ICU监护治疗者；c. 不愿意参加者。

个案管理师在患者入院后48小时内访视，评估患者相关糖尿病问题、建立糖尿病个案管理记录集料表。建立微信群，随时可以跟患者沟通交流。出院当日依个案住院期间主要问题进行综合评价，未达标项目列为出院管理照料护理和追踪；电话回访追踪管理，出院后第1、4、12周按照固定框架内容进行随访（个别个案需求，增加电访次数）。3个月后管理进入维持阶段，对血糖和血脂不达标人群重点跟踪，达标人群提醒随诊。所有研究对象入组前和强化阶段末（出院第3个月末）完整记录其一般资料和相关生化指标。

（3）糖尿病教育门诊 糖尿病教育门诊目前在全国范围内多家医院开展，主要是针对初诊和血糖控制长期不达标的糖尿病患者，通过对糖尿病患者建立档案，整体的护理评估单（评估内容涉及糖尿病患者的主诉与现病史、既往史、用药情况、日常生活状况、个人史、家族史、心理社会状况、辅助检查、足部评估及糖尿病专科护士处理建议等）对患者全面评估，找出问题，针对问题进行个体化教育。

教育门诊出诊人员资格：副高以上职称糖尿病专科护士。

教育门诊时间：每周一次或每天，视医院门诊患者的需求情况而定。

教育门诊地点：门诊固定场所。

教育门诊内容：系统评估患者问题，针对问题进行健康教育。

2. 小组教育

病区患者住院期间多采用小组教育方式，采用多媒体PPT教育对5~10人小组患者进行教育，教育课程表涉及饮食、运动、血糖监测、低血糖预防、并发症防治、胰岛素注射等内容。在患者入院时责任护士就告知小组教育的时间、地点，教育课程表发给患者本人，鼓励患者尽可能去参加小组教育，如果是住过多次院的患者，可以选择自己感兴趣的课程参加。小组教育时间因医院而不同，一般为每周3~5次，每次30~80分钟。

3. 大课教育

大课教育指对于多于10以上人群进行的教育，

一般每月一次，课程一般提前一年拟定，会在门诊和病区都做成海报形式，由门诊和病区的医护人员进行告知，让糖尿病患者做好听课安排。大课教育也是用多媒体 PPT 形式面授，由内分泌医护人员授课，讲课前会免费给患者测血糖，每次来参与听课的患者会予印章证明其听课次数，年终会根据印章次数给予相应的奖励，进一步调动患者参加大课教育的热情。

（二）并发症体验式教育

并发症体验活动可通过利用体验式教育工具使患者切身体会到疾病对身体带来的危害及对生活带来的不便，更加有利于广大人民群众在并发症未到来之前提前体验"感受"。体验式教育对患者的文化水平要求较低，体验式教育工具可重复利用，因此，可在临床健康教育中推广应用。并发症体验式教育内容：

1. 大血管—冠心病症状体验，穿戴方法：根据体型在前胸收紧束带，和背部的松紧带配合调整，两个口袋内分别放置一个重物。体验方法：体验者可以通过快走、上下楼体验冠心病发病时胸闷和压迫感。

2. 大血管—下肢动脉病变症状，体验穿戴方法：绑在体验者脚踝处，系紧。体验方法：进行一段距离（≥ 10 米）的行走。体验小腿和足部肌肉萎缩的乏力感。

3. 微血管—糖尿病肾病体验，体验方法：触摸感受正常肾脏和衰竭后肾脏的差别。正常肾脏，表面光滑钝圆，质地结实富有弹性；功能衰竭后，肾脏萎缩，失去弹性。

4. 微血管—视网膜病变症状体验，穿戴方法：如果体验者本身佩戴眼镜，将模拟眼镜佩戴在原有眼镜的上方，按照视网膜病变的发展进程先佩戴透明模糊的眼镜，再换成黑点眼镜。体验方法：体验者观看远处的图片／人物，感受视物模糊和视野缺损。

5. 微血管病变体验，穿戴方法：佩戴手掌固定装置。体验方法：感受手套遮住和未遮住部位的温度差别。

6. 神经病变症状体验：体验者佩戴手套进行开瓶盖或从试纸瓶中取一片试纸，体验糖尿病神经病变引起的感觉缺失。

7. 神经病变症状体验，体验方法：单脚踩在垫子上体验糖尿病神经病变步行时的踩棉花感。

（刘雪彦）

附：

糖尿病护理健康教育框架

建立糖尿病护理健康教育框架的目的是向社区健康人群或患者提供有关高血压各种主要知识，同时指导护士制定相应的个人、家庭健康教育计划。

1. 疾病特点与主要症状
（1）糖尿病的诊断标准。
（2）空腹血糖的标准。
（3）糖尿病前期，包括空腹血糖受损（IFG）、糖耐量减低（IGT）。
2. 危险因素
（1）遗传因素。
（2）体重超重或肥胖。
（3）高血压与血脂异常。
（4）吸烟。
（5）能量摄入过多。
（6）静坐生活方式，缺乏体育锻炼与运动。
（7）其他因素，如增龄、既往有 IFG 或／和 IGT、巨大儿分娩史、低出生体重儿分娩史、心脑血管病史等。
3. 糖尿病的主要临床症状
（1）三多一少。

（2）尿路感染。

（3）胆道感染。

（4）手足麻木。

（5）视力下降。

（6）皮肤瘙痒。

（7）排尿困难。

（8）腹泻与便秘。

（9）其他合并症状，如意识障碍、昏迷等。

5. 常见并发症及发病因素

5.1 慢性并发症

（1）大血管病变：心血管疾病、脑血管病。

（2）微血管病变：糖尿病眼病、糖尿病肾病、糖尿病足。

（3）其他：糖尿病与感染、糖尿病与性功能障碍等。

5.2 急性并发症

（1）酮症酸中毒。

（2）糖尿病非酮症高渗性昏迷。

（3）乳酸性酸中毒。

（4）低血糖。

6. 用药指导

（1）强调药物治疗是建立在饮食和运动治疗的基础上。

（2）初步了解药名、剂量、使用方法、主要不良反应。

（3）提高治疗依从性，严格遵医嘱执行，不随意增减药量。

（4）指导胰岛素的管理与使用。

（5）低血糖的标准与紧急处理。

7. 糖尿病饮食管理

（1）饮食中对血糖的影响因素。

（2）饮食安排原则，三餐分配与三大营养素分配。

（3）体重控制与总热量摄入。

（4）进食水果的要求。

（5）食物交换份法。

（6）戒烟限酒。

8. 糖尿病的运动管理

（1）有氧运动的方式。

（2）运动的强度。

（3）运动的环境。

（4）运动的频率与持续时间。

9. 糖尿病足的护理

（1）糖尿病足的原因与危害。

（2）糖尿病足的症状和表现。

（3）糖尿病患者鞋袜选择要求。

（4）足部日常清洁护理。

10. 血糖的自我监测

（1）进行自我血糖监测，观察饮食与血糖的相关性并进行记录。

（2）血糖自我监测的时间点与意义。

（3）黎明现象与苏木杰现象。

11. 信息与资料获取途径

（1）糖尿病预防手册或光盘的获取处，如社区卫生服务中心、医院、书店、网站等。

（2）个性治疗及健康教育书面处方获取，如社区卫生服务中心、医院。

（3）糖尿病预防保健健康教育讲座地点、时间。

（4）获取其他社区卫生资源和信息的途径。

第十四章　精神心理疾病的健康教育与健康促进

学习目标

识记

1. 精神心理疾病的特点

2. 门诊与住院治疗的利弊

3. 精神科常用药物及副作用

4. 精神心理疾病的治疗手段与方法

理解

1. 精神心理疾病的疗效

2. "病耻感"的健康教育

3. 心理问题与精神疾病的区别

4. 精神科用药与副作用

运用

1. 精神科患者藏药与拒服药的健康教育

2. 精神科药物家庭观察的内容

3. 精神心理疾病康复的内容与健康教育计划

精神病是指在各种因素（生物、心理、社会、环境因素）作用下，造成大脑功能失调，出现以感知觉、思维、情感、意志行为等障碍为主的一类严重的精神疾病。而精神心理疾病是一个更为广泛的概念，包括了焦虑症、抑郁症等感知觉、思维、情感、意志行为和意识有障碍的患者。在临床中，精神与心理疾病是相互交叉与包含的关系，在治疗、康复与健康教育上也多有交叉关联。

据世卫组织统计，抑郁症的发病率从西太平洋地区的3.6%到非洲地区的5.4%不等；焦虑症的发病率，从西太平洋地区的2.9%至美洲地区的5.8%。在这些疾病中，至少1/3的病例属中重度疾病。在中国，精神心理疾病的患病率为17.5%，有超过2亿人受到精神心理疾病的困扰，其中重性精神疾病大概有2000万人，约为1%。精神心理疾病日益高发，带来沉重的疾病负担，也给社会、家庭造成诸多困扰。

第一节　精神心理疾病健康教育的内容

一、精神心理疾病健康教育的概述

随着社会的进步发展，医疗水平的提高，我国精神科健康教育的范围不断扩大，已经从过去主要针对重型精神疾病的诊疗、预后情况的指导，发展为神经症、睡眠障碍、适应障碍等多种疾病的预防和治疗。在我国，精神疾病患者的治疗多是急性期住院治疗，患者的精神症状得到控制后重返家庭。为患者提供一个连续、全面的医疗服务，对象不仅是患者，还包括家属，健康教育的内容不仅包括药物治疗，还要包括指导社会功能和认知功能的恢复，这一全程治疗与康复理念已经逐步成了精神医学界的共识。精神疾病患者大多病程迁延，高复发率是目前最重要的治疗难题，与精神病患者的服药依从性有密切联系。因此，在精神疾病的全程管理中，健康教育占有非常重要的地位。

二、精神心理疾病特点的健康教育

1. 精神心理疾病的特点——易复发

精神疾病是一类慢性病，容易复发，几乎不能彻底治愈，也就是人们常说的"去根儿"。在精神疾病中，对能否"去根儿"这种说法应该具体分析。我们应该教育患者和家属，所谓的去根儿并不是病了一次之后就一辈子不犯，就目前的医疗水平而言，这对所有的慢性病和退行性病变都是一个可望而不可即的理想而已。高血压、糖尿病等慢性病同样需要长期随访，接受药物、生活方式、运动锻炼等全方位的健康管理，只要能做好，同样不会影响他们近期和远期的生活质量。其次，精神疾病难以根治的影响因素很多，包括病人的个体素质、性格特点、家庭社会环境、治疗情况、遗传因素等等。医生的药物治疗只是这诸多因素中的一个，不可能单纯指望医生的治疗来解决精神疾病的躯体问题，家属和社会都要为病人的康复承担责任。因此，精神心理疾病的治疗不要把眼光盯在"不复发""不吃药"上，而应该做长远的打算，在维持用药的同时，全面促进病人的心理、社会康复才是根本出路。

2. 精神心理疾病治愈的标准

正如高血压、糖尿病这些慢性病一样，精神疾病同样需要长时间的服药、健康管理等手段与措施，治疗的目标实际上就是控制症状、保持社会功能、防止伤残与回归社会。很多人会疑惑精神病能否治好。从医疗的角度判断，疗效症状减轻了，自知力恢复了，病就算好了，所以多数病人都能"治好"。但很多大众认为，精神病人只有像正常人一样生活工作才算病好了，或者不吃药了，病情也没有反复才叫治好。正是这种对"治愈"理解上的偏差，导致很多精神病人或家属对治疗没有信心，治疗依从性不高。精神病的治疗效果之所以受到怀疑，原因在于：①药物的副作用使病人显得呆板迟钝。②病情容易复发，而且事实上精神病的复发率也确实相当高。③由于各种因素的影响，病人虽然已经达到临床治愈，却仍然不能参加正常人际交往和学习工作。所以虽然医生认为很多病人已经"治好"了，但其他人仍然觉得他们"有毛病"。

我们应该看到精神病治疗复杂的一面，影响疗效的因素绝不单纯是医生和药物，还包括家属和各种社会因素，有很多药物治疗以外的因素是医生们所不能左右的。近年来许多治疗精神病的新药已被应用于临床，取得了较好的效果，可以相信精神病的治疗手段会越来越多，效果会越来越好。

3. 精神疾病病耻感的健康教育

很多人对精神疾病有歧视，认为精神病是一个令人恐惧而又充满神秘色彩的名词，使人联想起一个个满身污垢、时哭时笑、呆滞冷漠或暴躁凶残的人。实际上有这些表现的严重精神病患者比例较小，在临床工作中更常见的是外表正常或接近正常而内心痛苦的患者。精神疾病的种种症状会造成患者社会功能受损、责任感缺失、病程时间长、预后效果差、危险系数高，这些都会使患者产生许多否定自己的想法和行为。公众的认知与态度、大众传媒的不良引导，会反作用于患者和家属，使其主观上产生自我歧视与否定。即使处于恢复期的患者也

存在许多与普通人不同之处，有些异样行为、言语、思维等，都会对患者造成极大的负面影响。精神疾病患者的病耻感，会造成诸多不良影响：①病耻感会使患者和家属自我评价过低，对疾病治疗采取否定态度，拒绝治疗和随诊服务，依从性差，从而影响治愈率。②病耻感会扰乱患者和家属的日常工作和生活。③病耻感严重影响患者和家属的社会交往，许多患者和家属惧怕与他人交往，担心他人用异样的眼光看待自己，总觉得低人一等，导致自我封闭。

病耻感是很多精神病人重返社会的重要障碍，社会歧视是诱使精神病复发的一个因素，社会歧视与病耻感导致精神病人的择友、工作、婚恋等正常社会交往也面临重重困难。对于这个问题，一方面要加强对大众精神卫生知识的健康教育，让更多的群众了解精神病，制造有利于精神病人康复的社会氛围，尽可能减轻社会歧视。另一方面，对精神病患者及其家属也应该开展相关健康教育。

作为一个精神病人，特别是在疾病的恢复期，首先要对各种歧视现象有充分的思想准备，要接受这样一种现实。大多数人对精神病人并没有恶意，他们只是不了解精神病是怎么回事，因为无知而心存恐惧，所以才不敢与其交往。其次，要在生活和工作中找到自己适当的位置，一方面要认识到在患病期间社会功能的确有一定程度的损害，即使病情治愈了，也还需要维持治疗，在相当长的时间里，难以恢复到病前的最佳状态。因此，不要盲目乐观，给自己提出一些不切实际的奋斗目标，更不要同别人攀比。另一方面，也不要悲观失望，自暴自弃，如果出现心理困扰，不能自行排解，请及时向家人倾诉或找医生咨询。最后，要发挥自己的能动性，主动关心别人，帮助别人，从事力所能及的工作，用自己的行为来证明自身价值，消除别人的歧视。

4. 心理问题与精神疾病的区别

精神疾病还是心理问题，常听人说"这个人只是有些心理问题，不是精神病"。在医学上，心理疾病与精神疾病是一类问题，在传统意义上心理疾病与精神疾病是有区别的，主要包括发病原因、临床表现、治疗、预后等方面。

（1）发病原因　心理疾病被人们理解为心理问

题，是由现实刺激及心理社会因素引起的，如失恋、高考失利、人际关系冲突等不良心境造成的兴趣减退、生活规律紊乱，甚至行为异常、性格偏离等。精神疾病是指大脑功能活动发生紊乱，导致认知、情感、行为和意志等精神活动不同程度障碍的总称。发病原因主要包括先天遗传、器质性病变以及其他尚未明确的因素。

（2）临床表现　精神疾病患者有妄想、幻觉、情感障碍、行为怪异、意志减退等症状，而心理疾病缺乏上述明显的精神病态。主要表现为情绪障碍或认知等某方面的轻度功能下降。同时，心理疾病患者大多有自知力，表达痛苦并主动求医，不太影响正常的社会生活；而精神疾病大多没有自知力，社会功能严重受损，伴有人格及精神紊乱，一般不会主动就医。

（3）治疗及预后　心理疾病药物治疗时间相对较短，通过药物配合心理治疗，治疗效果较好，预后不易复发，而绝大多数精神疾病患者需要长期服药，预后易复发，复发后对患者的伤害会更大。

三、精神心理疾病治疗方法的健康教育

理想状态下精神疾病的治疗应由精神科医生、护士、心理治疗师、康复治疗师及社会工作者组成的团队制定方案。目前主要的治疗方法有药物治疗、物理治疗、心理治疗、康复治疗。

1. 门诊或住院治疗的利弊

目前精神疾病大多以急性期住院治疗，康复期、稳定期门诊随访的方式治疗。由于社会环境的影响，很多精神疾病患者及家属对住院治疗较为排斥，总是希望能够通过门诊解决所有问题，因此就门诊或是住院，怎么权衡选择，应该有相应的健康教育。

首先，住院治疗的优点：①便于观察病情。②对于具有攻击他人、自伤自杀危险的病人，居住在医院这个封闭的环境中，可以有效地保证病人的自身安全，也保证病人的家属及周围人的安全。③便于治疗。对于门诊病人，医生用药时往往比较谨慎，因为医生无法看到和及时处理病人服药后出现的各种反应，病人住院后医生就敢于加大药量，并根据情况及时调整，以加快治疗的进程。

但住院治疗也有弊端：①病人病重时，往往对医院有强烈的抵触情绪，坚决拒绝就诊住院，因此常常需要哄骗甚至强制病人住院，这样就可能使病人产生强烈的敌对情绪，引起病人及家属医务人员之间的激烈冲突。②住院期间病人的人身自由与家庭生活被剥夺，这些对于一个人精神活动的完整性有很大的伤害。③精神病人的住院时间较长，环境单调，这对病人的人际交往技能、学习工作能力，都有很大影响，出院后需要很长时间重新适应社会。因此有学者认为精神病人住院时间越短越好，只要病人冲动或者自伤的危险性不是很大，能配合治疗了就让他回家去服药，主要是为了避免住院的弊端，特别是为了避免住院时病人社会功能的损害。为此，国外用日间住院、家庭住院等方式来弥补以上弊端，欧美发达国家的精神病院已日趋减少，人们将有限的医疗资源从医院转向社区，按照一定的区域将精神病人组织起来，督促他们服药，并定期组织他们参加社会活动，培养他们的职业技能。国内的一些医院也在相继尝试类似的服务。但是这样做就需要强有力的家庭支持和社会管理，而我国的家庭支持和社会保障体系都很不健全，应用这些模式的配套支持不足，难以开展。

多数专家的观点是精神病人尽量不住院，只有到病情异常严重或者在家无法维持药物的治疗情况下，才不得已而为之。需要住院的情况有以下几种：①极度兴奋，冲动伤人。②有自杀企图。③拒绝治疗，家属又无计可施。④诊断不明，需住院观察以明确诊断。⑤严重的药物副作用。⑥各种药物治疗均效果不佳，需要住院系统调药。

对于住院时间的长短，大多并无固定的疗程。通常住院治疗分为三个阶段。第一阶段是急性治疗期，第二阶段是完全治愈期，第三阶段是调节巩固期。在治疗阶段药量比较大，病人可能出现各种副作用，因此在出院之前要尽量摸索出既能巩固疗效又能降低副作用的最佳剂量。

2. 药物治疗

精神心理疾病的药物主要有：抗精神病药、抗焦虑药、抗抑郁药、心境稳定剂等，详见表14-1。

表 14-1 常见精神心理疾病药物

类型		代表药	主要副作用
抗精神病药物	典型抗精神病药	氯丙嗪、奋乃静、氟哌啶醇、舒必利	锥体外系反应（EPS）：药源性帕金森综合征、急性肌张力障碍、静坐不能、迟发性运动障碍（TD）；体位性低血压；体重增加；过度镇静；胃肠道不良反应；尿潴留、白细胞减少症等
	非典型抗精神病药	氯氮平、奥氮平、利培酮、喹硫平、齐拉西酮、阿立派唑、帕利哌酮、氨磺必利	
抗抑郁药	三环抗抑郁药（TCA）	多虑平、阿米替林、氯丙咪嗪、安拿芬尼	抗胆碱能不良反应（三环类最常见）；中枢神经系统不良反应（三环类常见）；心血管不良反应（三环类常见）；性功能障碍；体重增加；过敏；过量中毒等
	选择性 5-羟色胺回收抑制剂（SSTIs）	氟西汀、帕罗西汀、舍曲林、氟伏沙明、西酞普兰、艾司西酞普兰	
	5-羟色胺和去甲肾上腺素双回收抑制剂（SNRIs）	文拉法辛、度洛西汀	
心境稳定剂		碳酸锂、丙戊酸盐	胃肠道反应、镇静、体重增加、震颤等；锂盐中毒先兆：呕吐、腹泻、粗大震颤、抽动、呆滞、构音不清和意识障碍等
抗焦虑药	苯二氮䓬类	地西泮、艾司唑仑、阿普唑仑	嗜睡、过度镇静、智力活动受影响、记忆力受损等
	非苯二氮䓬类	思诺思、丁螺环酮、安蓝	口干、头晕、头痛、失眠、胃肠功能紊乱等

（1）精神科药物对患者的智力影响 很多病人服抗精神病药以后，出现表情呆板、脖子发硬、四肢发僵、动作迟缓，给家属造成病人吃药吃傻了的印象。普通的人说的傻有两种表现，一种是智力低下，病人的理解力、计算力、智力水平全面低下，这是真正的傻；另一种是智力水平正常，但脑子反应慢，考虑事情不周全，就是假傻。精神病人服药时出现上述反应是药物的副作用，发愣、面部表情缺失，但智力水平没有下降，或停药后可以消失，因此是假傻。这是药物副作用所造成的，不会对病人的实质智力造成伤害。

（2）精神科药物的成瘾性 所谓成瘾术语叫作依赖，是指一个人对某种物质的需求不断增加，服用以后就感到舒服，长时间不用就会全身难受，比如烟瘾、酒瘾、毒瘾、药瘾等等。在精神药物中，只有抗焦虑药，也就是安眠药可以成瘾，抗精神病药等其他三类药物是不会成瘾的。

（3）正确看待药物副作用 药物都有副作用，吃药就是为了治病，有些药物有很严重的副作用，治病与副作用是一对矛盾，直接关系到治疗的成效，从家属的角度讲，谁也不愿意自己的家人患精神病，

但既然已经被确诊了，就必须正视这样一种治疗的现状，任何怨天尤人、讳疾忌医、犹豫不决的态度都是不可取的。治疗中出现各种副作用，虽然令人担心，但是在没有更好的治疗方法时，也只能接受。就如外科手术一样，用人为的创伤来治疗疾病，也是一种很残酷的方法，既然人们能够普遍接受外科手术这种治疗方法，那么药物引起的副作用也要能接受才行。

（4）药物的有效剂量与副作用 在具体的治疗当中，首先要选择既有效，副作用又轻的药物，并摸索出最低的有效剂量；其次在服用某种药物治疗时，家属应尽可能全面地了解该药的各种副作用，密切的观察，尽早发现，及时处理；最后要区别副作用的轻重，建议不要让轻型的副作用影响治疗，更不能忽视严重的副作用。如果病人出现某些严重的副作用，则不得不减药或者换药，这些严重的副作用包括：①严重的体位性低血压，病人很有可能因此而摔伤；②严重的吞咽困难，喝水发呛，大量的食物含在口中难以下咽；③药源性癫痫大发作；④血液中白细胞进行性下降；⑤出现过敏性皮疹；⑥内脏功能的严重损害。患者和家属应该清楚出现

以上药物严重不良反应，应该及时复诊就医，更换药物或治疗方法，不可在家擅自停药或换药。

（5）服药期间家属应注意的情况　家属应记录病人服药情况，以便复诊时向医生介绍，供医生合理用药。

①睡眠：多数抗精神病药，具有镇静作用，病人服药后是否睡眠增多？每天总共睡多少小时？白天睡几小时？夜里睡几小时？白天的精力如何？有的药具有激活作用，一般是早、午服用，晚上不用。病人服这些药时，是否失眠？是入睡困难，还是早醒？

②饮食：病人是否食欲减退、恶心、呕吐？这有可能是药物对胃肠道的直接刺激，也可能是药物对肝脏的损害所致，因此要每月化验一次肝功能。

③大便：病人几天排一次大便？与服药前的排便规律有何不同？药物可能引起病人便秘，特别是老年病人，用力排便会加重心脏的负担，需要及时处理。

④小便：病人服药后有无排尿困难、排尿不尽感？如果病人有尿意，却长时间不能排尿，就需要请医生处理。

⑤脉搏：病人是否经常感到心慌、胸闷？如果在安静时脉搏也在 100 次 / 分以上，就叫心动过速，需要口服降低心率的药物。一般每月要查一次心电图，另外病人在突然坐起或突然站立时，是否感到头晕、眼前发黑（体位性低血压）？注意防止病人摔伤。

⑥口水：病人是否经常感到口干，总想喝水（多数药物都会导致口干）？有无口水增多，睡觉时流湿了枕头（尤其是服用氯氮平时）？

⑦锥体外系症状：病人有无手抖，特别是吃饭手握筷子或写字手握钢笔时？站立时有无双腿发颤？是否发生过斜颈、双眼上翻？有无坐立不安？有无面部、四肢的不自主运动（迟发性运动障碍）？

⑧情绪：病人有无莫名的情绪低落、少语少动、兴趣减退，甚至悲观厌世？有无莫名的烦躁易怒？

⑨性功能：已婚病人的性生活是否满意？男病人有无阳痿？女病人的月经是否规律？

⑩体重和皮肤：病人是否在发胖？体重增加的程度如何？皮肤，特别是暴露部位的皮肤颜色有无变化（氯丙嗪可引起皮肤色素沉着）？这一点对年轻的女病人尤为重要。

此外，病人在服药期间，如果有不明原因的发热，应及时来医院复查血常规，明确白细胞有无下降。

（6）对拒服药患者的健康教育　病人拒绝服药，这是所有精神病治疗中最普遍也是最令人头疼的情况。首先要了解病人拒绝服药的原因，有的病人是由于服药以后出现了不良反应，身体不舒服影响了学习和工作，对这样的病人一方面要耐心劝说，摆事实讲道理，另一方面要请医生酌情调整药物的剂量或品种，以减轻不良反应。有的病人对长期服药嫌麻烦，对病情复发的严重后果认识不足，存在侥幸心理，对这样的病人要反复强调再犯病的危害，有时可以用住院来"吓唬"一下病人。还有的病人是因为病还没好，缺乏自知力，甚至就是在幻觉妄想的支配下不吃药。这种情况最棘手，患病中的病人是不会接受任何劝说的，有时就需要连哄带骗，或者拿出家长的威严来迫使病人服药。

有的家属在病人不知道的情况下暗中给病人服药（暗服药）。常用的方法是把药片碾碎放在饭里、饮料里，让病人服下。暗服药是一种万不得已的方法，一旦让病人发现，不仅会造成严重的家庭矛盾，还有可能诱发或加重病人的被害妄想，要请家属特别谨慎小心。

（7）藏药的健康教育　药物最好是由家属保管，每次服药时按照医嘱将药片准备好交给病人，看着病人把药服下。同样是拒绝服药，有的病人"明火执仗"，有的病人却是瞒天过海做出吃药的样子，实际上药片根本没有吃进去。有个术语专门用来描述这种情况叫作"藏药"。最常见的藏药方式是假装喝水咽药，实际上将药片藏在舌下、腮部，再伺机吐掉。更有甚者有的病人根本就没有把药片送进嘴里，而是像变戏法一样，在仰头服药时将药片夹在手指缝中。

对于藏药的病人，家属首先要告诉他藏药的危害，藏药不仅不能起到有效的治疗作用，而且由于服药不规律（有人监督时可正常服药，无人监督时完全不服），血液中的药物浓度忽高忽低，会造成严重的副作用。对于有可能藏药的病人，还要在服药后检查他的口腔，特别要查看舌下是否藏有药片。病人服药以后，家属不要马上离开，要陪病人待一会儿，也不要让病人马上去厕所，以防病人把藏的药"处理"掉。另外，还可以通过观察病人服药后的反应来推断他是否藏药。有的病人服药后很快入睡，有的病人出现口干、便秘、手颤等副作用，如果在药量不变的情况下，这些副作用不知原因的消失，就有可能是病人的药没有吃进去。

家属监督病人服药的严密程度，应酌情而定，对于自知力完整主动服药的病人，不要管得过细，干涉过多，以免使病人产生厌烦情绪。对有可能藏药的病人，要严厉监督以掌握病人实际的服药剂量，确保治疗的有效性。可以公开地、心平气和地与病人讨论服药的利弊，但在没有充分的事实依据时，不要贸然说病人藏药。对于有过藏药"历史"的病人，家属也不要总是以此来训导病人，病人如果常常感到身处于严密的看管之下，心情会很不舒畅，也会影响病人与家属之间的沟通。总之家属对于有藏药行为的病人监督要从严，说教要从宽，尽量让病人在一种宽松、祥和的气氛中接受治疗。另外使用长效针剂治疗也是对付病人藏药的有效方法。

3. 心理治疗

心理治疗是应用心理学的原则方法，治疗病人的心理、情绪和行为问题。心理治疗的基础是病人必须具有强烈的求知欲望，积极配合治疗，医患之间必须建立良好的关系。心理治疗的根本目的不在于改变症状，而在于帮助病人去认识自己的心理或人格缺陷，并付诸行动，加以矫正。因此病人是心理治疗中的主体，医生只是协助者或指导者。

精神病人在疾病的急性期显然不具有以上特点，他们拒不承认自己有病，拒绝任何治疗。所以此时心理治疗是难以进行的。另外从精神病症状的特点来看，幻觉妄想是不可能被说服的，也是不可能被事实所纠正的。因此，精神病最根本的治疗方法是药物而不是心理治疗。

但是，在精神病的恢复期，病人如果能够同医生建立良好的关系，要求解决自己的心理问题，心理治疗还是可以发挥作用的。它可以促进病人的自知力尽快恢复，矫正病人的人格缺陷，增强自信，提高心理承受力，这些不仅有利于病人疾病的恢复，而且对巩固疗效，防止复发都具有重要意义。总之心理治疗虽然不能从根本上治疗精神病，但却是一种非常重要的辅助治疗手段。

4. 电休克治疗（MECT）

电休克治疗是通过一定量的电流引起病人抽搐发作，来治疗精神病的方法。这种治疗方法在社会上多有误解，以为是医生用来惩罚患者"不老实"的，实际上这绝非惩罚，而是一种治疗手段。它主要适用于三种情况的病人：①强烈的自杀观念；②极度兴奋、不合作；③木僵。电休克治疗起效快、效果明显，但不持久，症状易复发；但对行为障碍效果好，对思维障碍效果差；病程长短也会影响疗效，病程短者效果好，病程越长效果越差。尽管精神障碍的治疗有了很大进展，MECT对于某些精神疾病仍是起效最快、最有效甚至是最安全的治疗方法，尤其是对那些药物治疗无效又不安全的患者。

MECT治疗前需要对患者进行系统的精神、躯体及实验室检查，以确保最安全有效的实施治疗。同时，还可能需要调整药物治疗来提高疗效、降低不良反应。MECT治疗次数和治疗间隔根据病情需要而定，一般是8~12次为一个疗程，通常每周治疗2~3次。

MECT治疗需要做诱导麻醉，可以理解为类似于一次小手术。治疗前要监测患者生命体征，治疗前6小时禁饮禁食，临近治疗应排空大小便，取下活动义齿和身上金属类的装饰物。治疗中置于仰卧位，身体放松，监测血氧饱和度和心电图，开放静脉通道，诱导麻醉，待病人睫毛反射迟钝或消失、呼之不应、推之不动、自主呼吸停止时，开始通电治疗。治疗结束待病人自主呼吸恢复并稳定后，取出静脉穿刺针，将患者转移至恢复室。

这个治疗过程病人没有任何痛苦感，从推入麻醉药物直到治疗结束，病人对所发生的一切全然不知，只感到全身肌肉酸痛或者有轻微的头疼。虽然从理论上讲，电休克也可能出现多种并发症，但在实际操作中，这些副作用的出现率非常低。在很多精神病院做电休克治疗，就像普通的打针、发药一样，已成为家常便饭。有的医院做了数千次，也没有出现过一例严重的意外事故。从这个角度说，它比服药的安全性还要高。

在MECT治疗前后应对患者及家属进行多种形式的健康教育，如书面宣教、口头教育、多媒体宣教及健康讲座等，介绍医院环境、治疗流程及注意事项，重点强调禁饮禁食的时限，如条件允许，可让患者参观治疗室环境、仪器和设备。关于治疗的不良反应，应向患者和家属讲解呼吸道分泌物增多的原因、可能引起的并发症与处理措施；告知患者和家属，出现记忆障碍是短暂可逆的，一般在1~3周内可恢复；头晕、头痛等症状，数天内可自行缓解，可向患者指导减轻头痛的方法，减轻焦虑，打消顾虑。

5. 作业治疗

作业治疗是通过有目的、有选择的作业活动，对不同程度地丧失生活自理和职业劳动能力的患者，进行治疗和训练，使其恢复或改善生活、学习和劳动能力，作为家庭和社会的一员更加有意义的生活。

作业治疗的目标是使患者掌握日常生活技能，适应家庭生活，适应新的环境和条件下的工作。换句话说作业治疗是座桥梁，把患者个人同他的家庭、社会联结起来，从患者的个人潜力和需求出发，经过作业的训练和治疗，逐渐恢复正常生活。

作业治疗的内容很多，与精神病人有关的如工作治疗、文娱治疗、书画治疗、音乐治疗、职业技能训练等。对于恢复期病人，国外大多采用日间工疗的形式，为病人回归社会从事职业工作做准备。我国在这方面开展的工作较少，但这项工作对精神病人是非常有意义的，很多病人在治愈之后闲散在家，无所事事，导致生活不规律，情绪不稳定，社会交往减少，职业技能退缩。因此，一些社区和医院已经克服困难，为康复期患者建立了日间工疗站，使他们能够以此为过渡，胜任正常的生活和工作。

6. 其他治疗方法

由于害怕西医治疗的副作用，家属们就千方百计地去寻找其他治疗方法。各种宣传媒介也时有报道，用中药、针灸、气功等方式治疗精神病，但对这些方法，目前尚缺乏科学的评价，只有电针、生物反馈治疗等对稳定情绪、改善睡眠有所帮助，却难以治疗幻觉妄想等精神病性症状。对于那些街头广告上宣传的"祖传秘方""一次包好"等把戏更不可轻易相信。否则，时间、金钱的损失事小，延误了病情事大。在有些地方还有一些病人家属会相信一些符篆或求神拜佛等方法，在不伤害病人且不影响医院治疗的情况下，可以不加干涉，在某种情况下，这也算是一种暗示治疗的方法。

四、精神心理疾病康复的健康教育

1. 精神康复的概述

精神康复包括治病、防复发、防残疾三部分。第一部分主要是在医院里进行的，而后两部分主要是在院外进行的。治好病是精神康复的前提和基础，

防复发是对这一基础的进一步巩固，而精神康复最重要的任务，是让病人能够自如地与人交往，能够胜任自己的生活、工作和学习，这才是精神康复的最终目的。所以作为精神病人的家属，你要有充分的思想准备，不要以为病人的病情治愈了，就可以完全解脱了，这只是他康复的第一步，后面还有两项更艰巨、更长期的任务呢。

具体来说，精神康复包括医学康复（治病和防复发）、心理康复（对疾病的态度、面对歧视提高心理承受力、纠正性格缺陷等）、社会康复（生活自理能力、人际交往能力、学习能力等）和职业康复（就业咨询、职业技能的测定与培训、在工作中发现自我价值等）。这几种康复形式并不是孤立的，而是相互联系、相辅相成的。在一般人的印象里，似乎只有等到病情痊愈之后，才能进行心理、社会康复。其实不然，药物治疗和功能康复应该是同时开始的，即使病人的病情还没好，也要督促他自己照顾生活，适当地与人交往，住院病人还要参加工疗、音乐治疗等。所以，精神疾病的康复过程就是以药物治疗为主体、多种康复措施综合运用的结果。对于一个精神病人，医生在为他确诊、治疗的同时，要对他进行残疾评定，制定相应的康复计划，通过上述康复过程，力争使病人不仅能生活自理，还能为社会创造价值。

2. 恢复期病人的日常生活与康复

患有严重躯体疾病的患者，在大病初愈之后，需要精心调理，恢复体质。精神病人在恢复期也需要调理，但不是以恢复体力为主，而是精神活动的调理。很多在一般人看来不值一提的生活能力、交往能力，对于精神病人而言，都需要重新学习和掌握，这种康复过程是渗透到病人的一言一行当中的。病人需要像小孩学走路一样重新学习和锻炼。

（1）生活自理　有些病人在病好之后就变懒了，不注意个人卫生，不打扫房间，也不洗衣做饭。这有可能是病情本身的残留症状，也可能是药物反应，还有可能是家属对病人过分照顾，不让他做家务。不论是哪一种原因，病人的生活过于懒散，或者过于依赖他人的照顾，对他的康复都是很不利的。精神病不同于躯体疾病，在恢复期不需要充分的体力休养，适当的活动可以增加病人身体的灵活性和协调性，提高他的生活独立性，为他进一步参加社会生活打下基础。对病人来讲，要提高认识，主动做家务，自己来安排

自己的生活；对家属来讲，要多加督促和鼓励。

（2）情感交流　人的情感活动，包括内心体验和面部表情两方面。正常人对外部事物都会有喜、怒、哀、乐等情感反应，然后再通过表情表达出来。恢复期病人常常给人一种表情呆板、反应迟钝的印象，因此就需要训练。首先要提高兴趣，兴趣越大，情感的投入越多，愉快感也就越强。其次，要设身处地的体谅和关心他人，理解了别人的情感才能唤起自己的情感。三要充实生活的内容，聊天、看电视、听广播、读报纸等日常生活中非常简单的小事都可以充实病人的信息来源。整日呆坐少语、无所事事，自然难以产生丰富的情感。最后，要善于适时、适度地表达情感。情感的交流在人际交往中至关重要，这种交流往往并不需要过多的语言，有时一个眼神、一次点头、一次微笑，就足以让对方感受到你的存在。这种表达需要一定的技巧，病人要有意识地在实践中学习和摸索，也需要家属耐心的帮助。

（3）注意力　恢复期病人的注意力往往难以集中，或不能持久，这对病人的生活、工作会有很大妨碍。对此，首先要排除药物的影响，选用镇静作用轻微的药物进行维持治疗。另外，要加以训练，来延长主动注意的时间，具体的方法是先从简单的病人感兴趣的事做起，如果病人喜欢听音乐，就来安排一个安静的环境，让病人全神贯注地听音乐，并记录病人集中注意的时间。每天坚持训练病人，注意力集中的时间就会逐渐延长。然后再训练病人集中处理复杂事物（如读书、写字等）的时间。一般来说，如果病人能够集中从事一件事达1小时以上，就不会给他的人际交往和日常生活带来大的妨碍。重要的是，要持之以恒地锻炼。

（4）语言表达　很多精神病人都是性格内向、不善言谈。这些病人在病好之后如果再不加以训练，就会继续影响病人的社交能力，最终成为病情复发的隐患。

训练语言表达能力，首先是让病人敢说，其次才是学习怎么说。在家庭生活中，要建立一种宽松、平和的气氛，使病人有随意表达自己意愿的机会，而不至于因为病人的言谈不当，被中途打断，或被嘲笑、轻视。对于不善言谈的病人，家属要寻找机会，自然地诱导病人开口说话。比如让他对一些家庭事务发表意见，同他一起讨论新闻轶事等。只要

病人开口讲话，不论他讲的是否有道理，都要听他把话讲完，尽可能地尊重他的意见，不要轻易地去反驳他。至于讲话的条理性，这主要反映了思维的条理性，与病人受教育的程度有密切关系，这方面的训练绝非一朝一夕之功，需要病人在日常生活中自己去摸索和总结。语言最主要的功能是交流，只要能够把自己的想法表达清楚，让别人听明白，就足以胜任人际交往，因此不要对病人要求过高。

（5）待人接物　人际交往需要一些基本的礼仪，比如互相问候、表示关心、递烟倒茶、临别送行等。精神病人因病与外界隔离的时间较长，对这些礼仪难免有些生疏，因此需要为他提供机会重新训练。一方面可以有意安排客人来家里做客，事先要征得病人的同意，询问病人对来访者的态度，安排好病人将要扮演的角色，对来访者要说明病人的情况，特别要介绍哪些话病人愿意听，哪些话病人不愿听，让客人有充分的思想准备，以免见面后因言语不当而发生不愉快的事情。

在客人到来时，由家属引荐，然后让病人主动负责接待。在谈话的过程中，要引导和鼓励病人积极参与，发现病人有言语不当之处，要主动"圆场"，而不要当面说穿。客人临行时家属和病人一同与客人道别。另一方面，家属应带领病人上街购物、郊游、串门等。在保证安全的情况下，也应允许病人独自交友、外出。在每一次社交过程结束后，家属应主动同病人交流感受、总结经验，要善于发现病人微小的进步，并加以鼓励，在此基础上，适时地指出不足。

以上几点都是日常生活中每天要做的事情，而对于恢复期的精神病人而言做这些事就需要特别的关照。因此，精神康复的理念是渗透到病人的一言一行当中的，家属要把同病人的每一次谈话、每一次办事都提高到治疗的高度来认识。很多精神病人在病好了之后怕再受刺激，就尽量少跟别人来往，怕累着就不去工作，甚至不干家务活，不料理个人卫生，久而久之病人不仅越来越懒，而且由于长期与外部世界脱离，就会出现人际交往的困难，学习工作能力的减弱。就好比一个患有严重躯体疾病的人，因病长期卧床就会出现肌肉的"失用性萎缩"一样，人的精神活动如果长期缺乏内容，也会出现"精神的萎缩"——即精神残疾。俗话说"冰冻三尺，非一日之寒"，平时一点一滴的积累，尽管很操心、

很累，但时间长了，必会有所回报。否则，一旦发现病人出现衰退症状——什么也不想干、什么也不能干的时候，后悔就来不及了。

建议家属为病人建立康复档案，定期记录病人的病情、服药情况以及家庭生活和社会生活的情况，在医生的指导下制定康复计划。如果有可能的话，也请病人记康复日记。这样，经过长期不懈的努力，当病人抛弃了精神病的包袱，自信地面对生活的时候，就会感到由衷的欣慰和自豪。

3. 病情复发预防与复诊的健康教育

精神疾病的复发率很高，在病房里经常能够见到一些熟悉的面孔，他们都是"二进宫""三进宫"的病人。病情复发给病人、家庭和社会造成了巨大的负担，因此，防复发就成了精神科医生的艰巨任务，也是广大家属和社会倍加关注的问题。

为了防止复发，首先，家属要定期带病人来门诊复查。复查可以使医生连续、动态地了解病情，及时调整治疗药物；也可以使家属和病人及时得到咨询，解除病人在生活、工作和药物治疗中的各种困惑。一般情况下，应一个月复查一次，如果有特殊情况，可随时就诊。

其次，要坚持维持治疗。据统计，在复发者中，自行停药者占 54%~77%。维持治疗的病人复发率为 40%，而没有维持治疗的病人，复发率高达 80%。因此，病人和家属都要高度重视维持治疗，不要因为"好了伤疤忘了疼"，或者因为怕"上瘾"，怕药物伤脑、伤肝等顾虑而自行终止服药。有的女病人为了要生育，怕药物造成胎儿畸形；有的病人谈恋爱时或结婚时隐瞒病情，怕对方发现而不敢服药，造成长期停药以致病情复发。

第三，要帮助病人认识疾病的症状表现，理解预防复发的重要意义。帮助病人正确对待疾病，既不盲目乐观，也不消极悲观，正确对待社会对精神病人的各种歧视态度。帮助病人提高心理承受能力，学会对付应激事件的方法，发现并纠正性格缺陷。这些问题如果处理不好，都将成为病情复发的隐患。

第四，注意发现复发的先兆，及时处理。比如病人出现睡眠障碍，特别是昼夜节律颠倒——夜间看书、写字、听音乐等，白天卧床不起；情绪不稳定，烦躁易怒，或者发呆发愣等；突然否认自己有精神病，拒绝服药、就诊等。上述现象不一定都是复发的先兆，但家属要了解其可能的原因，及时向医生反映，做进一步的观察和处理。这样就有可能避免一次复发，或者使复发的时间缩短、程度减轻。

4. 精神心理疾病患者家属的支持

护理精神患者，需要付出很大的精力和体力。在漫长的护理过程中，家庭成员往往会感到疲倦、孤单无助、甚至失望。因此家庭成员也应注意自己的身心健康，以免使自己在精神情感、体力上的枯竭，要做到以下几点：①家庭成员之间相互支持；②接受自己的限制，凡事量力而行；③保持乐观的态度；④给自己一些奖励；⑤学会一些自我放松的方法；⑥维持社交活动期；⑦适当运用社区资源。

第二节 精神心理疾病健康教育的组织与实施

精神科患者的健康教育工作在整体护理模式中，已经受到了前所未有的重视。近年来，以场所为基础的健康教育干预的理念在国际健康教育与健康促进领域得到广泛推崇，使以往以疾病预防控制为中心和以人群为中心的健康教育干预更具有可实践性，最终形成三维定位健康教育干预——活动地点、目标人群和干预内容的模式，从而使我们更清晰地理解针对特定人群的特定健康问题进行健康教育，干预活动应该在哪个场所实施。本节重点介绍医院健康教育。健康教育贯穿于患者住院的整个时期，可分阶段对患者实施健康教育，包括门诊健康咨询、住院健康教育、出院健康教育和出院后健康教育。

一、门诊健康咨询

是指医护人员对门诊患者和家属提出的有关疾病和健康问题进行的解答和医学指导。包括门诊面对面咨询、电话咨询等。近年，一些医院已经设立护理专家咨询门诊，护理专家人员为副主任护师以上职称人员以及一些专科护士，提供多元化的护理咨询服务。在精神科，护理专家咨询门诊能为患者和家属切实解决专科、专病的护理问题，调动患者的参与意识，是护患两个群体双向互动的过程。同时护理专家咨询门诊的开设，在提高护理质量的同时，能加速我国精神科护理专家的发展，提高护理专科技术水平。

二、住院健康教育

住院健康教育是对住院患者和家属进行的健康教育，以患者为主。住院健康教育应根据患者住院的不同时期开展全程、分期的健康教育，包括入院教育、住院健康教育。

1. 入院教育

患者入院时，护士与患者和家属建立良好的护患关系，是住院健康教育的基础。精神卫生法规定，精神障碍的住院治疗实行自愿原则。目前精神疾病患者多为非自愿住院。有些患者受精神病性症状的支配，被骗或强制入院等情况，会对医护人员产生敌对情绪。因此入院教育要建立在共情的基础上，医务人员要理解、同情、支持患者。教育内容主要涉及医院的各项规章制度，如探视制度、生活制度、护理制度等；床号、主管医生及责任护士；病区环境、设施以及患者应尽的义务及享有的权利，如探视、打电话等权利。入院教育可以使患者消除因进入陌生环境引起的紧张焦虑和敌对情绪，满足患者的归属感，积极调整心理状态，尽快适应环境，配合治疗和护理，促进疾病康复。

2. 住院健康教育

是整个健康教育的核心内容。精神疾病患者表现为具有临床诊断意义的认知、情感和意志行为等不同程度的精神活动障碍，临床症状多样化，具有突发性、不可预测的特点，且患者因自知力缺乏，不能主动配合治疗和护理。精神疾病的特殊性导致患者在院时间较长，在教育内容的选择上，应根据疾病的不同阶段及治疗、护理特点，进行针对性、系统、深入的教育。可以在病区内设置患者园地、健康咨询室、宣传栏、精神疾病相关书籍、挂图等。责任护士或负责健康教育的护士应该为每位患者实施有效的健康教育。对精神疾病患者的家属进行健康教育指导，能有效地提高患者及家属对精神疾病知识的认识，改善患者的治疗依从性，降低复发率和再入院次数，提高患者的社会功能。病区可以召开专题专病知识讲座，或利用探视时间点等多种方式对患者家属进行健康教育。

（1）急性期　精神疾病急性期患者生活规律受到影响，会被扰乱。在急性期，常无法对患者实施健康教育，可以尝试对患者进行规律作息的相关教育内容，如忌烟、酒、浓茶、咖啡等，保证患者足够的睡眠，建立规律的生活，视情况还可以向患者进行治疗、检查的意义，药物的名称、颜色、形状以及寻求帮助的途径等方面的教育，以保持急性期的治疗。

（2）系统治疗期　抗精神病药物是治疗精神疾病的基石，但使用抗精神病药物还存在以下问题，如多数患者没有很好的遵医嘱服药，表现为少服、漏服或过早地中断药物治疗，称为服药依从性差。如在精神分裂症患者群体中，有调查数据表明，第1次发作患者有60%服药依从性差，74%的精神分裂症患者在用药的一年半内中断药物治疗。在最初治疗的第一年内，达到医学上依从性好的标准的患者不到50%。患者服药后会出现不同程度的肌肉不灵活、体重明显增加、口干、便秘、血糖、血脂升高等不良反应，这可能会导致患者服药依从性差。服药依从性差、治疗过早中断会影响预后和功能恢复，因此对患者进行坚持服药的教育显得尤为重要。在此期间，还可以向患者讲解精神疾病相关知识，如病因、临床表现、症状识别等；告知患者所服药物的名称、剂量、颜色、形状等，讲解药物作用、副作用以及服药注意事项等，防止发生藏药行为；各种检查、化验及特殊治疗的指导与合作等。

（3）缓解期　在此期间，患者的病情较稳定，可以对患者进行用药情况、自我护理、社会适应、心理调适、预防复发等内容的全面指导。指导患者树立对疾病的正确认识，鼓励其接纳自我，教会患者自我情绪管理的方法，如腹式呼吸、正念、冥想等；制订出院计划，加强生活技能训练、社会交往能力的训练以及有效沟通、解决问题的技巧；向患者讲解自我管理的方法和理念，为出院后积极融入回归社会做准备。

3. 出院健康教育

出院健康教育是对经过住院治疗和护理，病情趋于稳定、好转或痊愈的患者，或需转院（科）的患者，或不愿接受医生建议而要求为患者办理出院的患者家属，或自愿入院要求出院时的患者，护士对其进行的规范的出院健康教育工作，多采取口头谈话或健康教育处方的形式。

教育内容：目前国内外关于该疾病的治疗进展等前沿知识；出院时患者的治疗效果，病情现状和预后；对于家属或长期照料者来说，维持治疗过程中需密切观察患者的病情变化，要定期到医院复诊，若发现患者出现复发征兆，如睡眠障碍、冲动、易激惹、拒绝服药、社会适应障碍等，应及时就诊；此外，还可以对药物管理进行教育，如妥善保管药物，将药物放置在阴凉通风处，避光，注意不要将全部药物交给患者；每次服药时家属做好监督工作，亲眼看着患者服下，严防藏药；对于自知力完好并主动配合治疗的患者，可以尝试指导患者自我管理，包括将少量药物交给患者自行按医嘱服药。

抗精神病药物的维持治疗对预防疾病复发非常重要，是决定疾病预后和社会功能损害程度的关键因素。由于精神疾病患者多数需要长期或终身服药，对于服药依从性差的精神疾病患者，可以考虑选择长效抗精神病药物制剂的长期应用。

三、出院后健康教育

出院后健康教育是对已经出院的患者和家属进行的教育，是出院健康教育的延伸和继续，也是医院开展社区卫生服务的内容之一。精神疾病给患者带来痛苦和身体伤害的同时，也给家庭带来了严重的压力。由于精神疾病的高复发率，患者大多需长期服药，且会遭受到社会歧视等，这些给家属带来沉重的心理压力和经济负担。在进行健康教育的过程中，除对患者进行必要的健康教育之外，还要充分考虑到患者家属或长期照顾者的作用。

有研究表明，患者家属心理反应极其复杂，很多患者家属会有病耻感，家属会担心患者出现影响人身安全的突发事件而恐惧不安，会出现心理障碍，如焦虑、抑郁等，这些心理障碍对患者病情的恢复会产生一定的负性影响。在确定患者和家属教育需求的基础上，进行康复知识的健康教育，可以避免患者出院后被限制在家中，而出现社会退缩和情感衰退，可以采取定期或不定期家访电话随访等方式。要建立完善的社会支持系统，减轻患者家属经济和心理负担，对照顾者进行统一的组织管理，成立照顾者指导小组，负责康复训练和健康教育。

健康教育内容可以包括：向患者及家属了解患者当前的情况，阶段性地评估患者疾病的病情以及照顾过程中存在的问题，包括服药依从性、药物疗效及副作用等，并及时解答，为患者康复做出指导；帮助患者和家属树立对精神疾病的科学认识，减轻或消除病耻感，针对性的帮助家属选择有效的应对方式，鼓励家属面对现实，对治疗效果及预后情况建立合理的期望值，让家属认识到调整心理状态对患者康复的重要性，对患者家属进行心理指导和放松。

（李少辉）

附：

精神心理疾病的健康教育框架

建立精神心理基本健康教育框架的目的是向社区健康人群或患者提供有关精神心理疾病的各种主要知识，同时指导护士制定相应的个人、家庭健康教育计划。

1. 疾病特点与主要症状

（1）心理疾病与精神疾病的区别。

（2）精神疾病的诊断标准：如精神分裂症、抑郁症、双相障碍等。

（3）精神疾病治疗的长期性与持续性。

（4）精神疾病的核心症状。

（5）精神疾病的治疗方法。

（6）精神疾病的可控性和可治疗性。

2. 用药指导

（1）坚持药物治疗的必要性与重要性。

（2）药物与食物之间的相互关系，如用药期间不能饮酒等。

（3）药物的常见副作用与监测。

（4）药物严重副作用与处理措施。

（5）药物的储存与保管方法。

（6）家属对"拒服药""藏药"的了解与处理措施。

（7）药物服用方法与不规律服药的危害。

3. 心理治疗

（1）心理治疗的有效性及过程。

（2）心理治疗的目标与计划。

（3）常用的心理行为治疗方法。

（4）心理治疗的意义。

4. 生活方式与行为管理

（1）健康饮食对压力、行为和情绪的作用。

（2）运动锻炼对心理行为和情绪的作用。

（3）避免和应对生活冲突。

（4）情绪管理对压力、行为和情感的重要性。

（5）家庭问题引发的行为和情感问题。

（6）寻求社区资源和其他社会支持系统。

（7）物质（烟、酒、毒品等）依赖对精神行为健康的影响。

5. MECT 治疗

（1）治疗过程。

（2）治疗前的检查与禁饮禁食。

（3）治疗环境与仪器介绍。

（4）治疗后不良反应的处理指导。

6. 压力的自我管理

（1）识别压力源：如家务、同事冲突等。

（2）压力引发的常见症状：思维迟缓、记忆力下降、抑郁、神经衰弱等。

（3）压力应对方式：如倾诉、散步、旅行等。

（4）环境压力应对方式：丰富业余生活、避免拖延工作、学会沟通技巧、建立自信心等。

（5）保持心理平衡：正确对待自己、认识自己的生命周期、用积极的态度看待世界等。

7. 自我监管与复查

（1）制定自我监管的计划、接受监督。

（2）强调定期随访、复查的重要性。

（3）识别复发先兆。

（4）评价服药依从性。

8. 信息与资料获取途径

（1）精神心理疾病手册或光盘的获取，如社区卫生服务中心、医院、书店、网站等。

（2）个性治疗及健康教育书面处方获取，如社区卫生服务中心、心理咨询门诊、医院。

（3）获取其他社区卫生资源和信息的途径。

第三部分　教学 / 科研方法篇

第十五章　健康教育课程常用教学方法

健康教育从理论到临床实践，是学生综合运用在其他基础课、专业课、人文课所学的知识和技能的过程，对学生的知识迁移能力、理解能力、实践能力要求较高。健康教育理论有诸多方法和理论模型，内容繁多且枯燥和深奥。教育应该是"教"和"育"的过程，"教"是知识和信息的传递，"育"是学生对信息的内化，从而对其信念、行为等的影响。健康教育的教学不仅是教会学生常用的健康知识、健康教育开展的技能，也要对学生有榜样示范作用，让学生未来能在临床对患者能产生影响。因此，对讲授这门课的老师来说，应合理运用教学法，以较为丰富多样的形式展示健康教育的理论与具体实践。

健康教育大体分为理论课与实践课。理论课多采用讲授法、演示法、翻转课堂教学法等，以学生掌握健康教育理论、原理为核心，是健康教育方法论的学习；实践课多采用案例分析法、角色扮演法、戏剧法、小组讨论法等参与性、互动性较强的教学方法，让学生运用健康教育方法论开展针对具体疾病或健康问题，以个体或群体为单位进行健康教育设计、实施与评价的演练过程。

第一节　讲授法与演示法

一、讲授法与演示法的概念

讲授法是教师通过简明、生动的口头语言向学生传授知识、发展学生智力的方法。是传统课堂里最常用的教学方法，也是学生最熟悉的方法。它是通过叙述、描绘、解释、推论来传递信息、传授知识、阐明概念、论证定律和公式，来引导学生分析和认识问题。

演示法是教师在课堂上通过展示各种实物、直观教具或进行示范性实验，让学生通过观察获得感性认识的教学方法。是一种辅助性教学方法，要和讲授法、谈话法等教学方法结合使用。

二、讲授法与演示法的优缺点

讲授法的优点是能够使学生在短时间内获得大量系统的学科知识，教师合乎逻辑的论证、善于设疑解惑，以及运用生动形象的语言等，不仅有助于学生对知识的理解，发展学生的智力，而且利于对学生进行思想教育。讲授法是教师较容易控制教学过程的方法，但讲授法以老师为核心，教学内容几乎完全来自于教师的个人准备，学生没有充分的机会对学习内容做出反馈，因而学生的学习主动性、积极性不易发挥。

演示法通过向学生展示实物或教具，如挂图、标本、模型、录音、录像、演示操作流程的视频或现场演示操作等，充分利用学生的感官，一方面让学生获得丰富的感性材料，加深印象，另一方面可以激发学生兴趣，培养学生的观察力、理解力。但这种方法比较费时间，准备相应的教具或实物等需要花费一定时间和金钱。

目前非常多的学科已经将讲授法与演示法结合起来，教师在授课时，大多以 PPT 等形式向学生展示讲授内容的重点，插入图片、视频等，最大限度地利用这两种教学方法的长处，在一定程度上互相弥补了缺陷与不足，吸引学生的注意力，加强学生对知识点的记忆和理解。

三、讲授法与演示法在健康教育教学中的应用

讲授法通常用于纯理论性质的内容，如绪论、健康教育模式的概述、健康相关行为理论的概述、健康信息的传播方法与技巧等。讲授中应充分考虑到所教学生的学历层次、本课程的开课年限。一般健康教育课程应该作为护理学的专业课，在较高年级开设，学生应对护理专业的学科任务有一定了解，对内外妇儿等基础疾病有一定认识和学习。在讲授中应观察学生

在学习所讲理论时的表情、神态等肢体语言，及时调整讲授难度，讲授中常举例，以贴近生活、贴近临床的例子为佳，尽量不要仅纯理论讲解。

讲授内容可以用演示法展示，以 PPT 等形式在课前向学生展示本堂课的教学重点和难点，以做好相应学习准备。充分利用 PPT 演示的功能，应尽量少字多图，在讲解较为复杂的健康教育理论模式等时，应向学生展示流程图、模式图或思维导图，帮助学生理解记忆。例如，讲解健康信息传播方法与技巧时，可以向学生展示优秀的健康教育海报和不合格的健康教育海报，让学生提出见解，优秀的是哪里好，不合格的又是哪里不符合要求，发动学生主动思考。

第二节　PBL 教学法与小组讨论法

一、PBL 教学法与小组讨论法的概念

PBL 教学法最早于 20 世纪 60 年代末由美国神经病学教授所提出，其主要教学思想以构建主义理论为指导，以学生为核心。在教学理论的不断发展过程中，被广泛应用于护理专业理论知识和临床实践教学活动中。

小组讨论法是在教师的指导下，学生以 6~10 人的小组为单位，围绕教材的中心问题，各抒己见，通过讨论或辩论活动，获得知识或巩固知识的一种教学方法。由于全体学生都参加活动，可以培养合作精神，激发学生的学习兴趣，提高学生学习的独立性。但小组讨论法耗时较多，若组织不力可能造成课堂秩序混乱，由于时间或个人性格等原因，有的同学可能缺乏发言和交流的机会，教师在这个过程中要具备较强的组织和引导能力。

二、PBL 教学法的原理

PBL 的基本原理是：教师提出问题之后，通过小组讨论的方式，激发各成员以往的知识记忆，同时模拟特定的场景，从而学生在不断地提出问题、查找资料、讨论、同伴学习等过程中，对相关知识进行梳理，从而对知识进行拓展。其主要特征是以学生为中心，问题为导向，学生在教师的引导下，通过采用提出问题、小组讨论等形式，针对设定问题通过上网、查文献等自主学习方式收集相关资料，小组成员交流讨论找出解决问题的方法，并在学习的过程中探索最直接、最有效的学习途径。

三、PBL 教学法的优点

PBL 教学法要求教师以问题为导向，通过设计不同的案例让学生理解理论知识和实际应用中所存在的复杂关系。将学生划分为不同的学习小组，让学生通过自主探究理解的方式来进行学习，提高学生的自主学习能力，并且让学生能够在小组学习中，将个人的独特思维与见解充分地表达出来，培养学生的团队协作能力和问题解决能力。

PBL 教学法综合了小组讨论法的优缺点，使得教师应用起来更有目的性和可操作性。它打破了学科之间的界限，培养学生自学能力以及有效运用知识，探索并解决新问题的能力，有效改善传统教学模式，促使学生的学习思维能够在学习活动中活跃起来，真正与教师展开沟通交流，帮助学生成为课堂的主导者，从而有效提高学生的学习效率和理论知识的实际应用能力。

四、PBL 教学法在健康教育课程教学中的运用

PBL 教学法可广泛应用于健康教育课程中的各个章节，是讲授法与演示法等其他教学方法的重要补充。对于基本尚无临床经验的学生来说，寻找患者的健康需求和健康问题是护理教学中的重难点。教师可以通过预设场景、条件、案例等，让学生积极讨论，掌握如何查找资料、如何进行人群信息采集、如何进行护患沟通、如何确定护理问题等技能。在健康教育方法论的讲授中，很多理论与方法都较抽象和复杂，学生掌握起来难度极大，通过 PBL 教学法，可以将这些理论和方法具体化，让学生更容易思考和理解，给未来能灵活运用这些理论开展健康教育打下基础，如引导学生怎样查阅文献、怎样设计调查用的问卷、对患者评估时怎样正确提问等。

第三节　翻转课堂教学法

一、翻转课堂的概念

翻转课堂也称颠倒课堂、反转课堂。传统的教学模式是老师在教室里教授知识，学生在课后做作业，而新的教学模式是教师在课前通过提供各种与学习相关的资源给学生，学生在课外时间完成对学习资源的自主学习，课堂时间师生面对面进行答疑解惑和交流，这种新的教学模式，就称为翻转课堂。翻转课堂是一种将课内与课外的学习活动颠倒的教学模式，其实质是颠倒了学习内容传递与内化的顺序。

翻转课堂概念的出现最早可追溯到 19 世纪早期 "西点军校" 之父 General Sylvanus Thayer 的教学方法。他提出，教师在课前将学习资料发放给学生提前学习，课上时间则留给学生进行提问及小组活动。这种教学方法及理念已具有翻转课堂的基本雏形，是翻转课堂最早的理念起源。1990 年，哈佛大学物理学教授埃里克·马祖尔（Eric Mazur）教授创立了一种他认为能使教学更有活力的教学方法——PI（Peer Instruction）教学法。他提出了学习的两个步骤：首先是知识的传递，然后是知识的内化。这种教学法成为翻转课堂的重要理论基础和基本的框架，也是翻转课堂的独特之处。2007 年，美国科罗拉多州的化学老师 Jonathan Bergmann 和 Aaron Sams 开始使用视频软件录制 PPT 并附上讲解声音，他们将录制的视频上传到网络，之后逐渐以学生在家看视频、听讲解为基础，在课堂上，老师主要进行问题辅导，或者对做实验过程中有困难的学生提供帮助。这就是我们现在所说的 "翻转课堂" 的模式。目前应用的翻转课堂教学模式大都是照此进行。21 世纪后，随着网络的发展，为翻转课堂的实现奠定了坚实的基础，萨尔曼·可汗（Salman Khan）创立的 "可汗学院"，开创了在线授课的先河，为翻转课堂的实施开创了新的方法与思路，推动了翻转课堂快速发展。

二、翻转课堂的优缺点

1. 优点

（1）能够为学生提供更好的学习体验　翻转课堂利用丰富多彩的教学资源，灵活多变的个性化体验，改变了学生学习的方式，提升了学习的效果，从而改善了教学效果。学习者学的过程从 "信息传递" 到完成 "内化吸收"，从过去的教师填塞式的教学，到学生自主学习课程知识，培养了学生的自学能力，这是翻转课堂最重要的特点。

（2）重新建构了学习流程　传统的课堂，教师统一时间授课，统一时间教学，以完成教授为主，忽略了学生对于知识点的理解，也忽略了学生的个体化需求，对于学生内化知识的过程中产生的挫败感缺乏指导和帮助。而在翻转课堂模式中在学生 "获取信息" 的阶段由学生自由支配时间学习知识，在 "内化知识" 的过程中遇到难题在课堂中进行小组讨论、解决问题，群策群力，也可以和老师面对面交流，课堂的学习氛围更加浓厚，课堂的教学效率也得到了极大的提升。教师从大量枯燥乏味的理论讲授中脱离出来，成为学生的指导者和支持者。

（3）教学信息清晰明确　用于翻转课堂的视频大多短小精悍，仅几分钟，一个视频对应一个特定的问题，针对性强，查找起来也较方便。屏幕中信息高度集中，只有教学的核心信息和配合讲解的画外音，能够有效去除一切与教学无关的元素，避免分散学习者注意力，能够最大限度地提高学习效率。

（4）可利用数据结果反馈教学效果　翻转课堂通常都需要搭建在网站的基础上，国内多见的有 "中国大学 MOOC" "学堂在线" 等网站，这些教学视频通常附自测题，学生不仅可以自我检测学习效果，还能通过云平台进行汇总统计，帮助教师了解学生的学习情况、对知识点的掌握情况，以便于线下开展翻转课堂时可以更有针对性。

2. 局限性

（1）对学生和教师均要求具备一定硬件设备　翻转课堂虽然形式灵活、新颖，学生在进行知识点学习的时候也可以反复观看讲解视频以达到理解的目的，但这种方法需要一定的技术设备，教师要能熟练掌握信息技术和网络传播的方法，也要能设计、制作出用于翻转学习合适的知识点视频，学生也要有足够的电子设备用来观看和完成练习题，在一定程度上限制了网络发展不够完善的偏远山区。

（2）视频的质量影响教学质量　知识点的小视频是翻转课堂能开展的重要支撑。视频不仅要求录音清楚、画面清晰，并且知识点要分配合理，视频长度合适。粗制滥造的视频、满屏 PPT 文字照着念的视频、收音不清、仅是简单课堂实录的"长"视频，完全无法达到翻转课堂的效果，学生在自主进行知识学习时就毫无兴趣，也就谈不上翻转时的答疑、知识再加工的过程了。

（3）对教师课堂的教学设计提出了新要求　由于翻转课堂完全打翻了传统课堂讲授的模式，也需要教师能认真鉴别传统课堂与翻转课堂在教授知识、影响学生观念、培养学生技能方面的差异，能设计出针对性的翻转课堂的教学内容和教学活动。翻转课堂并非简单的"自学＋答疑"的模式，也并非所有知识点都能进行翻转课堂的设计，这对教师的教学能力提出了更高的要求。

（4）对学生的自主学习提出了新要求　由于翻转课堂里讲的知识点依赖于学生课前自学，对于某些年龄较小或学历层次不高的学生，因为自律性不强或受限于客观条件等因素，可能到上课前并没有完成课前视频学习，影响翻转的效果。因此开展此项教学活动应充分评估学生的年龄、整体的学习能力和自律性。

三、翻转课堂的开展方式

翻转课堂就是对传统课堂的颠倒。传统课堂上是以讲授知识点为主，学生课下复习、做作业或习题；翻转课堂是学生课下自己观看教学视频，在课上以讨论、答疑等形式完成习题、作业，通过老师对所学内容的进一步讲解，达到更深的知识内化的过程。因此，翻转课堂的教学开展就是由线下和线上两部分组成。

在课前，教师应制作好或找好知识点视频，发到相应的学习网站或学习群组中，以供学生学习使用。视频学习完成后可布置几道课后练习以检验学生的掌握情况，可以要求学生写学习笔记、提前记录学习疑问等。课堂上，教师可针对本堂课要求掌握的重难点，以习题、案例等形式，对学生发起讨论、练习等教学活动，适时答疑解惑，学生在这个过程中进一步内化知识。

四、翻转课堂在健康教育教学中的应用

健康教育的各种理论、模型、方法、手段等，大多较抽象，作为护理专业的学生在学习本门课之前大多从未接触过这些理论，对学生来说较为枯燥和生僻，但其作为健康教育理论与实践的体系是不可或缺的，扎实的理论基础对护生的专业成长是必要的，对健康教育的计划和实施也是有利的。如何在有限的学时内给学生开展这些理论性章节的讲授，一直是健康教育教学中的重难点。在信息化教育为主的现代教育中，可充分利用翻转课堂的优势，开展健康教育理论方法学的教育。将较为枯燥的知识点以短视频讲解的方式，给学生课前自学，形成第一次理解，在课堂上教师再以讨论、习题、案例分析等教学活动，引导学生运用这些理论知识，使学生进一步理解，提高学生内化知识点的能力。

第四节　案例教学与角色扮演法

一、案例教学与角色扮演法的概念

案例，是根据教学目的和要求，以真实事件或假设会发生的情景为实例而编写的分析性材料。案例分析是将案例和一系列思考题提供给学习者，要求学生根据自己的认知进行思考和分析，讨论提出自己的看法和办法。案例分析法可用于巩固和强化学到的知识，训练学生的决策能力、分析和解决问题能力。案例分析法既是学生运用所学知识发现问题、解决问题的过程，同时教师也可以从学生那里得到大量的信息，获得新的知识和经验，实现教学相长。

角色扮演是一种模拟或演示的方法，通常由志愿者或学生以表演的形式再现一个现实生活中的真实场面。角色扮演的目的是让学生通过表演或观察表演的方法来亲身体验某一种场景，使扮演者及观众从中获得感悟、启发和教育。

二、案例教学与角色扮演法的优缺点

案例分析法具备生动具体的特点，可以激发学习兴趣，但其局限性是对案例选编要求较高，否则学生会认为虚假、无实用性，从而失去兴趣，另外耗时较多也是案例分析法的缺陷。

角色扮演法生动有趣，参与性强，能够发挥学生的创造性。通常适用于以态度改变为目标的学习。传统的以讲授法来做案例教学的方法，单纯采用文字和语言方式，通常难以达到目的，但通过角色扮演，要求学生将案例分析的结果以戏剧的方式呈现，每个学生均担任案例中的一个或多个角色的扮演，可以使学生在实践中体验到不同态度、不同人物立场对事物的影响，同时角色扮演法也适用于人际传播技巧的训练，能够培养学生之间交流合作与沟通的能力。这种方法的局限是不适用于传统知识和理论，在表演中教育者难以真正控制角色扮演者的言行，使之符合教学要求，如果表演者没有表现特定角色的能力，将会导致课堂上出现僵局，达不到预期的效果。

三、案例教学与角色扮演法的开展方法

（1）案例分析法的基本步骤

①编写案例：案例由背景材料和问题两部分组成。案例既要精炼，又要提供充分的必要信息。案例内容应具有代表性，一般可结合学习的内容，选用学生已经学过或正在学习的疾病。

②教学开展：教师在授课时或课前以PPT或其他方式将案例和问题展示给学生。开展时可以以个体或小组为单位，多个案例的情况下，可将不同问题分给不同的小组，给学生留一定的时间思考，在学生进行较为充分的思考、讨论后，个人或小组代表向大家汇报结果，教师根据学生的汇报结果进行点评和归纳总结。

（2）角色扮演法的实施步骤

①设计场景：教师需事先设计好时间的基本情形和角色的基本情况，并简单向表演者描述。角色扮演的场景尽量是学生熟悉的场景，也可以是为了学生能体验搭建的较为陌生的体验式场景。

②选择与训练表演者：表演者应有一定表演能力。可以选择参与积极性高、表现力好、表达能力强的学生。教师在课下向学生交代角色和任务，进行训练编排。

③教学开展：角色扮演可以将一个健康教育案例以戏剧小品的形式完整展现。表演完成后，教师对所扮演角色进行总结和点评。如果出现表演僵局，应终止表演，及时提出问题提，改用其他教学方法，以保证教学效果

四、案例教学与角色扮演法在健康教育课程教学中的应用

案例教学是护理专业课很常用的教学方法，在内外妇儿等临床课的学习中占有重要地位，对学生而言是较为熟悉的教学形式。健康教育不仅要教会学生分析案例、找到护理问题，还要求学生应用健康教育理论干预患者的健康行为，学生不仅需要扎实的专业知识，也需要较多的生活阅历、人生体验。因此，可以将案例分析与角色扮演法相结合，角色扮演法天然的优势，可以帮助学生体验不同的人生、不同的角色，理解不同人物对同一问题的立场、观点和态度，对学生未来在临床上把握患者的健康需求打下基础。

案例教学与角色扮演法在健康教育课程中常用来训练学生的健康教育实践能力，学生对健康教育方法论结合健康教育专业知识的运用，一般在理论与知识类章节学习完成以后才开展。

在课堂教学前，将学生以自愿为原则分组，一组6~10人，教师把相应的案例和问题发放给学生，多个案例时可以让学生自选或采用抽签的方式，给学生一定的时间，学生在课下自己组织准备该案例。小组成员不仅要完成案例的分析、讨论，得出结论，并且需要将自己分析讨论的结果以戏剧的方式编排成一个完整的故事或小品。学生需要自己分工角色，完成剧本的创作并排练，最后在课堂上进行表演。

两种教学方法相结合，可以取长补短。传统的案例分析，案例的细节、背景等均由教师把握，可能出现学生认为虚假、不实用等造成兴趣不佳；传统的角色扮演法扮演者是由教师选拔的，扮演训练

也是由教师指导的，学生只是被动演出，缺乏主动思考的过程。而改良后两者相结合的方法是教师只提供简洁的案例背景，学生分析案例后根据案例自己编排人物设定、预设故事发生的场景等撰写剧本，编排成戏剧的方式，提高了学生对案例真实性的把握，加大了学生的参与感，调动了学生更多的主动性，增加了学生的兴趣。学生自主分配案例中的角色，锻炼了学生的组织和实施能力，扮演自己编排和分析的角色，认同感也更强，趣味性更高，学生对自己所扮演的角色体验感更深，会促使学生更加主动地去思考，在达到健康教育教学目的的同时，也同时对学生进行了思想教育。

课堂上每个表演完成后，教师应针对学生表演内容，适时进行案例分析的点评和角色体验的点评，提出问题。由于该方法真实展现了学生的思考、运用知识的过程，中间未受到教师的影响，因此也较容易发现学生在学习过程中的问题。其他同学在通过自己小组表演和观看他人表演时，不仅增加了课堂的趣味性，同时教师的点评也让学生对相关理论知识的应用理解更加深刻。但这种方法对教师的知识储备、临场应变能力要求较高，同样的案例，学生可能会编排出完全不一样的人物设定和故事脉络，增大了教师点评的教学难度，学生准备和表演、点评也比较耗时间。

第五节　叙事教育法

一、叙事教育的概念

与叙事护理类似，叙事教育就是讲述教育故事或者解释教育故事，是近年来在医学各专业课中逐渐兴起的新的教学方法。

叙事教育法是以研究为基础，通过解释现象学方法，解释、分析和重构护生、教师、临床护士的生活经历，以达到教育目的的一种教学方法。是由美国护理教育家 Diekelmann 于 1999 年首先引入护理教育中的，目前多应用于临床护理实践、护理人际关系、跨文化护理、护理理论构建等领域。叙事教育法可提供真实或类似真实的关怀护理情景、分享独特的关怀教育资源，从而有助于人文关怀品质的培养。

叙事教学法不同于传统教学模式及教学方式，一般都是通过描述、叙述与重构学生的故事、经历等形式，令学生在学习及教学过程中将所有抽象概念进行主观深入理解，形成专业价值观，达到预期教学与教育目的的一种教学方式。医学专业和人文类课很多理论和模式都具备着较强抽象性，在教学过程中，要将所有抽象性概念与知识进行主观化、具体化，融入学生经历，可以更好地提升教学效果。

以情感体验为主要教育手段，以帮助教育者、受教育者主动成长为关键目标，最终目的是形成有意义、有温度的柔性教育范式。

叙事促进人的成长。在叙事实践中教师与学生均可获得生命成长。教师通过教育传记写作和教学过程中对学生叙事，不断对个人的教育实践经验进行梳理和总结，并在持续反思与追问中获得实践能力的改观，从而实现教师的专业发展和主动自觉的心灵成长。其次，叙事教育可以搭建有温度、有情感的课堂氛围，营造有活力的学生成长，帮助学生实现自我经验的主动建构，让学生在柔性的人文关怀下接受正面教育，实现社会认可、自我欣赏的生命成长。

故事是叙事教学的核心载体，教师通过讲述故事来营造适宜的教育环境，借助故事的说服性效应启发学生思考，对现代教育技术手段的运用，丰富了故事讲述形式多样，使听众获得新鲜感、舒适感和"身临其境"的临场感。叙事可以帮助学生共情，故事介入教育让学生建立与正面主人公相一致的思维和情绪，以便在共情中获得强烈的认同感，对学生认知和情感的培养有重大影响，学生将故事世界中获得的经验植入到具体教育生活中，实现对学生人生观和价值观的塑造与再建。

二、叙事教育的基本原理

叙事教育是超越方法与技巧的一种教育理念，

三、叙事教育的优缺点

在护理教育中，通过开展讲故事的叙事教育

方式，能够促进学生产生"关爱"的良好思想，比如在对老年人进行护理的时候，可以通过讲故事的形式，逗老年人笑，保证其自身的身心健康，这种讲故事的叙事教育方式，能够在一定程度上使学生对老年人有准确理解，这样在护理的时候，才能够做好相关的工作。通过给别人讲故事的形式开展叙事教育，学生可以通过故事的理解，深刻体会其背后的意义，懂得关怀和爱，对学生在日后的工作中有很大的帮助，这种教育方式对护理教育有着至关重要的作用。通过这种方式，能够培养学生，在今后的护理工作中能够带着"爱和关怀"进行，加深伦理问题的思考，并且让其充分理解多元照护理的理论。

叙事教育可以带给学生的好的教学体验，培养学生的道德与"共情"的能力，树立学生正确的价值观，同时能够更好地帮助学生理解专业中的抽象概念。但叙事要求教师准备合适的叙事故事，故事的情节、讲述时的表达等也会影响学生的感受，给备课和教学带来一定难度。

四、叙事教育的开展方法

应用叙事教育的开展方式主要有精细阅读、反思性写作，如医务人员日记、患者自述等，同时也包括各种艺术作品的欣赏、阅读文学作品、观看电影等。目前国内相关学者提出开展叙事教育的4个步骤：创设情境，激发情感、躬行实践、引导感悟。

（1）创设情境　教师通过故事、诗歌、音乐、图片等艺术形式，为学生提供可感知的体验情境，包括情景设计、情景呈现、情景推演、情景感悟四步。如利用阅读文学作品和反思性写作在教师学习单元中引导护生进行自身反思，记录对自身有影响的事件或感悟。

（2）激发情感　学生在情景中体验审美，并生成积淀情感，经历一个情感发生、发展的过程，产生情感共鸣。如组织学生对所观看的电影展开讨论，并提出问题激发学生思考，让学生设身处地于电影中的场景，体会电影所传达的意思。

（3）躬行实践　学生在实践中强化自身关怀品质，教师利用实践机会，使学生参与护士与病人间的互动沟通，以学生的亲身实践、临床典型范例

为叙事素材，外化关怀品质，让学生在实践中体验学习。

（4）引导感悟　叙事是基于反思并通过个人的经验来制造意义。教师在学生实践的基础上结合情景教学，引导其自我反思，感悟关怀的真谛。如收集学生日记，记录反思自己照护病人的经过。通过仔细、反复阅读日记，运用"沉浸""明确"的方法理解、解释日记的内容，深入了解学生内心变化，引导学生在反思中感悟关怀。

五、叙事教育在健康教育课程教学中的应用

健康教育在行为干预前，应把握患者的健康需求，确定患者的健康问题，掌握其显性或隐性的行为动机，也就是"倾向因素"，同时能对患者行为的形成与发展有正确的认识。由于绝大部分学生在学习这门课程前尚无实习或见习经历，年龄也较小，社会角色单一，人生阅历不足，对不同患者的健康需求和健康问题的确定较难把握，设计的健康教育方案实践性不足，可操作性小。因此，可利用叙事教育法的特点来进行教学设计，让学生能在叙事中深入思考，增加人生体验。教师在日常授课时，可穿插讲述跟知识点有关联的故事、影视作品、纪录片等，带动学生"沉浸"和思考。也可以安排以学生为主导的叙事汇报课，让学生自主讲述故事。

（1）故事挖掘　课下要求学生以个人或小组为单位，进行"我身边的求医故事"的发掘。给学生一定时间（通常不少于1个月），学生自主选择自己身边的亲朋好友或街坊邻居等，挖掘他们在医院求医、诊断、治疗、康复等故事。故事可大可小，可以仅是一个场景，一次问诊，也可以是完整的从诊断到康复的全过程。要求学生以访谈等各种形式，挖掘求医故事中患者或家属的情绪变化、心态变化，求医过程中的感受与心路历程，忠实记录患者或家属表达的关键词句。最后以书面的形式，整理出这个故事发生的起因、经过、结果，并完整记述这个故事。

（2）故事讲述　课堂上，要求个人或小组代表为大家讲述挖掘的故事。叙述时要求声情并茂，可以自己制作背景图片、配乐、插入视频等烘托故事

氛围。讲述的故事无论大小均要求完整，能讲述出代表患者心路历程的词句。

（3）对故事进行点评和反思 教师在学生叙事完毕后，及时予以点评，引导学生思考，如这个故事所反映的健康问题是什么；患者是如何应对、如何解决的；作为护士应该从什么角度去帮助患者；这个故事给我们的临床护理工作带来了哪些启发等。同时教师也可以与学生分享类似的故事，让学生从两个故事的相似和差异中，感受每个患者心路历程的不同，以此来训练学生在健康教育实践中所必备的寻找行为动机、制定并实施干预计划的能力。课后要求学生完成关于倾听这些故事的反思日记，进一步帮助学生理顺学习要点和感悟心得，达到叙事教学对学生医德医风的树立、人生观和价值观塑造与再建的目的。

（王思蕴、黄静思）

第十六章　健康教育与健康促进常用科研方法与科研设计

学习目标

识记

1. 健康教育研究的一般程序
2. 量性研究的基本步骤
3. 健康教育的常见研究类型

理解

1. 健康教育与健康促进研究的选题来源
2. 研究问题的 PICO 陈述法
3. 健康教育研究对象、工具与研究方法

运用

1. 健康教育科研的设计与报告撰写
2. 如何评价一个研究是"好"的研究

健康教育与健康促进的持续推进，必须建立在严谨的科学研究基础上。健康教育与健康促进领域研究水平的高低同时也可反映健康教育与健康促进的发展情况，并能作为一种有效的评估方法验证健康教育与健康促进的效果。科研方法的运用对提高健康教育与健康促进者的素质和研究水平，达成健康教育与健康促进目的等具有重要的理论与实践意义。因此，在进行健康教育与健康促进时，应注意避免按照既有习惯和经验开展各项工作，恰当运用科研方法及其成果，以实现以科学研究证据为基础的健康教育与健康促进活动。

第一节　健康教育与健康促进研究的一般程序

健康教育与健康促进领域无论采用何种研究方法，完成研究所需的基本步骤大致相同，量性研究包括确定研究选题、构建研究假设、设计研究方案、实施研究方案、资料的收集整理与分析、研究报告的形成等基本环节（表 16-1）。对研究的各个环节可进行评价（附录表 16-2），有助于研究者形成具有创新性、科学性、实用性和规范性的研究方案，提高研究结果的可信度和推广性。

表 16-1　量性研究的基本步骤

1. 提出研究问题
2. 开展文献检索
3. 构建研究框架
4. 确定研究目的、研究问题和研究假设
5. 确定研究变量
6. 选择研究设计
7. 确定样本
8. 选择研究工具
9. 资料的收集与整理

（续表）

10. 资料的统计分析
11. 研究结果的呈现

一、健康教育与健康促进研究的选题

选题是研究工作的起点，"好的开端，成功一半"充分说明研究者选择一个什么题，其实质是决定了未来研究工作使用的方法、采用的手段和产出的研究成果。多数研究者在选题上会使用较多的时间，以充分论证选题的科学性、创新性、实用性和可行性，这也是健康教育与健康促进选题的四大原则，也是研究者在选题时需要特别考虑的内容。健康教育与健康促进研究选题应以社会、国家和人群的需要为出发点，聚焦常见病、多发病和疑难病等疾病方向和"一老一小"等重点人群，旨在保障和提高人民群众的健康水平。

实践是健康教育和健康促进研究选题最主要来源，实践过程中的每个环节都有可能成为选题。在实践中多思考多反问：普遍性的问题和现象是什么？新问题、新现象和新技术有哪些？如何改进现有工作流程与方法？当然，研究者也可从以下方面进行思考，如在实践中遇到了什么问题？有什么困难的地方？有没有感到困惑之处？有没有在某方面的成功经验？有没有更好的技术和方法可以推广应用？……

在各种类型学术活动或日常沟通交流过程中，来自外界的"兴趣点"是选题的重要来源，研究者需多留意。研究者多参加领域内外的学术沙龙、工作坊或报告会等有利于开拓思路，把握各领域前沿和热点。近年来，多学科交叉趋势越来越明显，所以对各学科的学术活动只要条件允许尽可能地多参加，而不要局限在自己的学科领域内，对形成交叉学科选题是非常有利的。

阅读文献是选题的重要途径。在信息化时代背景下，任何一名研究者均可在网络平台或数据库进行文献检索利用。通过经常阅读高质量文献，对感兴趣的方向持续追踪等方式，可以帮助研究者了解研究动态，启发灵感，找到研究切入点，指导研究设计。目前文献数量庞大，选择高质量文献进行浏览或阅读是通过文献选题的关键。研究者可通过关注核心期刊，或是阅读有影响力的专家学者的研究文献，以节约时间，起到事半功倍的效果。

科研课题申报指南也是选题的重要来源。通过详细阅读各机构历年的科研课题申报指南，找出和健康教育和健康促进相关指南内容，并分析历年的变化趋势，一方面可以帮助研究者在健康教育和健康促进上的选题更符合经费提供方的要求和需要，另一方面研究者通过历年指南内容可预测未来在健康教育和健康促进领域该机构关注的问题或是研究方向。

以上这些选题途径意在给研究者一点提示，多数情况下，研究者可能会有适合自己的专属选题路径，或是在选题过程中应用到多种途径。如同事在和研究者聊天中谈及自己家 3 岁的小孩长了龋齿，这让研究者想了解"家长掌握幼儿龋齿预防相关健康知识的程度"。而后通过检索中国知网数据库，对相关研究进行了梳理并在文献阅读过程中进一步明确研究者感兴趣的研究问题是"如何帮助家长提高幼儿龋齿预防健康知识？"，这个研究问题就成为研究者感兴趣的一个选题。当然，更多好的选题思路或是方法，只要多实践、勤动脑、精阅读、广沟通，研究者一定能找到自己满意的选题并保持足够的兴趣去开展研究，达成研究目的。

二、健康教育与健康促进研究问题的陈述

确定选题就是确定了研究课题。研究课题确定后需对研究目的、研究目标、研究问题和研究假设进行具体的陈述。

研究目的是进行此项研究的宗旨，包括研究目标和进行研究的理由。研究目标是为实现研究目的而提炼出的具体化的研究内容的要点。一项研究中，研究目标可有数个，通常为 1~3 个。当研究目标在同一研究中不止一个时，目标与目标之间应相互支撑，并均围绕研究目的而构建。研究问题涉及对研究对象和研究变量，以及变量间可能关系的描述，并以疑问句的形式进行陈述。PICO 法是研究领域应用较多的研究问题构建方法，具有清晰、简洁和逻辑性强的特点，见表 16-2。

表 16-2　PICO 法

组成	释义	实例
P（Population/Problem）	特定的患者、人群或临床疾病	幼儿的父母
I（Intervention/Issure of interest/Exposure）	干预措施、感兴趣的研究议题或暴露因素	反馈回授法健康教育
C（Comparison/Control）	对照组或另一种可用于比较的干预措施	常规健康教育
O（Outcome）	结局或预期的结果	幼儿龋齿预防健康知识的差异

研究假设是对研究中各变量间关系的一种暂时性的预测和推断，是对预期结果的预测，需要通过研究加以证实。研究假设是通过将研究问题的疑问句转化为陈述句来呈现的。如研究问题为"父亲母乳喂养知识掌握程度对支持母亲母乳喂养有何影响？"，转化为研究假设即为"父亲母乳喂养知识掌握程度与支持母亲母乳喂养程度正相关"。在健康教育与健康促进研究中不是每项研究均需要提出研究

假设，如在横断面调查时，就无须提出研究假设。在研究假设建立时需注意假设的建立应源于理论、已有研究结果或是研究者的实践经验等，做到合理适当，与现有的理论或知识保持一致。研究假设的提出旨在避免研究的盲目性，有利于指导研究设计。

例如以"如何帮助家长提高幼儿龋齿预防健康知识？"作为选题，进行文献回顾及深入后，研究者想评估的研究问题是"反馈回授法是否可以提高家长的幼儿龋齿预防健康知识？"，建立"反馈回授法可提高家长的幼儿龋齿预防健康知识"的研究假设，通过对假设的分析，可清楚反馈回授法为研究中的干预措施，研究者进行研究设计时需采用实验性研究的方法。对此研究假设的回答以期实现的研究目的是在健康教育和健康促进实践中帮助家长提高幼儿龋齿预防健康知识，促进幼儿健康。

三、健康教育与健康促进研究方案的设计

研究方案是对如何开展研究所做出的计划和设想。研究方案设计的核心是对研究设计的选择。研究设计主要分为量性研究和质性研究。量性研究在健康教育与健康促进领域占主流地位。量性研究按设计内容可分为实验性研究、类实验性研究和非实验性研究。临床流行病学的研究设计体系十分完善，在健康教育与健康促进研究方案的设计时可以直接使用临床流行病学的研究设计，以获得最佳的研究证据，并便于推广应用。近年来，质性研究在健康教育与健康促进领域应用也越来越多。质性研究包括现象学研究、扎根理论研究、人种学研究、历史研究、个案研究、行动研究等。针对选择的研究问题，采用量性研究还是质性研究是在研究设计阶段需认真考虑的问题。如所关注的研究问题目前正处在初步探索阶段，可以采用质性研究，有成熟的工具或是量表进行评估测量，可以选择量性研究。当然，根据对研究问题的评估，量性研究和质性研究也常常结合在一起使用，可实现量性和质性研究结果相互补充，相互论证。

研究方案的设计还需要考虑研究对象的选择、研究变量和测量工具的确定等。研究对象的全体即总体，通常是无限的且不可得，因此研究通常是通过样本代表总体，故研究对象的选择需注意代表性和可靠性。在量性研究中通过明确研究对象的纳入标准和排除标准，涉及患者时，还要有明确的诊断标准来保证研究的可靠性。通过采用随机抽样和保证足够样本量来保证从总体中抽取的样本具有代表性。随机抽样时符合研究目的的所有个体有均等的机会被抽中成为样本。常用的随机抽样方法有简单随机抽样、系统抽样、分层抽样和整群抽样，以上四种抽样方法属单阶段抽样。在某些情况下，如考虑到执行上的可行性、方便性等会涉及多阶段抽样。非随机抽样时符合研究目的的所有个体被抽中成为样本的机会不等，故样本的代表性较随机抽样要差一些。常用非随机抽样方法有方便抽样、配额抽样、目的抽样和滚雪球抽样等。在实际研究过程中从实用性和可行性角度，常常会采用非随机抽样。无论采用何种抽样方法，均需考虑样本含量，即样本量的数量。在样本含量的估计时根据研究目的和抽样方法，选择适当的估算样本含量的方法，常用方法有经验法、查表法和计算法。样本含量确定时需注意样本含量需足够，那样本量是不是越大越好呢？样本含量足够的前提下不需要再增加样本量了，因为样本量越大，投入的时间、精力和物力等均会增加，且会引入不可知因素影响研究结果的可靠性。研究者对已确定的样本含量有疑虑时，可通过咨询同事或是专业人员来解决。确定好样本后，如果研究涉及分组，可选择随机分组和非随机分组。尽量选择随机分组以确保非研究因素在组间的均衡，在伦理或是现实情况不允许的情况下，再选择非随机分组。

确定研究变量是研究设计的重要内容之一。研究变量是研究过程中可以观察、操纵或是控制的具有不同抽象程度的概念，如身高、血压、抑郁程度、生活质量、满意度等。变量值是对变量进行测量得到的值，又可称为数据或资料。确定研究变量的过程其实质就是将研究中的变量进行操作性定义的过程。在描述性研究中，如横断面调查研究时观测的是自然状态下的变量，而在干预性研究中，变量被分为自变量、因变量和混杂变量三类。

研究工具的确定是根据变量的操作性定义来设计或选择测量工具或量表的过程。常见的测量工具有仪器、设备或试剂等，如在"中医调欲法对老年抑郁症病人注意知觉的影响研究"中，可能使用到的仪器就是血压计、功能性磁共振成像仪。量表是健康教育和健康促进研究中常用的测量变量的工具。

量表选择时又可分为国内广泛应用的、公认的、信效度良好的成熟量表、引进国外量表和自行设计三种情形。首选是国内成熟量表，再考虑引进国外量表和自行设计。

四、健康教育与健康促进研究方案实施和资料收集与分析

根据确定好的研究方案进行研究即是实施研究方案的过程。在研究方案实施之前，需要进行预试验。预试验可以帮助研究者熟悉研究所需的外部条件和研究设计的可执行性，以便在开展大规模的正式研究前根据预试验的结果对研究方案进行进一步的修订和完善，以确保正式研究的顺利开展。在研究实施过程中对于原始资料的收集需要做到可靠、真实、详细和完整，并按一定的逻辑顺序加以整理，以便为接下来资料的统计分析提供保障。研究资料的分析应在研究方案的设计时就有充分的论证和分析设想，切不可在研究方案设计时对资料的统计分析无准备，这样可能导致资料收集不全或是资料不符合分析要求，影响研究目的实现。

五、健康教育与健康促进研究报告的形成

研究报告是通过书面或非书面的形式呈现研究的结果。研究报告有不同的形式，其规范的要求也不同，研究者需按规范形成研究报告。例如在撰写一篇论著时，写作时论文的摘要必需包括目的、方法、结果和结论四部分，正文必需包括前言、对象与方法、结果、讨论和结论四部分。研究工作完成后要注意及时形成研究报告并推广应用，这样才能更好地体现研究工作的意义。推广应用的过程也是在健康教育和健康促进领域进行循证实践的过程。

第二节　健康教育与健康促进常用研究设计

研究设计是确立整个研究过程所需遵循的步骤方法，是研究工作开展前的一个重要环节，可使研究目的具体化。研究者根据研究设计形成研究方案并在方案的指导下实际开展具体的研究工作，达成研究目的，就像新房装修前出的设计图纸一样，在图纸的引导下完成新房装修。质性研究设计通常比较灵活和宽泛，近年来质性研究设计在健康教育和健康促进领域应用越来越多。量性研究设计通常是结构性的，事先确定且比较具体。量性研究在健康教育与健康促进研究中应用较多。常用量性研究设计与流行病学常用的设计方案一致，具体包括观察性研究和干预性研究两大类，其中观察性研究又可分为描述性研究和分析性研究。

一、描述性研究

描述性研究主要用来描述疾病、健康状况或是关心的现象等的分布和频率，根据人群所获得的数据来推断总体情况。描述性研究分为横断面调查和纵向研究。横断面调查，又称为现况调查，指通过调查了解特定人群在某时点或短的时间段上的疾病或是健康状况的分布情况，是健康教育与健康促进领域最常用的描述性研究方法。横断面调查根据是否抽样又为分普查和抽样调查。普查是在特定时间对符合要求的全部人群进行调查，如 2020 年进行的全国人口普查，在普查标准时点在中华人民共和国境内的自然人以及在中华人民共和国境外但未定居的中国公民，不包括在中华人民共和国境内短期停留的境外人员均需参与其中。普查调查全面，但投入的人力、物力较多，往往不容易进行质量控制。抽样调查是在特定时间抽取符合要求，具有代表性的部分人群进行调查，以部分代表总体。抽样调查省时省力，调查时可以更好地进行细节控制，故在健康促进和健康教育中应用较多。

横断面调查实例

题目：中青年 2 型糖尿病患者健康饮食行为及影响因素的研究

目的：基于态度－社会影响－自我效能模型，探讨中青年 2 型糖尿病患者健康饮食行为及影响因素。

方法：采用便利抽样的方法，选取南京市 2 所三级甲等医院内分泌科的 430 例中青年 2 型糖尿病患者作为研究对象，采用一般情况调查问卷、

健康饮食行为阶段问卷、健康饮食行为态度、社会影响量表及糖尿病自我效能量表进行横断面调查。

结果：中青年 2 型糖尿病患者健康饮食行为各阶段的分布比例为意图前期 15.1%，意图期 22.6%，准备期 25.6%，行动期 15.1%，维持期 21.6%；Logistic 回归分析结果显示，病程、BMI、HbA1c、是否接受健康教育、是否吸烟、饮食行为态度、主观规范、社会支持和自我效能是影响患者健康饮食行为的主要因素（$P<0.05$）。

结论：大多数中青年 2 型糖尿病患者健康饮食行为处于行动前阶段，有待提高。健康饮食行为受多个因素的影响，护理人员应基于可干预因素，抓住行为转变的重要影响因素，针对患者不同行为阶段的特征制订个性化的干预措施。

来源：张树光，严杰，孙玉娇，等.中青年 2 型糖尿病患者健康饮食行为及影响因素的研究 [J].中华护理杂志，2018，53（07）：816-821.

纵向研究是对某时间段上疾病或是健康状况的分布情况进行多个时间点上的调查，只是调查内容不变，调查的时间点设为多次，可以理解为多个横断面调查的集合。纵向研究的基本模式为：

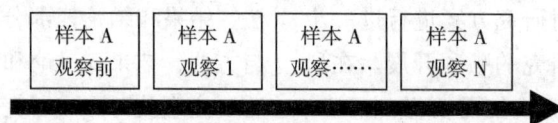

图 16-1　时间方向

纵向研究优点在于可观察到某种特征在相同研究对象中的动态变化过程和变化规律以及一些关键转折点。如父母对婴儿保健知识知晓率的纵向研究，设置调查次数为 3 次，第 1 次在孕晚期、第 2 次在生产后、第 3 次在产后 3 个月，通过 3 次的调查就可以了解到父母对婴儿保健知识的知晓率在 3 个时间点上的差异，同时可以确定对父母进行婴儿保健知识健康教育或健康促进的关键时间点。因为时间段上需多次观察，纵向研究比较花费时间、经费和人力，也可能会发生研究对象失访的情况，同一研究对象重复进行研究，可能出现疲劳效应。生态学研究和病例报告也属描述性研究，在健康教育与健康促进领域应用相对横断面调查和纵向研究使用较少。

纵向研究实例

题目：髋关节置换术后患者院外功能锻炼依从性与健康信念的纵向研究

目的：描述髋关节置换术后患者不同阶段院外功能锻炼依从性及健康信念的动态变化，并探讨其相关性。

方法：采用便利抽样法，使用自行设计的院外功能锻炼依从性问卷、新版健康信念量表，对 195 例髋关节置换术后患者进行前瞻性调查。

结果：患者术后 1 个月、3 个月、6 个月功能锻炼依从率均处于中等水平且呈逐渐下降趋势，分别为（62.60±11.87）%、（57.47±11.16）%、（52.67±10.33）%。健康信念得分均处于中等偏上水平且呈逐渐下降趋势，分别为（153.72±17.60）分、（151.01±14.53）分、（150.05±12.83）分。术后不同阶段患者院外功能锻炼依从性与健康信念均呈正相关关系（$r=0.354\sim0.491$，$P<0.01$）。

结论：患者健康信念水平越高，院外功能锻炼依从性越好。医护人员应根据患者健康信念存在的不足给予相应干预，以提高其院外功能锻炼依从性。

来源：李信欣，吕启圆，李江圳，等.髋关节置换术后患者院外功能锻炼依从性与健康信念的纵向研究 [J].中华护理杂志，2019，54（08）：1180-1184.

二、分析性研究

分析性研究是在自然状态下，对存在差异的两组或多组不同的事物、现象、行为或人群的异同进行比较的研究方法。分析性研究属于观察法，没有人为的干预因素，但是必须设立对照，例如"自闭保护性回肠插管造口患者并发堵管性肠梗阻的危险因素研究",自闭保护性回肠插管造口患者的试验室相关指标、手术情况、回肠插管造口维护情况等是自然状态下的因素,而不是人为的干预因素。分析性研究分为病例对照研究和队列研究两种。

病例对照研究是一种由果及因的回顾性研究,主要用于分析病例组和非病例组既往在某因素上的暴露情况,从而推测暴露与疾病是否存在着统计学联系及联系的程度如何。暴露作为流行病学概念,是指研究人群在某一环境接触或接近某种待研究的物质,或机体内具有的某种特征,或具有某种行为,或接受了某种治疗或预防措施。病例对照研究因其为回顾性研究,收集的是过去的暴露资料,易于组织和实施,能在较短的时间内获得结果,比较省时省力,特别适用于罕见病的研究,但容易产生偏倚,所以论证的强度不高。病例对照研究又可分为成组病例对照研究和配对病例对照研究。

病例对照研究实例

题目:自闭保护性回肠插管造口患者并发堵管性肠梗阻的危险因素研究

目的:分析自闭保护性回肠插管造口患者发生堵管性肠梗阻的危险因素,为临床护理提供依据。

方法:采用病例对照研究设计,将2015年1月~2019年10月在浙江省某三级甲等医院行自闭保护性回肠插管造口术发生堵管性肠梗阻的45例患者作为病例组,从同一时期、同一科室、相同手术而未发生堵管性肠梗阻的324例中随机抽取180例(1:4)作为对照组,比较两组的一般资料、体重指数、合并疾病、试验室相关指标、手术情况、回肠插管造口维护情况等,采用Logistic回归分析获取堵管性肠梗阻的危险因素。

结果:Logistic回归分析显示,体重指数(OR=2.123)、术后腹腔感染(OR=11.119)、拔管时间(OR=0.193)、每周随访插管维护(OR=24.121)是自闭保护性回肠插管造口患者并发堵管性肠梗阻的独立危险因素。

结论:为预防堵管性肠梗阻的发生,临床需积极控制术后腹腔感染和尽早拔除插管,超重患者应重视回肠插管造口的冲洗,鼓励患者按计划随访。

来源:王飞霞,王群敏,潘喆,等.自闭保护性回肠插管造口患者并发堵管性肠梗阻的危险因素研究[J].中华护理杂志,2020,55(08):1212-1216.

队列研究又称为定群研究,是将队列人群按照是否暴露于某个研究因素以及暴露等级不同分为暴露组和非暴露组,追踪随访一段时间,比较不同研究组之间疾病或结局发生率的差异,来判定暴露因素与结局之间有无关联及关联大小的一种观察性研究方法。队列研究的研究因素是在研究开始时已客观存在的,不是在研究开始后施加给研究对象的,且研究因素在组间不是随机分配的。根据研究对象进入队列的时间及研究结束时间的不同又分为前瞻性队列研究、回顾性队列研究和双向性队列研究三类。前瞻性队列研究从是否暴露于某因素,向未来追踪,以观察某因素暴露与否所产生的结局差异,从而确定暴露与结局之间的关系,可以做因果推断。队列研究追踪时间较长,人力、财力和物力的投入较大,且不宜用于罕见病的研究。

队列研究实例

题目:极低和超低出生体重儿舌下黏膜涂抹亲母初乳的免疫效果研究

目的:研究极(超)低出生体重儿早期使用亲母初乳进行舌下黏膜涂抹的免疫效果。

方法:采用前瞻性队列研究设计,按纳入及排除标准选取住院极(超)低出生体重儿100例,一旦获得亲母初乳,即刻使用特制的无菌棉签蘸取母乳进行舌下黏膜涂抹,出生后第5天结束本试验,并按照有无涂抹初乳将患儿分为试验组和对照组,所有入组患儿均采集出生第1天(D1)脐血和出生第5天(D5)的外周血标本各1ml,检测血液中的分泌型免疫球蛋白A(secretoryimmunoglobulinA,SIgA)和乳铁蛋白的含量,并记录患儿首次获取初乳的时间。

结果:试验组D1和D5血液中SIgA和乳铁蛋白含量比较,对照组D1和D5血液中SIgA含量比较,差异均无统计学意义(P>0.05);对照组随日龄增加血液中乳铁蛋白含量明显降低,D1和D5比较,差异有统计学意义(t=-2.23,P=0.03)。初生患儿血液中 SIgA 浓度和乳铁蛋白浓度与胎龄呈负相关（$r=-0.24$, $P=0.02$; $r=-0.20$, $P=0.05$）；试验组首次获取亲母初乳的时间为出生后（45.51 ± 18.55）h。

结论：初乳舌下黏膜涂抹是极（超）低出生体重儿获取母体被动免疫保护物质的安全有效途径；出生胎龄越小的早产儿，其母亲初乳为患儿提供有效的被动免疫物质越多；NICU 早产儿初乳获取时间滞后。

来源：李秋芳，王华，柳珍月，等. 极低和超低出生体重儿舌下黏膜涂抹亲母初乳的免疫效果研究 [J]. 中华护理杂志，2018，53（12）：1424-1428.

在 Doll 和 Hill 关于吸烟与肺癌关系的研究中就使用了回顾性研究方法和前瞻性研究方法。通过严谨的科研设计在回顾性研究中得出吸烟可能导致肺癌后，在前瞻性研究中得出吸烟可以导致肺癌。经后来的多项类似研究均证实吸烟会导致肺癌，此项研究及相关研究为开展戒烟和禁烟的健康教育与健康促进提供了科学依据，并在健康教育与健康促进领域推广应用，彰显了科学研究推动实践的重要性。

三、干预性研究

干预性研究最大的特点是有干预，因其干预在前，结局在后，属于前瞻性研究，其提供的证据级别高于观察性研究。干预性研究分为随机对照试验和非随机对照试验两类。随机对照试验需采用完全随机化原则将研究对象分为试验组和对照组。试验组进行干预，对照组不进行干预或是进行非试验组的干预措施，从而观察干预对研究对象产生的影响如何。随机对照试验的核心在于采用随机、对照和盲法原则，以减少各种原因所导致的偏倚对研究结果的影响，可比性好，统计分析较容易，结果的外推性较强，反映研究的科学性和客观性程度较高。

随机对照试验研究实例

题目：基于时机理论的戒烟干预对慢性阻塞性肺疾病患者的影响

目的：探讨以时机理论为框架的戒烟干预对 COPD 患者戒烟效果的影响。

方法：便利选取 2018 年 1~10 月某三级甲等医院呼吸与危重症医学科住院治疗的 COPD 患者 104 例，按照随机数字表法分为试验组和对照组，每组 52 例。试验组在对照组干预的基础上接受基于时机理论的戒烟干预，对照组接受呼吸科常规护理，并依据《中国临床戒烟指南（2015 版）》对其进行简短戒烟干预及定期随访，两组均于患者出院后 1 个月、6 个月评定戒烟率、尼古丁依赖程度及焦虑、抑郁情况。

结果：试验组出院后 1 个月戒烟率为 72.34%，高于对照组的戒烟率 40.82%，试验组出院后 6 个月戒烟率为 85.11%，高于对照组的戒烟率 48.98%，两组比较，差异有统计学意义（$P<0.05$）；试验组尼古丁依赖程度分值均低于对照组，两组比较，差异均有统计学意义（$P<0.05$）；两组焦虑、抑郁情况比较，差异无统计学意义（$P>0.05$）。

结论：基于时机理论的戒烟干预可有效提高 COPD 患者戒烟率，降低尼古丁依赖程度，尚未发现其对焦虑、抑郁情况的改善。

来源：向邱，张春瑾，徐素琴，等. 基于时机理论的戒烟干预对慢性阻塞性肺疾病患者的影响 [J]. 中华护理杂志，2020，55（05）：684-689.

非随机对照试验是指在试验组和对照组的分组时未进行随机化，即研究对象进入试验组和对照组的概率是不均等的，这可能会造成试验组和对照组在干预前即处于不同的基线水平，组间的可比性降低。非随机对照试验的执行容易，可操作性强和依从性好，在健康教育和健康促进研究中应用较多，但可靠性较随机对照试验下降。干预性研究还有交叉对照试验、自身前后对照实试验和历史性对照试验等。

非随机对照试验研究实例

题目：生活项目干预方案预防住院老年患者谵妄的效果研究

目的：探索住院老年患者生活项目干预方案（Hospital Elderly Life Program，HELP）对预防住院老年患者谵妄的效果。

方法：制订中文版的 HELP 谵妄预防方案，包括评估患者谵妄相关危险因素，针对危险因素进行多学科团队合作，制订有针对性的个体化非药物干预措施。选取住院老年患者 200 例，按病区所在楼层分为试验组（100 例）和对照组（100 例）。试验组采取常规护理结合 HELP 方案的干预方法，对照组采取常规护理方法，均干预 2 周。比较两组干预前后的谵妄发生率、自理能力、认知功能和住院时间。

结果：试验组谵妄的发生率为 5.2%，对照组谵妄的发生率为 13.0%，差异具有统计学意义（$P<0.05$）；干预 2 周后，试验组的自理能力、认知功能均优于对照组，且住院时间较对照组缩短，差异均具有统计学意义（$P<0.05$）。

结论：HELP 方案能有效预防住院老年患者谵妄的发生，有利于改善老年住院患者的自理能力和认知功能，缩短住院时间。

来源：黄艳，张蒙，高浪丽，等 . 生活项目干预方案预防住院老年患者谵妄的效果研究 [J]. 中华护理杂志，2019，54（06）：855-861.

四、质性研究

质性研究又称为质的研究，是以研究者本人为研究工具，在自然情景下采用多种资料收集方法对某一现象进行整体性探究，使用归纳法分析资料，通过与研究对象互动对其行为和意义建构获得解释性理解。在健康教育和健康促进领域常用的质性研究的方法包括现象学研究、扎根理论研究、民族志研究和描述性质性研究。质性研究因其哲学基础是建构主义或诠释主义，其研究设计、抽样方法和收集资料的方法等均和量性研究有本质的区别。

现象学研究是研究者对于研究对象所体验到的现象的意义、结构的本质特征的研究，"面向事实本身"是其研究立场，方法论基础为"体验 – 表达 – 理解"。研究者希望获得研究对象对现象本身的感受和体验，描述其观念和反应。现象学方法注重将研究对象的体验转化为对意义的描述或意识，强调回到事物本身，坚持现象的本质意义。现象学研究中常通过深入访谈，让研究者有机会理解研究对象的体验。还原法是现象学材料分析的核心，研究者需要将自己的先前判断搁置一边。

现象学研究实例

题目：社区签约护士叙事护理体验的质性研究

目的：了解社区签约护士在运用叙事护理方法为患者实施健康管理过程中，自身护理体验、个人成长收获及职业发展需求，为社区进一步推广叙事护理及人才培养提供依据。

方法：采用现象学研究方法，对北京市 2 所开展签约服务工作，且由护士对患者实施叙事护理的社区卫生服务中心（站）的 13 名护士进行半结构式访谈。采用 Colaizzi 7 步分析法进行资料分析。

结果：开展叙事护理后，社区签约护士在工作体验和感受方面提炼出工作成就感增强、职业价值感凸显、叙事护理模式认同感提升、护患关系亲密感增加 4 个主题；在个人成长收获方面提炼出学会尊重、懂得理解、关爱彼此、自我赋能 4 个主题；在未来职业发展需求方面提炼出希望人员配置更合理、渴望更多的专业培训机会、期望更大的护理交流平台 3 个主题。

结论：通过叙事护理在签约患者中的实施，社区护士职业认同感及自我价值感明显提升。相关机构应给予护士更多学习、培训、交流的机会，以提升护士专业能力，为社区护理事业的发展提供保障。

来源：许丽杰，岳鹏 . 社区签约护士叙事护理体验的质性研究 [J]. 中华护理杂志，2020，55（06）：915-919.

扎根理论研究是指一种系统的归纳方法，能产生和形成"扎根"于收集到的资料的理论的定性研究方法。扎根理论通过对资料的整理归纳概括从而形成一种理论，用以描述并解释某个现象或过程。扎根理论研究解决关于这种现象的数据分析能产生什么理论或解释的基本问题。好的扎根理论研究具有新建构的扎根理论与收集到的资料相吻合，且能提供对现象的理解，具有普遍性，有助于对现象进行一些控制的特征。扎根理论区别于其他研究方法最显著的地方在于扎根理论认为资料采集和资料分析之间存在持续性的交互反复过程。扎根理论可使用任何形式的收集资料的方法，常见的有访谈和观

察法，并以"自下而上"的形式进行数据编码。扎根理论的不完全应用在研究中也较常见，指在使用扎根理论作为编码技术时仅得到了具有原创性的知识贡献和有意义的研究发现，而没有建构出基于收集到的资料而形成新理论。

扎根理论研究实例

题目：基于扎根理论的胎儿畸形引产女性认知反应模型研究

目的：构建胎儿畸形引产女性认知反应模型，为以后的临床服务和干预措施提供依据。

方法：对41名因胎儿畸形选择引产的女性进行深度访谈，访谈分别在决定引产入院时，引产后6天、1个月和3个月进行，运用质性研究的扎根理论方法进行数据收集和分析。

结果：构建了包括否认期、查证期、决策期和恢复期4个阶段胎儿畸形引产女性的认知反应模型。

结论：本研究构建的胎儿畸形引产女性认知反应模型描述了畸形引产过程中的认知、情绪、行为特点，将为提升相应的医疗服务质量，进行有效的干预研究提供参考依据。

来源：秦春香，唐四元，李瑶，等.基于扎根理论的胎儿畸形引产女性认知反应模型研究[J].中国护理管理，2018，18（09）：1179-1185.

（杨丽萍）

第四部分　理论实践篇

案例1 产检建档首次健康教育(一对多剧本)

背景: 孕妇A:26岁,办公室文员,初孕初产妇,G1P0;孕妇B:30岁,销售经理,初产妇,但有一次人流史;G2P0;孕妇C:38岁,经产妇,家庭主妇,长子5岁。三位均为大学学历,既往体健,无家族遗传病,孕周在孕7+周左右,确认宫内妊娠,有胎心、单活胎,为今日新建产检档案的孕妇,在做完基础检查与产检后,建立产检档案,对准妈妈开展常规孕产期首次健康教育。

护士: 恭喜三位妈妈,也感谢你们有这样的健康意识,来医院早建档,开始规律产检。那么今天呢我就整个孕周需要做哪些产检项目给大家做一个介绍,同时对各位妈妈在孕早期的生活等方面给大家一些建议。这个健康教育,是你们整个产检的第一次,内容可能略有点多,你们都有家属陪伴吗?我们欢迎你们跟家人一起来接受这个首次教育。

孕妇A: 我老公有跟我一起来,我叫他进来。

孕妇B: 我老公今天上班,我妈陪我来的,我喊她进来。

孕妇C: 我老公刚刚完成检查就接老大去了,我就一个人听,没事,我是二胎,生老大的时候也听了的,还记得那么一些。

护士: 好的。欢迎各位一起来听我们本次的健康教育。首先给你们介绍一下我们产检。大家都想生一个健康宝宝,产检是我们优生优育的重要手段,产前检查可以帮助我们筛查很多先天性疾病或孩子的先天畸形。产检有很多的项目,我们在你们孕周的不同时间开展不同的检查项目,你们今天已经完成的项目中,有一些是我们整个孕周就查这么一次的,如果没有意外就不会再查了,比如优生五项,整个孕早期,也就是三个月以后就没有意义了,刚才产检医生应该都看过了报告,这个检查中你们有异常的情况吗?

孕妇A: 我没有,我都是阴性。

孕妇B: 我有一个是IgG(+),但医生说没事。

孕妇C: 我也都是阴性。

护士: 都是阴性呢就说明近期没有感染过这些微生物,IgG阳性表示有抗体或者曾经感染过,对近期怀孕没有影响的,没关系。那全部阴性的妈妈,因为你们已经怀孕了,也不能去打相关疫苗预防孕期感染了,所以你们就自己生活中注意点,尽量不要感冒了。

孕妇A、B、C: 好的。

护士: 那还有一些检查我们是整个孕期中可能要查好几次的,比如你们今天检查的血常规、尿常规、白带常规、肝肾功等,在你们这次,也就是孕早期,还有孕中期、孕晚期、临产前可能都会要检查。

孕妇A: 护士我想问一下呀,我妈妈说怀孕了不能做妇科检查的,说孩子会掉的,我第一次怀孕我也不懂,但是医生今天给我检查了,有没有问题的呀,查白带是干什么的呀?

护士: 这个是可以检查的,我们妇科检查就是简单看看您的宫颈是否健康,以及取一个白带标本,孩子在你的子宫里面,不会有影响的。查白带是看看阴道内环境是不是有致病菌,有的致病菌感染孕期是要进行治疗的,否则会引发早产、流产等,在你们临产前还会复查这个,也是这个目的,有的致病菌感染会在你们分娩的时候传播给胎儿,造成新生儿肺炎这些问题。

孕妇C: 我第一次怀孕的时候也检查了,没事的。

护士: 嗯,不用担心这个的。我们接着说,还有一些产检项目是每次都要检查的,比如你们的体重、宫高、腹围、血压这些。这些可以反映你们怀孕身体是否可以负荷,孩子是否按照正常规律生长。体重呢要从一开始就要控制,我看你们的体型,现在都不胖不瘦刚刚好,我们整个孕期是推荐只长25~30斤这个区间的,今天应该都有接受过营养指导了吧?

孕妇A、B、C:(点头)

护士: 太胖太瘦都不利于胎儿生长发育的,胖也会更容易引发妊娠糖尿病。肚子不会现在马上就大,尤其第一次怀孕的,可能孕中期才显怀,二胎妈妈可能会肚子大得早一些,大家在家里也要关注,很快你们就能摸得到你们的子宫了，肚子里稍微有点硬的那个部分就是，这个会慢慢长大，这是孩子在长。如果腹围一直不长，很长时间这个都没变化，应该要来医院看看。所以我们是要求规律产检的，医生每个月都会检查你们的腹围和子宫增大情况，估计孩子的发育。

孕妇 B：哎，我上次就是没注意，想着生孩子没啥大不了的，就没来产检，后面 10 周的样子孩子胎停育了，来医院清宫了，可受罪了，所以我这次还是早早守规矩来了。

护士：嗯，所以规律产检很重要。那么既然我们产检是优生优育的措施，现在给大家讲一下关于胎儿先天缺陷的筛查项目。首先呢，是关于唐氏儿的筛查。唐氏儿就是民间俗称的"瓜娃子""傻子"，这是一种染色体病，是先天性的，这种孩子一旦出生一生都无法治愈，他们有独特的"傻"面貌，智力低下，非常容易患肺炎、白血病等，很多都活不到成年，即使成年了都是需要终身照顾的，对家庭也是一个巨大的负担。既然如此，我希望大家能清楚，唐氏儿是只能预防的，也就是我们在他们出生前就尽量检查，有这个问题的孩子，我们就终止妊娠。

孕妇 A：护士，那既然这个是遗传病，是不是我们家里没有生过傻子的就可以不检查啊？应该没这个基因哦。

护士：并不是这样的。唐氏儿呢我们医学叫"21 三体综合征"，那么你们应该以前都学过生物，知道我们人是 23 对染色体的吧？

孕妇 A、B、C：（点头）知道。

护士：那 21 三体综合征呢不是说这个孩子的染色体本身有什么问题，是说这个孩子的第 21 号染色体多了一条，正常人是一对，也就是两条，但是这些孩子是三条。来我给你们拿这个筷子演示一下，你看这双蓝色的筷子，它代表爸爸，这双红色的筷子呢，代表妈妈，正常来说是妈妈拿一条染色体，爸爸拿一条染色体，组成一个新的细胞，但是唐氏儿呢，是一对染色体和对方的一条染色体结合，这下新细胞里就是三条染色体了，这样就是唐氏儿。所以它虽然是染色体病，但是和其他的染色体病不一样，他的染色体本身是没问题的，只是细胞分裂的时候出错了，给多了一条，这个表示这种染色体病每个人都有发生的概率，只要有细胞分裂，就有

出错的可能性。那最常见出错的就是第 21 号，所以我们也叫 21 三体综合征，但实际上还有 13 号、18 号染色体也会发生这些情况，那么 13 三体综合征和 18 三体综合征也有类似的问题，就是孩子基本上属于先天残疾的。

孕妇 B：那这个出错的概率有多大呢？

孕妇 C：是不是我这种高龄产妇容易有哦，我家老大是健康正常的，我这个概率应该不高了吧。

护士：这个出错的概率与生育年龄有关，妈妈的年龄越大，这个分裂出错的概率越高，就越容易生这种唐氏儿。这个出错概率从 20 岁开始就缓慢上升，在 35 以后会陡然加大，那这位 38 岁的妈妈，是属于高龄产妇，那么你出错的概率就比这两个妈妈要大。当然，也跟爸爸的年龄有关系的，爸爸如果年龄超过 45 岁，也容易出现这个差错的。

孕妇 A：还好我跟我老公年龄都不大，这样就是概率小点是吧。

护士：概率相对小一些，但是你们要知道，概率问题具体到个人，只有 0% 和 100% 的区别的，所以我们是要求每个准妈妈都要做这个筛查，最大限度地避免出生这种孩子。

孕妇 B：现在有什么检查方法可以确定怀这种孩子？

护士：嗯，接下来就给大家介绍一下唐氏儿的筛查方法。目前的唐筛大体有三种方法，第一是传统的唐筛，就是孕早期、孕中期抽血，联合起来看，孩子是唐氏儿的概率有多大。第二种呢是孕中期抽血，通过妈妈血里面微量的宝宝细胞，来推测宝宝是唐氏儿的概率。这两个的报告都是比值，1/3000 这种的，意思是唐宝宝的概率是三千分之一。一般这个分母越大越安全，说明是唐氏儿的概率越小。那这两个方法呢都是筛查，也就是有错误的可能性的，比如不是唐氏儿的误判，或者是唐氏儿的没有检查出来。

孕妇 A：那这个怎么办啊？没有确定的方法吗？

护士：有的，就是我马上要说的第三种，羊水穿刺法。这个呢就是孕中期在妈妈肚子上抽一点羊水，培养化验。这个方法是诊断孩子是否是唐氏儿的金标准，因为它可以出全染色体图谱的，也就是前面两个方法都只能筛查唐氏儿，而羊水穿刺可以检查所有的染色体方面的疾病，有的孩子即使不是 13、18、21 这三条染色体的问题，是其他染色体

疾病也能查得到。

孕妇B：那我们应该选哪个方法呢？

护士：这就要靠你们自己来选择判断了。这三种检查都是唐氏筛查的手段，传统的抽血方法要抽两次，联合一起看的准确率大约是90%，如果你们只做孕中期一次可能就只有70%的准确率，误差比较大，但是这个方法比较便宜，两百多块钱就可以。第二种也是抽血，这个叫无创DNA，这个方法只在孕中期检查一次，准确率是约98%，但是这个是抽血完送到基因公司检查的，并不是医院出报告，这个贵很多，需要两千多块钱，准确率也比第一种高。第三种是抽羊水，这个是在B超下抽的，所以不用担心针会戳到宝宝，这个检查的准确率是接近100%的，但是有流产的概率，也可能有培养失败的概率。虽然这些概率很低，如流产概率基本上是低于0.5%，但是毕竟是一个有创检查，所以并不是普通准妈妈的首选，我们一般推荐是高龄产妇，也就是这位38岁的二胎妈妈，或者是之前生过染色体异常孩子的妈妈做这个检查。当然，前两种方法若筛查到孩子是唐氏儿的概率很高，我们也是用这个方法来最终确诊的。这个检查也比较贵，大约要三千块，而且周期也比较长，大约需要一个月的时间。你们现在都是孕早期，暂时还没涉及筛查这个项目，因为这个项目很重要，价格和等待周期差异也比较大，所以今天回家以后，你们跟家里人商量一下，在大约孕15周以后就要做这个检查了，到时候要决定好是做哪个检查。我们在你们孕11周左右做NT检查的时候会问你们，给你们填预约的检查单。

孕妇C：护士，你的意思是我要直接做羊穿了吗？我今年都38岁了。

护士：前两个筛查方法，是基于大人群的数据库血样推测计算的，这个数据库对于高龄产妇来说准确性会更低，误判的概率会增加，也就是说若用这两个方法检查很可能是高风险，实际上很多高龄产妇会出现筛查是阳性最后羊水穿刺又是正常的现象，导致虚惊一场，所以原则上我们推荐高龄产妇直接做"羊穿"。不过这个要看自己的选择，如果愿意在做完唐氏筛查结果是高风险以后再做羊穿也可以。像这两位妈妈年龄没到35岁，可以选择先做前2种筛查方法，因为你们的准确率比较高。

孕妇A：除了这些筛查方法能不能通过B超看，我听朋友说有所谓"大排畸"，能看到孩子长什么样子。

护士：孕中期都会给大家安排B超检查，这个检查你们叫"大排畸"，我们叫四维彩超。这是用来筛查器官和胎儿外观缺陷的，一般唐氏儿的这些外观表现不典型，是无法通过B超判断的，这个四维彩超是用来看孩子有没有兔唇、有没有严重心脏病、身体哪些重要器官的外观结构有问题，比如两个肾会不会只有一个、会不会没有胃或者没有肝之类的。

孕妇B：这个B超和我们今天做B超有什么区别吗？

护士：你们今天做的B超是常规B超，今天是看胚胎是否是活胎、有胎心，是二维的，属于Ⅰ级B超。你们接下来会在孕11~13^{+6}周做NT检查，这个也是二维B超，是为了测定胎儿颈后透明层的，如果太厚孩子也有可能是唐氏儿，是一个辅助医生判断孩子是不是有染色体方面问题的检查，这个属于Ⅱ级B超。整个孕期接下来做的除了四维彩超以外都是Ⅱ级B超，可以测定胎儿大小、有无严重外观畸形、羊水多少、胎盘成熟度等。你们关心的四维彩超也是属于Ⅱ级B超，是用来筛查胎儿严重的外观或器官畸形、缺失的。但是这个不是B超的最高等级，所谓四维也就是你们能看到成像，不像Ⅰ、Ⅱ级B超你们可能都看不懂，四维B超就是有立体图，看得见孩子的样子。但这个检查也是有局限的，有的地方是看不到的，比如孩子有几根手指、有几个脚趾、脚趾手指有没有连在一起之类的，还有是不是先天性无肛门、轻度的先天性心脏病、有没有耳朵之类的情况，都是不保证一定能看到的。

孕妇A：如果要看这些细节就没有办法了吗？

护士：一般的产妇，家里没有遗传病或者之前没有生育先天缺陷孩子的，选择这些常规的B超项目就可以了，你们都年轻，没有不良生育史，也没有遗传病史的，筛查不出来的概率很低很低，不必钻牛角尖。如果有家族史或者之前生育的孩子有先天性问题，比如没有手、脚之类，就需要预约单独做系统B超。这个Ⅲ级B超是目前产前检查的最高级别的B超，但是一般要有产前诊断资质的医院才有，你们有这些特殊情况的，需要跟我们提前预约。另外，所有的B超检查都无法检查器官的功能，比如只能看到有没有眼球，不能判断出生后有没有正常视力，不能判断有没有耳聋这些。

孕妇C：除了这些，还有哪些检查呢？

护士：还有一些检查，比如甲状腺功能，今天你们都检查了，因为这个是我们人体发育的第一个内分泌腺，它会分泌生长激素的，那妈妈的甲状腺出问题，孩子就会有危险，甲减的妈妈也容易生"呆小症"的孩子，也是智力、体格等各方面发育不良的。

孕妇 A：今天医生居然还给我查了 HIV，这不是艾滋病那个啥病毒么，为什么查这个呀？好丢人哦。

护士：这个是常规都要查的，我们叫传染病四项，乙肝、丙肝、HIV 和梅毒。这四个都是可以通过母婴传播的传染病，查这个主要是确定准妈妈们没有被这些病毒感染，那如果有的话，孕早期干预可以避免孩子出生就感染这些疾病。那这个国家有政策补贴的，你们今天都签过字吧，HIV 是免费查的哦。

孕妇 A：原来是这样，我说医生让我签字检查，我还以为是说我有什么不检点呢。

护士：这个是大家的一个误解，主要是为了避免这些疾病的母婴传播，每个准妈妈都要查的。另外，你们临产前或者足月的时候还要复查这几项的，也是看看有没有被感染，可以选择什么分娩方式来最大限度降低胎儿被感染的风险，所以大家回去了整个孕期都要注意保护自己。我们是要求孕期性生活男方使用安全套的，预防性传播疾病只是一个方面，最主要还是孕期同房如果男性精液进入女性阴道，可能刺激子宫收缩，引发早产和流产哦。

孕妇 A、B：（点头）

孕妇 C：那我们还做不做妊娠糖尿病筛查呢？我上次生孩子就是妊娠糖尿病。

护士：要做的，每个准妈妈现在都要做妊娠糖尿病筛查，是在中晚孕的孕 24~28 周，还早，但是还是请大家回去注意运动，控制体重，高热量食物如蛋糕、奶茶、饼干、可乐之类的少喝点哈，关于这方面的健康教育我们会在随后你们的孕检中开展的。

孕妇 B：那我们现在要不要吃点啥营养品、补品的呢？

护士：今天你们都进行了营养指导，大体的原则都是知道了吧。

孕妇 A：稍微讲了下，大体晓得点。

孕妇 B：给我们说了控制体重的事，要多活动之类的。

孕妇 C：医生就说了下要多吃蔬菜，每天饭量啥的暂时不必改变，牛奶要喝，要多吃瘦肉，核桃、花生这些坚果少吃点，每天就一小把就可以了，别的就没了。

护士：那孕期营养品呢我们其实更多是指叶酸，你们有怀孕前就在吃叶酸的吗？接着继续吃，孕早期这 3 个月是要一直吃的，那孕前没吃的妈妈也没关系，现在就开始吃也可以的。如果经济条件好一点的，可以选择孕妇用的复合维生素，那些复合维生素里面都含有叶酸了，吃这种就不必单独吃叶酸了。这个维生素不管大家买什么品牌的，都必须是药字号的，就是这样写的"国药准字"（拿药瓶给妈妈们展示），不能说保健品哦，就是不能写的是"食药准字"。

孕妇 A：那还需要吃什么 DHA 之类的吗？

护士：这个看你，我们大部分中国人的饮食海产品摄入都不足的，世界卫生组织也推荐每天摄入大约 200mg 的 DHA，帮助胎儿大脑和视力的发育。但是目前的研究是没有发现补充了的与未补充的孩子的远期发育有明显差异。不过中国人的饮食结构 DHA 基本上是低于推荐标准的。居住在沿海地区每周能有条件摄入至少 3 次左右海鱼比如三文鱼、金枪鱼这些的准妈妈，可考虑食补。但由于现在广大海鱼重金属污染的问题，造成很多渔场富含 DHA 的海鱼重金属含量超标，目前市面上的 DHA 制剂也基本改为海藻油提取，而不再是海鱼了。综合考虑到食品安全与膳食营养的补充问题，身居内陆地区的准妈妈，有经济条件的，我认为还是推荐口服 DHA 补充，食补可能不太现实。这个就是保健品了，没有药字号，只有"食药准字"的，药房里都有，你们觉得有需要的话可以自己去药店买。

孕妇 B：那燕窝这些到底能不能吃啊？需要吃吗？

护士：从营养学角度来说，燕窝所含的维生素、矿物质均在日常其他膳食中含有，并不是独有的，算不上必需品，但好的燕窝口感丰富，富含丰富的蛋白质，偶尔适当服用也没什么坏处，而且热量低，一般不会引起发胖，你喜欢的话可考虑适当食用，不喜欢的也不必强迫，只要膳食平衡是不会缺乏营养的，不必刻意滋补。牛奶、瘦肉、鸡蛋这些生活常见的食材都算是对怀孕好的东西嘛。

孕妇 C：生活上还有哪些要注意的呢？我们家老大还能抱不呢？

护士：生活上主要还是尽量规律作息，不要熬夜，不要抽烟喝酒，二手烟也尽量避免，吸烟或者二手烟都会造成孩子未来患呼吸道疾病的概率大大增高，像哮喘。酒精也是，酒精对孕妇和胎儿来说是没有安全剂量的，也就是一口都不要喝哦。酒精会影响胎儿大脑发育，造成孩子智力发育低下。食品上来说指需要严格禁酒，生肉在我们国家不是主流饮食，像日料刺身这些，为了食品安全的话还是不要吃了，其他的都可以吃的，油腻的呀、辛辣的少吃点就是了。扛重物呢孕期就尽量避免超过 5 千克以上的，像你家老大这么大的宝宝了，至少 30 斤了吧，就不要抱起来啦。

孕妇 B：我家有养狗呢，有没有关系呀，我公婆说不能养这些，但是好多年了我也舍不得送人。

护士：也不是绝对不能养。既然这么多年了，那不是最近养得嘛，狗的脾气性格你也是清楚的，做好清洁卫生，去兽医那里疫苗、驱虫都做了吗？

孕妇 B：每年都做的，也给它体检，疫苗啊驱虫药啊也都是按时弄的，是只边牧，可聪明了，也不会咬我的，这次怀孕我昨天还特地带它去检查了弓形虫这些，都是没有的，很健康呢，我们家很注意，出门都牵着绳的。

护士：能不能养宠物呢，跟主人的饲养习惯有关的。如果能保证干净健康，遛狗的时候注意避免跟别的动物接触，不要喂食宠物吃生肉或人类食物，宠物是按时绝育的，性格温顺，其实也能养的。就是注意尽量不要自己遛狗了，尤其孕中晚期，行动不方便，万一突然跑一下容易绊倒你，遛狗这种事可以交给家里别的人，狗的大小便孕期也别亲自清理了。弓形虫除了宠物会传播外，其实最主要是沾到了蔬菜水果肉类这些上面，被我们吃掉的，所以凉拌菜要注意洗干净食材，平常吃水果这些也要注意清洁卫生哦。

孕妇 B：我想问下那个地中海贫血筛查是个啥？今天医生说我们这里是高发地区，要检查，不知道怎么查的。

护士：这个就是基因本身出了问题，跟唐氏儿不一样了。地中海贫血是一种常染色体隐性遗传病，单个基因不会出现临床症状，只有两条基因都是才会发病。你看就像这对筷子，这次就是筷子本身是坏掉的，两个坏掉的筷子组合在一起就会发病了。也就是你们生物学的那样，要两个小 a 在一起才会发病。

孕妇 B：我记得那个，就是爹妈如果都是携带者，后代有五成的概率嘛，有一方是正常一方携带者是 25% 的概率嘛，是那个吗？

护士：差不多。地中海贫血常见有 α 型和 β 型，如果基因检测双方都携带同型基因，也就是都是 α 型或都是 β 型，那么孩子有 1/4 的概率为重型地贫，有 1/2 的概率为与父母同型的轻型基因携带者，还有 1/4 是正常孩子。轻型呢就是不影响智力和身体的，你可以理解为基本上是健康的，但是重型就很严重，出生后就会死亡，或者死胎，或者自出生起就需要持续换血治疗。目前地中海贫血最主要的筛查方法是血常规，看两个指标，若 MCV<80 或 MCH<27，就怀疑可能携带地贫基因，应该去优生优育门诊咨询，做进一步检查，那如果这两项都是没啥呢，就是应该没有携带这个基因。这个病在我们国家广东、广西、四川这一带比较高发，尤其是广西，所以这些重点地区是都要查血常规看这两个指标，基本上没问题的话，没有进一步基因检查的。

孕妇 B：大概明白了，就是说我没有，我老公没有，孩子就没有，跟唐氏儿不一样，这个不是细胞分裂造成的概率问题，是基因本身的问题。

护士：嗯，那你们还有什么其他想问的问题吗？

孕妇 A：暂时没有了。

孕妇 B：没有了。

孕妇 C：没有。

护士：那我们今天就到这里，请大家记得按照这个日程表的时间按时来产检，我们下次再见。

孕妇 A、B、C：好的，拜拜。

（王思蕴）

案例 2　妊娠期安全用药的健康教育（讲座）

受众学历不高，年龄跨度较大，备课尽量选择浅显的例子和语言，尽量多用图。

教学目标

● 妊娠期用药对母婴的影响。
● 妊娠期的用药安全。
● 母婴阻断的重要性。

预计参与人数	10（孕妇）+10（家人）。
开展地点	×× 医院门诊健康教育室。

妊娠期用药大多都很有顾虑，其家人对服药依从性有重要影响，应该让其配偶等重要家人参加。

受众分析

初产妇、经产妇均有，单胎，年龄 20~40、非医学背景，文化程度最低初中，本地人为主，均为孕早期，为妊娠期用药特殊人群（HIV 阳性妈妈）。

HIV（+）孕妇，应选择更为隐私的环境。

前期动员

通过产检医生推荐、医院客服中心的回访电话、微信公众号等宣传。

HIV（+）孕妇，动员时应注意保护隐私，讲座不能邀请不相关的人参加。

讲课人是健康信息的"把关人"，是健康信息传递的重要人物；挑选合适的信息传播者，有利于信息覆盖后产生好的效果。该讲课人的专业背景都较合适，能够胜任这次健康讲座的教育。

讲课人

医院 xx 临床药师	专业背景为药学，曾在药物不良反应监测中心工作，目前在临床药学部从事特殊人群的用药指导，曾参加过药学素养科普活动，口语表达能力好。
健康教育方法	讲授法、演示法。
教学设备要求	PPT+ 话筒、感染 HIV 婴儿的图片。
预计时间	30 分钟（包括 10 分钟互动答疑时间）。

根据受众选择合适的健康教育方法，准备相关教学资源、设备。

教学时间按照讲授法的要求，必须设计反馈互动的环节，总体时长应考虑受众信息接收的阈值，不可过长。

HIV 阳性母亲希望母婴平安、未来孩子不会感染上 HIV；

对宫内阻断服药有顾虑，又担心影响胎儿发育健康；

教学内容应设计宫内母婴阻断的必要性和阻断药不会干扰胎儿发育的原理。

教学内容

● HIV 母婴传播风险与药物阻断原理。
● 宫内母婴阻断常用药品。
● 美国食品药品管理局（FDA）药物对胎儿危害的分类标准。
● 母婴阻断用药对妊娠和分娩的影响。

效果评价

1. 教学效果评价：授课生动、没有使用生僻医学术语、授课层次分明、重点清晰、讲课人措辞口语化、表达自然流畅、教学内容富有科学性，能对需要在妊娠期间服药的女性树立行为信念。

2. 健康教育效果评价：①近期：当场问卷填写，知识正确率＞85%；服药依从性好，孕期坚持遵医嘱服药；②远期：分娩后婴儿健康、胎儿母婴阻断成功，分娩后未感染 HIV。

采用现场问卷测评，主要评价对知识的掌握程度，知晓健康信息是健康信念认同继而采纳健康行为的基础；

连续在孕检中监测孕妇妊娠中对服药的依从性行为，证实健康教育对服药信念的影响。

远期效果的评价可以看到讲座对患者实际行为的影响，对母婴阻断成功率的影响。

（代小娇、王思蕴）

案例3 妊娠期自我监护的健康教育

刘某，31岁，已婚，初产妇，G1P0，职业学校教师，研究生学历，丈夫33岁，办公室文员。今日孕7+周进行孕产建档，无高危妊娠因素，身高160cm，体重50kg，目前孕检无异常，属于健康正常孕妇。

一、健康教育评估

护士通过资料的收集、整理、分析，得出以下结果：

（个人评估）

1.健康史的评估 无家族遗传病；无家族高危妊娠、危险分娩史；既往体健；无手术史；初次怀孕，无流产、引产史。

2.身体状况的评估 BMI=19.53，正常体重；意识清晰、定向力正常；睡眠状况尚可、记忆力良好；无疼痛状态；听说读写功能正常。

3.精神心理状况的评估 心理适应度：计划内妊娠，初次怀孕，对胎儿和自己的健康非常重视；母亲信佛教，未皈依，本人及丈夫无宗教信仰；心理情绪：自觉无焦虑、抑郁、紧张情绪；生活压力：怀孕所带来轻度生活规律改变，有轻度早孕反应。

4.社会支持系统的评估 个人交往：常见面朋友至少2人，丈夫日常在家陪伴，夫妻关系和睦，父母体健，同城居住；经济条件较好，有医疗保险和商业保险；家属评估：丈夫对妻子和胎儿很关心，尽量陪同产检。

5.健康观念与生活方式的评估 健康观念：重视产检和优生优育；健康素养良好，获取健康信息途径多样化；生活方式：室内工作、久坐（日均近8小时）、无夜班、偶尔加班；自怀孕起每天晚餐后丈夫陪同散步1小时；口味重，喜辛辣饮食、不挑食、肉类偏好红肉类、食用油只吃菜籽油、零食或深加工食物一周吃2~3次、每周摄入水果1~2次，每日常规口服孕妇用复合维生素片，无吸烟喝酒等不良嗜好；能经常与朋友逛街和吃饭；业余喜欢写字和画画；无压力性进食与熬夜习惯。

6.学习评估 文化与智能：研究生学历，接受能力较强、学习能力良好；学习需求：孕妇对妊娠期的自我保健有较强的学习愿望；学习态度：有学习愿望；认可妊娠期学习的重要性和必要性；在孕妇学校预约登记，已在思想上做好了学习的准备；倾向性学习方式：喜欢看小视频娱乐，更乐于接受视听类材料；学习环境：孕妇学校有相对固定的健康教育内容，和健康教育示教室、相关教具。

（家庭评估）

1.家庭外部结构 核心家庭，两口人，孕晚期可能与父母同住，成为直系家庭结构。

2.家庭内部结构：分享权威式权力结构、角色关系适应良好、家庭沟通观念导向型高、家庭对健康分娩和胎儿健康很重视。

3.家庭的功能：感情和睦，情感功能良好；丈夫每日有时间陪伴与照顾；孕晚期及胎儿分娩后父母能来照护；经济条件较好，有医疗和商业保险，有生育保险。

4.家庭生活周期 处于第一阶段，结婚3年，建立家庭，双方已基本适应新家庭生活，感情沟通良好，生活方式与习惯已适应；计划内怀孕。

（三）社区评估

居住小区距离医院步行约20分钟可到，交通方便，小区人口以年轻人为主，小区内有专门步行栈道和活动健身场，小区门口有社区卫生服务中心和免疫规划接种站，小区内部有幼儿园和托儿班，小区绝大多数人无宗教信仰，少数人信仰佛教。

二、健康教育诊断

1.缺乏妊娠居家自我管理知识：与知识来源受限有关。

2.寻求健康行为（妊娠期自我监护）。

三、病人健康教育目标

1.教育目标 指导孕妇正确识别妊娠异常现象：

过度呕吐、阴道流血、阴道流液、数胎动、妊娠便秘、皮肤瘙痒、妊娠期胸闷与头晕及先兆临产的征兆。

2. 学习目标

当天能正确口述妊娠期自我监护的内容与项目。

分阶段教育当天能正确口述教育内容。

1 周内，能列出孕期健康生活方式的内容。

四、健康教育计划

1. 确定实施计划　确定教育诊断的优先次序，以妊娠分阶段执行教育计划。根据诊断，依次提供以下计划：

（1）建档当天，指导孕期健康生活方式的内容。

（2）指导妊娠异常呕吐与阴道流血的内容。

（3）孕 12~14 周，指导阴道流液与妊娠便秘的内容。

（4）孕 14~16 周，指导妊娠期胸闷与头晕的内容。

（5）孕 17~20 周，指导感知胎动的内容。

（6）孕 28~32 周，指导数胎动与皮肤瘙痒的内容。

（7）孕 37 周，指导先兆临产的内容。

（8）孕 38 周后，介绍无痛分娩与指导拉玛泽呼吸减痛法。

（9）必要时指导妊娠便秘的内容。

2. 教学方法的选择　采用语言教育法、文字教育法和互联网＋教育综合方法。

（1）健康教育橱窗普及孕期健康生活方式的相关知识。

（2）给孕妇发放母子手册，每次产检完毕记录重要信息与健康教育要点。

（3）护士带孕妇参观产房、介绍无痛分娩。

（4）指导患者关注公众号学习，添加患者信息，加入管理系统。

3. 时间计划　孕妇在分娩前完成并掌握上述教育内容。

五、计划实施

1. 实施时间安排

（1）每次产检完毕安排与孕周相适应的健康咨询。

（2）在孕早期、孕中期及孕晚期对妊娠与分娩的营养、胎儿监护和分娩方式教育安排三次大型健康教育讲座。

2. 实施方案

（1）地点：门诊产科健康教育示教室。

（2）时间：每天下午固定时间开展健康教育讲座。

（3）教学资源：多媒体课件（文字、图片、视频播放）、向其发放母子手册与健康教育课程表等。

六、评价

1. 目标的达成　目标完全达成，患者在孕期各阶段正确进行自我监护，孕妇临产时来院及时，安全健康分娩，母婴均无并发症。

2. 评价方法　采用观察法、指标测量法（体重、血压）、问卷调查法等进行评价。

3. 教育效果　学习需要基本得到满足，教育诊断符合病人要求，教学方法恰当，学习目标可行，教学安排符合孕期发展知识需要，孕妇掌握正确的自我监护的知识，有规律数胎动等自我监护行为。

（王思蕴）

案例4 婴儿添加辅食的健康教育
（一对一）剧本

背景：独生子，足月儿，6月龄，体格、神经、运动发育等均符合月龄，父母均为大学学历，平素以母亲育儿为主，爷爷奶奶协助，父亲白天工作，下班参与育儿，家庭关系和谐，儿保中发现家长对如何添加辅食不了解。

护士：您好，是来咨询婴儿喂养的吗？宝宝多大了？

家长：护士你好！我家宝宝6个多月了，还没加辅食，今天邻居说他们家宝宝4个多月就添加辅食了，我们家宝宝是不是加晚了，会不会影响他的生长发育呢？

护士：不要着急，孩子是母乳喂养吗？现在都提倡纯母乳喂养6个月，宝宝满6个月的时候我们再添加辅食。

家长：是的呀，他们都说母乳6个月以后就没啥营养了，说要早加辅食，我们邻居的宝宝都是4个月就添加辅食了，宝宝奶奶也说早吃辅食对孩子以后好。

护士：首先，说母乳6个月以后就没营养了是没有科学依据的，母乳可以根据孩子的月龄动态变化的，营养成分对多大的宝宝都是有的。6个月前，母乳或配方奶是可以完全满足婴儿生长发育的，不需要添加其他额外的能量及营养素，而6个月后由于宝宝的快速成长，单一的母乳或配方奶已经不能完全满足婴儿生长发育所需要的能量及营养素了，这时候就需要在奶的基础上引入其他营养丰富的食物，就是我们说的添加辅食。以前提倡的是4~6个月宝宝添加辅食，但经过不断的科学研究与论证，现在我国最新的要求都推荐婴儿满6个月再开始添加辅食。

家长：这么晚才加辅食孩子会不会容易营养不良呢？

护士：6个月大的时候给宝宝添加辅食是孩子的生长发育所决定的。婴儿满6个月时，胃肠道等消化器官才相对发育成熟，可以开始消化母乳以外的多样化食物，同时，这一时期婴儿的口腔运动功能、味觉、嗅觉、触觉等感知觉，以及心理、认知和行为能力已经准备好接受新的食物，此时添加辅食，不仅能满足婴儿的营养需求，也能满足其心理需求，并促进其感知觉、心理及认知和行为的发展。简单说6个月之后的宝宝才有需要，能消化，能吸收。

家长：那加早一点也没什么吧？

护士：过早添加，由于宝宝的消化系统尚未发育成熟，对额外的食物不能消化吸收，可能会引起消化不良、恶心、呕吐等症状，严重可导致营养不良。而且过早添加，还会增加宝宝过敏的风险，婴儿满6个月时成熟的胃肠道才大量的分泌一种免疫球蛋白IgA，它就像一层保护性的"油漆"，防止有害过敏原进入。过早了添加辅食，肠道缺乏这种免疫球蛋白，容易引起宝宝食物过敏。

家长：你这样说我又很担心了，那晚点加吧。

护士：也不必的，过晚添加辅食，婴儿会因为能量及营养素不足而导致营养不良。辅食除了补充营养外，还可以锻炼婴儿的咀嚼能力，以促进咀嚼肌的发育、牙齿的萌出和颌骨的正常发育，同时锻炼口腔的协调能力，对宝宝的语言、智力发育都是极有利的，而6~8个月是宝宝学习锻炼咀嚼、吞咽及口腔协调能力的关键时期，错过了这一关键时期，以后可能会出现进食行为异常。加晚了的话，宝宝可能后面会喂养困难呢。

家长：那有没有特殊情况呢？为什么有的宝宝就能早点加呢？

护士：当然，每个宝宝发育情况不一样，除了依据月龄标准，我们还要仔细观察宝宝是否发出了想吃东西的信号。比如说宝宝能够控制头部，保持直立、稳定的姿势，扶着能坐稳，每天吃很多奶都感觉吃不饱，一天奶量达到800~1000ml或一次喂奶量达到200ml，婴儿还是哭闹，没有满足感，说明纯奶喂养已经不能满足宝宝，需要添加辅食了。除此以外，宝宝在大人吃饭时表现出了对食物的兴趣，有吞咽、流口水、要抓抢食物往自己嘴里送，这也是宝宝想要添加辅食的信号。

家长： 你说的这些信号，我家宝宝都有呢。

护士： 还有就是宝宝的挺舌反射要消失。

家长： 什么是挺舌反射啊？

护士： 就是你在喂辅食的时候有没有发现，把食物放到宝宝嘴前时，宝宝会用舌头将食物抵出，这就是挺舌反射。这并不是因为宝宝不爱吃某种食物，而是宝宝还没准备好吃辅食呢。

家长： 这个是消失了的，他现在都会吸吮勺子了呢。

护士： 你家宝宝 6 个多月了，自己也发出了添加辅食的信号，可以开始添加辅食了。

家长： 听说先添加的是米粉，对吗？是哪种米粉呢？是在超市买吗？超市里这么多米粉怎么选？

护士： 我们推荐第一口辅食的最佳选择是强化铁的婴儿营养米粉，因为母乳里面不含铁，宝宝 6 个月前生长发育用的是胎里带的储存铁，这些铁在大概 6 个月的时候就消耗完了，需要我们从食物里额外添加。因为母乳不含铁，所以最重要的就是补充铁。婴儿营养米粉是专为宝宝设计的均衡营养的食品，容易调制成均匀的糊状，味道也比较接近母乳或配方奶粉，宝宝更容易接受。

家长： 那只能吃米粉这一种食物吗？可以吃别的吗？

护士： 最开始是，后面可以一点一点添加。食物由一种到多种，给宝宝添加的时候，一定要一一种地添加，每次只能加一种食物，观察 4~5 天，如果宝宝没有出现呕吐、腹泻等消化不良症状或皮疹等过敏反应，精神食欲均正常的话，再添加另外一种新的食物，前面添加的食物还继续跟着新的食物一起添加，不要操之过急。从种类上讲，可按"谷物－蔬菜－水果－肉类"的顺序来添加。

家长： 那什么时候可以吃成型的东西呢？

护士： 从食物性状来说，一定是由细到粗，由稀到稠，从泥糊状的慢慢发展到颗粒状的再到固体状，这样一点点循序渐进。开始添加的时候可以调稀　点呈流质状，慢慢地过渡到糊状，如浓米粉糊、稀粥、土豆泥等，再往后到颗粒状的菜泥、果泥、肉末等，最后加固体状的饼干、面条、馄饨等。你按照这个要求慢慢加的话，一般 8 个月大左右可以吃那种切碎的食物了，10 个月大的时候就可以加条状、

块状的食物了。

家长： 那什么时候喂辅食合适呢？怎么跟奶搭配呢？

护士： 选择恰当的时间，宝宝吃辅食最好在喂奶前，因为饥饿时更容易接受辅食。

家长： 嗯，了解了。那我们怎么判断宝宝吃没吃够呢？

护士： 宝宝每顿饭的胃口都会不一样，所以我们没办法根据一个严格的量来判断宝宝是不是吃饱了。喂辅食时，如果宝宝身体向后靠在椅子上，或者把头从食物的方向转开，开始玩勺子，不愿意张嘴，这就说明宝宝很有可能吃饱了。添加辅食期间，我们要注意监测宝宝的生长发育情况，根据身高、体重指数的趋势来评价宝宝添加辅食后的整体生长发育是否还沿着正常的曲线上升，如果发现曲线下降或平缓，就需要去看看是不是由于添加辅食而忽视了母乳或是配方奶的喂养，或辅食添加不够导致宝宝能量及营养素摄入不足，并及时调整。所以记得也要按时来做儿保。

你家宝宝最近身体情况怎样？

家长： 宝宝最近身体很健康，精神状态也很好。

护士： 状态好的话回去就可以加辅食了，在宝宝吃奶前用软勺喂一小勺调制的米粉，可以稀一点，米粉的外包装上有调制方法的说明，或者喂一勺米汤也行，观察宝宝有没有异常，无异常就可按刚讲的慢慢添加。一定要注意食物卫生。

家长： 好的，还有其他要注意的吗？

护士： 一定要注意顺应性的喂养，也就是说，千万不要强迫孩子吃辅食，一旦你强迫他吃，宝宝就会留下不愉快的进食经历，而不愉快的进食经历可能会成为今后厌食、挑食的危险因素。所以一定要尊重宝宝的食量，尊重宝宝对食物的选择，给宝宝足够的时间适应新的食物。

还要注意婴儿辅食以味道清淡为宜，1 岁内不放盐、味精等调味品。

家长： 孩子奶奶说不吃盐没力气的。

护士： 这个不会的，婴儿肾脏还很娇嫩，每天摄入的母乳和辅食里的天然盐分已经足够了，再多会给宝宝的肾脏带来负担，而且这么小就吃盐，容易养成重口味的饮食习惯，成年后容易得高血压。我们现在都强调这些生活习惯一定要从小培养。宝宝满 1 岁后才能适度少量添加盐。

家长：哦哦，好的，那我回去给我妈说说。

护士：还有就是宝宝如果生病了，患病期间不宜添加新的食物，但也不要将已添加的食物随意终止，这样不但无益，反而会因营养不足而延缓病情康复。这里有一个婴幼儿辅食添加示意图，你可以拿回去作为参考，有疑问欢迎随时咨询。我们也有父母烹饪课堂，是教爸爸妈妈们怎么做辅食的，每周三下午三点半开始，大约半个小时，有什么不会的你也可以来参加，或者让家里给孩子做辅食的家长来参加，是免费的。

家长：好的，今天谢谢你了。

（王思蕴）

案例 5 哺乳期乳腺炎的健康教育案例

患者张某，女性，30岁，初产妇，产后1月余，右乳出现局部红肿痛，乳头有皲裂伤，体温38.9℃，血常规显示白细胞增多。为进一步治疗，以"急性乳腺炎"收住院。患者无基础疾病，无药物过敏史。处方：头孢拉定静脉滴注，口服布洛芬缓释胶囊，并配合局部按摩和电动吸奶器的使用。

一、健康教育评估

护士通过资料的收集、整理、分析，得出以下结果：

（个人评估）

1. 健康史的评估 无家族史；既往体健；无手术史；初产妇。

2. 身体状况的评估 BMI=22，正常；意识清晰、定向力正常；睡眠型态紊乱；记忆力尚可；疼痛等级为1~2级；听说读写功能正常。

3. 精神心理状况的评估 心理适应度：患者对乳腺炎是否可以继续哺乳、用药是否需要暂停母乳等尚缺乏充分的认识，处在心理转变期；无宗教信仰；心理情绪：轻度焦虑、紧张情绪；生活压力：照顾新生儿。

4. 社会支持系统的评估 个人交往：因生育打破日常交往型态，夫妻关系好，家庭和睦，家中有父母帮助育儿，经济状况良好，有医疗保险和生育保险；家属评估：丈夫对妻子病情关心，有迫切学习家庭护理的需求。

5. 健康观念与生活方式的评估 健康观念：每年有坚持体检，重视健康检查；健康素养良好，获取健康信息途径多样化；生活方式：目前产假；活动少；无烟酒嗜好；产前饮食口味重，喜辛辣、腌腊饮食，但目前遵循乳母膳食，清淡少盐饮食；日常摄入孕产妇维生素片；目前无业余活动；有频繁夜间哺乳。

6. 学习评估 文化与智能：大学文化，接受能力良好、学习能力良好；学习需求：患者担心乳腺炎会影响哺乳，担心用药会经乳汁循环对婴儿有害，学习需求旺盛；学习态度：有强烈的学习愿望；倾向性学习方式：喜欢阅读，更乐于接受文字类或图画类材料；学习环境：科室有相对固定的健康教育内容，和健康教育示教室、相关教具。

（家庭评估）

1. 家庭外部结构 因照顾婴儿，临时由核心家庭转变为直系家庭，五口人。

2. 家庭内部结构：感情权威型权力结构、角色关系适应良好、家庭沟通关系导向型高、家庭成员对母婴健康均较重视。

3. 家庭的功能：感情和睦，情感功能良好；丈夫有条件休假1周，有时间陪伴与照顾；经济条件较好，有医疗和生育保险。

4. 家庭生活周期 处于有第一个子女家庭，结婚3年，生活方式与习惯已适应。

（三）社区评估

居住小区距离医院较远，需开车或公交，约20分钟可到，小区位置交通便利，居住人口以中老年人为主，老旧小区。绝大多数人无宗教信仰，小区内有游泳池和活动健身场，小区门口有社区卫生服务中心。

二、健康教育诊断

1. 缺乏乳腺炎自我护理的知识：与现存知识不正确有关；缺乏手动挤奶技能的指导：与信息来源首先有关；缺乏哺乳期用药知识：与信息来源混乱有关。

2. 寻求健康行为（遵医行为）。

三、患者健康教育目标

1. **教育目标** 帮助患者消除头孢类药物治疗的担忧，指导母乳喂养正确的衔乳姿势，学会乳汁淤积的居家自我管理，包括教会产妇手工挤奶及电动吸奶器的方法、乳房按摩手法、饮食管理，指导夜间母亲睡眠姿势，避免乳房受压。

2. 学习目标

（1）当天，能复述头孢类药物对哺乳期母亲和婴儿的影响。

（2）2天内，能正确操作电动吸奶器。

（3）3天内，能正确演示手工挤奶的方法。

（4）5天内，能正确演示乳房按摩的方法。

四、健康教育计划

1. 确定实施计划 确定教育诊断的优先次序，分模块、分阶段执行教育计划。根据诊断，依次提供以下计划：

（1）指导患者和家属了解用药分级及权威信息查询方法，如（某手机 app），查询哺乳期用药危险分级，运用分级指导哺乳药物的选择。

（2）指导电动吸奶器、手工挤奶方法。

（3）指导乳房按摩的方法和注意事项。

（4）指导哺乳期的饮食管理方法。

（5）纠正乳腺炎知识误区，并指导宝宝正确含乳。

2. 教学方法的选择 采用语言教育法、文字教育法、实践教育法和影像教育等综合方法。

（1）让患者及家属阅读相关资料及观看挤奶、乳房按摩的视频。

（2）护理人员讲解用药对母婴的安全性。

（3）护理人员演示电动吸奶器、手工挤奶的方法、步骤。

（4）给患者讲解正确的母乳饮食、注意事项。

（5）教会患者正确的母乳喂养宝宝的衔乳姿势。

3. 时间计划 患者在母乳喂养教育门诊、乳腺科病房分阶段完成并掌握上述教育内容。

五、计划实施

1. 实施时间安排 乳腺炎是产后哺乳期女性常见病，乳腺炎的原因有乳头破损造成的细菌感染、乳汁淤积及机体抵抗力差，涉及的知识较多，因此分阶段完成教育内容。

（1）第一次：当天在门诊进行哺乳姿势与衔乳姿势的教育。

（2）第二次：当天在第一次用药时进行用药安全的教育。

（3）第三次：从当天开始，定时帮患者挤奶，及指导如何正确挤奶和使用电动吸奶器。

（4）出院前两天，每天上、下午各一次，帮助患者进行乳房按摩，同时教患者家属。

2. 实施准备

（1）地点：门诊、病房床旁。

（2）教具：微视频、宣传册、电动吸奶器等。

（3）指导内容：进行针对性的教育。

根据健康教育诊断可以提供以下具体的教育内容：

①乳汁淤积的处理，包括手工挤奶的步骤、手法；电动吸奶器的尺寸、连接、使用、注意事项和清洁方法。

②母乳的贮存方法。

③乳房按摩：给患者家属演示正确的按摩方法、步骤、注意事项。

④挤奶的时机和频率。

⑤哺乳期的饮食：蛋白质与水分摄入、膳食平衡与搭配、油脂类食物与乳腺炎发生的相关性等。

⑥宝宝的衔乳方法，包括正确判断婴幼儿饥饿表现，正确衔乳和不正确衔乳的区别，乳头皲裂的处理方法等。

六、评价

1. 目标的达成 通过系列的健康教育，目标完全达成。患者能正确使用吸奶器和手工挤奶，乳汁淤积情况得到正确处理，患者遵医嘱使用抗生素，依从性高，母乳喂养未受影响。

2. 评价方法 采用观察法、问卷法、操作技能测评进行评价。

3. 教学效果 学习需要基本得到满足，教育诊断符合病人要求，教学方法恰当，学习目标可行，病人对乳汁淤积的家庭管理有了很好的认识，掌握了手挤奶和电动吸奶的技术，患者家属能正确辅助进行乳房按摩。掌握正确的衔乳吃奶方法，乳头皲裂情况未再发生。

（王思蕴、代小娇）

案例 6 产褥期营养的健康教育（讲座）

考虑到受众对信息的接受阈值，教学目标不应过多，一次不要超过 3 个关键点，复杂的健康教育内容，应分多次。

教学目标

- 让初产妇及其家人掌握最基本的产褥期营养的原则。
- 熟悉产褥期营养的常见误区。
- 掌握"产后第一天"的饮食要求（顺产、剖宫产）。

预计参与人数	30（孕妇）+30（家人）。
开展地点	×× 酒店 9 楼会客厅。

中国国情一般产褥期女性不会自己做饭，大部分女性会选择自己的某个家人来照顾饮食，这位家人通常是长辈，从理性行为理论中我们可知，这个家人应该是孕妇产褥期饮食管理的"重要人物"，因此健康教育的重要目标受众是这位重要家人，应该要求孕妇邀请这位家人参与讲座。

受众分析可以帮助讲课人更好地设计教学内容和选择更适合的教学方法、教学语言。

受众分析

初产妇、年龄 25~35、非医学背景，文化程度最低高中，最高博士，本地人，孕周在 33~38 周之间。

前期动员

- 通过产检医生推荐、医院客服中心的回访电话、微信公众号等宣传。
- 与国内一家知名童装品牌合作，愿意给每一位参加讲座的孕妇提供一个婴儿的薄款包被，以及提供 3 个新生儿衣物大礼包给现场互动孕妇。

讲课人是健康信息的"把关人"，是健康信息传递的重要人物；挑选合适的信息传播者，有利于信息覆盖后产生好的效果。该讲课人的专业背景和临床经验以及职业形象都较好，能够胜任这次健康讲座的教育。

群众参与是健康教育活动成败的关键，充分的目标群体动员是活动前期准备的核心任务。本案例采用临床医院随诊宣传与商业合作相结合，利用特殊生理时期的对部分商品的特定需求，吸引孕妇参加，同时也可获得更多的资源支持。

讲课人

医院 xx 营养师	专业背景为妇幼保健与营养学，在临床长期从事孕妇产前营养的健康教育门诊，并获得本年度微信公众号投票"最受产妇喜爱的医务人员"，从事过讲座类的健康教育，口语表达能力好。
健康教育方法	讲授法、演示法。
教学设备要求	PPT+ 话筒、食物模具。
预计时间	90 分钟（15 分钟厂家宣传 +60 分钟讲座 +15 分钟互动和发放赠品）。

根据受众需求准备教学内容，应与教学目标相贴合。

教学内容

- 产后营养需求与饮食原则。
- 月子餐的常见食谱（演示图或仿真食物）。
- 哺乳期的饮食禁忌。
- 产检产后饮食误区。
- 产后第一天的产妇状态（顺产、剖宫产）与营养需求。

根据受众选择合适的健康教育方法，准备相关教学资源、设备。

教学时间按照讲授法的要求，必须设计反馈互动的环节，总体时长应考虑受众信息接收的阈值，不可过长。

效果评价

1. 教学效果评价：授课生动、没有使用生僻医学术语、授课层次分明、重点清晰、讲课人措辞口语化、表达自然流畅、教学内容富有科学性，健康信息密切结合本地的坐月子的风俗习惯。

2. 健康教育效果评价：①近期：当场问卷填写，知识正确率 >85%；②远期：分娩时体重孕妇健康率、产褥期结束时孕妇的体重健康率、产褥期结束时母乳喂养率。

效果评价是检验健康教育是否有效，有什么样的效果的重要环节，评价形式可以多样，这个环节也是促进讲授教师教学相长的重要步骤。

（王思蕴）

案例7　婴幼儿海姆立克急救法的健康教育（讲座）

受众分析发现参与者文化素养普遍不高，年龄偏大，表明认知能力与记忆力均不太理想，讲课语言应尽量通俗。讲解过程也应尽量照顾到不会本地方言的外地人，可使用普通话讲授。

教学目标

- 识别婴幼儿气道梗阻的表现。
- 理解气道梗阻不能"抠喉咙"的原因。
- 掌握预防婴幼儿气道梗阻的措施。
- 婴幼儿海姆立克急救法的操作方法和口诀。

预计参与人数	30人。
开展地点	××医院健康教育室。

受众分析

参与人多为婴幼儿的直接照护人，基本为55岁以上中老年人，学历最低半文盲，最高为大专，非医学背景，本地人为主，外省的占近1/3。

前期动员

- 通过儿保科医生推荐、医院客服中心的回访电话、微信公众号等宣传、社区卫生服务中心的宣传。
- 医院育儿中心可提供半小时免费幼儿照护服务，在讲座进行时可让幼儿在中心获得早教、婴儿洗浴、婴儿智护训练等服务。

1. 根据中国国情，大部分幼儿在3岁入园前基本由长辈帮助养育，他们是幼儿的直接照护人。如何科学育儿，根据理性行为理论可知，帮助育儿的长辈应该是科学育儿的"重要人物"，应该更多邀请这些家人参与讲座。

2. 婴幼儿气道梗阻是常见的幼儿照护事故，参与照护婴幼儿的直接照顾人均应有这方面的意识与急救训练常识。

1. 群众参与是健康教育活动成败的关键，充分的目标群体动员是活动前期准备的核心任务。本案例采用临床医生随诊、社区参与等多样化信息渠道，发布讲座信息，最大限度地考虑到受众的信息接触面问题。

2. 医院同时段提供的免费幼儿照护服务，可以增大受众选择参与讲座的可能性，是健康行为的"促成因素"，同时也宣传了医院开展的这些项目，参与讲座的人均有可能成为这些照护业务的潜在客户与中间宣传者。

1. 教学内容要精炼。对民众而言不需要的语言和步骤、流程均应省略。

2. 民众没有医学背景，不要用医学术语讲解，要拉近沟通的距离。

3. 多用短视频和图片展示教学内容，便于识字不多的半文盲接受。

4. 了解民间常见气道梗阻急救误区，解惑为何不能这样做，可以帮助民众加深印象，以免未来发生时惊慌之下采用了错误的措施。

讲课人

xx 儿保科护士	专业背景为儿科护理学，在临床长期从事儿保婴幼儿智护训练服务，早年曾在某大型妇女儿童中心急诊科工作，儿保科"最受欢迎护士"，从事过讲座类的健康教育，口语表达能力好。
教学设备要求	PPT、话筒、音响、婴儿模型。
预计时间	30 分钟（讲授 15 分钟、互动＋操作 15 分钟）。
健康教育方法	讲授法、演示法、操作法。

教学内容

识别婴幼儿气道梗阻的表现	●播放婴幼儿气道梗阻的小视频。 ●总结发生气道梗阻的典型表现。
气道梗阻的原因	●讲解气道、食管特殊生理结构。 ●解惑为什么吃东西会"咯"到？到底"咯"到哪里了？为什么"咯"到不能抠喉咙？
气道梗阻的预防	●生活中哪些食物容易误入气管，哪些食物对婴幼儿来说应该是禁忌食物。
掌握气道梗阻的急救方法（海姆立克急救法）	●用模拟婴儿教具，向民众演示发生气道梗阻的婴幼儿具体应该怎么进行急救，步骤、方法。 ●婴儿与幼儿、儿童的急救姿势不同，应分别示范。 ●讲解完成后与民众积极互动，让大家广泛参与。

效果评价

教学效果评价：授课生动、没有使用生僻医学术语、授课层次分明、重点清晰、讲课人措辞口语化、表达自然流畅、教学内容富有科学性、教学展示完整，步骤清晰，操作步骤尽量简化，重点突出。

健康教育效果评价：当场组织民众现场示范，参与民众操作合格率超过 90%。

讲课人是健康信息的"把关人"，是健康信息传递的重要人物；挑选合适的信息传播者，有利于信息覆盖后产生好的效果。该讲课人的专业背景和临床经验以及职业形象都较好，能够胜任这次健康讲座的教育。

考虑到讲座参与人同时也是幼儿的直接照护人，讲座的时间不能过长，以免因为顾虑照护幼儿而不能参加。

选择的健康教育方法要多样化，技能型的健康教育内容一定要有操作演示的环节，增强健康教育效果。

5. 模拟演练可以帮助提高受众的"自我效能"，增强在未来面对此种情况时操作的信息，保证急救的正确。

教学效果的评价可以帮助讲授人更进一步了解受众对技能的掌握情况，评价是否达到学习需求，对自己教学过程内容、时间把握的反思有利于授课人下一次讲授更加熟练、精炼，对类似受众背景的民众，需求把握更准确。

技能型健康教育尽量要有现场操作评价。

（王思蕴）

案例8 疫苗接种的健康教育（讲座）

文化水平跨度大应以最低学历层次理解力为标准，讲授难度尽量不超过小学水平。

教学目标

- 疫苗接种是现在预防传染病最经济最有效的手段。
- 及时完成免疫接种，帮助宝宝在母传抗体消失前，建立有效疾病预防体系的重要性。
- 儿童免疫规划程序的介绍。
- 疫苗的安全性，免疫规划疫苗与非免疫规划疫苗的常见区别。

预计参与人数	20人 +20人（家人）。
开展地点	×× 医院健康教育室。

理解疫苗的安全性和有效性可以提高家长对疫苗接种的积极性；

免疫规划程序的介绍可以让家长合理安排时间，完成接种计划。

受众分析

尽量新生儿父母参加，部分可能是祖父母参加，可能存在年龄跨度大，学历跨度大的情况，本地人与外地人占比接近。

家长是重要的目标人群，考虑到中国隔代育儿的普遍，也应邀请参与育儿的长辈参与。

前期动员

接种门诊通过微信公众号、新生儿出院记录、社区出生登记、宣传海报等形式发布家长课堂的时间安排以及课程内容。

根据受众选择合适的健康教育方法，准备相关教学资源、设备。

积极参与是保证讲座效果的重要影响因素，利用不同途径获取目标人群的信息，适时进行动员宣传。

讲课人

xx 预防保健门诊护士	专业背景为护理学，在社区卫生服务中心长期从事疫苗接种工作，熟悉 0~6 岁婴幼儿疫苗接种程序与家长常见问题，擅长与家长的沟通，口语表达能力好。
教学设备要求	PPT+ 话筒。
预计时间	30 分钟。
健康教育方法	讲授法、PPT 演示法。

讲课人是健康信息的"把关人"，是健康信息传递的重要人物；挑选合适的信息传播着，有利于信息覆盖后产生好的效果。该讲课人的专业背景和临床经验以及职业形象都较好，能够胜任这次健康讲座的教育。

根据受众情况，准备图片和图表，给家长展示传染病发生的后果，以及疫苗为什么能保护健康，应该遵循怎样的程序接种。

教学内容

导入：

为什么要打疫苗？

宝宝免疫系统是怎么发育成熟的？

儿童应该接种哪些免疫规划疫苗？	我国纳入免疫程序常规接种的疫苗品种包括乙肝疫苗、卡介苗、脊灰灭活疫苗、脊灰减毒活疫苗、百白破疫苗、白破疫苗、麻腮风疫苗、甲肝减毒活疫苗或甲肝灭活疫苗、乙脑减毒活疫苗或乙脑灭活疫苗、A 群流脑多糖疫苗、A 群 C 群流脑多糖疫苗等 11 种。
接种疫苗，家长应做好哪些功课？	●了解疫苗的基本知识(有效性、安全性和必要性)、疫苗接种方案等。 ●接种前做好相应准备，带好预防接种证，穿宽松的衣服等，如实向接种人员提供儿童的健康状况。 ●接种后要留观30分钟，接种当天要注意多休息、避免吃辛辣刺激、易引起过敏的食物。

如何处理疫苗接种后的常见不良反应？常见一般反应家长对症处理，异常反应及早就医。

效果评价

● 教学效果评价：授课生动、没有使用生僻医学术语、授课层次分明、重点清晰、讲课人措辞口语化、表达自然流畅、教学内容富有科学性。

● 健康教育效果评价：①近期：当场问卷填写，知识正确率＞90%；②远期：辖区内适龄婴幼儿非禁忌症疫苗接种完成率90%。

教学效果的评价可以帮助讲授人更进一步了解受众的掌握情况，评价是否达到学习需求，对自己教学过程内容、时间把握的反思有利于授课人下一次讲授更加熟练、精练，对类似受众背景的民众，需求把握更准确。

（彭淋）

案例9 高血压的健康教育案例（个案）

王先生，48岁，部门经理，大学文化。患者1年前无诱因出现反复头昏，头痛，于地区医院诊断为"高血压病二级"使用药物治疗，1周前因劳累后出现头痛、头昏、左肩部放射痛来院就诊后办理入院治疗。症状可见胸闷、气急、心慌，测血压180/100mmHg。活动少，开车上班，体型偏胖，体重指数24.5，不规律服用美托洛尔，未在家自行测量血压。

一、健康教育评估

护士通过资料的收集、整理、分析，得出以下结果：

（个人评估）

1.健康史的评估 有高血压家族史；既往体健；无手术史；育有一女，健康。

2.身体状况的评估 BMI=24.5，超重；意识清晰、定向力正常；失眠、多梦；记忆力尚可；有头昏头痛，疼痛等级为1~2级；听说读写功能正常。

3.精神心理状况的评估 心理适应度：接受患病事实，担心疾病发展和预后，担心失业；无宗教信仰；心理情绪：轻度焦虑、紧张情绪；生活压力：工作时间较长，其女高三即将高考。

4.社会支持系统的评估 个人交往：工作繁忙较少与朋友见面，妻子为家庭主妇，每天在家，夫妻关系尚可，父亲三年前因高血压所致脑出血去世，母体健，同城居住；经济条件较好，有医疗保险和商业保险；家属评估：妻子对丈夫病情关心，有迫切学习家庭护理的需求。

5.健康观念与生活方式的评估 健康观念：每年有坚持体检，重视健康检查；健康素养良好，获取健康信息途径多样化；生活方式：室内工作、久坐（日均超过10小时）、无夜班但经常加班；活动少，开车上班；平时应酬多，有烟酒嗜好；饮食口味重，喜辛辣、腌腊饮食；无维生素片摄入习惯；业余喜欢打牌、下棋；习惯性熬夜。

6.学习评估 文化与智能：大学文化，接受能力较强、学习能力良好；学习需求：对控制血压有较强的愿望和动机；学习态度：有一定学习愿望；认可高血压家庭护理的重要性和必要性；倾向性学习方式：喜欢阅读，更乐于接受文字类或图画类材料；学习环境：科室有相对固定的健康教育内容，和健康教育示教室、相关教具。

（家庭评估）

1.家庭外部结构 核心家庭，三口人。

2.家庭内部结构 传统权威型权力结构、角色关系适应良好、家庭沟通关系导向型高、家庭健康和慢性病防控较重视。

3.家庭的功能 感情和睦，情感功能良好；女儿住校，妻子为全职太太每日有时间陪伴与照顾；经济条件较好，有医疗和商业保险。

4.家庭生活周期 处于有青少年家庭，结婚20年，生活方式与习惯已适应，子女无青少年常见行为问题。

（三）社区评估

居住小区距离医院较远，需开车或公交，约20分钟可到，小区位置交通便利，居住人口以中老年人为主，绝大多数人无宗教信仰，小区内有游泳池和活动健身场，小区门口有社区卫生服务中心。

二、健康教育诊断

1.缺乏高血压居家自我管理的知识 与信息来源混乱有关；缺乏压力管理的知识：与信息来源受限有关。

2.保持健康能力改变 不能很好进行饮食控制和运动控制，与行为长期固化有关。

3.不依从行为 未规律监测血压，与血压自我监测重要性认识不足有关。

三、病人健康教育目标

1.教育目标 指导病人正确服用降压药，加强血压自我监测的重要性的教育并教会病人正确使用血压计，选择合适运动项目，合理安排运动量，对其进行控盐饮食指导，介绍生活压力应对方法，使其建立新的生活习惯。

2. 学习目标

2 天内，能认同自我监测血压的重要性。

2 天内，能正确使用电子血压计自我测量血压。

3 天内，能口述高血压的定义和危害、高血压的危险因素。

5 天内，能口述自我饮食中应该减少摄入的食物类型。

1 周内，能列出健康生活方式的内容；能口述 1~2 种生活压力管理常见方法，能够复述坚持按时服药和非药物治疗的重要性，能理解抗高血压药物的疗效和副作用。

四、健康教育计划

1. 确定实施计划　确定教育诊断的优先次序，分阶段执行教育计划。

（1）要求患者陈述高血压自我管理的知识，并进行纠正。

（2）给患者观看血压监测不及时发生严重后果的视频。

（3）指导患者掌握电子血压计的使用方法。

（4）指导居家血压监测的频次。

（5）指导控盐饮食管理方法。

（6）指导运动管理方法。

（7）指导压力管理方法。

（8）指导降压药的服用方法与注意事项。

2. 教学方法的选择　采用语言教育法、文字教育法、同伴教育、小组法和互联网＋教育综合方法。

（1）健康教育橱窗普及高血压相关知识。

（2）护士指导正确服用降压药及饮食指导。

（3）护士演示及指导测血压方法。

（4）指导患者关注公众号学习，添加患者信息，加入管理系统。

（5）安排患者与曾经有知识误区现在已纠正的患者在同一病房。

（6）安排患者参加高血压控盐饮食的讨论小组。

3. 时间计划　病人在出院前分阶段完成并掌握上述教育内容。

五、计划实施

1. 实施时间安排　高血压是一种多因素疾病，它与人们不健康的生活方式密切相关。通过对患者的健康宣教指导，使患者更加了解高血压病的基本知识、预防措施、注意事项，解除心理压力，正确对待生活中的不良事件。内容较多，分阶段进行健康教育。

（1）护士前 2 天晨间查房时演示血压测量的步骤和注意事项。

（2）5 天时间内每天下午进行健康教育讲座（高血压的定义、危害和危险因素、饮食、运动、生活管理、药物服用）。

2. 实施方案

（1）地点：住院部心血管科健康教育示教室。

（2）时间：每天下午固定时间开展健康教育讲座或小组讨论。

（3）教学资源：多媒体课件（文字、图片、视频）、向患者发放的高血压防治口袋书等。

六、评价

1. 目标的达成　目标部分达成。通过高血压健康教育的指导，患者能说出用药的注意事项，并对高盐饮食有了更深的认识，摄入高盐饮食的频率下降、运动频率增加，1 个月后患者高压下降至 140mmHg 以下。

2. 评价方法　采用观察法、指标测量法（体重、血压）、问卷调查法等进行评价。出院前 1 天为患者发放高血压相关知识知晓情况问卷表，由患者及其家属共同完成。该问卷表的主要内容包括：心理、饮食、运动与高血压的关系，高血压的病因，降压的目的，血压的测量方法等。

3. 教育效果　学习需要基本得到满足，教育诊断符合病人要求，教学方法恰当，学习目标可行，病人对高血压家庭管理有了较系统的知识，掌握了自我测量血压的技术。头痛症状明显改善，病人的血压控制在安全范围内，未发生直立性低血压，未发生高血压急症，焦虑情绪得到缓解，睡眠质量提高。

（王思蕴、宋敏）

案例 10 糖尿病的健康教育（个案）

刘女士，61岁，退休，初中文化，一儿一女。发现并诊断"2型糖尿病"3年余，初诊时空腹血糖 8.7mmol/L，餐后两小时血糖 12.1mmol/L，予拜唐苹、二甲双胍口服及饮食干预，近三月血糖控制不佳，目前空腹血糖 8.8~10.2mmol/L，餐后两小时血糖 10.5~15.4mmol/L，糖化血红蛋白 8% 左右，平时未规律监测血糖。医生建议胰岛素强化治疗，患者担心自己不会注射胰岛素，害怕注射胰岛素，也担心血糖继续升高导致身体不好，就诊时儿子陪同。

一、健康教育评估

护士通过资料的收集、整理、分析，得出以下结果：

（个人评估）

1. 健康史的评估　有糖尿病家族史；既往体健；无手术史；育有一儿一女，均健康。

2. 身体状况的评估　BMI=25，超重；意识清晰、定向力正常；睡眠尚可；记忆力尚可；无疼痛；听说读写功能正常。

3. 精神心理状况的评估　心理适应度：患者对疾病的发展及预后尚缺乏充分的认识，处在心理转变期；无宗教信仰；心理情绪：轻度焦虑、紧张情绪；生活压力：已退休，子女均已离家工作，暂无生活压力事件。

4. 社会支持系统的评估　个人交往：常与朋友聚会，每天晚间均可以在小区内跳广场舞。丈夫健在，家庭和睦，父母均已去世；经济条件良好，有医疗保险；家属评估：子女对病情关心，有学习家庭护理的需求。

5. 健康观念与生活方式的评估　健康观念：比较节约，没有体检习惯，觉得看病吃药太花钱，常回避定期随访；健康素养较低，获取健康信息途径狭窄单一；生活方式：已退休；无烟酒嗜好；饮食口味一般，不喜辛辣，吃猪肉，每日会吃蔬菜 1~2 种，喜欢喝咖啡；无维生素片摄入习惯；业余喜欢跳舞、逛街；无习惯性熬夜。

6. 学习评估　文化与智能：初中，学习能力较差，接受能力弱；学习需求：担心血糖继续升高导致身体不好，因此对如何注射胰岛素有比较强的学习欲望；学习态度：有一定学习愿望，家中有血糖监测仪，会自行操作；认可糖尿病家庭护理的重要性和必要性；倾向性学习方式：喜欢看小视频，更乐于接受视频音响类材料；学习环境：科室有相对固定的健康教育内容，和健康教育示教室、相关教具。

（家庭评估）

1. 家庭外部结构　核心家庭，两口人。

2. 家庭内部结构　情感权威型权力结构、角色关系适应良好、家庭沟通关系导向型高、家庭健康和慢性病防控较重视。

3. 家庭的功能　感情和睦，情感功能良好；一儿一女在身边，经济状况良好，家人对其疾病比较关心；经济条件较好，有医疗保险。

4. 家庭生活周期　处于空巢期家庭，结婚三十余年，已适应退休后的生活。

（三）社区评估

居住小区在医院隔壁，走路约 5 分钟可到，小区位置交通便利，居住人口以中老年人为主，绝大多数人无宗教信仰，小区内较为老旧，没有健身活动场所，附近有两所小学和三四家幼儿园。

二、健康教育诊断

1. 缺乏糖尿病居家自我管理知识　与现有知识混乱有关；缺乏胰岛素注射技术知识：与来源受限有关；缺乏监测血糖知识：与信息来源混乱有关。

2. 保持健康能力改变　不能有效进行饮食控制和运动控制，与患者不良行为固化时间较长，难以改变有关。

三、患者健康教育目标

1. 教育目标　帮助患者消除胰岛素注射治疗的

担忧，让其及家属掌握胰岛素注射和存储的方法，学会居家自我管理，包括规律血糖监测、饮食管理、运动管理等，保持良好的心情，尽快适应新的治疗方案，建立新的健康生活习惯。

2. 学习目标

（1）当天，能完成胰岛素的注射，知道胰岛素储存方法。

（2）3天内，能比较熟练自我注射胰岛素；能列出糖尿病患者的适宜食物及分餐法，并已经开始执行；能说出适合的糖尿病患者的运动方法及运动注意事项，并已经开始执行；已经按照要求监测血糖，无低血糖发生。

（3）7天内，熟练注射胰岛素，比较顺利复述出胰岛素注射的注意事项，能适应饮食和运动治疗，规律血糖监测，逐渐适应新的治疗方式，无低血糖发生。

四、健康教育计划

1. 确定实施计划　确定教育诊断的优先次序，分模块，分阶段执行教育计划。根据诊断，依次提供以下计划：

（1）指导患者和家属胰岛素注射的操作方法、步骤、注意事项。

（2）指导胰岛素储存方法。

（3）指导居家血糖监测的频次和注意事项。

（4）指导糖尿病饮食管理方法。

（5）指导糖尿病运动管理方法。

2. 教学方法的选择　采用语言教育法、文字教育法、实践教育法、和影像教育、食物模型教育法等综合方法。

（1）让患者及家属阅读相关资料及观看胰岛素注射微视频。

（2）护理人员讲解（针对患者对阅读资料不理解时）。

（3）护理人员演示胰岛素注射方法、步骤。

（4）向患者推荐学习资料的获取途径，如门诊的糖尿病宣传册有关疾病知识的书籍、杂志等，向家属推荐网络学习途径。

3. 时间计划　患者在糖尿病护理教育门诊分阶段完成并掌握上述教育内容。

五、计划实施

1. 实施时间安排　糖尿病是个自我管理的疾病，涉及的教育内容比较多，患者的接受能力有限，因此分成两个时间段完成。

（1）第一次：当天在门诊进行胰岛素注射和血糖自我监测的教育，持续2小时左右。

（2）第二次：两天后门诊接受饮食和运动治疗的教育，持续2小时左右。

（3）第三次：一周后门诊或电话、微信等方式综合评价，并予知识薄弱点指导，持续1小时左右。

2. 实施准备

（1）地点：门诊糖尿病健康教育室（第三次指导可以在家中）。

（2）教具：PPT、微视频、糖尿病宣传册、胰岛素注射用品、糖尿病食物模型等。

（3）指导内容：进行针对性的教育。

根据健康教育诊断可以提供以下具体的教育内容：

①胰岛素注射，包括胰岛素注射用品的准备、部位的选择、皮肤消毒方法、注射的角度，注射步骤等。

②胰岛素的贮存方法。

③指端血糖监测：患者演示血糖监测，护士指导监测方法、步骤是否正确。

④血糖监测的时机和频率。

⑤糖尿病饮食管理方法，包括适宜糖尿病患者食用的食物种类、总热量的控制、简单的食物交换法、分餐法等。

⑥糖尿病运动管理方法，包括适宜糖尿病老年患者的运动方式，运动的频次、时机、市场、运动时出现不适的处理等。

六、评价

1. 目标的达成　通过系列的健康教育，目标部分实现。患者能正确注射胰岛素，按要求监测血糖，空腹血糖控制在 6.1~7.3mmol/L，餐后 2 小时血糖控制在 7.2~9.3mmol/L。对日常生活中饮食和运动管理的知识在认知层面有了提高，已开始执行分餐制。

2. 评价方法　采用观察法、提问法、操作技能测评、实验室检测法进行评价。

3. **教育效果** 采用形成评价、过程评价。在制定教育计划时，与患者共同制定教育目标与护理结局，教育过程顺利进行，患者和家属的学习需求基本满足，健康教育诊断明确，教学时间安排合理，患者和家属接受教育方式和内容。患者通过健康教育，认知上明确了胰岛素注射的相关知识，情感上认同疾病康复和家庭管理的重要性，技能上掌握了血糖监测的方法与胰岛素注射和贮存法，行为上开始对自己的饮食和运动进行有效管理。通过教育－学习－评价，患者及家属达到最终的知识接受、态度建立、行为改变，能保持良好的心理状态和健康的生活方式，达到了本次健康教育目标。

（徐玲丽）

案例11 糖尿病患者居家并发症监测的健康教育（讲座）

糖尿病的家属是糖尿病控制的二级目标人群，对患者的行为有重要影响，应当邀请患者家属一同参加。

教学目标

- 糖尿病患者及家属能简单理解什么是糖尿病。
- 了解到生活中糖尿病的常见并发症，并意识到糖尿病的危害。
- 知道糖尿病并发症的预防措施。

预计参与人数	20（糖尿病患者）+20（家属）。
开展地点	×× 医院第二会议厅。

理解糖尿病的危害产生健康信念认同是患者采纳健康行为的重要基础，给患者教具备可操作性的预防措施有助于成采纳健康行为。

受众分析

初诊断的糖尿病患者，年龄 30~50 岁，非医学背景，文化程度小学以上。

文化水平不高说明应该对受众采用更形象化的健康教育方法。

前期动员

- 通过糖尿病专科医生推荐、糖尿病专科护理门诊推荐、内分泌门诊宣传画报、微信公众号、医院客服中心的电话邀请等宣传。
- 与国内一家知名出售血糖监测仪的公司合作，给参加讲座的患者提供一次免费血糖检测机会，以及免费环保袋一个；提供精美药盒袋等给现场互动患者或家属。

前期动员可以引起患者足够多的关注，积极参与是保证讲座晓得的重要影响因素。

小礼品等可以更多吸引患者全程参与。

根据受众选择合适的健康教育方法，准备相关教学资源、设备。

讲课人

×× 医院糖尿病专科护士	专业背景为护理学，糖尿病专科护士，在临床长期从事糖尿病护理及管理、糖尿病健康教育门诊，多次主持各类糖尿病健康教育讲座，口语表达能力好。
健康教育方法	讲授法、劝服法、演示法。
教学设备要求	多媒体、话筒、糖尿病基础知识及并发症宣传册、影像资料。
预计时间	90 分钟（60 分钟讲座，15 分钟互动和发放赠品，15 分钟免费测血糖）。

根据受众情况，准备视频和影像、图片资料，可以更好地帮助患者理解。

宣传册有助于患者讲座结束后知识记忆的时间更长。

讲课人是健康信息的"把关人"，是健康信息传递的重要人物；挑选合适的信息传播着，有利于信息覆盖后产生好的效果。该讲课人的专业背景和临床经验以及职业形象都较好，能够胜任这次健康讲座的教育。

教学内容

- 糖尿病定义。
- 糖尿病的常见急性并发症及其表现。
- 糖尿病的常见慢性并发症及其表现。
- 糖尿病并发症的危害。
- 糖尿病并发症的预防措施。

教学内容弱化医学层面，重点讲解糖尿病并发症对生活质量的影响，以及预防的具体措施。

效果评价

1. 教学效果评价：主题明确，表达自然流畅；临床实际案例展示，图文结合，没有使用生僻医学术语，通俗易懂；重点清晰，语速适中，教学内容既有科学性又有生活性。

2. 健康教育效果评价：

①近期：现场提问，回答正确率大于 80%；问卷填写，疾病知识知晓率 > 80%。

②远期：三个月后代谢指标（血糖、糖化血红蛋白、血脂、血压等）合格率、一年后急、慢性并发症发生率及严重程度。

采用现场问卷测评，主要评价对知识的掌握程度，知晓健康信息是健康信念认同继而采纳健康行为的基础。

远期效果的评价可以看到讲座对患者实际行为的影响，对疾病预后的影响。

（徐玲丽）

案例 12 高血压患者控盐饮食的健康教育（小组法）

高血压的家属是疾病控制的二级目标人群，对患者的行为有重要影响，应当邀请患者家属一同参加，尤其是家中负责做饭的家属。

小组讨论的准备

1. 明确讨论主题，拟定讨论提纲。

拟定本次讨论主题是高血压的控盐饮食。

讨论的主题尽量集中，不要跨度太大。

2. 小组人数（12 人）。

6 个患者及 6 个家属，均为初诊病人。

3. 合理选择时间和地点。

预定时间和时长（60 分钟）。

地点在心血管门诊健康教育室，有圆桌和沙发，有播放音乐和 PPT 的相关设备。

圆桌座位适合大家讨论，方便互相协商

提前与患者协商时间，选择的地点应温馨，场地不应过大、要安静，楼层不能太高或有电梯，以免老人家腿脚不方便，一次讨论的时间不要过长，以免疲劳影响效果。

4. 座位排列。

计划将座位排列为圆形，主持人坐在中间，每个患者与自己家人同坐。

主持小组讨论

1. 热情接待。

主持护士提前达到会场，给先来的患者和家属安排座位，协助冲泡合适的饮品，可以拉家常说点轻松的话题。

讨论提纲应贴近患者生活，护士应提前了解当地的饮食习惯与饮食风俗；

正式讨论可根据患者的情况展开和深入，准备一些图片、控盐勺、调味品等样品，帮助患者理解和展开。

2. 说开场白。

人员到齐后，做自我介绍，并介绍今天要讨论的高血压的控盐饮食主题。

3. 建立关系。

让每个小组成员做自我介绍，名字、年龄、住的小区等。

4. 鼓励发言。

制订讨论提纲，利用讨论提纲来鼓励大家发言。

（1）生活中常见的调味品哪些含盐？

（2）你们早点喜欢吃什么？本地早餐有哪些饮食特色，有哪些属于高盐饮食？

（3）本地有哪些家常菜？你们喜欢吃什么家常菜？知道做法吗？

（4）平时喜欢吃零食吗？哪些零食含盐？

（5）认识食品营养标签吗？怎么来通过食品营养标签确认食物是高盐食品。

（6）如果不能放或要少放含盐调味品，有哪些烹饪方法可以保留菜肴风味？

邀请小组每位成员都发言，如果大家都不愿意主动发言，可以采取座位顺序发言法，活跃氛围，鼓励发言。

5. 小结与致谢。

总结本次讨论的观点和结论。

如果讨论出现僵局，用 PPT 展示本地常见的家常菜、风味小吃和饮品，引导患者关注日常生活中的盐摄入形式。

如果讨论出现偏离或激烈，应及时引导。

（王思蕴）

案例 13 精神分裂症服药依从性的健康教育（个案）

健康教育评估单（成人）

建档日期：2020 年 10 月 18 日　　　　　　责任护士：李少辉

姓名：刘×× 　　　　　　　　　　　性别：☑男　□女
出生年月：1993 年 3 月 　　　　　　　电话：189×××××××
地址：×× 小区 　　　　　　　　　　 婚姻状况：□已婚　☑未婚　□离异　□丧偶

个人评估

1. 健康史

家族史（遗传史）：_____　　☑无
既往史：三年前因精神分裂症入院治疗，无其他疾病　　□无
手术史：_____　　☑无
生育史：_____　　☑无

2. 身体状况

身高：　172　cm，体重：　66　kg　BMI=22.3　　□肥胖　□超重　☑正常　□消瘦
腰围：　/　cm
意识和定向力：☑意识清晰　□嗜睡　□昏睡　□浅昏迷　□深昏迷　□谵妄
　　　　　　☑定向力完整　□定向力有误
睡眠时长：平均　5~6　小时 / 日
睡眠状态：☑入睡困难　□失眠　□多梦　□早醒　□易醒　□醒后疲惫感入　□自觉无异常
疼痛状态（疼痛尺 0~10 级评分）：　0　分
感知觉：☑听觉正常　□听力下降　□失聪　　　　幻觉：□无　☑有
　　　　☑说话正常　□不能言语　　　　　　　错觉：☑无　□有
　　　　☑阅读正常　□视力下降　□失明
　　　　☑写字正常　□不能写字或画画

3. 精神心理状况

心理适应度：☑否认期　□怀疑期　□调整期　□转变期　□适应期　□成功期　□怀疑期　□调整期
精神信仰：☑无　□佛教　□道教　□天主教 / 基督教　□藏传佛教　□伊斯兰教　□其他
心理情绪（量表得分（SAS、SDS 等））：　/　分
心理情绪表现：□无异常　☑淡漠　□低落　□不安　□焦虑　□恐惧　□烦躁　☑紧张　☑医患不信任
　　　　　　□易激惹　□其他_____
身体压力信号：□无以下症状

身体症状	□头疼　□消化不良　□胃痛　□手掌出汗　□眩晕　□背痛　□肩颈僵硬　□心神不定 □耳鸣　□其他
行为症状	□过度吸烟　□嚣张跋扈　□强迫性嚼口香糖　□批评他人态度　□睡觉磨牙 ☑无法完成工作任务　□酗酒　□强迫性进食
情绪症状	□哭泣　□神经质、焦虑　☑急躁　□感到厌倦和无聊　□对生活有无力感　□愤怒 □有压倒性的压力感　□感到孤独　□容易感到失望　□没有原因地感到沮丧
认知症状	□难以清晰的思考　☑健忘　□失忆　☑缺乏创造力　☑总是忧心忡忡　□抉择困难 □有逃跑的念头　□失去幽默感

（续表）

生活压力：☑无特殊生活事件

正性生活事件	□结婚　□孩子出生　□搬新家　□装修新家　□计划内怀孕　□买房/买车 □子女新入学　□其他
负性生活事件	□近亲/朋友死亡　□失业　□非意愿怀孕　□孩子生病　□房租增加　□气象灾害 □交通意外　□其他
环境生活事件	□家庭矛盾　□同事关系紧张　□上下级关系紧张　□工作与生活冲突　□不恰当的承诺 □工作时间过长　□交通违章　□其他

4. 社会支持系统

名字	关系	频率	类型	时间	可提供哪些支持
刘某	父子	每周	面对面	5 年	☑经济　☑信息　☑情感　☑资源
蔡某	母子	每周	面对面	5 年	☑经济　☑信息　☑情感　☑资源
李某	朋友	每天	微信	2 年	□经济　□信息　☑情感　□资源

职业：<u>公务员</u>　　　　□无业

经济状况：□经济状况良好　☑稳定月收入　□间断收入　□低保户　□贫困户　□无收入

医疗保险：□无　□居民医保　☑职工医保　☑商业保险　□其他

健康对工作与经济程度的影响：□病休不影响收入　☑病休有少量固定收入
　　　　　　　　　　　　　□病休无收入　□病休即失业　□其他：_____

家属对疾病的反应：☑对疾病认知正确　　　　　　　□对疾病认知不正确/有偏见
　　　　　　　　　☑支持病人对疾病的学习　　　　□反对病人对疾病的学习
　　　　　　　　　☑家属学习能力强　　　　　　　□家属学习能力弱/一般

家属对病情的情绪：□渴望　□冷漠　☑焦虑　□不关心　□不信任医护人员　其他：<u>期望值较高</u>

5. 健康观念与生活方式

健康观念：<u>愿意看病，重视健康程度，愿意维护健康而花钱，有固定体检意识</u>

健康素养：<u>健康素养良好，获取健康信息途径多样化，有独自就医的能力</u>

生活方式：<u>工作强度与时间尚可、无运动锻炼习惯、饮食口味偏辛辣油腻，水果蔬菜摄入尚可吸烟、社交性饮酒、有</u>
　　　　　<u>压力倾泻渠道，习惯性晚睡、安全意识较强，定期体检，有健康意识</u>

6. 学习评估

学历：□文盲/半文盲　□小学　□初中　□高中　☑大专/本科　□研究生及以上

学习需求：☑强烈　□一般　□无

学习态度：☑积极　□认为没有学习必要性，但愿意参加　□认为没有学习必要，不愿意参加

倾向性学习方式：☑阅读　□听音频　☑看图片　☑看视频/电视　□有实物　☑喜欢操作

学习环境：☑有专门的教室/房间　□有教具/道具　□有教学视频　☑有教学文字材料
　　　　　□有音响设备　☑有教学图片/照片

工作方式：

工作性质：☑久坐　□久站

工作地点：☑室内　□户外

工作时间：☑固定　□轮班制

常有夜班（一周≥1 次）：□是　☑否

工作强度（日均）：☑＜8 小时　□≥8 小时　□≥10 小时

工作场所有职业暴露风险：□是　☑否

需要经常加班（一周 ≥ 3 次）：□是　☑否

体力活动：

每周至少 3 次（快步走、骑自行车、有氧舞蹈等）进行 20 分钟或更长时间的运动：□是　☑否
通常有在白天的活动中锻炼身体（如午餐时步行、用爬楼梯代替坐电梯、步行上班等）：□是　☑否

饮食习惯：

口味偏好：□嗜酸　☑嗜辣　□嗜甜　□其他
主食偏好：☑米饭　□面条　□包子馒头　□其他粗粮　□不吃主食
零食偏好：□不吃零食　☑偶尔吃零食　□天天吃零食
食物烹饪偏好：□蒸　□煮　□煎　□炸　☑炒　□白灼
肉食偏好：☑猪肉　☑牛肉　□羊肉　☑鸡肉　□鸭肉　□鹅肉　□海鲜类　□淡水鱼类　□其他　□不吃肉
食用油偏好：□猪油　☑菜籽油　□花生油　□芝麻油　□牛油　□其他
深加工食物偏好：□天天吃　□常吃（一周 2~3 次）　☑偶尔吃（一月＜3 次）　□很少吃（一年＜3 次）　□从不吃
每天吃 2~4 份水果或水果：☑是　□否
口服补充维生素类药品：□经常　□偶尔　☑从不

不良嗜好：

□过度减肥　□暴饮暴食　□滥用止疼药　□酗酒　☑吸烟 □不吸烟　□避免二手烟　□吸电子烟　☑社交性饮酒 □不喝酒　□吃药或怀孕时不喝酒　□喝酒但每天不多于 2 次

压力管理：

☑有很好的朋友、亲戚等可以讨论私人问题，或获得帮助
☑有工作或有自己喜欢的娱乐性活动
☑习惯性熬夜或晚睡
□很容易放松，自由表达情感
□有压力性进食

安全：

☑坐小车时系上安全带
☑喝酒不开车
☑驾车时注意遵守交通规则，不超速，不赌气开车
□不在床上吸烟
☑使用家用洗涤剂等有潜在毒性的物品前，认真阅读说明书并妥善保管物品

疾病预防：

□知道癌症、中风等慢性病急症的危险信号
☑避免在阳光中暴晒，使用防晒霜

（续表）

☑定期体检
□会接受免疫接种的推荐
□知道常见癌症的筛查方法
□不会进行不安全性行为

家庭评估

家庭的类型：☑核心家庭　□主干家庭　□联合家庭　□单亲家庭　□其他＿＿＿＿＿＿

家庭的权力结构：☑传统权威型　□情况权威型　□分享权威性　□感情权威型

角色关系：□家庭角色缺失　□家庭角色冲突　□家庭角色减退　☑家庭角色强化　□家庭角色异常

家庭沟通类型：□一致型　□保护型　□放任型　☑多元型　□其他

家庭价值系统：高度重视健康，认为是家庭最重要的事＿＿＿＿＿＿＿＿＿＿＿＿＿＿＿＿＿＿＿

APGAR 家庭功能评估表：＿7＿分　□家庭功能严重障碍　□中度障碍　☑家庭功能良好

家庭生活周期：□新婚期家庭　□第一个孩子出生　□有学龄前期儿童　□有学龄儿童家庭

　　　　　　　□有青少年家庭　☑孩子离家创业家庭　□空巢期家庭　□老化期家庭

家庭体力活动氛围：□家中有健身器材　□家庭有固定"锻炼"时间　☑没有运动意识或运动习惯

家庭资源与支持：□人际关系较广　□热爱社交　☑参加社会团体或社会组织　□资源匮乏

其他情况：

＿＿

社区评估

社区常住人口：□以单身年轻人为主　☑以中老年人为主　□以年轻夫妇为主　□其他＿＿＿＿＿

社区居住环境：□群租 / 流动住户为主　☑固定住户为主　居住人口密度：□高　☑一般　□低

社区环境污染：☑无　□有＿＿＿＿＿＿＿　社区交通情况：□交通便利　☑一般　□交通不便

社区人际关系：□邻里关系和谐　☑不与邻居来往　□邻里关系紧张

社区文化环境：☑幼儿园 / 中小学校　□老年大学　□高等院校 / 职业院校　□其他＿＿＿＿＿＿

社区宗教信仰：☑无　□佛教　□基督教 / 天主教　□伊斯兰教　□道教　□其他＿＿＿＿＿＿

社区生活方式：健身场所：☑有　□无；社区卫生服务站 / 中心 / 诊所：☑有　□无

其他情况：

＿＿

健康教育与促进计划

计划日期：＿＿2020＿年＿10＿月＿20＿日　　　　　计划人：＿李少辉＿

主要健康问题：服药依从性差

医疗诊断：精神分裂症

护理诊断：应对无效：难以忍受药物不良反应；　　知识缺乏：与药物不良反应的应对信息来源受限有关

期望的护理结局：对药物治疗有正确的认识，有良好的服药依从性

优势：学习能力强，对新事物接受能力强

劣势：疾病认识较差、急性期无自知力、康复期间不服药易复发

可利用资源：家庭支持系统良好，社区卫生系统良好

（续表）

干预 / 实施计划：

健康问题（按优先顺序排序）	干预目标	预计次数 / 时间	教学 / 干预策略
提高服药依从性	能够正确管理药物	1 次，十余分钟	面对面讲授
	遵医嘱坚持服药	数次，随时	同伴教育
		3~4 次，40 分钟	小组法
	定期复诊	1 次，十余分钟	面对面讲授
	正确处置药物副作用	1 次，十余分钟	面对面讲授

计划评价：

执行 / 实施	教学内容	教学策略	效果评价	实施日期	实施人
第一次	认识所服药物种类、颜色、形状，正确的服药方法	面授	完全掌握	10.20	李少辉
第二次	药物的主要作用、副作用，坚持服药的重要性	小组	部分掌握	10.23	李少辉
第三次	保管药物、坚持服药，药物不良反应的求助方式	同伴教育	部分掌握	10.27	李少辉

教学效果评价：教学需求满足；教学方法恰当；目标制定可行；知识掌握；服药依从性提高。
目标达成评价：部分达成目标：对药物不良反应有正确的认识；患者在家属监督下正确服药，无拒服、藏药、漏服等不良行为。
评价方法：观察法。

（王思蕴）

案例 14　精神障碍患者规律服药的健康教育（小组法）

同病种的疾病具有相似的用药要求，出院状态意味着患者病情稳定，已具备健康教育开展的身体状况要求。

小组讨论的准备

1. 明确讨论主题，确定健教目标。

讨论的主题尽量集中，不要跨度太大。

（1）拟定本次讨论主题是精神障碍患者规律服药的重要性。

（2）目标：了解服药对控制疾病的重要性；了解四大类常见精神科药物的主要作用；认同规律服药（最重要目标）；学习个人服用药物的外观、种类及作用。

2. 小组人数（6~8 人）。

6~8 名患者，均为同一种疾病诊断，都处于即将出院状态。

3. 合理选择时间和地点。

圆桌座位适合大家讨论，方便互相协商。

预定时间和时长（60~80 分钟）。

地点在精神科病区内的健康教育室，有圆桌和沙发，有播放音乐和 PPT 的相关设备。

选择的地点应温馨，场地不应过大、要安静，精神疾病有一定特殊性，尽量在科室内部开展活动。一次讨论的时间不要过长，以免疲劳影响效果。

4. 座位排列。

计划将座位排列为圆形，护士和患者共同围成一个圈。

主持小组讨论

1. 暖场活动。

暖场活动是为了活跃气氛，打破人际交往壁垒，为接下来的讨论做准备。

（1）护士和患者做自我介绍。

（2）暖场小游戏：萝卜蹲。

（3）复习上次主题重点内容，强调精神障碍多为慢性疾病，需要长期控制，控制的主要手段就是服药，再次简短强调规律服药的重要性。

2. 主题讲解。

（1）我为什么需要服药？

（2）四大类常见精神科药物的主要作用。

护士讲解最基本的知识。

（3）规则服药的好处：帮助睡眠；减少混乱、害怕与不安；减少声音干扰及自言自语的情形；降低疾病复发等。

3. 交互式讨论。

（1）引导与询问成员对于主题讲解内容的了解程度。

（2）分享护士曾经照顾过的一名患者的服药经验作为事例：这位患者因为停药后再度发病。

引导患者充分讨论，护士除了引导话题不能偏移以外，尽量少说，多让患者参与。

（3）引导患者讲述自己的经验，并与前述事例作对比，分享他对服药的认识。

（4）总结各成员的经验，呼应今日主题内容。

角色扮演和药物秘籍活动可以增加患者的参与感，把被动学习变位主动学习。	4. 制作药物秘籍与角色扮演。 （1）护士示范与讲解制作药物秘籍的方法。 （2）帮助患者认识目前服用的药物，共同制作药物秘籍（最好是一名护士对应一到两名患者）：先将患者所服药物依照药物作用归类（由护士事先做好四类药物的药卡模板，分为——对抗症状的药物、对抗副作用的药物、让情绪稳定的药物、帮助睡眠的药物），圈选其服用剂量、时间、作用，并一一辨认每种药物的外观，说出这种药物的服用时间和剂量。 （3）护士讲解角色扮演的剧情与方法。 （4）将护士和工作人员两两成组，由一位护士扮演患者，一位患者扮演专家，"患者"因为对药物有疑问，向"专家"求解。
家庭作业让患者更有任务感和参与感，也给患者自我管理的机会与条件。	5. 家庭作业。 护士示范与讲解家庭作业的内容及做法：患者每天服药时，自行核对所服药物的药名、外观，说出最主要的作用，记录服药后是否出现特殊的反应。

（张子朋）

实训项目 1　护患沟通与健康教育话术

【实训目标】

❖ 知识目标：掌握与患者有效沟通的基础理论与方法。

❖ 能力目标：能正确应用沟通技巧，沟通层级能在 3 级以上；能识别沟通中有意义的非语言表达信息；能主持一次小组讨论。

❖ 素质目标：提高沟通技能；培养同理心。

【实训准备】

❖ 教师准备：课前以在线或作业布置的形式复习沟通的原则和方法。

❖ 照班级和小组人数进行场景预设。

✓ 场景预设举例：刘某，33 岁，初产妇，中专学历，现孕 19^{+6} 周，唐筛结果 21– 三体综合征风险 1/80，属于高风险，因可能需做羊水穿刺确诊是否是唐氏儿，门诊护士遵从相关规定，予以电话告知，要求来院复查。孕妇与母亲一同来产检，反复确认是否需要进一步检查，是否需要做引产，害怕羊水穿刺导致流产等并发症，孕妇情绪较激动，根据此场景做一次护患沟通与健康教育。

❖ 学生准备：在学或已完成护理礼仪与人际沟通、护理学导论、护理人文修养等课程

❖ 场地准备：教室或实训室，有投影仪、音响、话筒，场地有表演区域和观看讨论区域，表演区域面积不得小于 10 平方米，观看和讨论区尽量围绕表演区呈马蹄形或圆形布置。

【实训学时】2 学时。

【实训内容与步骤】

❖ 分组：根据班级人数自愿分组，每组推荐 6~10 人，选一位组长作为总负责。

❖ 根据场景预设，小组讨论如何进行护患沟通 8~10 分钟。

❖ 现场完成模拟沟通：每组选派代表，一组代表扮演患者方，另一组代表扮演医护人员方，按照预设场景进行沟通演练。

❖ 教师进行沟通话术点评与分析。

❖ 总结实训内容和收获，完成实训报告和心得体会。

【实训考核标准】

❖ 模拟时进行评分，每项 5 分，评选得分最高的小组。

表实 –1　护患沟通实训考核评分参考标准

项目	内容
整体沟通印象	沟通的态度全程真诚和尊重
	对患者的价值观表示尊重，沟通中无歧视性、争议性语句
	没有盲目谈论患者隐私
	沟通场所或地点保护患者的信息与隐私
	传递给患者的信息符合科学和政策背景
	着装打扮符合护士职业身份
语言沟通	有自我介绍、打招呼和问好
	将患者传递给你的信息进行总结，如"所以你吃了以后就很不舒服了是吗"
	对患者语无伦次的情绪表达进行语言总结，如"这样是不是让你感到愤怒"
	询问具体的细节和实例，引导患者说得更深入
	一句话的实际信息没有超过 3 个
	陈述患者语言和非语言行为的差异，例如"你告诉我你很难过，但你在微笑"
	当你经历了类似于患者描述的情况时，与患者分享你当时的感受
	指出患者的实际需要，并陈述你认为可以实现的目标
	给患者明确大的目标，并能帮助患者分解这些目标为小步骤

（续表）

项目	内容
语言沟通	解释你能和不能帮助的事情，如"我可以给你提供相关的信息和推荐，但我不能为你决定"
	有具体措施帮助患者深入陈述情况和问题，如"你可以说说你希望达到的所有目标"
非语言沟通	有目光交流，关注患者说话内容与表达方式
	有适合情况的拥抱或握手等肢体语言
	沟通距离合适
	符合职业身份的沟通姿势
	对患者陈述的话语有表情变化，如惊讶、悲伤等
	符合职业和沟通背景的手势
	分辨患者说话的语调并使用相似的语气
倾听行为	没有打断患者说话
	对患者提出的意见和想法，没有与自己进行比较
	没有不听患者的回答就向患者透露你的答案
	没有对患者陈述的会让你觉得不舒服的事略过或忽视
	没有与患者争辩
	没有急于向患者提出建议
	没有盲目改变主题
	没有开不合适的玩笑
	对患者提出的所有意见盲目表示赞成
对患者情绪反应的处理	患者情绪起伏时有非语言回应，如安抚、宽慰、鼓励等表情、姿势
	患者情绪起伏时有适当的语言回应
沟通反馈	对患者讲的话有频繁、积极回应，如点头等
	观察患者的行为，和表达，将有所隐瞒的情况及时反馈给患者：保留信息会影响你对他的帮助，如"当你不回答，我会很难理解你，我该如何帮助你呢"
	有要求患者对关键信息进行复述或总结
	对患者疑问有语言响应

【实训报告】

❖ 每个学生完成一次小组讨论的主持人自我介绍：文稿和短视频。

❖ 小组完成"讨论中出现争吵、话题偏离"的应对与处理心得体会。

实训项目 2　健康教育海报 / 视频的设计与制作

【实训目标】

❖ 知识目标：掌握健康传播材料的制作程序和内容要求。

❖ 能力目标：运用健康信息传播的相关理论，设计和制作健康教育海报 / 视频。

❖ 素质目标：培养学生思维敏锐、勇于创新的科学精神；培养学生团队合作精神。

【实训准备】

❖ 教师准备：一份有代表性的科普海报或视频，准备合适的健康教育主题。

❖ 学生准备：复习健康信息传播相关知识内容，并进行学生分组，每组6~10人，选组长作为负责人。

❖ 场地准备：教室或实训室，学生以小组为单位尽量围绕呈马蹄形或圆形坐位。

【实训学时】2~4 学时。

【实训内容与步骤】

❖ 教师讲解健康信息传播材料制作的程序和要求；健康信息传播材料的类型。

❖ 按学生分组数量给学生拟定健康教育主题，分组进行信息传播设计讨论。

❖ 每组选派代表汇报小组作品设计初稿和设计理由，教师进行设计内容和形式的点评。

❖ 学生课后完成作品制作并提交，在线进行小组互评分。

❖ 总结实训内容和收获，完成实训报告和心得体会。

【实训考核标准】

　　对学生提交的作品进行评分，评选得分最高的小组。

表实 -2　文字材料效果评价指标体系

一级指标	二级指标	评价标准（计算平均值）
可读性	不含生僻专业术语	不含为 100 分，含有一个生僻专业术语减 10 分
	字数不超过 1200 字	不超过为 100 分，每超过 100 字减 10 分
	核心信息不超过 5 个	不超过为 100 分，每多一个减 10 分
	核心信息明显区别于其他文字（颜色、字体、字号等）	区分明显为 100 分，有区别但不明显为 80 分，无区别为 0 分
	内容有明显的分段	分段明显有小标题为 100 分；分段明显，但无小标题为 80 分；分段不明显为 60 分；无分段为 0 分
	表达口语化	根据表达，在 0~100 区间内酌情给分（100、85、70、60）
	有符合材料内容的配图	配图恰当为 100 分；有配图，但风格不统一为 80 分；无配图为 60 分
	字体恰当，字号合适	根据投放途径不同，在 0~100 区间内酌情给分（100、85、70、60）
科学性	内容没有争议性	无争议性内容为 100 分；内容有争议为 0 分
	表述有逻辑性	有逻辑性为 100 分；逻辑性较强为 85 分，逻辑性较弱为 70 分；无逻辑性为 0 分
	注意量效关系	有量效关系为 100 分；量效关系不明确或无量效关系为 0 分
趣味性	适当使用修辞方法	根据表达，在 0~100 区间内酌情给分（100、85、70、60）
	标题新颖，有吸引力	根据表达，在 0~100 区间内酌情给分（100、85、70、60）
平均得分在 85 分以上为优秀，70 分以上为良好，60 分以上及格		

表实 -3　图片材料效果评价指标体系

一级指标	二级指标	评价标准（计算平均值）
可读性	画面简洁、清晰、易懂	根据画面情况，在 0~100 区间内酌情给分（100、85、70、60）
	不含生僻专业术语	不含为 100 分，含有一个生僻专业术语减 10 分
	每幅图的文字说明在 50 字以内	50 字以内为 100 分；超过 50 字，根据内容酌情给分
	表达口语化	根据表达，在 0~100 区间内酌情给分（100、85、70、60）
	文字与画面内容匹配	根据表达，在 0~100 区间内酌情给分（100、85、70、60）
	核心信息在 3~5 个之间	根据表达，在 0~100 区间内酌情给分（100、85、70、60）
	核心信息突出	根据表达，在 0~100 区间内酌情给分（100、85、70、60）
	画面颜色不超过 5 种	根据表达，在 0~100 区间内酌情给分（100、85、70、60）
	使用字体种类在 3 个以内	根据表达，在 0~100 区间内酌情给分（100、85、70、60）
	字体、字号清晰，易读	根据表达，在 0~100 区间内酌情给分（100、85、70、60）
科学性	内容没有争议性	无争议性内容为 100 分；内容有争议为 0 分
	表达准确，没有歧义	根据表达，在 0~100 区间内酌情给分（100、85、70、60）
	表达有逻辑性	有逻辑性为 100 分；逻辑性较强为 85 分，逻辑性较弱为 70 分；无逻辑性为 0 分
	注意量效关系	有量效关系为 100 分；量效关系不明确或无量效关系为 0 分
趣味性	用图像符号表达数据	根据表达，在 0~100 区间内酌情给分（100、85、70、60）
	运用网络文化流行元素	根据表达，在 0~100 区间内酌情给分（100、85、70、60）
	标题新颖，有吸引力	根据表达，在 0~100 区间内酌情给分（100、85、70、60）

平均得分在 85 分以上为优秀，70 分以上为良好，60 分以上及格

表实 -4　视频材料效果评价指标体系

一级指标	二级指标	评价标准（计算平均值）
可读性	画质清晰	根据表达，在 0~100 区间内酌情给分（100、85、70、60）
	配有字幕	配有字幕为 100 分，无字幕为 60 分
	层次清楚，段落分明	根据表达，在 0~100 区间内酌情给分（100、85、70、60）
	详略得当，快慢适当	根据表达，在 0~100 区间内酌情给分（100、85、70、60）
	核心信息在 3~5 个之间	不超过 100 分，每多一个减 10 分
	核心信息突出	根据表达，在 0~100 区间内酌情给分（100、85、70、60）
	不含生僻专业术语	不含为 100 分，含有一个生僻专业术语减 10 分
	使用受众熟悉的场景	根据表达，在 0~100 区间内酌情给分（100、85、70、60）
	视频时长不超过 3 分钟	不超过为 100 分；3~5 分钟为 85 分；超过 5 分钟为 60 分
	字幕与视频颜色有明显色差	根据表达，在 0~100 区间内酌情给分（100、85、70、60）
	配音吐字清楚	根据表达，在 0~100 区间内酌情给分（100、85、70、60）
	措辞口语化	根据表达，在 0~100 区间内酌情给分（100、85、70、60）
	声音流畅自然	根据表达，在 0~100 区间内酌情给分（100、85、70、60）
	配音符合画面内容	根据表达，在 0~100 区间内酌情给分（100、85、70、60）
科学性	内容没有争议性	无争议性内容为 100 分；内容有争议为 0 分
	表达准确，没有歧义	根据表达，在 0~100 区间内酌情给分（100、85、70、60）

（续表）

一级指标	二级指标	评价标准（计算平均值）
科学性	表达有逻辑性	有逻辑性为100分；逻辑性较强为85分，逻辑性较弱为70分；无逻辑性为0分
	注意量效关系	有量效关系为100分；量效关系不明确或无量效关系为0分
趣味性	标题新颖，有吸引力	根据表达，在0~100区间内酌情给分（100、85、70、60）
	不同角色使用不同配音	根据表达，在0~100区间内酌情给分（100、85、70、60）
	运用流行元素	根据表达，在0~100区间内酌情给分（100、85、70、60）
	*地方性材料可用方言配音（此为加分项）	100分
平均得分在85分以上为优秀，70分以上为良好，60分以上及格		

表实-5　音频材料效果评价指标体系

一级指标	二级指标	评价标准（计算平均值）
可读性	音质清楚	根据表达，在0~100区间内酌情给分（100、85、70、60）
	措辞口语化	根据表达，在0~100区间内酌情给分（100、85、70、60）
	不含生僻专业术语	不含为100分，含有一个生僻专业术语减10分
	吐字清晰	根据表达，在0~100区间内酌情给分（100、85、70、60）
	配有字幕	配有字幕为100分，无字幕为60分
	核心信息在3~5个之间	不超过为100分，每多一个减10分
	核心信息突出	根据表达，在0~100区间内酌情给分（100、85、70、60）
	语速适当	根据表达，在0~100区间内酌情给分（100、85、70、60）
	声音流畅自然	根据表达，在0~100区间内酌情给分（100、85、70、60）
	时长不超过3分钟	不超过为100分；3~5分钟为85分；超过5分钟为60分
科学性	内容没有争议性	无争议性内容100分；内容有争议为0分
	表达准确，没有歧义	根据表达，在0~100区间内酌情给分（100、85、70、60）
	表达有逻辑性	有逻辑性为100分；逻辑性较强为85分，逻辑性较弱为70分；无逻辑性为0分
	注意量效关系	有量效关系为100分；量效关系不明确或无量效关系为0分
趣味性	标题新颖，有吸引力	根据表达，在0~100区间内酌情给分（100、85、70、60）
	有适当的配乐	根据表达，在0~100区间内酌情给分（100、85、70、60）
	适当使用修辞方法	根据表达，在0~100区间内酌情给分（100、85、70、60）
	*地方性材料可用方言配音（此为加分项）	100分
平均得分在85分以上为优秀，70分以上为良好，60分以上及格		

【实训报告】

❖ 以小组为单位，提交心得体会、本次实训的收获。　　❖ 提交自己小组设计制作的作品。

实训项目3 健康教育演讲技巧训练

【实训目标】

❖ 知识目标：掌握健康教育讲授法的基本知识与技巧。

❖ 能力目标：运用健康教育模式、理论，进行受众分析，设计讲座教学计划并实施。

❖ 素质目标：培养学生语言表达能力与现场组织能力；提升健康传播素养；提高健康教育能力。

【实训准备】

❖ 教师准备：一个健康教育讲座，时长为30分钟。

❖ 学生准备：预习健康信息传播中讲授法的要求，以及健康教育干预手段中讲座法的要求，并按照相关要求，自选主题准备一个小讲座。

❖ 场地准备：教室或实训室，有投影仪、音响、话筒，场地有表演区域和观看讨论区域，表演区域面积不得小于10平米，观看和讨论区尽量围绕表演区呈马蹄形或圆形布置。

【实训学时】4学时。

【实训内容与步骤】

❖ 教师复习讲授法与讲座法的基本知识和技巧。

❖ 以学生为患者，教师进行模拟讲座演示。

❖ 点评本次模拟讲座。

❖ 给学生再次准备讲座的时间，并提交讲座教学计划与讲稿、教案等资料。

❖ 每组按组号，派小组代表对本小组准备的讲座进行模拟演示。

❖ 点评学生的讲座，对讲座中信息的科学性、信息传递形式等展开小组讨论。

❖ 总结实训内容和收获，完成实训报告和心得体会。

【实训考核标准】

模拟讲座开展时进行评分，每项5分，评选得分最高的小组。

表实-6 专题讲座实训评分参考标准

项目	内容	评分
专题讲座开设前的准备	目标受众明确	
	讲座主题选择合适，话题没有过大、过小	
	讲座内容科学、丰富、有实践指导性	
	教学手段丰富，用了两个及以上教学手段	
	教学设计有针对性，能吸引受众参加	
	讲座的所需的仪器、材料准备充分	
	熟悉讲座开展环境	
	教学设计与讲稿科学、合理，长度适中	
专题讲座实施中	涉及需要讲座材料的，准备充分，发放到位	
	讲授中声音洪亮、吐字清晰、表达自然	
	衣着、动作符合职业形象	
	内容熟练，讲授生动	
	能根据受众反应及时调整讲座策略	
	合理安排讲座时间，未超时	
	有互动环节	
	能采取有效措施发动受众参与互动	

【实训报告】

❖ 以小组为单位，提交心得体会、本次实训的收获。

❖ 总结成功举办一次讲座的难点与应对措施。

实训项目 4　案例分析 + 角色扮演

【实训目标】

❖ 知识目标：复习与案例疾病或健康问题相关的基础知识。

❖ 能力目标：运用健康相关行为分析理论与健康信息传播理论，分析健康问题产生的原因、现存与潜在的问题，并制定个性化的健康教育计划。

❖ 素质目标：提高沟通技能；训练以患者为中心、以健康为中心的思维；培养同理心。

【实训准备】

❖ 教师准备：按照班级和小组人数准备相关案例，应基本符合学生目前所学专业课知识范围。

✓ 案例举例：黄某，男性，52 岁，某高校教师，未婚独居，因"反复发作头昏、头痛半年余，伴心悸、胸闷、心前区不适 2 个月"入院。该患者性格易怒，长期从事脑力劳动，体型肥胖，其体重指数（BMI）等于 26.29，有长期吸烟史。患者有高血压家族史，父亲死于高血压脑出血。患者入院 BP170/100mmHg，临床诊断为高血压 2 级。经两周的住院治疗，患者血压维持在 130/90mmHg 左右，现已回家休养，其 80 岁的母亲在他住院后去医院照顾并随之出院同住。请针对该患者的情况做一次家庭健康教育。

❖ 学生准备：在学或已基本学完内外妇儿等临床专业课，具备专科基础知识和技能；根据班级人数自愿分组，每组推荐 6~10 人，选一位组长作为导演，让组长或小组代表进行案例抽签，抽签结束后公布签号对应的案例。确定案例后，课下进行小组内部案例分析讨论，并就这个案例，撰写一个剧本，小组成员排练这个剧本，进行为期 1 个月的表演准备。

❖ 场地准备：教室或实训室，有投影仪、音响、话筒，场地有表演区域和观看讨论区域，表演区域面积不得小于 10 平米，观看和讨论区尽量围绕表演区呈马蹄形或圆形布置。

【实训学时】4~6 学时。

【实训内容与步骤】

❖ 课前剧本提交：提前 1 个月左右进行案例抽签。剧本提交：表演前截止时间统一提交剧本，剧本中角色与台词与表演当天基本一致，不再随意更改。

❖ 表演当天按小组组号顺序进行表演，每组成员中抽取一名组员作为大众评审，参与评委席小组互评打分。

❖ 每组表演结束后，教师进行案例分析点评，并邀请本小组扮演重要角色的组员分享扮演角色的心得体会，感受患者、家属的内心处境、心理情绪等心路历程。

❖ 公布小组互评分成绩。

❖ 全部小组表演完成后，公布总成绩和名次。

❖ 总结实训内容和收获，完成实训报告和心得体会。

【实训考核标准】

❖ 表演时进行评分，评选得分最高的小组、剧本撰写最好的小组和表演最好的同学。

表实 -7　案例表演学生 / 教师评分表（满分 50 分）

组别项目	剧本撰写	场景表演	健康教育方法与手段	健康教育者	总分
第一组					
第二组					
第三组					
第四组					

表实 -8　案例表演实训评分参考标准

项目	评分标准参考	分值
剧本撰写（20 分）	角色数量齐全，分工明确	2 分
	不含生僻专业术语	5 分

（续表）

项目	评分标准参考	分值
剧本撰写（20分）	台词背景是受众熟悉的生活场景	2分
	内容具备科学性，无争议	5分
	故事情节重点突出，符合逻辑	3分
	台词具备逻辑性，表达准确	3分
场景表演（15分）	措辞口语化	3分
	表演真实生动，符合生活场景	2分
	表演流畅自然，无冷场忘词，吐字清晰	2分
	语速快慢得当，层次分明	2分
	医务人员服装穿着整齐，符合职业身份	2分
	表演富有趣味性、可观看性	2分
	道具服装配备符合人物角色身份	2分
健康教育手段与方法（10分）	选择健康教育方法符合角色背景	2分
	开展教育的手段与方法充分考虑到案例个体情况	3分
	运用健康教育相关理论选择手段与方法	2分
	采用的健康教育手段符合相应原则与要求	3分
健康教育者（5分）	护士对话用语规范，符合职业身份	1分
	声音洪亮，富有吸引力	2分
	语言具有说服力，展现良好的沟通技能，现场效果好	2分

【实训报告】

❖ 以小组为单位，提交心得体会、本次实训的收获。

❖ 总结案例分析的关键和技巧，如何构建信赖的护患关系。

实训项目 5　叙事汇报

【实训目标】

❖ 知识目标：掌握叙事护理的基本精神与相关疾病的基础知识。

❖ 能力目标：能运用叙事护理的原理和程序对患者或家属进行访谈；能通过对患者或家属的访谈，确定健康需求和设计解决健康问题的方法。

❖ 素质目标：培养同理心；培养"关心"和"仁爱"的护理职业精神；提高学生尊重生命的护理职业素质。

【实训准备】

❖ 教师准备：临床工作的见闻或影视作品中值得深思的案例故事。

❖ 学生准备：根据班级人数自愿分组，每组6~10人，选一位组长作为总负责，以一个月为准备期，小组成员在组长带领下，挖掘自己见习、实习或自己亲戚朋友、新闻报道、影视作品等的有代表性的求医故事，并写成一个故事，准备在班级进行叙事汇报。

❖ 场地准备：教室或实训室，有投影仪、音响、话筒，场地面积有表演区域和观看讨论区域，表演区域面积不得小于10平米，观看和讨论区尽量围绕表演区呈马蹄形或圆形布置。

【实训学时】4~6学时。

【实训内容与步骤】

❖ 课前故事脚本提交：汇报前就这个案例，自行编写完成案例故事，以口语讲述文字化的形式提交书面稿，包括与之相关的视频、照片等。

❖ 汇报当天按小组组号顺序进行汇报，每组成员中抽取一名组员作为大众评审，参与评委席小组互评打分。

❖ 每组表演结束后，教师进行案例分析点评，邀请故事发掘人和汇报人，就这个案例故事分享发掘过程与心得体会。

❖ 教师讲述一个与这个故事相似疾病或相似问题的故事，如果分享的故事有伦理或法律问题，适时发起讨论和知识普及。

❖ 公布小组互评分成绩。

❖ 全部小组表演完成后，公布总成绩和名次。

❖ 总结实训内容和收获，完成实训报告和心得体会。

【实训考核标准】

❖ 汇报时进行评分，评选得分最高的小组，和最优秀的故事发掘人。

表实-9　叙事汇报学生/教师评分表（满分50分）

组别项目	故事挖掘	故事完整性	现场叙述	叙事汇报人	总分
第一组					
第二组					
第三组					
第四组					

表实-10　叙事汇报评分参考标准

项目	评分标准参考	分值
故事挖掘（20分）	来源于生活或工作实际（原创），如果来源为影视或文学作品酌情扣分	4分
	重视细节挖掘，如故事主人公的心理状态、思绪、内心独白、情绪波动	6分
	故事主线在护理或医学范围内	4分
	故事发生地点为医疗机构或相关治疗性场所（康复机构、家庭等）	4分
	故事重点突出，以患者求医、治疗等相关内容为故事主线	4分

（续表）

项目	评分标准参考	分值
故事完整性（10分）	故事脉络完整	5分
	故事发生发展符合逻辑	2分
	有故事文本	1分
	有故事发生的场景图片、照片、视频等资料	2分
现场叙述（10分）	叙述仪态符合护士身份	1分
	情绪引导好，能引起现场听众共情，引发思考	3分
	情感丰富，语音语调随着情节的发展适时变化	3分
	背景图片、配乐等辅助手段与讲述需要配合默契	3分
叙事汇报人（10分）	声音洪亮，吐字清晰，富有吸引力	2分
	普通话讲述（转述主人公原话时可根据情况采用主人公所用方言）	3分
	故事讲述将主人公的心态、思绪等准确描述	2分
	表现故事主人公的心理状态、情绪、思绪等关键表达，叙事人能原话转述	3分

【实训报告】

❖ 以小组为单位，提交心得体会、本次实训的收获。

❖ 总结关注患者内心情绪对护理患者有哪些意义和帮助。

实训项目 6　健康教育问卷设计与制作

【实训目标】

❖ 知识目标：掌握问卷制作的步骤与注意事项。

❖ 能力目标：运用健康信念模式编制健康教育调查或评价问卷。

❖ 素质目标：培养学生思维敏锐、勇于创新、细心踏实的科学精神；培养学生的团队协作能力；训练学生的沟通能力。

【实训准备】

❖ 教师准备：一个合格的以健康信念模式为框架的健康教育调查问卷。

❖ 学生准备：复习健康信念模式相关知识内容，并进行学生分组，每组6~10人，选组长作为负责人。

❖ 场地准备：教室或实训室，学生以小组为单位尽量围绕呈马蹄形或圆形坐位。

【实训学时】4学时。

【实训内容与步骤】

❖ 教师讲解问卷编制的一般程序和格式；变量类型与问卷编写原则；评价问卷信效度的主要方法。

❖ 给学生拟定 1~2 个调查主题，分组进行问卷设计讨论。

❖ 每组提交自己的问卷设计初稿，教师进行设计内容和形式的点评。

❖ 给学生再次讨论修改的时间。

❖ 第二次课前提交每组问卷设计终稿。

❖ 小组间用自设问卷互相进行填写，感受问卷设计人和问卷填写人不同角色的感受。

❖ 总结实训内容和收获，完成实训报告和心得体会。

【实训考核标准】

对问卷终稿进行评分，每项 5 分，评选得分最高的小组。

表实 -11　健康教育问卷设计实训项目评分参考标准

项目	内容	评分
问卷的格式	有调查的目的和重要性的说明语和导入语	
	有问卷填写知情同意的指导语	
	有填写说明与填写要求	
	有问卷填写的社会人口学调查信息	
	有问卷匿名与隐私保证	
问卷的内容	没有使用专业术语与不通用的缩略词	
	问题指向明确，没有含混不清的表达	
	同一个问题里没有混杂两个或多个变量，如你抽烟、喝酒吗	
	问题表达没有心理诱导倾向	
问卷的结构	问卷整体不长，实际填写时间一般不超过 5 分钟	
	问卷填写难度低，选项设计人性化，如选项一致的可以设计为矩阵量表的格式等	
	问卷结构完整，问题先易后难，涉及隐私的问题放置位置合适	
	问卷主题层次明确、结构清晰，符合健康信念模式的框架	
	问卷结构编码便于统计学分析	

【实训报告】

❖ 以小组为单位，提交心得体会、本次实训的收获。

❖ 总结一份合格问卷设计的难点与应对措施。

实训项目 7 健康教育计划的设计与实施训练

【实训目标】
❖ 知识目标：掌握健康教育评估内容与评估技术。
❖ 能力目标：能运用评估技术设计个性化的健康教育计划并提出实施方案。
❖ 素质目标：培养学生善于倾听的职业素养；提高学生的关怀能力和仁爱的医学精神；提高学生的职业沟通能力。

【实训准备】
❖ 教师准备：健康教育案例（如本书实践篇中的案例），应基本符合学生目前所学专业课知识范围。
❖ 学生准备：复习健康教育程序的相关知识内容，并进行学生分组，每组 6~10 人，选组长作为负责人。
❖ 场地准备：教室或实训室，学生以小组为单位尽量围绕呈马蹄形或圆形坐位。

【实训学时】2~4 学时。

【实训内容与步骤】
❖ 教师以案例法分析一个健康教育案例，从评估到实施的过程。
❖ 学生以小组为单位进行现场案例抽签。
❖ 小组进行案例分析和讨论，找出健康问题与制定健康教育目标。
❖ 每组选派代表进行案例分析与健康教育计划设计的汇报，教师进行点评。
❖ 每小组选定一个组员，以他的实际情况完成健康教育程序评估与实施表格的填写。
❖ 在线提交计划并进行小组互评分。
❖ 总结实训内容和收获，完成实训报告和心得体会。

【实训考核标准】
填写完成健康教育程序的表格，对完成的计划进行评分，每项 5 分，评选得分最高的小组。

表实 -12 健康教育程序书写评分参考标准

项目	内容	评分
总体印象	填写格式正确，字体、排版符合要求	
	文字书写内容表达规范	
健康教育计划的内容	评估内容填写正确，无漏项	
	评估手段与方法正确	
	健康教育诊断正确、书写规范	
	健康教育目标符合逻辑，可操作性、可测量，具备观察性	
	健康教育目标制定有从学习的四个领域考虑	
	健康教育目标以行为目标来确立	
	健康教育目标陈述规范	
	健康教育计划符合逻辑，具备可操作意义和实践价值	
	健康教育有实施的工作时间表	
	健康教育计划有资源需求表	
	健康教育计划有护士与患者准备的内容	
	健康教育计划中有评价标准	
	健康教育计划中有评价手段或方法	

【实训报告】
❖ 以小组为单位，提交心得体会、本次实训的收获。
❖ 以自己的实际情况为基础，拟定一份家庭或个人的健康教育计划。

实训项目 8　健康促进项目规划的设计与实施训练

【实训目标】

❖ 知识目标：掌握健康促进项目设计的步骤与要点。

❖ 能力目标：能运用健康相关理论、行为干预理论等设计一个健康促进项目。

❖ 素质目标：培养学生逻辑思维、组织与策划能力；培养爱岗敬业的职业精神；提高团队协作能力。

【实训准备】

❖ 教师准备：一个健康促进项目（如本书第五章案例分享）。

❖ 学生准备：复习健康促进项目规划设计与实施相关内容，并进行学生分组，每组 6~10 人，选组长作为负责人。

❖ 场地准备：教室或实训室，学生以小组为单位尽量围绕呈马蹄形或圆形坐位。

【实训学时】4 学时。

【实训内容与步骤】

❖ 教师讲解项目策划书的格式与组成部分。

❖ 给学生健康问题的背景，自定健康干预主题，分组进行项目设计讨论。

❖ 每组提交自己的项目策划书初稿，教师进行设计内容和形式的点评。

❖ 给学生再次讨论修改的时间。

❖ 第二次课前提交每组项目策划书终稿。

❖ 点评每个小组的项目策划中健康教育框架与实施设计。

❖ 总结实训内容和收获，完成实训报告和心得体会。

【实训考核标准】

对项目策划终稿进行评分，每项 5 分，评选得分最高的小组。

表实 -13　健康促进项目策划书评分参考标准

项目	内容	评分
总体印象	选题范围合适	
	策划书题目表达规范	
	策划书总体格式正确，字体、排版等符合要求	
策划书的结构	有项目摘要	
	有目标人群的说明	
	有项目干预背景	
	有项目开展必要性与可行性评估内容	
	有干预框架	
	有项目开展结果的评价要求与指标	
	有工作时间表	
	有经费预算表	
策划书的内容	对开展本次健康教育干预活动项目的必要性有说明	
	综述书写规范（字数、格式、参考文献的整理等）	
	总体目标与分目标设置合理，书写规范	
	健康教育方法科学合理	
	健康干预方法有实践指导意义，可行性高	
	项目评价指标合理，时间合适	

【实训报告】

❖ 以小组为单位，提交心得体会、本次实训的收获。

❖ 总结健康促进项目设计的难点与应对措施。

附录1 健康教育评估单

健康教育评估单（成人）

建档日期：　　　年　月　日　　　　　　　　责任护士：＿＿＿＿＿＿＿

姓名：＿＿＿＿＿＿　　　　　　　　　　　性别：□男　□女
出生年月：＿＿＿＿＿＿　　　　　　　　　电话：＿＿＿＿＿＿＿＿
地址：＿＿＿＿＿＿＿＿＿＿　　　　　　　婚姻状况：□已婚　□未婚　□离异　□丧偶

个人评估

1. 健康史

家族史（遗传史）：＿＿＿＿＿＿＿＿＿＿＿＿＿＿　　□无
既往史：＿＿＿＿＿＿＿＿＿＿＿＿＿＿＿＿＿＿＿　□无
手术史：＿＿＿＿＿＿＿＿＿＿＿＿＿＿＿＿＿＿＿　□无
生育史：＿＿＿＿＿＿＿＿＿＿＿＿＿＿＿＿＿＿＿　□无

2. 身体状况

身高：＿＿＿＿cm，体重：＿＿kg　BMI＝＿＿＿＿　□肥胖　□超重　□正常　□消瘦
腰围：＿＿＿＿cm
意识和定向力：□意识清晰　□嗜睡　□昏睡　□浅昏迷　□深昏迷　□谵妄
　　　　　　　□定向力完整　□定向力有误＿＿＿＿＿＿＿
睡眠时长：平均＿＿＿＿小时／日
睡眠状态：□入睡困难　□失眠　□多梦　□早醒　□易醒　□醒后疲惫感　□自觉无异常
疼痛状态（疼痛尺0~10级评分）：＿＿＿＿分
感知觉：□听觉正常　□听力下降　□失聪
　　　　□说话正常　□不能言语
　　　　□阅读正常　□视力下降　□失明
　　　　□写字正常　□不能写字或画画

3. 精神心理状况

心理适应度：□否认期　□怀疑期　□调整期　□转变期　□适应期　□成功期
精神信仰：□无　□佛教　□道教　□天主教／基督教　□藏传佛教　□伊斯兰教　□其他
心理情绪（量表得分（SAS、SDS等））：＿＿＿＿分
心理情绪表现：□无异常　□淡漠　□低落　□不安　□焦虑　□恐惧　□烦躁　□紧张　□医患不信任
　　　　　　　□易激惹　□其他
身体压力信号：□无以下症状

身体症状	□头疼　□消化不良　□胃痛　□手掌出汗　□眩晕　□背痛　□肩颈僵硬　□心神不定 □耳鸣　□其他
行为症状	□过度吸烟　□嚣张跋扈　□强迫性嚼口香糖　□批评他人态度　□睡觉磨牙 □无法完成工作任务　□酗酒　□强迫性进食
情绪症状	□哭泣　□神经质、焦虑　□急躁　□感到厌倦和无聊　□对生活有无力感　□愤怒 □有压倒性的压力感　□感到孤独　□容易感到失望　□没有原因地感到沮丧
认知症状	□难以清晰的思考　□健忘　□失忆　□缺乏创造力　□总是忧心忡忡　□抉择困难 □有逃跑的念头　□失去幽默感

生活压力：□无特殊生活事件

正性生活事件	□结婚　□孩子出生　□搬新家　□装修新家　□计划内怀孕　□买房/买车 □子女新入学　其他_____
负性生活事件	□近亲/朋友死亡　□失业　□非意愿怀孕　□孩子生病　□房租增加 □气象灾害　□交通意外　□其他_____
环境生活事件	□家庭矛盾　□同事关系紧张　□上下级关系紧张　□工作与生活冲突 □不恰当的承诺　□工作时间过长　□交通违章　□其他_____

4. 社会支持系统

名字	关系	频率	类型	时间	可提供哪些支持
					□经济　□信息　□情感　□资源
					□经济　□信息　□情感　□资源
					□经济　□信息　□情感　□资源

职业：_____　　　　　　　□无业

经济状况：□经济状况良好　□稳定月收入　□间断收入　□低保户　□贫困户　□无收入

医疗保险：□无　□居民医保　□职工医保　□商业重疾保险　□其他

健康对工作与经济程度的影响：□病休不影响收入　□病休有少量固定收入

　　　　　　　　　　　　　　□病休无收入　□病休即失业　□其他：_____

家属对疾病的反应：□对疾病认知正确　　　　　　□对疾病认知不正确/有偏见

　　　　　　　　　□支持病人对疾病的学习　　　□反对病人对疾病的学习

　　　　　　　　　□家属学习能力强　　　　　　□家属学习能力弱/一般

家属对病情的情绪：□渴望　□冷漠　□焦虑　□不关心　□不信任医护人员

5. 健康观念与生活方式

健康观念：_____

健康素养：_____

生活方式：_____

_____

_____

6. 学习评估

学历：□文盲/半文盲　□小学　□初中　□高中　□大专/本科　□研究生及以上

学习需求：□强烈　□一般　□无

学习态度：□积极　□认为没有学习必要性，但愿意参加　□认为没有学习必要，不愿意参加

倾向性学习方式：□阅读　□听音频　□看图片　□看视频/电视　□有实物　□喜欢操作

学习环境：□有专门的教室/房间　□有教具/道具　□有教学视频　□有教学文字材料

　　　　　□有音响设备　□有教学图片/照片

工作方式：
工作性质：□久坐　□久站
工作地点：□室内　□户外
工作时间：□固定　□轮班制
常有夜班（一周≥1次）：□是　□否
工作强度（日均）：□＜8小时　□≥8小时　□≥10小时
工作场所有职业暴露风险：□是　□否
需要经常加班（一周≥3次）：□是　□否
体力活动：
每周至少3次（快步走、骑自行车、有氧舞蹈等）进行20分钟或更长时间的运动：□是　□否
通常有在白天的活动中锻炼身体（如午餐时步行、用爬楼梯代替坐电梯、步行上班等）：□是　□否
饮食习惯：
口味偏好：□嗜酸　□嗜辣　□嗜甜　□其他
主食偏好：□米饭　□面条　□包子馒头　□其他粗粮　□不吃主食
零食偏好：□不吃零食　□偶尔吃零食　□天天吃零食
食物烹饪偏好：□蒸　□煮　□煎　□炸　□炒　□白灼
肉食偏好：□猪肉　□牛肉　□羊肉　□鸡肉　□鸭肉　□鹅肉　□海鲜类 □淡水鱼类　□其他　□不吃肉
食用油偏好：□猪油　□菜籽油　□花生油　□芝麻油　□牛油　□其他
深加工食物偏好：□天天吃　□常吃（一周2~3次）　□偶尔吃（一月＜3次） □很少吃（一年＜3次）　□从不吃
每天吃2~4份水果或水果：□是　□否
口服补充维生素类药品：□经常　□偶尔　□从不
不良嗜好：
□过度减肥　□暴饮暴食　□滥用止疼药　□酗酒　□吸烟 □不吸烟　□避免二手烟　□吸电子烟 □不喝酒　□吃药或怀孕时不喝酒　□喝酒但每天不多于2次
压力管理：
□有很好的朋友、亲戚等可以讨论私人问题，或获得帮助
□有工作或有自己喜欢的娱乐性活动
□习惯性熬夜或晚睡
□很容易放松，自由表达情感
□有压力性进食
安全：
□坐小车时系上安全带

□喝酒不开车
□驾车时注意遵守交通规则，不超速，不赌气开车
□不在床上吸烟
□使用家用洗涤剂等有潜在毒性的物品前，认真阅读说明书并妥善保管物品
疾病预防：
□知道癌症、中风等慢性病急症的危险信号
□避免在阳光中暴晒，使用防晒霜
□定期体检
□会接受免疫接种的推荐
□知道常见癌症的筛查方法
□不会进行不安全性行为

家庭评估

家庭的类型：□核心家庭　□主干家庭　□联合家庭　□单亲家庭　□其他

家庭的权力结构：□传统权威型　□情况权威型　□分享权威性　□感情权威型

角色关系：□家庭角色缺失　□家庭角色冲突　□家庭角色减退　□家庭角色强化　□家庭角色异常

家庭沟通类型：□一致型　□保护型　□放任型　□多元型　□其他_____

家庭价值系统：_____

APGAR 家庭功能评估表：____分　　□家庭功能严重障碍　□中度障碍　□家庭功能良好

家庭生活周期：□新婚期家庭　□第一个孩子出生　□有学龄前期儿童　□有学龄儿童家庭
　　　　　　　□有青少年家庭　□孩子离家创业家庭　□空巢期家庭　□老化期家庭

家庭体力活动氛围：□家中有健身器材　□家庭有固定"锻炼"时间　□没有运动意识或运动习惯

家庭资源与支持：□人际关系较广　□热爱社交　□参加社会团体或社会组织　□资源匮乏

其他情况：

_____

_____

社区评估

社区常住人口：□以单身年轻人为主　□以中老年人为主　□以年轻夫妇为主　□其他_____

社区居住环境：□群租/流动住户为主　□固定住户为主　居住人口密度：□高　□一般　□低

社区环境污染：□无　□有_____　社区交通情况：□交通便利　□交通不便

社区人际关系：□邻里关系和谐　□不与邻居来往　□邻里关系紧张

社区文化环境：□幼儿园/中小学校　□老年大学　□高等院校/职业院校　□其他_____

社区宗教信仰：□无　□佛教　□基督教/天主教　□伊斯兰教　□道教　□其他_____

社区生活方式：健身场所：□有　□无；社区卫生服务站/中心/诊所：□有　□无

其他情况：

_____

个人健康促进计划表（范例）

姓名：刘某某　　　　　　　　　　　性别：男
出生年月：1970 年 3 月　　　　　　电话：189×××××××
地址：××小区　　　　　　　　　　民族：汉族
职业：销售总监　　　　　　　　　　宗教信仰：无
婚姻状态：离异，无子女
家庭人口：2 人（与生病的母亲合住）
计划日期：2014 年 7 月 1 日

患者优势：有很好的同事关系，精力充沛，睡眠形态良好。
家庭与社会支持：家庭成员无法提供有效支持；人际圈。
主要健康问题：甘油三酯高、轻度肥胖，久坐的生活方式，中等强度的生活改变，多种日常烦恼。
医疗诊断：1 级高血压。
护理诊断：久坐的生活方式：与工作内容和方式有关；
　　　　　营养失调：超过身体需要量；
　　　　　压力负荷过重：与生活改变有关；
　　　　　照顾者角色应变（老年母亲）。
年龄相关筛查建议：胃肠镜、大便隐血、焦虑自评。
期望行为目标与护理结局：形成经常锻炼的习惯（3 次 / 周）；血压降低到正常；体重到正常。

个人健康目标（按优先顺序排序）	干预行为的完成目标	干预阶段	干预策略
达到理想体重	开始一个积极的步行项目	计划中	加强对抗性条件作用管理
	减少总能量摄入，维持营养均衡	执行中（每天吃两个水果和两种蔬菜；食用低脂牛奶及奶制品至少两个月）	刺激控制的认知重组
减少高血压相关危险因素	从高盐零食摄入到低盐零食	考虑中	提高学习意识
学习有效管理压力	参加放松课程使用家庭放松教程	考虑中	提高自我再评价意识，简单放松治疗
增加业余体力活动	参加一个当地的保龄球俱乐部	考虑中	增加支持系统

家庭健康促进计划（范例）

姓名：张某某家　　　　　家庭地址：×× 小区　　　　　电话：189××××××××

民族：汉族　　　　　　　宗教信仰：无　　　　　　　家庭结构：单亲家庭

家庭成员：

成员家庭角色	年龄	职业 / 学生 / 退休
吴 X（母亲）	45	口腔科护士
张 A（女儿）	16	高中生
张 B（儿子）	8	小学生

计划日期：2014 年 2 月 17 日

家庭优势：开放式的交流模式、家庭内部合作度好、健康零食。

主要健康问题：家庭生活事件（父亲最近去世）；大女儿离家读高中，家庭生活变化大；家庭体育活动少。

医疗诊断：无。

护理诊断：家庭应对：潜能性。

年龄相关筛查建议：胃肠镜、大便隐血、焦虑自评。

期望行为目标与护理结局：积极的家庭活动；避免青少年家庭成员过早的性活动和其他物质依赖；预防儿童受伤；调整新的家庭地位。

家庭健康目标（按优先顺序排序）	干预行为的完成目标	干预阶段	干预策略
健康调整单亲家庭状况	调整家庭责任	执行中（父亲去世一个月）	利用社会资源维护照顾者支持
	增加精神资源	考虑中	给予帮助关系的精神支持
	在家庭成员中讨论生活目标	计划中	自我评价增强自尊的预期指导
养成更积极的家庭生活方式	计划积极的家庭郊游（自行车，娱乐中心）	计划中	运动促进环境再评价建模
	提供适龄信息	执行中	预期指导家长教育：青少年阶段
在青春期前和青少年中培养健康的性行为	通过表扬、表达情感和帮助技能发展来增强自尊	维持中	增强自尊帮助人际关系
鼓励青少年避免饮酒	举行家庭会议，讨论酗酒、饮酒和使用外出聚会中使用非酒精替代品	考虑中	家长教育：增强青少年的自我责任，促进物质使用的预防

健康教育评估记录单（儿童保健）

建档日期：　　　年　　　月　　　日　　　　　　　　责任护士：

幼儿姓名：_____　　　　　　　　　性别：□男　□女　□特殊情况

家长姓名：_____　　　　　　　　　家长职业：_____

家长联系方式：_____　　　　　　　家庭住址：_____

幼儿出生年月：___年___月___日　出生身长：_____cm　出生体重：_____kg

分娩方式：□顺产　□剖宫产　　第___胎，第___产　　□单胎　□双胎　□多胎

分娩问题：□早产　□过期产　□产钳/胎头吸引助产　□窒息　□其他：_____

是否属高危儿：□否　□是　　不良孕产史：□无　□有　　分娩孕周：_____周

新生儿疾病筛查：□先天性甲状腺功能低下（CH）　□先天性苯丙酮尿症（PKU）
　　　　　　　　□葡萄糖六磷酸脱氢酶缺乏症（G6PD）　□其他：_____

听力筛查：□通过　未通过　□未查

黄疸情况：□自然消退　□照蓝光消退　□母乳性黄疸　□核黄疸

家庭子女数量：□独生子/女　□家长多子女（二胎）属老大　□家中多子女（二胎）属最末
　　　　　　　□其他：_____

* 家中子女年龄差距：□3 岁内　□3~6 岁　□6~12 岁　□12 岁及以上

喂养情况：□母乳喂养　□人工喂养　□混合喂养

婴儿气质类型：□容易抚育型　□抚养困难型　□发动缓慢型　□中间偏平易型　□中间偏麻烦型

家庭养育风格：□放纵型　□专制型　□忽略型　□权威型

婴儿体形：□长型　□圆型　□方型　□混合型

家庭类型：□核心家庭　□主干家庭　□联合家庭　□单亲家庭　□其他

婴儿的主要抚养人：□祖父母　□父母　□父亲或母亲　□保姆或月嫂　□其他：_____

是否留守儿童：□否　□与祖父母居住、父母同城　□与祖父母居住、父母异地

家庭语言：□普通话　□方言：_____　　□外语：_____

饮食：

体格发育：□正常　□偏胖　□偏瘦

哺乳情况：□吞咽正常　□衔乳姿势不良　□可疑吞咽困难　□频繁呛奶　□频繁吐奶　□其他_____

奶量：□母乳_____次/日；一次哺乳_____分钟

□配方奶/牛奶_____次/日；一次_____毫升

夜奶次数：_____次/夜（8pm~8am）　断夜奶：_____月龄

辅食添加添加月龄：_____月龄　最早添加的辅食：_____　挑食：□是　□否

食物过敏：□否　□是_____　进食训练：____月龄　独立进食：____月龄

饮食规律：□无规律　□辅食_____次/日　□牛奶/母乳_____次/日

进食地点：□固定餐椅　□追着喂饭　进食时间：_____分钟　进食方式：□自己吃　□喂食

进食同时：□看电视　□玩玩具　□认真吃饭　使用安抚奶嘴：□否　□是

其他情况：

睡眠：

睡眠异常：□无　□夜惊/夜啼　□睡眠惊跳　□睡眠联想　□噩梦　□入睡困难　□梦游　□其他_____

睡眠时长：_____小时/日；白天小睡：_____小时/日；白天小睡_____次/日

睡眠节律：□无规律　□有规律，从____月龄起　　睡眠环境：□安全　□潜在危险

夜间睡眠开灯：□否　□小夜灯　□台灯　□正常照明　　掌握正常大便颜色：□是　□否

其他情况：

清洁与大小便

清洁：洗澡_____次/周；清洁外阴：□每次大便后　□固定时间　□每次更换尿布时

大便规律：□无　□有_____次/日　　婴儿臀红：□否　□Ⅰ度　□Ⅱ度　□Ⅲ度

大便示意年龄：____月龄　最初大小便训练年龄：____月龄

完成白天大小便训练年龄：_____月龄

大小便训练完成后拉脏衣裤：□否　□偶尔　□频繁　□仅在睡着时　□其他_____

其他情况：

_____

运动、语言、认知发育：

大运动：抬头 90°_____月龄；扶坐_____月龄；独坐_____月龄；扶站_____月龄；

　　　　扶走_____月龄；独站_____月龄；独走_____月龄

精细运动：食指拇指捻物品_____月龄；学会使用勺子吃饭_____月龄

　　　　　学会使用筷子_____月龄；学会使用剪刀_____月龄

认生：____月龄　无意识叫爸爸或妈妈：____月龄　有意识叫爸爸或妈妈：____月龄

语言发育迟缓：□是　□否　说完整句子：_____月龄

是否口吃：□否　□是，出现口吃____月龄　口吃伴发症状：□无　□有_____

口吃持续时间_____个月　神经系统发育：□正常　□可疑　□异常

　其他情况：

_____

眼、耳鼻喉、口腔保健：

舌系带：□形态正常　□可疑　□短，不影响哺乳　□短，影响哺乳

第一颗乳牙萌出：_____月龄　日常口腔清洁：□是，_____月龄开始　□否

使用牙刷____月龄　使用含氟牙膏：□是　□否　刷牙____次 / 日

先天性耳前瘘管：□无　□有　异常耳垢：□否　□可疑

视力情况：□正常　□弱视　□散光　□近视　□远视　□无视力

氟防龋：□否　□是，____次 / 年 □是，不规律　窝沟封闭：□否　□是，____岁

其他情况：

_____

健康教育与促进计划

计划日期：＿＿＿年＿＿＿月＿＿＿日　　　　　　　　　　计划人：＿＿＿＿＿＿＿＿

主要健康问题：＿＿＿＿＿＿＿＿＿＿＿＿＿＿＿＿＿＿＿＿＿＿＿＿＿＿＿＿＿＿＿＿＿

医疗诊断：＿＿＿＿＿＿＿＿＿＿＿＿＿＿＿＿＿＿＿＿＿＿＿＿＿＿＿＿＿＿＿＿＿＿＿＿

护理诊断：＿＿＿＿＿＿＿＿＿＿＿＿＿＿＿＿＿＿＿＿＿＿＿＿＿＿＿＿＿＿＿＿＿＿＿＿

期望的护理结局：＿＿＿＿＿＿＿＿＿＿＿＿＿＿＿＿＿＿＿＿＿＿＿＿＿＿＿＿＿＿＿＿＿

优势：＿＿＿＿＿＿＿＿＿＿＿＿＿＿＿＿＿＿＿＿＿＿＿＿＿＿＿＿＿＿＿＿＿＿＿＿＿＿＿

劣势：＿＿＿＿＿＿＿＿＿＿＿＿＿＿＿＿＿＿＿＿＿＿＿＿＿＿＿＿＿＿＿＿＿＿＿＿＿＿＿

可利用资源：＿＿＿＿＿＿＿＿＿＿＿＿＿＿＿＿＿＿＿＿＿＿＿＿＿＿＿＿＿＿＿＿＿＿＿

干预 / 实施计划：

健康问题（按优先顺序排序）	干预目标	预计时间 / 次数	教学 / 干预策略

计划评价：

执行 / 实施	教学内容	教学方法	效果评价	实施时间	实施人
第一次					
第二次					
第三次					

教学效果评价：＿＿＿＿＿＿＿＿＿＿＿＿＿＿＿＿＿＿＿＿＿＿＿＿＿＿＿＿＿＿＿＿＿＿

目标达成评价：＿＿＿＿＿＿＿＿＿＿＿＿＿＿＿＿＿＿＿＿＿＿＿＿＿＿＿＿＿＿＿＿＿＿

评价方法：＿＿＿＿＿＿＿＿＿＿＿＿＿＿＿＿＿＿＿＿＿＿＿＿＿＿＿＿＿＿＿＿＿＿＿＿＿

附录 2　世界卫生组织孕期保健指南

A. 营养干预措施	建议	建议类型
饮食干预措施	A.1.1 建议向孕妇提供咨询意见，妊娠期间的健康饮食和保持身体活动，以保持健康并预防在妊娠期间增加过多的体重	建议采用
	A.1.2 对营养不足的人群，建议营养教育针对需增加日常摄入能量和蛋白质的孕妇，以降低新生儿出生体重过低的风险	针对特定情况的建议
	A.1.3 对营养不足的人群，建议孕妇平衡能量和在饮食中补充蛋白质，以减少死产和新生儿小于胎龄的风险	针对特定情况的建议
	A.1.4 对营养不足的人群，不建议孕妇为了改进孕产期和围产期结局而补充高蛋白。	不建议采用
补充铁和叶酸	A.2.1 建议孕妇每日口服铁 30~60mg、叶酸 400μg（0.4mg），以预防孕产妇贫血、产后脓毒症、胎儿出生体重过低以及早产	建议采用
	A.2.2 为避免日常补铁的副作用，在贫血患病率低于 20% 的人群中的孕妇，可推荐间歇性口服铁和叶酸，每周补充 120mg 铁和 2800μg（2.8mg）叶酸，以改善孕妇和新生儿出生结局	针对特定情况的建议
补钙	A.3 在饮食钙摄入量低的人群中，建议孕妇每天补钙（口服钙 1.5~2.0g），以降低子痫前期的风险	针对特定情况的建议
补充维生素 A	A.4 仅在维生素 A 缺乏成为严重公共卫生问题的地区建议孕妇补充维生素 A，以防止夜盲症	针对特定情况的建议
补锌	A.5 仅在严格研究支持的情况下建议为孕妇补充锌	针对特定情况的建议（研究）
多种微量营养素的补充	A.6 不建议孕妇补充多种微量营养素以改善产妇和围产期结局	不建议采用
补充维生素 B_6（吡哆醇）	A.7 不建议孕妇补充维生素 B_6（吡哆醇）以改善产妇和围产期结局	不建议采用
补充维生素 E 和 C	A.8 不建议孕妇补充维生素 E 和 C 以改善产妇和围产期结局	不建议采用
补充维生素 D	A.9 不建议孕妇补充维生素 D 以改善产妇和围产期结局	不建议采用
限制摄入咖啡因	A.10 对于每日咖啡因摄入量较高的孕妇（每天超过 300mg），建议在怀孕期间降低每日咖啡因摄入量，以降低自然流产和出生低体重儿的风险	针对特定情况的建议

B. 对孕产妇和胎儿的评估	建议	建议类型
B.1 对孕妇的评估		
贫血	B.1.1 全血计数检查是诊断妊娠贫血的推荐方法。在无法进行全血计数检测的情况下，使用血红蛋白进行现场血红蛋白检测，建议使用血红蛋白颜色量表作为诊断妊娠贫血的方法	针对特定情况的建议
无症状菌尿（ASB）	B.1.2 中段尿培养是诊断妊娠期无症状性细菌尿（ASB）的推荐方法。在没有尿液培养的情况下，与使用试纸测试相比，推荐现场中段尿液革兰氏染色，作为诊断妊娠 ASB 的方法	针对特定情况的建议
亲密伴侣暴力（IPV）	B.1.3 在产前保健中，评估可能由亲密伴侣暴力造成或加剧的病情时，临床问诊中应着重考虑亲密伴侣暴力可能性。在有能力提供支持性反应（包括酌情转诊）和达到世卫组织最低要求的情况下，改进临床诊断和随后的护理	针对特定情况的建议
综合与产前保健产妇评估相关的世卫组织其他指南的建议		
妊娠糖尿病（GDM）	B.1.4 根据世界卫生组织的标准，在怀孕期间首次或任何时候检测到的高血糖应被归类为妊娠期糖尿病（GDM）或妊娠合并糖尿病	建议采用
烟草使用	B.1.5 卫生保健人员应尽量在怀孕早期和每次产前检查时，向所有孕妇询问其吸烟情况（过去和现在），以及在怀孕期间和接触二手烟的情况	建议采用
物质使用	B.1.6 卫生保健人员应尽量在怀孕早期和每次产前检查时，向所有孕妇询问使用酒精和其他物质（过去和现在）的情况	建议采用
人类免疫缺陷病毒（艾滋病）和梅毒	B.1.7 在高流行率环境下，卫生保健人员发起的艾滋病毒检测和咨询（PITC）应被视为所有产前保健中孕妇产检框架中的常规组成部分。在低流行率环境下，产前保健环境下的孕妇可被视为消除艾滋病毒母婴传播的努力的一个关键组成部分，根据情况将艾滋病毒检测与梅毒、病毒或其他关键测试分离结合起来，并加强基本的妇幼保健系统	建议采用
结核病	B.1.8 在总人口中的结核病流行率达到 100/100 000 人口或以上的环境中，作为产前保健的一部分，应当考虑为孕妇进行有条理的活动性肺结核的筛查	针对特定情况的建议
B.2 对胎儿的评估		
每日胎动计数	B.2.1 仅在严谨的研究条件下，才建议进行每日胎动计数，例如采用数到 10 的胎动表	针对特定情况的建议（研究）
宫高的测量（SFH）	B.2.2 在评估胎儿生长时，不建议用宫高测量取代腹部触诊来改进围产期结局，不建议改变在特定环境中通常使用的方法（腹部触诊或宫高测量）	针对特定情况的建议
产前胎心监测图	B.2.3 不建议为了改进孕期和围产期结局，而对孕妇采用常规产前胎心监测图	不建议采用
B 超	B.2.4 建议在妊娠 24 周之前为孕妇进行一次 B 超（早期 B 超）以便估计孕周，帮助发现胎儿异常和多胎妊娠，减少过期妊娠，并改善妇女的妊娠体验	建议采用
胎儿血管多普勒超声检查	B.2.5 不建议为了改进孕期和围产期结局，而对孕妇进行常规多普勒超声波检查	不建议采用

C. 预防措施	建议	建议类型
针对无症状性菌尿（ABS）使用抗生素	C.1 建议为所有罹患无症状性菌尿的孕妇采用 7 天的抗生素疗程，以便预防持续性菌尿、早产和出生低体重	建议采用
用抗生素预防复发性尿路感染	C.2 仅在严谨的研究条件下，才建议采用抗生素预防措施预防反复性尿路感染	针对特定情况的建议（研究）
产前注射抗–D 免疫球蛋白	C.3 仅在严谨的研究条件下，才建议在妊娠 28 周到 34 周对不过敏的 Rh 阴性孕妇使用抗–D 免疫球蛋白进行产前预防，以便预防 RhD 异源免疫	针对特定情况的建议（研究）
蠕虫病的预防性治疗	C.4 在流行地区，建议在妊娠头三个月之后，对孕妇进行蠕虫病预防性治疗，作为减少蠕虫感染规划的一部分	针对特定情况的建议
破伤风类毒素疫苗接种	C.5 根据以往接种破伤风疫苗的情况，建议为所有孕妇接种破伤风类毒素疫苗，以预防破伤风造成的新生儿死亡	建议采用

综合与产前保健产妇评估相关的世卫组织其他指南的建议

预防疟疾：孕期间歇性预防治疗（IP Tp）	C.6 在非洲流行疟疾的地区，建议为所有孕妇使用磺胺多辛 – 乙胺嘧啶进行间歇性预防治疗。应当在妊娠中期开始用药，每次用药应当至少间隔一个月，目标是要确保至少接受三剂药	针对特定情况的建议
HIV 的暴露前预防（PrEP）	C.7 口服暴露前预防药（PrEP）包含替诺福韦（TDF）应当作为临艾滋病毒感染显著风险的孕妇一种额外的预防选择，接触前预防药物是综合预防措施的一部分	针对特定情况的建议

D. 常见生理症状的干预措施	建议	建议类型
恶心和呕吐	D.1 根据孕妇的偏好和现有选择，建议使用姜、甘菊、维生素 B_6 和 / 或针灸缓解妊娠早期的恶心	建议采用
胃灼热	D.2 建议提供关于饮食和生活方式的意见，以预防和缓解孕期胃灼热，如何改善生活方式也不能予以缓解，可给予有这些烦恼症状的孕妇提供解酸制剂	建议采用
腿抽筋	D.3 根据孕妇的偏好和现有选择，可以使用镁、钙或非药物治疗方案缓解孕期腿抽筋	建议采用
腰痛和骨盆痛	D.4 建议在整个妊娠期规律运动，以预防腰痛和骨盆痛，根据孕妇的偏好和现有选择，可以使用若干不同的治疗方案，例如理疗、护腰带和针灸	建议采用
便秘	D.5 根据孕妇的偏好和现有选择，如果改变饮食对缓解便秘没有效果，可以使用麦麸或其他纤维补充剂来缓解孕期便秘	建议采用
静脉曲张和水肿	D.6 根据孕妇的偏好和现有选择，可以采用非药物方案，例如弹力袜、提高腿部以及在水中浸泡，以便管理孕期静脉曲张和水肿	建议采用

E. 提高产前保健利用率和有质量的卫生体系干预措施	建议	建议类型
妇女保健的病历本	E.1 建议每名孕妇在妊娠期间保管自己的病历本，以促进持续的保健质量和自身的妊娠体验	建议采用
助产士牵头的持续保健	E.2 在助产士规划运行良好的环境中，建议为孕妇采用由助产士牵头的持续保健模式，即由一名已知的助产士或一小组已知的助产士，在产前、产期内和产后的整个连续过程中为妇女提供支持	针对特定情况的建议
集体产前保健	E.3 根据妇女的偏好以及如果具备提供集体产权保健所需的基础设施和资源，在严谨的研究条件下，可以开展由合格卫生保健专业人员提供的集体产前保健作为孕妇个人产前保健的替代方案	针对特定情况的建议（研究）
以社区为基础改进沟通和支持的干预措施	E.4.1 建议通过促进妇女团体的参与性学习（PLA）和周期性活动开展社区动员，以改善孕产妇和新生儿健康，尤其是在卫生服务可及性较低的农村环境中。参与性的妇女团体为妇女提供讨论妊娠期间的需求的机会，包括阻碍获得保健的障碍，并可以加强对孕妇的支持	针对特定情况的建议
	E.4.2 建议提供一系列干预措施，包括家庭和社区动员以及产前家访，以改进产前保健的利用率和围产期健康结局，尤其是在卫生服务可及性较低的农村环境中	针对特定情况的建议
分担提供产前保健的各项任务	E.5.1 建议由范围广泛的骨干，包括非专业卫生工作者、助理护士、护士、助产士和医生分担，促进孕产妇和新生儿健康相关行为的任务	建议采用
	E.5.2 建议由范围广泛的骨干，包括助理、护士、护士、助产士和医生分担提供建议的营养补充剂和预防疟疾的孕期间歇性预防治疗的任务	建议采用
在农村和偏远地区招聘和留住工作人员	E.6 决策者应当考虑教育、制度、财政以及个人和专业支持方面的措施，以便在农村和偏远地区招聘和留住合格的卫生工作者	针对特定情况的建议（研究）
产前保健计划	E.7 建议采用至少有 8 次就医的产前保健模式，以减少围产期死亡并改善妇女的保健体验	建议采用

附录3 英国国家医疗服务体系孕期运动锻炼指南

在怀孕期间，越活跃和健康，就越容易适应不断变化的体形和体重增加。运动锻炼将帮助你应付劳动，并在孩子出生后帮助你恢复体形。只要你觉得舒服，请保持正常的日常体育活动或锻炼（运动、跳舞或步行往返商店等）。

健康教育信息包括：

• 运动禁忌。

• 为更健康的怀孕做运动。

• 腹部肌肉强化练习。

• 骨盆倾斜的练习。

• 盆底肌锻炼。

运动禁忌

• 不要平躺，特别是16周后，因为肚子的重量会压在大血管上，让你感到头晕。

• 不要参加有被击中风险的接触运动，如拳击、柔道或壁球。

• 不要参加骑马、下坡滑雪、冰球、体操和骑自行车，因为有摔倒的危险。

• 不要去潜水，因为婴儿没有保护减压病和气体栓塞（血液中的气泡）。

• 不要在海拔2500米以上的高度运动，除非你适应了：这是因为你和你的孩子有高原反应的危险（氧气减少）。

为更健康的怀孕做运动

如果你怀孕了，你应该试着把这些练习融入你的日常生活。它会增强你的肌肉，这样你就可以承受怀孕带来的额外重量。也会使关节变得更强壮，改善循环，减轻背痛，让你感觉更舒适。

腹部肌肉强化练习

随着你的孩子越来越大，你可能会发现你下背部的凹陷增加，这会给你带来背痛。增强腹部肌肉，可以缓解背痛：

• 四肢着地（向下趴着），膝盖在臀部下，手在肩膀下，手指向前和腹部抬起，以保持你的背部挺直。

• 拉伸你的腹部肌肉，把你的背拱向天花板，卷曲躯干，让你的头轻轻地向前放松，不要让你的肘部锁定（不要固定肘部）。

• 保持几秒钟，然后慢慢回到四肢着地的姿势。

• 注意不要塌腰：它应该总是回到一个直/中性的位置。

• 慢慢地，有节奏地做10次，让你的肌肉努力运动，小心移动你的背。

• 尽可能舒适地移动你的背部。

骨盆倾斜练习

• 靠墙站立，让你的肩膀和足跟紧贴墙。

• 保持膝盖放松。

• 把你的肚脐向脊柱拉紧，使你的背部贴在在墙上：坚持4秒，放松。

• 重复10次。

盆底肌练习

盆底运动有助于增强盆底的肌肉力量，在怀孕和分娩时，盆底肌肉会承受很大的压力。盆底肌由伸展的肌肉层组成，是从耻骨（前面）到骨干末端的支持性肌肉群。

如果你盆底肌力量薄弱，可能造成你在咳嗽、打喷嚏或紧张时漏尿。这非常常见，你不必感到尴尬。这被称为压力性失禁，可能在怀孕后仍持续。

通过进行盆底练习，可以增强肌肉。这有助于减少或避免妊娠后的压力性尿失禁。所有孕妇都应该做盆底运动，即使你年轻，现在还没有压力性尿失禁。

如何进行盆底肌锻炼：

• 夹紧肛门，好像你在试图阻止肠道运动。

• 同时缩紧阴道，就好像你在阻止尿液的流动一样。

• 首先，快速做这个运动，立即收紧和释放肌肉。

• 然后慢慢做，在你放松之前，尽量保持收缩时间：试着数到10。

• 试着每天做3套8次挤压：为了帮助你记住，你可以在每次吃饭时做一次练习，练习收紧盆底肌肉。

附录 4 研究方案各部分的评价要点

评价部分	评价内容
研究问题和研究目的	• 研究问题是否详细具体 • 研究问题是否重要和各问题间是否相关 • 研究目的描述是否涵盖研究变量、研究对象和研究场所 • 从研究时间、研究对象的可及性、专业知识和可用资源来看，研究是否可行
文献回顾	• 文献回顾是否显示研究者从已有研究中发现研究问题的过程 • 理论依据是否适合 • 文献回顾是否为研究指明方向 • 文献回顾是否为研究提供了开展研究的基础
研究框架	• 研究框架是否清晰 • 研究框架是否与研究目的匹配 • 是否有其他更好的研究框架 • 如果只是应用到部分相关理论，此部分是否与研究目标紧密联系
研究目标、研究问题或研究假设	• 描述是否简洁清晰 • 是否与研究目的密切相关 • 是否与研究框架相适应
研究变量	• 变量是否能反映研究框架中的概念 • 在文献回顾基础上是否对研究变量有明确定义
研究设计	• 是最佳研究设计吗 • 研究设计是否依据研究目的确立研究目标、研究问题或研究假设 • 研究设计是否可行 • 研究设计是否与抽样方法和统计分析匹配 • 如果有干预，对干预是否有明确的阐述且和研究目的相适应
样本、研究对象和研究场所	• 目标总体是否明确 • 抽样方法能否保证样本的代表性 • 取样方法是否存在偏倚 • 样本含量是否足够 • 如果有多个分组，组间是否均衡 • 研究对象权益是否得到保护 / 伦理审查是否通过 • 研究场所是否具有代表性
测量	• 研究工具是否能测量研究变量 • 研究工具灵敏度是否足以反映研究对象间的差异 • 研究工具是否可靠有效 • 是否验证研究工具的信度和效度 • 如果使用主观测量，研究工具是否具有内部和外部信度 • 如果使用生理测量，研究工具的准确性、精密度、灵敏度和误差等是否有报告

（续表）

评价部分	评价内容
数据收集分析	· 数据收集过程是否清晰 · 数据分析是否针对研究目标、研究问题或研究假设 · 数据分析程序是否合适 · 研究结果呈现是否清晰 · 是否使用表格和图形综合呈现大部分研究结果 · 对研究的分析解释是否正确 · 如果研究结果差异无统计学意义，是否因为没有足够的样本量
研究结果的解释	· 研究结果的讨论是否围绕研究目标、研究问题或研究假设展开 · 是否对阳性和阴性结果均进行了解释 · 有统计学意义的结果是否有临床意义 · 对结果的解释是否有偏倚 · 是否存在可能影响研究结果的不可控的外部变量 · 研究结论与研究结果相符吗 · 是否基于统计学结果和临床意义下的结论 · 是否报告研究的主要局限性 · 研究报告中有不一致的地方吗

　　如何评价一个研究足够有说服力，可以参考这个表格提出的问题。但要清楚虽然不是所有的研究都会对这些问题都有满意的答案，但一个好的研究应该能够正确地回答其中的大部分问题。这个列表不仅可以帮助研究人员自我评价研究设计的科学性和可靠性，也帮助科研人员评价自己所查到的文献是否符合要求。在某些情况下，可能会有一些混杂因素阻碍研究人员解决特定的方法学问题，如果这些因素由文章的作者明确说明，那么这个研究的结论仍然值得信任，如果作者忽视或淡化这些问题，就会削弱研究结果。

主编简介

王连艳：四川中医药高等专科学校，教授、继续教育学院副院长、教学督导委员。毕业于浙江中医药大学社区护理方向，硕士研究生。长期从事社区护理、护理管理、护理学导论、老年护理、健康教育与健康促进等课程的理论与实践教学工作。近 5 年来，主持参与各级课题及项目 15 项，参与省级精品资源共享课程 1 项、校级精品课程建设 1 项；发表论文 10 余篇；编写教材 9 本。

王思蕴：四川中医药高等专科学校护理学院，专任教师，主管护师，毕业于暨南大学第一临床医学院护理系社区护理方向，硕士研究生。主要从事社区护理、健康教育与健康促进、老年健康照护、临床护理相关法律等课程的理论与实践的研究。在国内外专业期刊公开发表论文 4 篇，参与市级课题 2 项，主持和参与在线开放课程 2 项，"课程思政"课程资源建设 1 项。

卢敏：眉山药科职业学院护理学院，院长，副教授，副主任护师，毕业于解放军第四军医大学，护理本科。曾在北京解放军 302 医院和西部战区总医院工作 40 余年，长期从事临床护理、护理管理及护理教育工作，历任护士长、总护士长。主编专著 4 部，副主编 12 部，发表 SCI 论文 2 篇，在统计源期刊上发表学术论文 30 余篇。

副主编简介

陈伟菊：暨南大学医学部护理学院，院长，主任护师，护理硕士生导师，美国密歇根州沙基诺州立大学荣誉博士，美国护理科学院院士。从事临床护理和护理管理工作近 40 年，曾在暨南大学附属第一医院急诊科、呼吸科、内分泌科等从事临床护理工作，历任病区护士长、科护士长、护理部副主任、主任、护理学院书记、院长。毕业于第三军医大学护理本科。主要从事高级护理实践、临床护理学、护理管理、循证护理学、高级健康评估的教学与研究工作，承担广东省护理管理干部培训课程、广东省教育护士课程、广东省研究护士课程的开展与教学工作。以第一作者或通讯作者在中文核心期刊发表学术论文 109 篇，发表 SCI 文章 5 篇，先后主持省市级课题 10 余项，主编和参编护理国家级规划教材、专著 10 余本。

袁长征：浙江大学医学院公共卫生学院，百人计划研究员，博士生导师，主要研究方向为营养流行病学、健康促进项目设计与评估。北京大学公共卫生学院经济学、预防医学双学士学位，哈佛大学陈曾熙公共卫生学院流行病方法学硕士、营养学和流行病学博士、博士后。主要从事膳食营养、生活方式与妇幼健康和健康老龄化方面的研究，采用创新的流行病学研究设计方案和统计分析方法，在营养测量、营养与健康等领域积累了丰富的理论研究和实践经验，参与发起了多个转化型公共卫生健康促进项目。主持参与国内各级课题项目 4 项，发表 SCI 论文 30 余篇。

编委简介

代小娇：四川中医药高等专科学校药学院，专任教师，助教，药师，中药师。毕业于西南医科大学药理学，硕士研究生，实验室认可/资质认定内审员。曾在西部战区总医院临床药学科担任药师工作。主要从事药理学、中药药理学、临床用药的理论和实践教学工作。参与国家级精品课程和校级课程各 1 项，参与建设在线开放课程 3 项，公开发表论文 3 篇，参与省市级课题 6 项。

朱钰钊：绵阳市妇幼保健院（绵阳市儿童医院），儿童保健部护士长，大学本科，副主任护师、中级心理治疗师、国家二级心理咨询师、中级沙盘辅导师。临床护理工作近 20 年，主要从事儿童保健相关领域工作：婴幼儿早期教育、儿童心理保健、儿童生长发育与营养等。在国家级核心期刊发表论文 10 余篇，参与国家级、省级、市级科研课题共 3 项。

孙进：眉山药科职业学院护理学院，副教授，助产专业主任，副主任护师。毕业于陆军军医大学（原第三军医大学），护理本科。从事临床一线护理工作近 30 年。撰写发表学术论文 20 余篇、SCI 论文 3 篇，主编或参编专著 5 部。

刘雪彦：暨南大学附属第一医院，主管护师、内分泌代谢科护长、教育护士、胰岛素泵师。毕业于暨南大学糖尿病护理方向和爱尔兰特拉利理工学院护理科学方向，双硕士学位。在糖尿病护理领域临床工作 10 余年，长期从事临床糖尿病护理、护理管理、护理教育、胰岛素泵院内血糖管理、糖尿病专科护士培训等工作。发表论文 10 余篇，编写教材 2 本。

李少辉：绵阳市第三人民医院（四川省精神卫生中心）重症精神科，主管护师，国家三级心理咨询师。毕业于成都中医药大学，护理本科。于心理综合科、重症精神科等精神科专科工作 10 余年，为中华护理协会精神科专科护士，护理组长、质控护士、精神科总带教老师。

张子朋：成都市第四人民医院（成都市精神卫生中心）物质依赖科，主管护师，心理治疗师（中级），毕业于香港理工大学灾害护理专业，护理硕士。于临床心理科、急性精神科等多个精神心理专科工作 10 余年，专注于精神科患者的护理和心理治疗，在核心期刊发表多篇文章。

宋敏：西部战区总医院，神经外科 ICU 护士长，主管护师，毕业于成都医学院，护理本科。参编专著 4 部，发表论文 2 篇。

杨丽萍：成都中医药大学护理学院，讲师。毕业于中山大学护理学院危重症护理方向，硕士研究生，成都中医药大学中西医结合护理博士在读。从事护理教育、护理研究和临床护理理论与实践教学工作。主持参与各级课题及项目 5 项，发表论文 5 篇。

杨京楠：四川中医药高等专科学校护理学院，讲师，护理专业负责人。毕业于新疆石河子大学社区护理方向，硕士研究生。主要从事社区护理、健康教育与健康促进、护理管理等课程的理论及实践教学工作。发表论文 8 篇，编写教材 4 部。

胡榆薇：成都高新区天启路幼儿园，幼儿教师，从事多年幼教工作。毕业于川南幼儿师范高等专科学校学前教育专业。

徐玲丽：清远职业技术学院护理学院，讲师，主管护师，毕业于暨南大学，护理学硕士，糖尿病护理方向。主持各级课题 3 项，参与各级课题 4 项，主持建设精品在线开放课程 1 门，发表论文 10 余篇，参编教材 2 本，副主编 1 本。

黄静思：眉山药科职业学院护理学院，教师，毕业于川北医学院，护理本科。主讲基础护理技术、护理礼仪与人际沟通、护理伦理与法律法规、护理健康教育与健康促进等课程，多年从事护理教育与管理工作，发表论文 10 余篇。

龚雪：深圳职业技术学院，医学技术与护理学院，护理专业教师，讲师，主管护师。曾在南方医科大学深圳医院、暨南大学附属第一医院担任产科护士、助产士。毕业于暨南大学第一临床医学院护理管理方向，硕士研究生。国际泌乳顾问，澳大利亚邓斯坦婴儿语言认证讲师。从事母婴保健工作及研究，发表论文 2 篇，参与翻译母乳喂养相关书籍 2 本。

彭淋：东莞市疾病预防控制中心，公共卫生主管医师，医学硕士，毕业于暨南大学医学院流行病与卫生统计专业。长期从事疫苗管理技术指导、预防接种督导、预防接种门诊评审、预防接种工作人员培训、预防接种群众咨询等工作。曾主持和参与多项省、市级科研课题和项目，发表论文 10 余篇。